제6판

작업치료학 개론

Occupational Therapy

최 혜 숙 외 공저

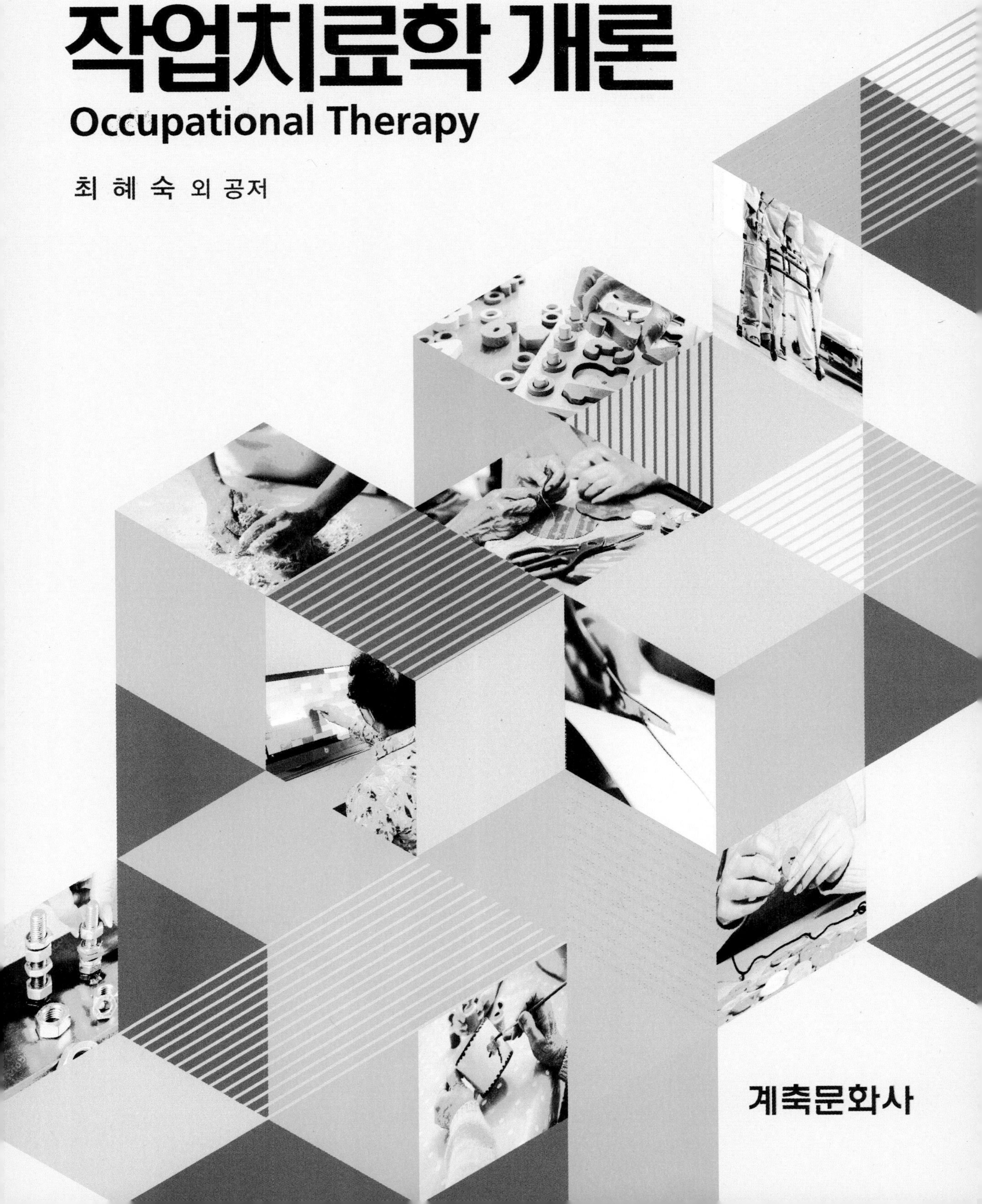

계축문화사

머리말 PREFACE

작업치료사가 이제 재활치료에서 필수 전문가로 자리매김한 것에 작업치료사의 한사람으로서 자랑스럽게 생각한다. 1965년도에 작업치료사와 물리치료사 제도가 동시에 출범하였지만 그동안 작업치료사의 배출이 낮아 임상에서 작업치료사의 부족으로 인하여 사회적으로 작업치료사의 인식은 미미하였다. 그러나 2022년 현재 22,197명의 작업치료사가 배출되었고 대학병원과 보건소 등 정부기관과 의료기관에 종사하고 있는 작업치료사는 7,996명에 이른다. 최근 발달장애아동의 증가와 고령인구 사회로 인지기능 저하 노인들이 증가하여 작업치료사에 대한 수요와 기대가 점점 높아지고 있다.

작업치료란 장애를 가진 사람들에게 새로운 삶의 목표와 의지를 갖게 하여 삶의 목표를 새롭게 하여 신체적, 정신적인 능력을 증대시켜 정상적인 사회활동을 가능하도록 도와주며 치료하는 학문이다. 지금까지 작업치료에서 사용되는 용어와 이론은 미국의 이론적 학문을 그대로 준용하고 대부분 외국원서들이어서 작업치료 교육현장과 작업치료를 입문하는 학생들 그리고 재활전공자들이 작업치료에 대한 이해와 학문적으로 접근하는데 많은 어려움이 있었다.

이 책은 작업치료를 전공하는 학생들이 좀 더 쉽게 작업치료를 이해할 수 있도록 작업치료에서 사용되는 용어들과 작업치료의 접근방법을 선택하기 위한 이론의 틀에 대하여 쉽게 기술하고자 하였다. 또한 최근에 임상에서 많이 사용되는 작업치료 평가방법들을 수록하여 학생들이 임상실습 현장학습에서 환자사례 연구 및 발표에 도움을 주고자 하였다.

이번 작업치료학 제6판에서는 1994년 미국작업치료협회(AOTA)에서 발표한 표준용어 3판(The Uniform Terminology for Occupational Therapy, 3rd ed.)의 내

용을 2020년 보완해서 발표한 "The Occupational Therapy Practice Framework (OTPF) : Domain and Process"(작업치료 실행 구조 : 영역과 과정)의 4판 내용을 기술하므로써 학생들이 최신 작업치료 이론에 쉽게 접근할 수 있도록 하였다.

마지막으로, 새로운 길에 들어선 학생들과 작업치료에 관심을 가지는 재활전공자들에게 작업치료를 이해하는데 미흡하나마 작은 등대와 같은 길잡이가 되는 책이길 바라며, 이 책의 1판에서 6판에 이르기까지 아낌없는 조언을 해주신 계축문화사 주영일대표님과 편집과 출판에 이르기까지 수고해 주신 임직원들께 감사의 마음을 전한다.

2023. 1

저자대표 최 혜 숙

차 례 CONTENTS

제4장 작업수행과 수행요소 55

제5장 작업치료 실행 구조 : 영역과 과정 81

제6장 이론의 틀 131

제9장 현재 임상분야의 이슈와 경향 273

제10장 주요 영역에 대한 평가 337

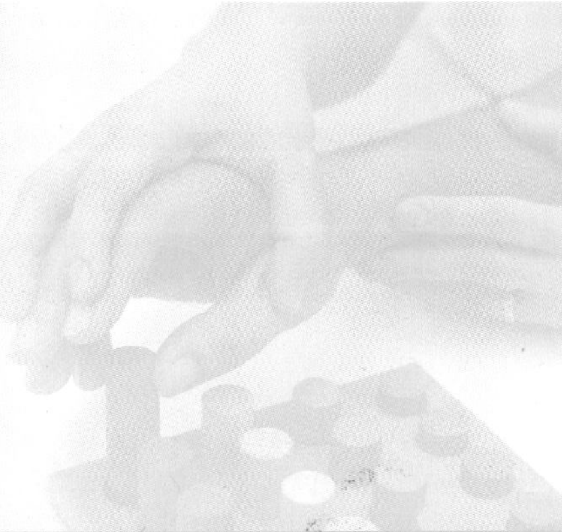

1 작업치료란?

OCCUPATIONAL THERAPY

1. 작업치료의 정의
2. 작업치료 분야와 영역
3. 작업치료사의 일터
4. 작업치료와 관련된 다른 전문분야
5. 장애와 재활

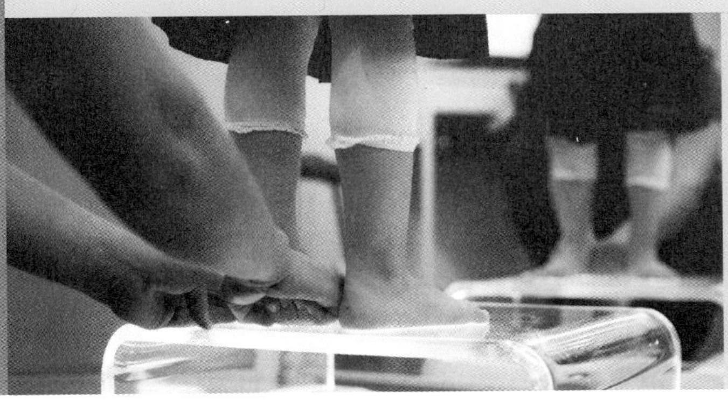

제 1 장

작업치료란?

이 장에서는 작업치료에 대한 일차적 궁금증들을 풀어내고자 하였으며 포괄적인 이해를 도울 수 있도록 내용을 구성하였다. 작업치료란 무엇인지, 어떤 곳에서 일하게 되는지, 다른 전문분야와의 관계 등을 설명하였다.

1 작업치료의 정의

1993년 미국작업치료협회(AOTA)는 다음과 같이 작업치료의 정의를 내렸다.

"작업치료는 기능적 수행능력을 획득하기 위해 목적 있는 활동과 치료중재를 사용한다. 기능적 수행능력을 획득한다는 것은 신체 손상이나 신체적 질환, 기능장애 상태, 인지 손상, 정신사회 장애, 정신질환, 불리한 환경적 상황, 발달장애, 학습장애를 가진 이들에게 최대로 가능한 수준의 독립성을 이루도록 하는 것이다."

현재, 1993년에 발표된 작업치료 정의가 널리 알려지고, 받아들여지고 있다. 작업치료의 의미가 어떠한 변화를 거쳤는지 미국작업치료협회(AOTA)에서 발표했던 이전의 작업치료의 정의도 한번 살펴보자.

"작업치료는 사람이 직접적으로 선택된 작업에 참여함으로써 수행능력을 회복 · 강화시키며, 적응과 생산성에 기본이 되는 기술과 기능의 학습을 촉진시키고, 병적 증상들을 감소시키거나 교정하며, 건강을 증진시키고 유지하도록 하는 과학이며 예술이다"

2 작업치료 분야와 영역

작업치료의 분야는 크게 네 분야로 나눠지게 된다. 아동작업치료, 성인신체장애 작업치료, 정신사회 작업치료, 노인 작업치료가 그것이다. 이것은 치료대상자를 중심으로 분류한 것이며, 이와는 다르게 치료방법에 따라 분야 및 영역을 나눈다. 먼저, 가장 일반적인 분류인 치료대상자에 따른 분야를 살펴보기로 하자.

1) 치료대상자에 따른 분류

(1) 아동작업치료

이는 발달장애아동 작업치료라고도 한다. 이 분야는 미국에서 특히 학교 작업치료로 광범위하게 자리를 차지하고 있다. 또한 최근에는 신생아집중치료실(NICU)에 대한 관심이 높아지고 있다. 뇌성마비(cerebral palsy), 발달지체(developmental delay), 지적장애(mental retardation), 전반적 발달장애(pervasive developmental disorder), 학습장애, 고위험군 영아(high risk infant), 과잉행동주의력결핍장애(ADHD : attention deficit hyperactivity disorder), 발달성 협응장애(DCD:developmental coordination disorder), 선천적 질환 등이 있다.

(2) 성인신체장애 작업치료

이는 우리나라에서 가장 중심이 되어 온 분야라 할 수 있다. 뇌졸중, 심장질환, 척수손상, 외상성 두부 손상(TBI : Traumatic Brain Injury), 절단자, 수부 손상(hand injury), 관절염, 화상, 신경손상 환자 등이 있다.

(3) 정신사회 작업치료

정신과 작업치료, 정신건강 작업치료라고도 한다. 작업치료가 본래 정신과에서 시작되었으나 우리나라의 경우 반대의 경향을 띄고 있으며, 최근 정신과 작업치료가 서서히 발전되고 있다. 정신사회 작업치료 분야는 조현병, 우울증, 조울증, 성격장애 등이 있다.

(4) 노인 작업치료

최근 노인 인구의 증가와 노인들의 삶의 질에 대한 중요성이 대두되면서 비단 장애를 가진 노인뿐 아니라 노화의 과정에서 다양한 어려움을 겪는 노인들을 위한 작업치료가 부상하고 있다. 치매, 관절염, 심장질환, 뇌졸중 등의 질환을 갖고 있는 노인을 비롯하여 노화에 따른 일상생활에 어려움을 가지는 모든 노인들이 그 대상이 된다.

2) 치료방법에 따른 분류

이것은 작업치료의 매개로 분류될 수도 있다. 물론 작업치료의 가장 대표적인 매개이고 목적 있는 활동 또는 작업이다. 하지만 작업치료의 역사를 통해 환원주의와 신체장애의 기능발달을 위해 선택된 치료방법은 작업치료의 근본 철학과 통합되어 궁극적인 작업에 적응시키기 위한 초기치료로서 인정하고 제한적 차원에서 허용하고 있다. 이에 대한 자세한 것은 이 책의 4장에서 설명되어질 것이다. 따라서 치료방법에 따른 분류는 다음과 같다. 신경발달치료, 감각통합치료, 손의 치료(스프린트 제작을 중심으로 한), 일상생활 기능훈련, 수예 및 공작, 치료적 놀이, 감각 운동 접근의 억제 및 촉진적 치료법, 인지재활, 스노즐른(다감각치료) 등이며, 이러한 치료를 위한 평가도 당연히 작업치료의 중요하고도 큰 분야라고 할 수 있다.

3 작업치료사의 일터

불과 얼마 전까지만 해도 작업치료는 대학병원이나 종합병원, 몇 개 안 되는 큰 복지관에서만 행해지고 있었다. 그러한 희소성이 많은 대중들로 하여금 작업치료를 생소하게 여기게끔 하였다. 현재 다양한 곳에서 작업치료사를 필요로 하고 있고 이러한 일터의 확대는 점점 증가하리라 여겨진다.

대학병원과 종합병원의 재활의학과, 정신건강의학과, 보건소, 노인요양병원, 노인요양기관, 재활원, 정신건강병원, 장애인복지관, 사회복지관, 소아정신과, 노인전문병원, 조기교실, 국민건강보험공단, 장애인고용촉진공단, 발달장애연구소 등에서 작업치료사를 기다리고 있다.

4 작업치료와 관련된 다른 전문분야

최근 세계적으로 작업치료는 예방차원에서의 교육이나 상담, 훈련 등에도 그 영역을 넓히고 있다. 예를 들면, 치매예방을 위한 작업치료적 접근방법이나 정신건강을 위한 스트레스관리법 등이 있다. 그러나 현재 우리나라의 작업치료는 재활(rehabilitation)에 많은 비중을 차지하고 있다. 따라서 재활 관련 팀원들을 소개하고자 한다.

(1) 의사 – 재활의학과, 정신건강과, 정형외과, 신경외과 등
(2) 간호사
(3) 물리치료사
(4) 언어치료사
(5) 보조기 · 의수족 기사
(6) 사회복지사
(7) 임상심리사
(8) 기타 – 특수교사

5 장애와 재활

1) 장애란 무엇인가?

일반적으로 장애인은 신체적(physical), 정신 · 사회적(psychosocial) 장애(disability)로 인해 일상생활이 불편한 사람으로 이해된다. 그러므로 장애(障碍)란 무엇인가? 질병(disease)이나 손상(impairment)에 의한 후유증으로 특정한 일을 할 수 없게 되었을 때, 즉 기능이 저하된 상태를 "장애"라고 한다. 질병이나 손상은 치유가 가능하지만 장애는 신체적, 정신적 구조나 기능이 영구적으로 상실된 경우를 의미한다. 질병은 장애와 명확히 구분될 수 없는 속성을 가지고 있다. 이는 질병이나 상해가 원인이 되어 장애가 결과로 남는 경우가 많고, 질병과 상해는 장애와 동시에 존재할 수도 있으며 치유 가능성과 영구적 기능의 구분이 쉽지 않기 때문이다.

1980년 세계보건기구(WHO)는 장애를 세 가지로 구분하였다. 분류에 따라 손상(impairment), 장애(disability), 핸디캡(handicap)에 대한 설명은 다음과 같다.

(1) 손상(Impairment)

어떤 질환이나 사고로 심리, 생리학적, 해부학적 구조 또는 장기가 손상되었을 때 수술이나

약물치료 등 의학적인 치료를 요하는 것이 손상이다(예 : 엄지 절단, 관절염 등) : 일반의학

(2) 장애(Disability)

손상의 결과로 활동능력 및 기능의 제한이 있을 때 재활프로그램 치료 접근 방법을 시행하는 것이다(예 : 손 사용이 불편하거나, 통증 및 관절가동범위 제한(LOM) 등으로 계단을 오르내리기 어려운 경우) : 재활의학

(3) 핸디캡(Handicap)

장애로 인해 사회적 역할에 제한을 받거나 정상적인 역할수행을 저해받을 때(장애로 취업에 불이익을 당하거나, 휠체어 때문에 버스타기 어려울 때)와 사회적으로 불이익이 초래되는 문제들이다.

그러나 이러한 세계보건기구의 장애분류는 서로 다른 건강상의 조건을 가지고 있는 사람들의 다양한 경험을 포괄하지 못하고 있으므로 새로이 발전하는 의료서비스 및 장애에 대한 개념의 변화를 받아들여 2001년 국제장애분류를 개정하였다(표 1-1).

[표 1-1] 세계보건기구(WHO) 국제 기능 · 장애 · 건강분류(ICF)

손상수준	신체장기손상	개인의 능력장애	사회적 수준의 장애
1980년 장애분류	Impairment	Disability	Handicap
2001년 장애분류	Impairment	개인의 활동 제한 (Activity limitation)	사회적 참여제한 (Participation limitation)

2) 장애의 분류

대분류	중분류	소분류	세분류
신체적 장애	외부 신체기능의 장애	지체장애	절단장애, 관절장애, 지체기능장애, 변형 등의 장애
		뇌병변장애	중추신경의 손상으로 인한 복합적인 장애
		시각장애	시력장애, 시야결손장애
		청각장애	청력장애, 평형기능장애
		언어장애	언어장애, 음성장애, 구어장애
		안면장애	안면부의 추상, 함몰, 비후 등 변형으로 인한 장애

	내부기관의 장애	신장장애	투석중이거나(2급) 신장이식을 받은 경우(5급)
		심장장애	일상생활이 현저히 제한되는 심장기능 이상
		간 장애	일상생활이 현저히 제한되는 신장기능 이상
		장루 · 요루장애	일상생활이 현저히 제한되는 장루, 요루
		간질장애	일상생활이 현저히 제한되는 만성, 중증의 간질
정신적 장애	정신지체		지능지수가 70 이하인 경우(1~3급)
	정신장애		정신분열증, 분열형 정동장애, 양극성 정동장애, 반복성 우울장애
	발달장애 · 자폐증		소아자폐, 자폐성 장애 등

(부록 II 참고)

3) 재활이란?

재활(再活)이라는 말은 문자 그대로 다시 활성화시킨다는 뜻이고, 의학적 차원에서 심신의 기능을 다시 활성화시키는 의미를 담고 있다. 사람이 갓난아이로 태어났을 때 혼자서는 아무것도 할 수 없는 무능(in-ability)의 상태인데, 성장하면서 일상생활에 필요한 동작을 혼자서 할 수 있는 유능(ability)의 상태로 발전하게 된다. 이와 같이 무능의 상태에서 유능의 상태로 훈련되어지는 과정을 활성화(habilitation)라고 한다. 유능 상태에서 어떤 질병이나 외상 등으로 신체의 일부가 손상되어 일상생활활동의 일들이 제한되었을 때 장애(disability)를 가지게 되며, 이러한 상실된 기능을 다시(再, re) 활성화(活, habilitation)되는 과정을 재활(rehabilitation)이라고 하는 것이다.

(1) 활성화(Habilitation)

갓난아기는 무능(in-ability)의 존재이다. 그러나 시간이 흐름에 따라 성장을 하면서 연령에 맞는 일상생활에 필요한 동작, 활동 등을 습득하면서 유능(ability)의 존재가 된다. 이것을 활성화과정, 즉 habilitation이라 한다.

(2) 재활(Rehabilitation)

그러나 사고나 질환으로 ability의 일부를 잃게 되어 disability가 되면 이전에 그가 가졌던 유능(ability)을 다시 활성화시키는 것을 re-habilitation이라 한다.

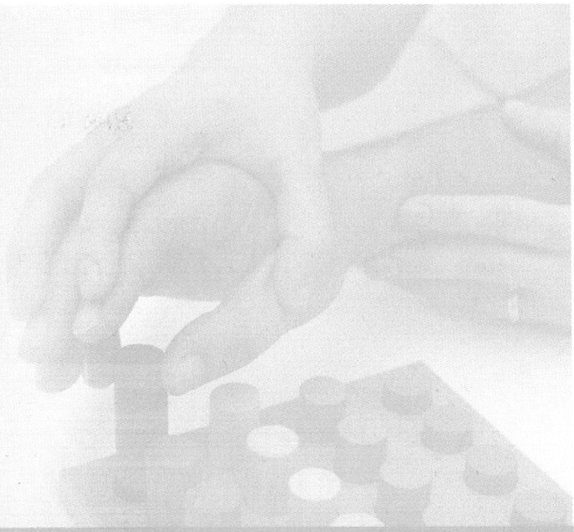

2 작업치료의 역사와 철학

OCCUPATIONAL THERAPY

1. 작업치료의 역사와 철학
2. 작업치료의 철학과 패러다임
3. 우리나라 작업치료의 역사
4. 우리나라 작업치료사 교육
5. 전국 대학 작업치료학과 학교 현황
6. 한국작업치료교육인증
7. 작업치료사의 취업현황

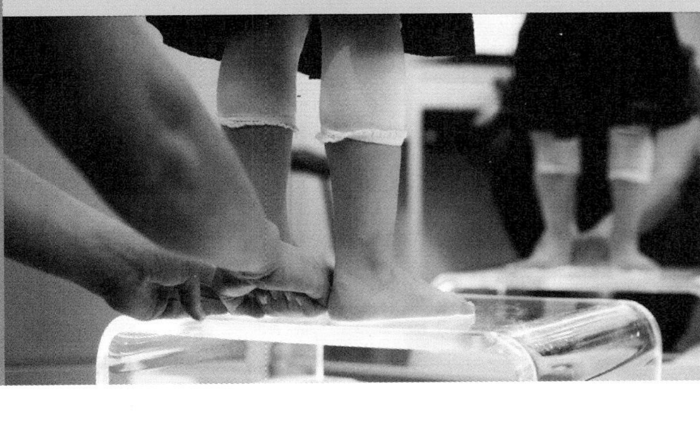

제2장

작업치료의 역사와 철학

이 장에서는 세계 작업치료의 역사를 알아보고 또한 우리나라 작업치료의 역사를 고찰한다. 특히 작업치료의 철학적 개념의 변천을 통하여 현재 작업치료의 위치와 현황을 인식하고 앞으로 우리가 나아갈 발전적 방향을 생각해 보고자 한다.

1 작업치료의 역사와 철학

작업치료의 역사를 살펴보면 시대의 흐름에 따라 그 시대의 생활방식이나 주류를 이루는 사상에 기인하여 발전되어 왔다. 선사시대에 인간의 작업은 생존과 깊이 결부되어 있었고, 환경에 적응하며 살아 나가기 위한 여러 가지 기능을 발달시키며 발전되어 왔다. 그 후, 학문적인 뒷받침 없이 시간은 경과하였고, 이후에 작업이 가지는 치료적 가치에 주목하는 의학자가 등장하였다. 이 시기부터 작업치료는 작업을 이용한 치료법으로 의료의 각 영역에서 주목을 받게 되었다. 작업치료를 전문으로 시행하는 작업치료사라는 전문직도 탄생하였고 기술적 발전을 이룩하였다. 이러한 작업치료의 역사적 발전과정을 통해 지금까지 작업치료가 걸어온 길을 되돌아보며 앞으로 우리가 나아가야 할 방향을 모색해 보고, 시대의 변화와 요청에 따라 작업치료의 철학이 어떻게 변하고 발전되어 왔는지 살펴보며 미래의 발전 방향도 예측해 보고자 한다.

1) 작업치료의 역사

(1) 초창기

작업에 대한 생각은 오래전부터 치료적 가치가 있다고 여겼다. 에스클리피아데스

(Asclepiades)와 고대 그리스 의사들은 음악, 운동, 그리고 정신질환의 치료에 작업이 효과적이라는 것을 주장했다. 그 기록은 기원전 200년 전 이집트로 거슬러 올라가 우울증환자를 운동과 보트타기 등을 통하여 치료했다는 기록이 있다. 그리고 여러 가지 흥미 있는 활동들은 기분전환을 할 수 있는 작업을 제공하기 위하여 개인적인 어려움을 치료하는데 도움이 된다고 믿었다.

작업의 치료효과와 그것을 치료프로그램의 한 분야로서 사용했다는 가장 오래된 기록은 정신질환을 치료하면서부터 시작되었다. 예를 들어 '윌리스의 환(circle of Willis)'이란 용어를 만들어 명성을 얻은 Thomas Willis(1621–1675)는 정신질환의 치료에 대한 작업의 가치를 인식하였는데 그는 환자의 즐거움과 기쁨을 증진시킬 수 있는 음악, 춤, 노래, 사냥, 낚시 심지어 화학이나 수학적 공부까지 포함하는 직접적인 작업이 필요하다고 주장했다. 그러나 그 시대에 정신장애 환자의 주된 치료는 채혈이었으며, 하제(변통약)와 구토제를 통한 '혐오치료'가 거듭되었다. 환자를 약하게 만들어 통제를 쉽게 하려는 목적으로서 매일 채찍질과 매질도 가해졌으며 이는 많은 정신장애 환자들을 죽음으로 몰아넣었다.

작업치료의 실제적인 적용은 1700년대 유럽에서 먼저 시작되었는데 유럽정신병원의 의사들은 입원 환자를 위한 직업치료(work therapy)를 하였다. 그들은 상류층 환자보다 더 빨리 회복되어 작업 활동 수행에 복귀해야 하는 하류 계층에 더 많이 사용하였다. 프랑스 혁명(1789–1794) 당시 파리 근처 Bicetre정신병원에서 Philippe Pinel에 의해 일(작업)을 통한 치료가 행해졌고 1801년 출간된 그의 저서에서 "처방된 신체적 운동과 도수작업(manual occupational)"을 소개하였다.

19세기 초에는 도덕적 치료가 주를 이뤘다. 이 철학의 핵심은 인간의 개성을 존중하고 정신과 신체는 하나이며 일상생활과 작업을 사용한 인본주의적 접근법이 회복이라는 목표를 달성할 수 있도록 한다고 믿는 것이었다. 정신장애는 고칠 수 없으며 이런 장애를 가진 사람들을 짐승 같은 존재로 인식했던 비관적인 관점에서 인간으로서 치료가 마땅하다는 긍정적인 생각으로 바꾸게 한 것이 도덕적 치료이다. 프랑스의 Philippe Pinel과 영국의 Samuel Tuke와 같은 의사들은 정신장애환자들의 치료에 있어서 그들이 채찍과 기타 물리적인 구속으로부터 해방되어야 한다며 도덕적 치료를 주장했다. 1873년 William Browne는 도덕적 치료는 정신장애환자 치료의 기본 방법이라고 했다. 작업치료의 역사는 도덕적 치료와 오랫동안 연계되어 왔다. 도덕적 치료는 정신장애환자의 치료에 관한 계몽주의와 민중의 지혜가 어우러진 사회개혁 운동이었다. 도덕적 치료는 방부 그리고 마취와 함께 19세기 가장 중요한 의료적 발전으로 간주되고 있다. 환자들이 일상생활에 참여하도록 하고 다양한 작업을 주어서 그들이 정상적인 삶을 살아갈 수 있게 되었고 또한 보호시설의 탄생은 정신장애환자들에 대한 치료를 더욱 인도주의적 방향으로 이끌었고 이들을 위한 의약품도 보급되었다. 이러한 도덕적 치료의 개념은 영국과 프랑스에 이어 미국에 영향을 끼쳤는데 미국의 Benjamin Rush 박사는 작업이 '정신적 기능을 포함하고 신체를 단련하는 것은 매달리기, 자전거 타기, 걷기, 낚시하기, 자수 놓기, 볼링 경기, 정원 가꾸기, 예술 등을 포함하고 독서, 쓰기, 대화 등의 규칙과 형식을 갖추고 수행되는 모든 것도 포함된다.'고 믿었다. 펜실베니아 종합병원의 토마스 커크브라이드(Thomas Kirkbride) 박사와 함께 도덕적 치료를 농사, 목공, 도색이나 공예와 같은 '활동적인 움직임과 다양한 직업'을 제공하는 일상생활이라고 설명하였고 작업치료를 강조하면서 남자는 농사와 목공을, 여자는 가사일과 수공예 등 성별에 맞는 작업을 제공하였다. 뇌신경병리학자인 아돌프 마이어(Adolf Meyer)는 사람의 유일한 특색이 활동을 통해 시간을 조직화 하는 능력이며 활동에의 능동적 참여가 인간의 정신적 건강에 도움이 된다고 주장하였다.

작은 보호시설에서 제공되던 도덕적 치료는 정신장애환자의 치료에 획기적인 진보를 가져왔고 19세기 말까지 건강의 역할 중 마음이나 정신과정에 대한 고려는 성공적이었지만 과학적인 기반이 부족하고 특정한 의료행위가 아니라는 이유로 점차 쇠퇴하였다. 그 후 미국 시민전쟁을 거치면서 정신병원의 과밀화, 경제적 어려움, 정신장애에 대한 의학적 관점의 변화로 소멸되었다. 그리고 정신장애에 대한 관점은 감정적이고 심리적인 원인에서 뇌의 병리학적 문제로 바뀌게 되었다.

(2) 성립기

1890년 산업혁명으로 산업재해 및 자동차 사고 등 사회적 질병이 발생하였고 이에 대한 사회적 저항으로 수공예 운동(Arts and crafts movement)이 일어났다. 농경사회에서 산업사회로의 급격한 변화로 인해 사람들은 어려움을 겪고 있었고, 전에는 손으로 만들었던 것들을 기계가 대량으로 만들어냄으로써 단순하고 반복적인 노동으로 인해 사람들은 기계를 구성하는 하나의 부속품에 지나지 않게 되었다. 작업치료에서 예술과 공예를 통한 접근은 신체적 그리고 정신적인 건강을, 자신의 손으로 유용하거나 아름다운 물건을 창조함으로써 만족과 운동을 획득할 수 있다는 믿음에 기반을 두었다. 존슨(Johnson)은 수공예의 치료적 가치가 '정신활동과 근육운동을 동시에 할 수 있는 작업이라고 생각했고 키드너(Kidner)는 침상에서의 수공예를 시작으로 습관훈련을 거쳐 직업활동에 복귀하는 실제적인 일로 점진적인 접근을 이룰 수 있다고 하였다. 1916년 미국 동부에서 소아마비 바이러스로 인한 장애인이 급증하였다. 이때도 수공예는 치료적 도구로 사용되었다.

20세기 초 영국의 러스킨(Ruskin)과 예술가이며 건축가인 모리스(Morris)는 수공예 운동의 효과와 더불어 스스로 유용하고 만족스러운 물건을 만들면서 만족감을 얻게 되고 이를 통해 신체적, 정신적인 건강을 증진시킨다고 강조하였다. 1911년 엔지니어인 페드릭 테일러(Frederic Taylor)는 과학적 관리에 대한 이론을 소개했다. 그는 합리적, 효율적, 체계적인 관찰이 산업관리, 교육, 의학 등 삶의 여러 영역에서 적용될 수 있다고 했다. 이 시기는 과학적 관리의 이데올로기가 지지되었고 의학 과학의 근원적인 원리가 형성되고 외과나 내과적인 처치를 위한 신뢰성 있는 지침을 만들 수 있게 했다. 작업치료의 창시자들은 이러한 과학적 접근법에 관심을 가졌다. 특히 바톤(Barton)은 테일러(Taylor)의 시간과 움직임에 대한 연구들을 보고 작업치료 연구의 모델을 만들 수 있다고 생각했고 둔턴(Dunton)은 전문영역으로서 작업치료가 더 전문적인 목표를 달성하기 위해서는 체계적인 요건을 갖추어야 한다고 했다. 슬레이글(Slagle)은 작업치료 연구를 통해서 그 효과의 타당성을 보여줄 수 있다고 생각했고 1920년대까지 작업치료는 인류에게 작업이 주는 효과와 이 주제와 관련된 과학적인 지식을 보급하기 위해 필요한 작업의 '과학'을 알리는 데 주력했다.

그러나 체계적인 치료의 형태는 거의 없었지만, 20세기 초에 심리학자인 발드윈(Bird T. Baldwin)이 관리하는 Walter Reed Hospital에서는 체계적인 관찰에 근거한 작업치료를 시행하였다. 이곳에서는 재건을 위한 작업치료가 정형외과에서 실시되었고 관절가동범위, 근력을 체계적인 방법으로 기록하였다. 치료적 활동은 관절의 위치, 근육의 움직임 및 근력 강화 등을 분석했다. 회복되는 과정에서는 보조장비를 사용했으며 스플린트를 제작하였다. 체계가 확립되면서 치료를 시기에 따라 세분화했고 Baldwin은 작업치료의 목표를 '기능적 회복'(functional restoration) 즉, 신체적, 사회적, 교육적, 경제적인 면에서 완전하게 한 인간으로서 다시 정신과 기능을 회복하는 것을 돕는 것이라고 정의했다.

1914년 건축가였던 George Barton은 결핵을 앓을 때 수공예 활동을 통해 회복된 경험이 있으므로 수공예로 환자들을 치료할 수 있다고 확신했다. 그는 뉴욕에 있는 크리피톤 스프링에 위안의 집을 개소하여 그곳에서 교육, 직업교육지원, 회복기 환자들을 위한 워크숍 활동을 제공하였다. 그는 재활의학과 작업(occupation)에 대해 연구하였고 연구 중에 정신병리학자 둔턴(William Rush Dunton)을 알게 되어 작업의 치료적 힘에 관심을 갖는 사람들의 모임을 조직하였다.

1917년 3월 National Society for the Promotion of Occupational Therapy(NSPOT)

의 첫 모임을 개최하여 활동을 개시했다. 여기에는 Barton과 Dunton 외에도 다양한 배경을 가진 이들이 참여하였다. 그들은 작업의 치료적 유용성과 환자와 치료사간의 작업의 치료적 상호관계에 믿음을 가지고 있었다. 같은 해 11월 제1차 세계대전이 일어나면서 작업치료의 분야가 확장되었다. 수공예는 미국 상이군인들의 재활 및 신체적, 정신적 회복을 위해 작업치료 재건 요원들이 성공적으로 개입되었고 재활병원이 많이 생겼으며 이들 치료에 여성들(재건 보조원)을 훈련시켜 담당하게 하였다. 세계대전으로 인해 신체장애 작업치료가 급성장하게 되었고, 의학계의 인정을 받으면서 작업치료 학교가 설립되기에 이르렀다.

1919년 작업치료의 장려를 위한 두 번째 모임에서 Dunton은 그 실행을 위한 9가지 주요 원칙을 전했다. 이것은 이후 작업치료사 협회의 15대 원리로 확대되었고, 이 원리는 처음으로 작업치료의 국제적인 정의가 되었다. 1920년에는 이 전문직을 '작업치료사'라고 명명하였으며, 1923년에 기존의 NSPOT가 미국작업치료협회(American Occupational Therapy Association)로 변경되어 발족되었고, 이로써 작업치료가 전문 영역으로써 출발하게 되었다.

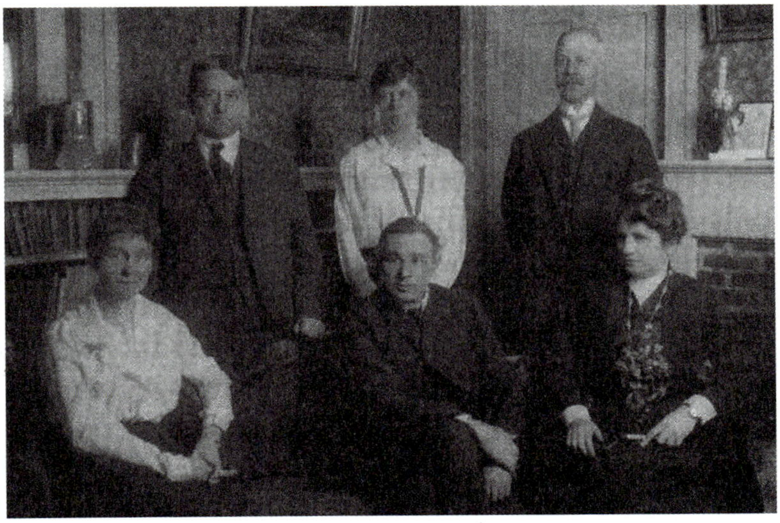

[그림 2-1]

클리프톤 스프링, 뉴욕에서 1917년 3월 위안의 집에서 작업치료 설립자들. 왼쪽 아래부터 수전 콕스 존슨, 죠지 에드워드 발톤과 일리너 클라크 슬레이글. 뒷줄(왼쪽에서 오른쪽으로) 윌리엄 러쉬 둔턴, 이자벨 뉴톤, 토마스 베슬 키드너

(3) 성장기

1930년대 대공황은 의학계에도 경제적 타격을 입혔고, 이로 인해 작업치료실과 학교가 폐쇄되기에 이르렀다. 1930년대 후반 작업치료의 홀로서기가 위협받게 되자 미국의사협회와 연합하여 의학에 종속하게 된다. 1930-40년대에 작업치료사는 정신과 의사들을 돕는 사람들이었다. 동시에 작업치료는 이론적 틀을 마련하기 위해 이론적 개념을 연구하기 시작하면서 점차 전문적으로 발전하게 되었다. 1940년대에는 환원주의의 증대로 작업치료에 대한 다양한 치료적 기술을 도입하였다. 1939년 제2차 세계대전(1939-1945)이 발발하면서 다시금 작업치료의 가치를 인정받고 필요성이 증대되었다. 작업치료사의 요구가 높았으나 작업치료학계는 미처 대처하지 못하였으며, 이 시기에 군병원에서 재활의학과가 개설되고 작업치료사는 말초신경손상환자와 절단환자의 전문가로 특화되었다. 작업치료사들은 육군과 협의하여 작업치료를 준 전문영역에서 전문영역으로 인정하도록 하였다. 재활서비스에 대한 요구가 높아지자 국회는 1946년 재활센터의 건설을 위한 미연방의 원조를 제공하기 위한 Hill-Burton 법을 통과시켰다. 이 법률에서 재활센터는 "네 분야의 영역: 작업치료와 물리치료를 포함한 의료, 심리, 사회, 직업의 통합된 서비스를 제공"해야 한다고 정하였다. 재활의학과의 유명한 대변자인 러쉬(Howard Rush)는 재활서비스에서 작업치료를 필수적인 것으로 언급하였고 재활, 물리치료는 많은 전쟁 상해 환자들을 치료하는데 필요한 서비스임을 새롭게 만들어 냈다. 신체적 기능장애에 대한 전문성은 특정한 의학적 지식과 기술을 가진 전문가를 필요로 하는 시장의 요구에 따라 나타났고, 작업치료를 고급기술로 발전시켜야 하는 필요성이 대두되었다. 재활운동이 작업치료의 중요성을 부각시키면서 의학적 모델 안에서 전문성의 위치를 차지하게 된다.

1960년대는 작업치료사 협회가 적극적인 활동을 전개하던 시기로 지속적인 변화와 성장의 시기였다. 이 당시 진 에이리스(Jean Ayres)가 신경생리학에 근간을 두어 정신의학에서 작업치료사가 일하는 데 있어 감각운동 통합(Sensory-motor integration)이라는 중요한 개념을 세웠다. 또한 이 기간 동안 Piaget의 발달이론 특히, 인지발달에 관련된 것들이 연구되었다. 정신장애환자에게 직접적으로 서비스를 제공하는 것에 관심이 증가되어 새로운 활동전문분야가 성장했다.

1960~70년대는 작업치료의 많은 선구자들의 자기성찰이 두드러진다. 라일리(Mary Reilly)의 작업에 대한 영향력 있는 의문과 함께 많은 이들이 그녀의 뒤를 따랐다. 피들러(Filder)는 학습, 비판적인 사고, 창의성에 대한 전문가의 책무를 인식시켰고 교육과정이 전문적인 기술 이상의 것들을 가르쳐야만 한다고 주장했다. 대신 다양한 환경에서 차별적

으로 적용될 수 있는 개념과 기본적인 원리에 초점을 맞춰야만 한다고 했다. 웨스트(Wilma West)는 변화하는 사회 욕구에 반응하는데 있어 대처하기 위한 혁신적인 수단을 추구하고 좀 더 멀리 볼 것을 권했다. 옉사(Elizabeth June Yerxa)는 우리의 전문적인 목표와 지위를 제기하기 위해 이 요구를 더욱 확장시켰으며, 과학적인 태도가 환자에게 중요한 영향을 끼친다는 것을 강조하며 작업치료가 단순히 과학적인 기술과 조작 수준의 지식에 그치는 것에 만족하면서 직업의 문제를 충족시키지 못했었다고 주장했다. 그 목표를 성취하는데 있어 환자를 치료하는 동안 진실된 관계와 회복과정 동안에 상호적이고 의미 있는 관계를 형성함으로써 환자의 목표에 헌신적으로 역할을 수행할 것이다. 이것은 의심할 여지없이 오늘날에도 매우 중요하다. 존슨(Jerry Johnson)은 작업치료의 기본지식이 개인 및 사회의 요구를 잘 충족시켰다고 주장하면서 초창기 학자들의 생각에 귀기울여야 한다는 것을 강조하였다. 또한 Johnson은 변화하는 세상에 더 잘 적응하기 위해 서로 다른 직업들 간의 관계를 정립하기 위한 작업치료의 필요성을 강조했다. 1960년대에 많은 학회가 개최되었고, 이런 활동을 바탕으로 기초지식이 더 깊어지고 임상 작업치료사들의 기술이 향상되어졌으며 보다 더 점진적인 효과들이 나타났다. 하지만 작업치료사들은 초기에 작업치료가 중요시했던 목적 있는 활동이나 작업보다는 과학주의적 접근과 같은 다른 방법을 사용하고 있는 상황이었다. 이에 Mary Reilly는 '작업치료가 정신적 기초를 잃고 본래의 계획된 과정에서 표류되었다'고 하였으며 작업은 우리의 기본적인 욕구를 충족시킬 수 있는 수단임을 강조하고, 작업치료에 대한 믿음을 회복할 것을 강조했다.

1978년 작업치료에는 전반적인 이론의 필요성이 제기되었고 작업치료의 원리, 적용과정이 제시되었다. 1981년 3월 구제 대표자회의에서 작업치료사와 보조작업치료사의 역할과 기능을 확립하면서 OTRs(Occupational Therapy Regulars)와 COTAs(Certifed Occupational Therapy Assistance)에 대한 지위 연구보고서를 통해 작업치료의 역할은 건강증진과 장애예방, 직업적인 재활과정, 독립된 생활 및 생활상황의 교류, 교육봉사의 관련, 그리고 가정 건강관리에 있다는 내용을 채택하였다. 이로서 작업치료는 점차 정신적, 과학적 측면의 신체적인 기능 및 만성적인 질환, 정신건강을 포함하게 되었다.

(4) 현대와 현재

1980년대에는 "목적있는 활동" 즉, 작업(occupation)을 사람들의 일상생활 일과로써, 능동적으로 참여하는 일이나 경험으로 정의하고, 여러 가지 치료적 접근을 고려하였다. 1993년에는 이 정의를 "목적 지향적 행동이나 작업으로 이루어진 과제"로 개정하였는데

이는 전통적인 작업치료의 철학과 키엘호프너(Kielhofner)의 인간작업, 둘 모두의 개념을 통합한 것으로 볼 수 있다.

작업이 '치료의 핵심 개념'이며 작업이 '치료의 매개'라고 학자들이 추가로 정의하기 시작했다. Mosey는 여러 가지 치료적 접근을 고려하는 다원론적 접근을 주장하였다. 활동과 작업의 의미만으로는 신체장애를 치료하는 데에는 제한이 있다고 보고 부수적인 치료기술을 사용할 수밖에 없다고 주장하였다. 따라서 목적 있는 활동의 의미를 확장하여 현재의 다양한 치료기술을 포함하여야 한다는 주장도 제기되었다. Dunton은 목적 있는 활동과 치료적 운동을 치료의 연속선상에 있는 상호보완적인 관계로 보아야 할 것을 제안하였다.

1990년대 작업치료사는 환자들이 자기수용과 대인관계에서 자기만족뿐만 아니라 일, 여가생활, 일상생활의 영역에서도 만족한 삶을 영위할 수 있도록 전문적인 치료적 접근을 시도했다. 최근의 작업치료는 충분히 세련된 방법으로 이루어진 연구에 의해 제시된 근거(evidence)를 임상적으로 응용되는 근거 중심의 작업치료(Evidence-based occupation therapy: EBOT)를 실행하고 있으며, 거시적으로는 근거 중심 실행(Evidenced-based practice: EBP)이 장려되고 있다. 이러한 실행 방법은 건강과 삶의 질을 향상시키는데 기여한다는 창시자의 생각과 맥을 같이 한다. 클락(Clark) 등은 그의 연구에서 작업치료가 노인들에게서 일어나는 노화로 인한 기능저하로 일어나는 역기능을 막는데 효과적이며 작업치료로 이를 예방하는데 도움을 주는 것을 알았다(Clark et al. 1997). 이 연구에서 '삶의 재구성'(lifestyle redesign)이라는 개념이 나왔다.

2 작업치료의 철학과 패러다임

1) 작업치료의 철학

철학이란 우리가 세상을 살아감에 있어 가장 중요하다고 생각되는 것을 탐구하는 학문이라고 정의할 수 있다. 작업치료의 철학적 기초는 약 200년 전으로 짧으며, 치료의 과정으로써 목적과 목표에 직업적인 활동을 이용한 것이다. 처음에는 의사가 작업치료를 시작하였으나 점차 독립된 분야로 발전하였다. 초기에 처방된 활동은 사회적 정신적인 적용이었다. 시간이 지남에 따라 신체와 정신의 중요성이 강조되었으며 이러한 정신, 신체, 사회성의 상호연관성은 작업치료를 적용하는데 중요한 규칙 중의 하나로 여전히 유지되어 오고 있다.

작업치료의 철학은 역사와 시대의 흐름에 따라 변화해왔다. 초기 작업치료는 19세기 초 인본주의와 인도주의 사상이 팽배해 있던 당시 사회의 분위기에서 도덕적 치료로 발전하였다. 하지만 도덕적 치료는 과학적이지 못하다는 이유로 점차 잊혀져 갔고, 20세기 1, 2차 세계대전 이후 과학적 지식과 기술의 발달과 더불어 환원주의, 실용주의, 실존주의를 앞세워 상이군인들을 대상으로 한 재활모델로서 작업치료가 주류를 형성하였다. 이 시기에 작업치료 서비스의 가치가 부각되고 재활모델(Rehabilitation model)의 성장이 이루어졌으며 미국 의료보장제도(Medicare and Medicade)에 관한 법률이 통과된 후부터 보건산업의 붐이 일어남과 함께 더욱 그러하였다.

1940년대 작업치료가 의학계에 종속되면서, 의학계는 작업치료의 세분화(전문화)를 요구하였고, 작업치료가 전인적 철학에서 환원주의 철학으로 변화할 것을 요구하였다. 이 환원주의 패러다임과 함께 사람을 기술로서 조작하고 조정할 수 있는 기계적인 존재로 보는 철학이 발전하면서 작업치료 또한 인체 내부를 강조하여 '인체 내부의 근육, 심리적 균형, 감각운동의 문제들'에 초점을 맞추고 실행되었다. 하지만 1960년대 쉐넌(Shannon)은 '작업치료의 이탈'을 말하며 환원주의 패러다임에 빠져 작업치료가 원래의 자리에서 벗어났다고 했다. 이에 '기술철학' 이전 시대 즉, 인본주의 철학에 기반을 둔 도덕적 치료로 되돌아가야 한다는 임상 작업치료사들의 목소리가 높아졌다. 목적 있는 활동이나 작업의 개념의 쇠퇴와 더불어 작업치료의 철학적 기반이 불충분하다는 비판과 함께 초기 원리인 인본주의로 돌아갈 것을 주장하였다. 하지만 1980년대에는 그렇다고 환원주의 패러다임을 완전히 버릴 수는 없다는 생각이 주류를 이루었다. 그렇기 때문에 환자의 치료에서 가치 있는 것이라고 믿어왔던 지식과 기술을 배제하라는 것에 대한 반론을 제기했다. 그들은 작업치료를 받는 많은 환자들이 만족스럽게 작업에 참여할 만한 운동능력 수준을 가지고 있지 못하다는 것을 주장하였다. 그 과정에서 두 관점을 결합시키려는 시도가 있었고 작업치료는 인본주의와 과학의 결합으로 환자가 가장 성공적인 목표 달성을 하도록 하였다.

현대 작업치료의 철학은 실존주의나 구조주의 등의 철학과 연관되어 작업의 본래의 의미에 대치되는 작업과학(Occupational Science)이라는 새로운 학문영역이 탄생하게 되었다.

2) 전문영역의 작업치료 확대

(1) 재활모델

제2차 세계대전 이후 미국 상이군인들과 만성질환자의 치료로 부터 시작하여 미국 의료보장제도에 관한 법률의 통과와 함께 이 모델은 발전되었다. 이 때 미국 상이군인들을 위한 의학적 처치로 설파(Sulpa)나 페니실린(Penicilin) 등을 제공하므로 인하여 더 많은 상이군인이 발생하게 되었다. 작업치료의 가치는 더 높아졌고 퇴역군인협회(The Veterans Administration)가 병원 시스템을 재조직하면서 물리치료와 재활분야는 더욱 활발하게 다양한 서비스를 제공하게 되었다. 버밍햄(Bermingham)에 있는 하지마비전문병원은 군인 의료서비스로 설립되어 일반인들에게 치료적 서비스를 제공하였다.

러스크(Howard Rusk)는 5,000,000명의 만성질환자에게 재활서비스를 제공하기 위해 국가적으로 단기집중교육을 받은 요원들을 투입하였고 작업치료가 재활서비스의 필수부분이라는 것을 강조하였다. 이와 관련하여 미국의회는 빌바톤법('Bill-Burton Act')을 통과시켰다. 법적인 근거 하에 재활센터는 작업치료와 물리치료를 포함한 의학적, 정신적, 사회적, 직업적인 서비스를 통합적으로 제공하였다. 1965년 미국 의료보장제도(Medicare and Medicade)에 관한 법률이 통과되면서 보건과 지역사회에서 만성질환과 노인들에 대한 재활서비스의 필요성이 대두되었다.

(2) 신체장애의 의학적 모델

작업치료에서의 신체장애 전문영역은 특정한 의학적 지식과 기술, 시장의 요구로 발전되었다. 신체적인 근력과 지구력을 증대시키는 작업에 초점을 맞추면서 전문영역으로서의 위치를 잡아 갔다. 관절측정과 근력강화 등의 과학적 접근은 Baldwin이 제1차 세계대전이 끝날 무렵 발전시켰고, 1947년 스팍만(Clair Spackman)과 윌라드(Helen Willard)는 첫 번째 작업치료 교과서인 '작업치료의 원리'(Principles of Occupational Therapy)를 출간하였다. Spackman은 신체장애 작업치료의 목적은 첫째, 관절의 움직임과 근력의 증가, 둘째, 협응운동과 운동속도의 증대, 셋째, 심리적 재활이라고 했다. 또한 일상생활활동(ADL)을 훈련시키고 작업을 단순화시키며 상지의지를 사용하는 훈련을 시키고 일상생활과 직장에서 구조화된 활동을 하게 하는 등 작업치료의 핵심은 구조화된 활동이라고 하였다.

재활모델(Rehabilitation model)은 작업치료의 중요성을 확립했고 의학적인 모델(Medical model)은 작업치료를 발전시켰다. 작업치료는 신체장애와 정신장애로 나뉘어서 특성화 되었고 이는 치료기술의 발전을 이루었다. 작업치료가 신체적 기능장애와 정신적 질환의 두 개의 서로 다른 분야로 전문화되고 분화되어야 한다는 주장에 캘리포니아 듀니(Downey)의 Rancho Los Amigos병원의 정형외과 과장은 이렇게 분리하는 것이 '치료기술을 전문화할 수 있다'고 주장하였고, 그렇게 함으로써 의사들에게 신뢰를 받을 수 있다고 하였다. 그는 "일반적으로 의료전문가들은 작업치료에 전문성이 있다고 생각하지 않는다."고 하였다. 미국 작업치료협회(AOTA)는 의사들의 신뢰를 더 얻기 위해 미국 의학협회와 더 긴밀한 관계를 가지려고 노력하였다. 의학이라는 분야와 밀접해지면서 의학적 모델로서는 전문영역으로의 발전에 기여하게 되었다. 미국 의학협회는 작업치료란 의사가 진단하고 훈련된 기술자가 지도하는 치료적 활동으로 장애 또는 질병을 치료하는 것이라고 정의했다. 하지만 이런 위치는 전문직으로서 갖게 되는 자율성을 저해하고 작업치료를 시행하는데 제약을 초래했으며 좁은 범위를 치료하는 부정적 결과를 낳게 하였다. 이러한 측면에서 새로운 사회적 모델은 재활과정의 중심에 인간을 두도록 하고 있다.

3) 장애에 대한 새로운 패러다임

1970년대에 자리를 잡은 장애인 권리를 위한 활동의 근원은 1960년대의 사회와 정치에서 발생하는 행동주의(Activism)에서 찾을 수 있다. 이는 의학적인 모델이라기보다는 사회적인 모델에 가깝다. 20세기 많은 시간에 걸쳐 의학적 모델은 장애인에 대한 고정관념을 형성하게 되었다. 이것은 의학적 전문가가 재활과정의 중심에 있고 클라이언트는 전문가에게서 도움을 받는 사람으로서 주변인에 불과했기 때문이다. 하지마비나 사지마비처럼 의학적인 장애에 의해 사람이 분류되고 장애를 제거하기 위한 방법으로 의학적인 치료가 제공되었다. 장애인의 권리는 이러한 수동적이며 환원주의적인 관점을 거부하고 대신 장애인의 인권을 존중하고 인간다운 삶을 살 수 있도록 도와주는 장애인 전문가를 모델의 중심에 두는 패러다임을 주장하였다.

사회적 모델(Social model)에서 장애는 사회에서 구성원으로서 완전히 기능하지 못하도록 하는 환경적인 조건 때문이라고 본다. 지역적, 물리적인 장해물과 장애를 바라보는 부정적인 시각이 장애인을 일상생활에 복귀하지 못하도록 한다고 본다. 또한 사회적 모델은 '구분은 하되 평등하게' 장애인이 사회에 참여하는 것을 주장하며 의학적인 면보다는 문화적, 정치적, 사회적인 측면에서 장애를 봐야 한다고 강조한다.

4) 패러다임의 충돌 : 의학모델과 도덕적 치료 및 사회모델

작업치료 영역에서 도덕적 치료와 의학적 모델 간의 패러다임 충돌이 표출되어 1960년대 후반과 1970년대에 들어서면서 작업치료의 일부 창시자들은 근본으로 돌아갈 것을 주장하면서 Shannon이 말한 '기술의 철학(technique philosophy)'을 포기하자고 주장하였다. Kielhofner와 Burke는 두 패러다임간의 충돌이 일어나는 것이라고 설명하였고 제2차 세계대전을 거치면서 환원주의의 패러다임에 기초한 임상환경이 이루어지게 되고 이것은 의학적 모델의 특징을 갖도록 만들었다.

초기의 임상 작업치료가 인본주의적이고 전인적인 철학에 근거한 도덕적 치료가 주류를 이루었지만 의학적 모델에도 함께 가치를 두었고 과학이 작업치료의 신뢰성을 높이는데 기여했다. 1919년 Baldwin은 '기능적 회복'에 목표를 두었고 Spackman은 '구조화된 활동'의 중요성을 강조하여 샌딩(sanding)이나 자전거 톱(bicycle saw)을 치료에 사용하였다. Yerxa는 독립적인 작업치료사의 권위를 강조하여 오직 의사의 처방에만 의존하지 말라고 했지만 1980년대에 접어들면서 의료적 책임 차원에서 비판되기도 했다. 이때 바이오피드백과 같은 부수적인 기술도 유용하게 이용되었다. Ayres와 Trombly는 경험적이고 실제적인 임상적 효과의 입증이 중요하다고 주장했으며, 질(Gill)은 장애인권 및 자립생활운동을 도입하여 임상 작업치료를 구성하도록 논의하였다. 의학적 모델이 사회에서 장애인의 권리와 기회를 제한하게 한다고 주장했다. 그녀는 작업치료사들이 그들의 실제적인 면을 평가해야 하고 개인의 신체적 상태에만 초점을 맞추지 말아야 한다고 했다.

펜들턴(1990)의 연구에 의하면 작업치료사들은 신체적인 치료보다는 독립적인 생활기술을 훈련시키는 것을 더 많이 사용하고 이것을 '가정관리 및 지역사회 문제해결과 광범위하게 연결된 특수기술'이라고 정의했다. 유명한 역사학자이자 장애 인권가인 롱모어(Longmore)는 Gill과 Pendleton의 주장을 옹호하였고 1973년의 장애인 교육법(IDEA), 1990년의 미국장애인법(ADA) 등의 제정으로 장애인의 평등에 접근하였지만 아직도 장애인에 대한 제한과 차별이 존재하고 있다.

5) 현대의 임상 : 패러다임의 통일

2001년 세계보건기구(WHO)에서 편찬한 국제 기능, 장애, 건강의 분류(ICF)를 통해 의학과 사회적 모델의 연계가 시도되었다. ICF는 환경과 개인의 요소뿐만 아니라 신체와 정신의 손상을 고려하고 이로 인한 활동의 제약이나 사회 참여의 제한을 분류모델로 선택하였다. WHO의 개념적 틀에 근거하여 미국작업치료협회는 작업치료 실행체계를 2002년에 발표하였다. 이것은 도덕적 치료의 회복과 기능적 손상을 환원주의적으로 해석하는 의학적 모델과 통합했다. 결국 사회적, 문화적, 정치적인 배경에서 클라이언트 중심의 치료를 위해 사회적 필요성을 강조함으로써 장애인권 운동의 사회적 모델이 적용되었다.

6) 현대 임상의 이해

우리는 이러한 역사를 통해 우선 작업치료를 이해하고 더 많은 사람들에게 알려야만 한다. 그러므로, 작업치료에 클라이언트를 성공적으로 참여시켜야 한다.

둘째로, 용어의 의미가 시간의 흐름에 따라 바뀐다는 것을 알아야 한다. 예를 들어, 1900년대 초에 사용되었던 불구(handicap)의 의미는 현재는 사용하지 않고 있다. 세 번째, 사회복지와 물리치료도 학문의 초기 시점이 있었던 것 같이 작업치료도 오늘날과 같은 전문영역이 처음부터 존재하지 않았다는 것을 생각해야 한다. 마지막으로, 작업치료 전반적인 기초 사상은 하나의 이론적인 패러다임에 딱 맞지는 않는다. 작업치료 실행체계(Occupational Therapy Performance Framework)에서 보여주듯이, 작업치료는 작업을 기반으로 한 의학적 모델과 사회 모델을 연결시키는 클라이언트 중심의 접근이다. 결국에는, ICF와 OTPF에 의해 패러다임들이 융합되어야 작업치료는 적절한 위치를 찾게 된다. 그래서 우리들은 계속적으로 작업치료를 정의해야 하며, 클라이언트에게 필요한 좋은 것들을 찾아내고, 목표를 설정해야 한다.

세계작업치료사협회(World Federation of Occupational Therapists : WFOT)의 작업치료최저기준은 2002년에 대폭 개정되어 국제 수준의 지식을 유지하면서 지역 특유의 문제에 유연하게 대응할 수 있도록 배려되어 있다. 작업치료교육을 수료한다는 것은 지역의 건강문제에 대응할 수 있음과 동시에 ① 사람과 작업과 환경의 관련성 및 작업과 건강과의 관련성, ② 치료적 인간관계 및 전문직으로서의 인간관계, ③ 작업치료의 과정, ④ 작업치료 전문직으로서의 추론과 행동, ⑤ 작업치료가 시행되는 환경이라는 다섯 가지 점에 대해서 지식 · 기술 · 태도를 배워서 터득하여 자랑스러운 전통을 이어가는 최후의 세대로서 계속 발전시켜 나아가야 한다는 것이다.

3 우리나라 작업치료의 역사

우리나라에서 작업치료가 시작된 것은 6 · 25 한국전쟁이 일어난 1950년 이후이다. 한국전쟁 당시 전쟁터에서 다친 군인의 치료를 위해 미군의 감독하에 작업치료 연수과정이 시작되었다고 William Rush Dunton은 전했다(Willard & Sparkman, 1954). 본격적인 작업치료가 시작된 것은 1952년 부산 동래에 상이군인을 위한 '정양원'이 설립되면서부터이다. 이것이 1953년 국립재활원으로 명칭이 변경되어 재활치료학의 발상지가 되었다.

그 당시 Rusk를 단장으로 한 한미재단(American Korea Foundation)이 한국 재활사업을 돕게 되었는데 이것은 미국의 민간단체로 한국 재활의 성장에 주요역할을 담당하였다. Rusk의 한국 방문을 통하여 한국의 재활발전을 위한 지원이 제안되었고, 이로 인해 국제연합 한국재건단(UNKRA : United Nations Korea Reconstruction Agency)은 직업훈련과 의지 및 보조기 생산을 지원하고 한미재단에서는 재활치료 요원을 지원하였다.

1953년 미국인 선교사 Louis Grubb가 대구 동산병원에서 작업치료를 실시하였고, 1957년 한미재단의 지원으로 국립재활원 의무과장을 지낸 오정희가 미국에서 재활의학을 공부하고 귀국했다. 1960년대 초 한국 여성으로 미국에 건너가 한국인 최초로 미국 작업치료사 면허를 취득한 Esther Park이 한미재단 직원으로 국립재활원에 들어와 오정희와 함께 작업치료사 양성교육을 시작하였다. 1964년 삼육재활원에 작업치료실이 개설되었고, 1968년 미국인 수녀 Susan Baldus가 부산 메리놀 병원에서 작업치료를 행하였다.

1965년 의료기사법 시행령 제도가 시행되어 작업치료사 면허제도가 물리치료사 면허제도와 함께 첫발을 내딛는 시점이 되었다.

1969년 오정희와 Esther Park의 교육을 통하여 일반인으로서 최초로 최귀자가 작업치료면허를 취득하였다. 1970년 오정희에 의해 고대부속병원에 재활의학과가 신설되면서 작업치료실이 개설되었으며, 1971년 11월 Pamela Woolcott에 의해 연세대 부속 세브란스병원에 소아작업치료실이 개설되었고, 1972년 1월 21일 작업치료를 개시하였다. 그리고 1972년 3월에는 가톨릭대학 성모병원에 작업치료실이 개설되었고, 같은 해에 Sharon Shaw는 전주예수병원에서 작업치료실을 개설하였다.

이렇게 초기에는 외국의 선교사들에게서 작업치료에 대한 교육이 실시되고 1975년도에 각 병원에서 본격적인 작업치료사 수습제도가 시행되어 1980년도까지 모두 8개의 기관에서 매년 10~20명의 작업치료사들이 배출되기 시작하였다(표 2-1). 교육기관으로는 1979년에 연세대 원주의과대학 보건학과가 설립되면서 물리치료사와 소수의 작업치료사들에게 정규교육과정이 시작되었다. 그 후 1991년 작업치료와 물리치료 전공이 분리되어 교육이 전문화되었다.

1993년도에는 보건복지부 승인을 받아 사단법인 대한작업치료사협회를 발족하였다. 1996년 9월 '아시아태평양작업치료사협회'에 가입하였고, 1997년 6월 『작업치료협회보』가

창간되었다. 1997년 의료기사 수습제도가 폐지되면서 전문교육기관(대학)에서 작업치료를 전공하여야만 면허 취득을 할 수 있게 되었다. 우리나라는 1998년 4월 세계작업치료사연맹(WFOT : World Federation of Occupational Therapists)에 49번째의 정식 회원국으로 가입되어 오늘날의 발전에 이르렀다.

[표 2-1] 작업치료 수습기관

	수습기관	개설년도	정원(명)
수습기관명	가톨릭대학교 성모병원	1975	3
	고려대학교 안암병원	1975	2
	서울대학교병원	1975	2
	부산 메리놀병원	1975	1
	전수예수병원	1975	3
	한양대학교병원	1975	1
	가톨릭대학교 서울성모병원	1980	2
	고려대학교 구로병원	1985	3
	계		17

비고 : 1997년 이후 수습제도 폐지

4 우리나라 작업치료사 교육

1) 작업치료의 양성과정

(1) 작업치료사 수습과정

1960년대 초 보건사회부(현 보건복지부)에서 '의료기사법 등에 관한 법률' 제2조 2항에 "전문대학 이상의 교육과정을 이수한 자로서 보건복지부장관이 지정하는 보건기관 또는 의료기관에서 취득하고자 하는 면허에 상응하는 보건의료 업무를 1년 이상 수료한 자"는 면허시험에 응시할 수 있는 자격이 주어지는 법이 제정되면서, 재활의학과 작업치료실에서 1년의 수습과정을 통하여 작업치료사들이 배출되기 시작하였다. 당시의 교육내용은 다음과 같다.

"작업치료의 정의, 기능, 재활팀의 구성, 작업치료가 시행되는 장소, 작업치료에서 사용하는 용어의 정의, 근육의 기능, 손상된 근육의 보상작용, 질환에 따른 클라이언트에게 적절한 기구를 선정하는 것, 각 클라이언트의 치료목표, 질환의 특징, 보조기의 사용, 아동발달단계, 심리학의 기본이론, 정신과 치료의 기본개념과 정보 등이다."

1960년대 초 '국립재활원'에서 재활의학과 의사 오정희와 작업치료사 Esther Park은 최초의 작업치료사 수습생인 최귀자를 교육하기 시작하였고, 1968년 부산 메리놀병원 작업치료실에서 Susan Bladus 수녀는 김순자를 교육시키는 것을 시작으로 1975년도에 가톨릭대학 성모병원, 고려대학교 안암병원, 부산 메리놀병원, 서울대학교병원, 전주예수병원, 한양대학병원 등 6개의 의료기관에서 작업치료수습과정이 시작되었다. 또한 1980년에 가톨릭대학교 서울성모병원, 1985년 고려대학교 구로병원에서 이 제도를 시행하여 총 8개 기관에서 수습제도를 통하여 작업치료사 교육을 받았다. 1년간 소정의 교육과정을 이수한 자는 보건복지부에서 시행하는 작업치료사 면허시험에 응시하였고 매년 20여명 정도의 작업치료사가 배출되었으나, 이 제도는 1997년부터 폐지되면서 작업치료사 교육은 수습제도에서 정규 학교교육과정이 시작되는 발전의 계기가 되었으며, 이때 작업치료사의 수는 347명이었다(표 2-1).

(2) 작업치료사 교육과정

작업치료사 정규 교육과정으로는 1979년 연세대학교 원주의과대학에 보건학과가 설립되면서 정규 교육과정이 시작되었으며, 재활기술학을 전공한 학생들 중 대부분은 물리치료사 면허시험에 응시하였고, 소수의 학생이 작업치료사 면허시험에 응시하면서 작업치료 수습생들과 함께 소수의 작업치료사들이 배출되기 시작하였다(표 2-2). 그 후 1991년부터 2학년에 작업치료전공과 물리치료전공으로 분리되어 전문화되기 시작하였고, 1999년도부터 학과 명칭이 작업치료학과와 물리치료학과로 독립되어 각 40명 전문 교육과정이 시작되었다.

1997년도부터 작업치료사의 수습제도가 폐지되면서 1998년에 전남 광양대학에 작업치료과가 개설되었고, 1999년도에 경복대학교, 동남보건대학교에 작업치료과가 신설되는 것으로 시작하여 2000년도에 건양대학교, 인제대학교, 한서대학교, 대구보건대학교, 제주한라대학교 등 5개 대학교, 2001년도에 우송대학교, 경북과학대학교, 대전보건대학교 등 3개 대학에서 신설되었고, 2002년도에는 가야대학 등 12개 대학이 신설되었으며, 2003년에 동주대학, 여주대학이 신설되어 이들 졸업생들이 배출되는 2006년도부터는 작업치료사의 공급이 기하급수적으로 늘어났다(표 2-4).

(3) 작업치료사 면허제도

1965년도부터 국가시험제도에 의해 작업치료사가 배출되었다. 작업치료사 국가시험은 '의료기사법 등에 관한 법률' 제4조 1항에 의한 법령에 의하여 보건사회부(현 보건복지부)

고시과에서 시행하는 면허시험에 합격해야 했다. 이 국가시험은 1965년(제1회)에 시행되어 당해에 3명이 응시하여 3명 모두 불합격되었고, 1969년(3회)에 1명이 응시하여 합격하므로 우리나라 최초로 작업치료사 면허를 취득하였다.

[표 2-2] 연도별 작업치료사 면허발급 현황

	연도	면허취득자수(명)		연도	면허취득자수(명)
1회	1969.02	1	23회	1996.02	30
	1970.02	–	24회	1997.01	28
	1971.02	–	25회	1998.02	23
	1972.02	–	26회	1999.01	25
	1973.02	–	27회	2000.01	20
2회	1974.02	3	28회	2001.02	64
	1975.02	–	29회	2002.01	117
3회	1976.02	1	30회	2003.01	235
4회	1977.02	1	31회	2004.12	314
5회	1978.02	2	32회	2005.01	500
6회	1979.02	1	33회	2006.01	607
7회	1980.02	5	34회	2007.02	589
8회	1981.02	0	35회	2008.02	655
9회	1982.02	3	36회	2009.02	900(889)
10회	1983.02	9	37회	2009.12	997(998)
11회	1984.02	10	38회	2010.12	1,053
12회	1985.02	10	39회	2011.12	1,141(1140)
13회	1986.02	12	40회	2012.12	953
14회	1987.02	23	41회	2013.12	1,532
15회	1988.02	20	42회	2014.12	1,320
16회	1989.02	21	43회	2015.12	1,320
17회	1990.02	18	44회	2016.12	1,807
18회	1991.02	39	45회	2017.12	1,592
19회	1992.02	35	46회	2018.12	1,923
20회	1993.02	31	47회	2019.12	1,765
21회	1994.02	21	48회	2020.12	1,877
22회	1995.02	23	49회	2021.12	1,905
				계	22,197

* 자료출처 : 보건복지부(2022.01. 기준)

1969년(1회)에서 1982년(9회)까지 수습기관을 통하여 17명의 작업치료사가 배출되었다. 1979년도 학교교육기관으로는 연세대학교 원주의과대학 보건과학대학 재활학과에서 작업치료 정규 교육과정이 개설되어 소수의 인원이 추가되면서 1983년(10회)에서 1997년(24회)까지 연세대학교 원주의과대학 보건학과(재활기술전공) 졸업생과 수습기관(8개) 등을 통하여 매년 20~30명의 작업치료사가 배출되어 총 347명의 작업치료사가 배출되었다(표 2-2).

1998년 6월에 의사, 간호사, 의료기사 등 17개 보건의료단체의 공동참여로 한국보건의료인국가시험원(국시원)으로 새로이 출범하면서, 그 동안 보건복지부 고시과에서 작업치료사 국가시험을 관장해 오던 시험제도를 1999년(26회)부터 국시원에서 관장하면서 체계적이고 과학적인 국가면허시험제도가 시작되었다. 1998년부터 한국보건의료인국가시험원(국시원)이 발족되면서 시험문항 개발, 평가, 시험제도 개선 등이 활발히 진행되었고, 보건의료인력의 자질향상 및 전문인력 관리에 능동적으로 대처하므로 공정하고 객관적인 면허부여로 발전의 기회를 가져왔다. 작업치료사는 2022년 현재 22,197명 배출되었다(표 2-2).

2) 작업치료과 교과과정 현황

[표 2-3]은 현재 각 대학에서 대부분 교육하고 있는 작업치료 교육과정의 과목명들이다. 이 표는 전국 64개 대학 작업치료학과에서 공통적으로 가르치고 있는 교과목을 선정한 것이다. 그러므로 각 학교의 특성에 따라 약간의 차별화된 교과목들이 있을 수도 있다.

[표 2-3] 작업치료학과 현행 교과과정 현황

구분	교과명	내 용
기초 과학	인체해부학	인체 각 부분의 구조와 형태를 강의하고 인체의 구성을 습득하도록 하고 임상에서 나타나는 다양한 질환의 구조적 변화를 이해하도록 한다.
	생리학	인체의 각 기관, 조직 및 세포들의 기능, 작용기전, 조절 및 통합현상을 강의하고 인체의 생리현상을 이해시킨다.
	기능해부학	인체 각 부분의 형태에 따른 기능을 강의하여 앞으로 배우게 되는 인체 운동을 이루는 기본적인 해부학적 지식을 습득하게 한다.
	신경해부학	신경계통의 형태와 구성을 강의하며 신경계의 기능을 이해시켜 임상에서 나타나는 신경계의 병변원인과 결과를 유추할 수 있도록 한다.
	병리학	질병의 원인을 정확히 규명하고 각종 질환의 원인, 병인, 변화 등을 이해한다.
	인간발달	출생부터 노년기까지 나타나는 인간의 신체적, 심리적 변화를 연령과 관련된 개체 발생적 행동변화에 대하여 배운다.

구분	교과명	내 용
전공 선택	운동치료학	해부학과 생리학의 기초적 지식을 바탕으로 재활치료의 중요한 기법인 운동을 통한 치료법의 기전방법을 배운다.
	특수아동교육	장애영역별로 장애아동의 원인과 특성을 배우고 교육, 치료, 지도하기 위해서 이론과 실제와 연관된 수업을 한다.
	정신의학	정신적인 질환을 이해하도록 강의하고 정신적 질환자에 작업치료적 접근방법을 학습한다.
	언어치료학	임상현장에서 접하게 되는 다양한 말, 언어장애의 종류와 그 특성에 대한 이해를 통해 환자의 치료 및 재활의 효과 증진을 위한 방법을 배운다.
	재활심리학	장애인 및 만성질환자의 심리적 특성 및 이들의 행동을 이해하는 데 필요한 지식과 환자 다루는 행동치료법을 배운다.
	재활의학	재활치료를 요하는 각종 질환에 대하여 그 원인, 평가, 증상, 치료 등을 강의하여 임상에서 환자를 치료할 때 어려움이 없도록 현재 발생률이 높은 질환들에 대해 학습한다.
전공	작업치료학 개론	작업치료역사와 철학을 이해하고, 작업치료에서 사용되는 이론의 틀을 적용하여 작업치료적 접근방법을 학습하여 임상에서 활용할 수 있는 방법을 학습한다.
	일상생활 동작학	일상생활에 필요한 동작들에 대한 작업활동 분석방법과 이론의 틀에 대하여 작업치료적 접근방법을 배우고 각 질환의 일상생활 동작을 훈련하는 방법과 보조도구 사용방법을 실습한다.
	질환별 작업치료학	질환별로 원인과 증상, 평가, 치료를 배우고 환자를 치료하는 접근방법을 실습한다.
	정신사회 작업치료학	소아의 정상 발달에서 벗어나는 학습장애, 뇌성마비 등의 소아동과 정신질환환자에서 작업치료적 접근방법을 학습한다.
	아동 작업치료학	아동에 대한 이해와 더불어 아동을 대상으로 하는 작업치료의 기본적 지식 습득을 목표로 하여 배운다.
	노인 작업치료학	노인의 신체적, 심리적 특성과 이에 따른 작업치료적 접근방법에 대하여 배운다.
	지체장애 작업치료학	지체장애와 관련된 질환에 대하여 작업치료면에서 접근방법을 학습하고 실습한다.
	수예공작 및 수행분석	작업치료과정에서 수행되는 작업활동을 분석하는 방법과 수예공작과 작업을 선택하는 방법을 배우고 실습한다.
	보조기 및 의지학	작업치료에서 사용되는 보조기 만드는 방법과 보조기·의지의 사용방법을 배운다.
	측정 및 평가학	근육검진법, 관절가동범위측정법, 반사검사법 등을 배우고 실습하여, 임상에서 환자들에게 활용하는 방법과 작업치료에 접근하는 방법을 학습한다.

5 전국 대학 작업치료학과 학교 현황

작업치료학과가 대학에 정규로 개설되는 시기는 1998년도 광양보건대학에 물리치료과에서 작업치료과로 학과명이 변경되는 것으로 시작되어 1999년도 4년제는 연세대학교, 3년제는 경복대학, 동남보건대학이 개설되므로 정규 대학에서 본격적인 작업치료 교육이 시작되었다. 2020년 현재 전국에 작업치료학과는 4년제 32개 대학, 3년제 30개 대학으로 편제 정원은 총 2,637명이다(표 2-4).

[표 2-4] 전국 대학 작업치료학과 설립년도 현황

개설년도	학교명	졸업생배출/예정 년도	정원(명)	학제	세계작업치료사연맹(WFOT) 인증	한국작업치료 교육 인증	비고
1979	연세대학교	2003	33	4	○		
1998	광양보건대학교	2001	12	3			폐과 예정
1999	경복대학교	2002	115	3			
	동남보건대학교	2002	80	3			
2000	건양대학교	2004	45	4	○		
	인제대학교	2004	40	4	○		
	한서대학교	2004	41	4	○		
	대구보건대학교	2003	72	3	○	○	
	제주한라대학교	2003	40	3			
2001	우송대학교	2005	40	4	○		
	경북과학대학교	2004	40	3			
	대전보건대학교	2004	40	3	○	○	
2002	가야대학교	2006	25	4			
	충북보건과학대학교	2005	50	3	○		
	순천제일대학교	2005	27	3			
	한영대학교	2005	30	3			폐과
	전남과학대학교	2005	35	3			폐과 예정
	포항대학교	2005	20	3			
	세한대학교	2005	30	4			폐과 예정
2003	동주대학교	2006	39	3			
	여주대학교	2006	53	3	○	○	
2005	광주여자대학교	2009	32	4	○	○	
	마산대학교	2008	94	3		○	
	춘해보건대학교	2008	60	3	○		

2006	경동대학교	2010	72	4			
	경운대학교	2010	40	4	○		
	광주대학교	2010	45	4	○		
	동신대학교	2010	40	4	○		
	유원대학교	2010	50	4			
	호원대학교	2010	22	4			
	경남정보대학교	2009	58	3			
	충남도립대학교	2009	30	3			
	우석대학교	2010	60	4			
2007	구미대학교	2010	40	3			
	상지영서대학교	2010	31	3			
	신성대학교	2010	40	3			
2008	순천향대학교	2012	40	4			
2009	한려대학교	2013	20	4			폐과
	극동대학교	2013	45	4			
	강원대학교	2013	42	4	○		
2010	전주대학교	2014	40	4	○		
	가톨릭상지대학교	2013	25	3	○	○	
	호남대학교	2013	55	3	○		
2011	경북전문대학교	2014	24	3			
	동서대학교	2015	38	4	○		
	대구대학교	2015	45	4			
	중원대학교	2015	40	4	○	○	
2012	백석대학교	2016	90	4	○	○	
	세명대학교	2016	80	4	○		
2013	경북보건대학교	2016	30	3			
	동아보건대학교	2016	10	3			폐과 예정
	혜전대학교	2016	35	3	○		
	조선대학교	2017	40	4		○	
	청주대학교	2017	40	4	○		
2014	두원공과대학교	2017	40	3	○		
	김천대학교	2018	20	4			
	원광대학교	2018	57	4	○	○	
2015	전주기전대학교	2018	20	3			
	고신대학교	2019	50	4	○		
2020	동강대학교	2023	30	3			
	호산대학교	2023	40	3			폐과 예정
2021	경남대학교	2025	20	4			
	총 62개 대학		**총계 2,637**				

참고 : 입학정원은 학교별 2023학년도 입시요강 기준(대학별 홈페이지 참조)
4년제 대학 : 32개; 3년제 : 30개 (대한작업치료사협회 개설학교 현황 2020.11.30. 기준)

[표 2-5] 전국 작업치료학과 주소

편제	학교명	주 소
3년제	경북전문대학교	우)36133, 경상북도 영주시 대학로 77
	동남보건대학교	우)16328, 경기도 수원시 장안구 천천로 74번길 50
	광양보건대학교	우)57764, 전라남도 광양시 광양읍 대학로 85
	경복대학교	우)12051, 경기도 남양주시 진접읍 경복대로 425
	대구보건대학교	우)41453, 대구광역시 북구 영송로 15
	제주한라대학교	우)63092, 제주특별자치도 제주시 한라대학로 38
	경북과학대학교	우)39913, 경상북도 칠곡군 기산면 지산로 634
	대전보건대학교	우)34504, 대전광역시 동구 충정로 21
	충북보건과학대학교	우)28150, 충북 청주시 청원구 내수읍 덕암길 10
	순천제일대학교	우)57997, 전라남도 순천시 제일대학길 17
	한영대학교	우)59720, 전라남도 여수시 장군산길 18-43
	전남과학대학교	우)57500, 전라남도 곡성군 옥과면 대학로 113
	포항대학교	우)37555, 경상북도 포항시 북구 흥해읍 신덕로 60
	동주대학교	우)49318, 부산광역시 사하구 사리로55번길 16
	여주대학교	우)12652, 경기도 여주시 세종로 338
	마산대학교	우)51217, 경상남도 창원시 마산회원구 내서읍 함마대로 2640
	춘해보건대학교	우)44965, 울산광역시 울주군 웅촌면 대학길 9
	경남정보대학교	우)47011, 부산광역시 사상구 주례로 45
	충남도립대학교	우)33303, 충청남도 청양군 청양읍 학사길 55
	구미대학교	우)39213, 경상북도 구미시 야은로 37
	상지영서대학교	우)26339, 강원도 원주시 상지대길 84
	신성대학교	우)31801, 충청남도 당진시 정미면 대학로 1
	가톨릭상지대학교	우)36686, 경상북도 안동시 상지길 45
	호남대학교	우)62399, 광주광역시 광산구 호남대길 120
	경북보건대학교	우)39525, 경상북도 김천시 대학로 168
	동아보건대학교	우)58439, 전라남도 영암군 학산면 영산로 76-57
	혜전대학교	우)32244, 충청남도 홍성군 홍성읍 대학길 25
	두원공과대학교	우)17520, 경기도 안성시 죽산면 관음당길 51
	전주기전대학교	우)54989, 전라북도 전주시 완산구 전주천서로 267
	동강대학교	우)61200, 광주광역시 북구 동문대로 50
	호산대학교	우)38428, 경상북도 경산시 하양읍 대경로 105길 19

4년제	동서대학교	우)47011, 부산광역시 사상구 주례로 47
	연세대학교	우)26493, 강원도 원주시 연세대길 1
	건양대학교	우)32992, 충청남도 논산시 대학로 121
	인제대학교	우)50834, 경상남도 김해시 인제로 197
	한서대학교	우)31962, 충청남도 서산시 해미면 한서1로 46
	우송대학교	우)34606, 대전광역시 동구 동대전로 171
	가야대학교	우)50830, 경상남도 김해시 삼계로 208
	세한대학교	우)58447, 전라남도 영암군 삼호읍 녹색로 1113
	순천향대학교	우)31538, 충청남도 아산시 순천향로 22
	광주여자대학교	우)62396, 광주 광산구 광주여대길 45
	경동대학교	우)26495, 강원도 원주시 문막읍 견훤로 815
	경운대학교	우)39160, 경상북도 구미시 산동면 강동로 730
	광주대학교	우)61743, 광주광역시 남구 효덕로 277
	동신대학교	우)58245, 전라남도 나주시 동신대길 67
	유원대학교	우)31415, 충남 아산시 음봉면 연암산로 52-70
	호원대학교	우)54058, 전라북도 군산시 임피면 호원대3길 64
	우석대학교	우)55338, 전라북도 완주군 삼례읍 삼례로 443
	한려대학교	우)57764, 전남 광양시 광양읍 한려대길 94-13 한려대학교
	극동대학교	우)27601, 충청북도 음성군 감곡면 대학길 76-32
	강원대학교	우)25949, 강원도 삼척시 도계읍 황조길346
	전주대학교	우)55069, 전라북도 전주시 완산구 천잠로 303
	대구대학교	우)38453, 경상북도 경산시 진량읍 대구대로 201
	중원대학교	우)28024, 충청북도 괴산군 괴산읍 문무로 85
	백석대학교	우)31065, 충청남도 천안시 동남구 백석대학로 1
	세명대학교	우)27136, 충청북도 제천시 세명로 65
	조선대학교	우)61452, 광주광역시 동구 필문대로 309
	청주대학교	우)28503, 충청북도 청주시 청원구 대성로 298
	김천대학교	우)39528, 경상북도 김천시 대학로 214
	원광대학교	우)54538, 전라북도 익산시 익산대로 460
	고신대학교	우)49104, 부산광역시 영도구 와치로 194
	경남대학교	우)51767, 경상남도 창원시 마산합포구 경남대학로 7

6 한국작업치료교육인증

세계작업치료사연맹(World Federation of Occupational Therapists : WFOT)에서는 국제적으로 경쟁력 있는 작업치료 인재를 양성하기 위해 각 나라의 고유 특성과 제반여건을 고려한 작업치료 교육과정을 평가하여 인증하고 있다. 대한작업치료사협회(Korea Association of Occupational Therapists : KAOT)는 1998년 세계작업치료사연맹에 가입함으로써 국내의 작업치료 교육과정 인증과 세계적으로 동일한 수준의 작업치료사를 양성하기 위한 질적 관리를 담당함으로써 작업치료 교육의 질적 향상 및 국내 작업치료학과 대학 교육과정 인증을 위한 전반적인 준비와 절차를 대행해 주고 있다.

1) 인증 대상 대학

세계작업치료연맹(WFOT)에 인증된 학교는 27개 대학이다(표 2-4).

2) 신청자격

- 졸업생을 2년 이상 배출한 대학
- 최근 2년간 졸업생이 한국보건의료인국가시험 합격률에서 매년 70% 이상인 대학
- 인증신청 시점을 기준으로 최근 2년간 졸업생(면허취득자)의 60%가 대한작업치료협회에 가입한 경우
- 임상실습교육 시간이 1,000시간 이상(1인당 한 기관 8주 이상 실습)인 대학
- 교육과정의 총 교육시간이 3,000시간 이상인 대학(기초교과목 1,200시간, 전공교과목 800시간, 임상실습교육시간 1,000시간)
- 전체 작업치료 교육(3,000시간)의 60% 이상을 작업치료전공 교수(작업치료사 면허소지자)가 담당하는 대학

위와 같은 조건이 구비된 학교는 서류를 대한작업치료협회에 접수하면 세계작업치료연맹에 인증을 대행해 주어 인증을 위한 평가 절차를 밟아 인증받게 되며 평가를 위한 기간은 약 4개월이 소요된다. 인증을 받은 대학은 WFOT에 인증받은 세계 각국 대학에서 학점을 인정받아 그 대학의 편입 등 교육받을 수 있는 기회를 갖는다.

7 작업치료사의 취업현황

작업치료사는 다양한 기관에 취업의 기회를 갖는다. 상급종합병원(대학병원), 종합병원, 요양병원, 요양원, 의원, 보건소, 보건지소, 한병병원 등에서 취업하고 있으며, 2020년 최근 6년간 조사한 자료에 의하면 상급종합병원 295명, 종합병원 864명, 병원 2,926명, 요양병원 3,570명, 의원 242명, 보건소 1명, 보건지소 6명, 한방병원 92명 등 총 7,996명이 전국 의료기관에 근무하고 있다(표 2-6).

[표 2-6] 최근 6년간 전국 작업치료사 인력현황 – 의료기관 종사자 단위 : 명

년도	상급 종합병원	종합병원	병원	요양 병원	의원	보건소	보건 지소	한방 병원	종합
2015	247	642	1,690	2,374	146	1	5	28	5,133
2016	263	690	1,901	2,772	169	1	5	36	5,837
2017	269	724	2,102	3,001	182	1	5	45	6,329
2018	282	764	2,296	3,211	183	1	7	63	6,807
2019	294	833	2,495	3,533	217	1	6	86	7,465
2020	295	864	2,926	3,570	242	1	6	92	7,996

* 자료출처 : 건강보험심사평가원 자료(2020년도 4분기 기준)
* 병원종별 해당년도 4분기 기준으로 표기함

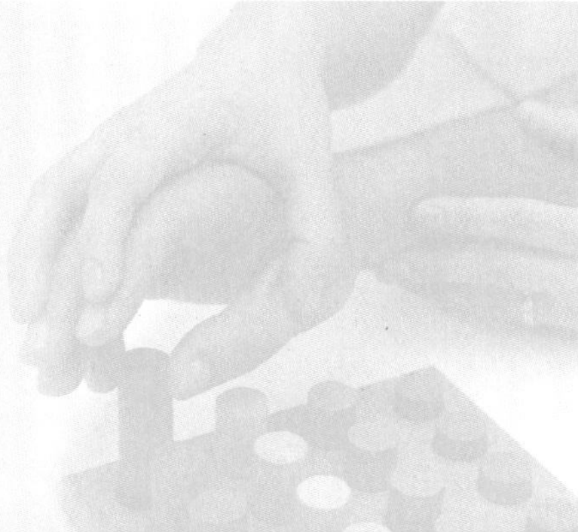

3 치료적 도구로서의 작업 및 활동

OCCUPATIONAL THERAPY

1. 목적 있는 활동 및 작업
2. 작업치료의 도구들
3. 활동분석(Activity Analysis)

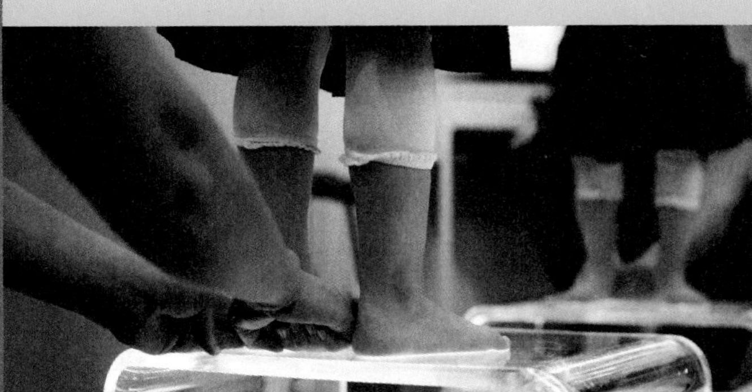

제 3 장

치료적 도구로서의 작업 및 활동

작업치료사는 목적 있는 활동 및 작업을 통하여 클라이언트들을 치료하는 전문집단이다. 따라서 작업치료사는 자신들의 전문지식을 바탕으로 클라이언트의 최대한의 삶의 참여를 위해 필요한 가장 적합한 치료적 활동 및 작업을 선택하고 적용할 수 있어야 한다. 이 장에서는 작업치료사가 치료적 도구로 사용할 수 있는 목적 있는 활동과 작업, 그리고 그 외 도구들에 대해 설명하고자 한다.

1 목적 있는 활동 및 작업

1) 목적 있는 활동

개개인은 일상생활활동의 일부분을 목적 있는 작업으로 수행한다. 목적 있는 작업이란 개인이 능동적으로 참여하는 일 또는 경험 등으로 정의된다. 목적 있는 작업에 참여하기 위하여 한 사람의 신체적, 정서적, 인지적 기능이 통합되어 작용해야 한다. 개인이 목적 있는 작업을 수행하는 데 있어서 작업의 내부적인 진행보다는 그 자체에 집중해야 한다. 작업은 즉각적인 결과나 지속적인 노력 또는 복합적인 반복을 필요로 하기도 하며, 특별하고 새로운 반응이나 행동에 대한 복잡하고, 영구적인 패턴을 나타내기도 한다. 개인 삶의 역할에 영향을 미치는 목적 있는 작업은 각자에게 유용한 의미를 줄 수 있어야 한다.

건강한 사람들에게 작업은 정상적인 삶의 한 부분이다. 우리는 매일 여러 가지 작업을 큰 노력 없이 해낸다. 아침에 일어나 목욕하고, 옷 입고, 머리 손질하고, 면도를 하거나 화장을 하고, 아침을 먹고 일을 하러 가거나, 학교에 가는 것과 같은 일상적인 일들은 크게 집중하지 않아도 되는 일상생활에서 필수적인 것들이다. 단지 손상을 당하거나, 질병이 발생하거나, 정신적으로 스트레스를 받으면 우리가 늘 생활하는 방식으로 일상생활을 하지 못하게 되며 우리가 그것들을 얼마나 당연시 여겨 왔는지 알게 된다.

각자 개개인은 자신만의 방법으로 일상생활을 수행한다. 그 방법은 개인의 환경, 나이 또는 발달 연령, 사회경제적 위치, 생활양식, 가족관계나 친구관계, 문화에 영향을 받는다. 사람이 자라고 발달함에 따라 그들의 동작 패턴은 삶의 역할이나 사회적 기대치에 따라 변하게 된다.

어린아이에게 있어서 놀이의 의미는 일상생활활동에 있어 매우 중요하다. 아동은 놀이를 통하여 환경과의 상호작용, 대동작, 소동작, 의사소통하기, 사람들과 친해지기 등을 배우기 때문이다. 휴식과 수면도 큰 부분을 차지하는 것 중에 하나이다. 일은 놀이형태로 연습되며, 점점 더 발전된다. 아동이 학교에 들어가면 학습이 "일"이 된다.

중년 나이의 사람들에게 일은 일상생활의 대부분을 차지하고, 저녁에 집에까지 일을 가져오거나 회사에 남겨 두고 왔더라도 계속해서 일에 대하여 생각하므로 여가시간은 거의 없다. 주말에는 일상에서 요구되는 모든 일로부터 해방되므로 매우 즐겁다. 잠과 휴식이 대부분의 시간을 차지하지만 그래도 휴식시간은 충분치 않다고 생각될 것이다. 이 두 부류의 사람들의 일상생활 패턴이 아주 다른 것 같지만 삶의 시기별로 전형적임을 알 수 있다. 일상생활 능력이 상해나 질병, 정신적 스트레스, 발달상의 변화, 환경적 요구, 기술의 부족 등으로 저하되었을 때 작업치료 대상자가 된다. 작업치료사는 그들이 확인한 범위 안에서 환자의 현재 작업수행능력을 평가하고, 환자 요구에 맞게 작업 프로그램을 발전시켜 나간다.

작업 경험은 환자가 일상생활 능력의 전부 또는 대부분을 되찾을 수 있도록 설정되어야 한다. 손상이나 장애가 복잡하면 작업을 세분화하여 환자가 조금씩 단계적으로 일하도록 해준다. 마지막 목표는 전체 작업을 완성하는 것이므로, 환자의 손상이 영구적일 경우, 환자의 기능이 가능하도록 특별한 도구를 제공한다거나 다른 방법으로 작업하는 방법을 가르쳐 주어 자신의 역량 내에서 적응하도록 한다. 이러한 방법으로 장애는 보상되며 환자는 원하는 활동을 계속할 수 있게 된다.

작업치료 활동은 각각의 환자에 맞게 계획되어야 한다. 두 사람이 비슷한 장애를 가지고 있다고 하더라도 그들의 태도, 관심, 목표, 환경은 다르기 때문이다. 작업치료적 시도는 환자에 따라 그들의 욕구와 목표에 맞게 적용되어야 한다. 그룹치료로 접근하더라도 개개인의 목표를 무시해서는 안 된다. 그룹에서는 그러한 목표들 중 몇 가지만을 사용한다. 작업치료적 활동은 틀에 박힌 것이 되지 않아야 한다. 치료적으로 작업을 사용하는 데 있어 "처방전"이란 없다.

2 작업치료의 도구들

Mosey(1981)가 언급한 작업치료의 여섯 가지 도구들에 대해 살펴보기로 한다(그림 4-1 참고).

1) 인간 이외의 환경(Nonhuman Environment)

인간 요소를 제외한 환경을 말한다. 클라이언트의 물리적 주변 환경을 뜻하며 그의 안전과 환경과의 긍정적인 상호작용, 만족을 위해 작업치료사가 변화시킬 수 있는 도구로 본다. 예를 들어, 클라이언트의 집을 좀더 편리하고 안전하게 살 수 있도록 개조하는 것이고, 이것을 작업치료사가 행할 수 있다. 집 안에서 휠체어를 타고 쉽게 이동하거나 일을 하기 편리하도록 출입문 등을 넓히고, 문턱을 없애고, 가구환경이 좌식공간이었다면 입식으로 바꾸거나, 싱크대 높낮이를 조절할 수 있도록 하는 등의 가옥구조를 변경하도록 상담 및 조언을 해 주거나, 보조도구 등을 사용하는 방법을 교육하는 것이다.

2) 치료사 자신(Use of self)

치료사 자신이 치료적 도구가 되는 것으로서 자신의 성격을 치료적 도구로 사용한다는 뜻이다. 그 첫째 이유는 작업치료사는 클라이언트와의 상호작용이 필수적이기 때문이며 이 성격을 통하여 클라이언트의 긴장, 불안감을 감소시키고 안정감을 가지도록 하고 정보를 제공하며 클라이언트를 도와주게 되는 것이다. 어떠한 치료 매개를 사용하든지 바로 이 상호작용을 통하여 치료목표를 달성하게 되는 것이며 이때 작업치료사 자신이 목표달성에 영향을 주는 존재가 된다. 치료사는 이 상호작용에 있어서 결국 자신의 성격이 영향력을 미침을 알아야 한다. 따라서 치료사는 부단히 자신의 내적 성장을 위해 노력하여야 하며 클라이언트에게 민감하고 수용적인 태도를 취해야 한다. 클라이언트 치료에 자신을 효과적으로 사용한다는 것은 사람을 다루는 기술과 의사소통 능력 또한 갖추어야 한다.

3) 가르치고-배우는 과정(Teaching-Learning Process)

작업치료사는 환자가 일상생활을 좀더 효율적으로 수행하도록 그들의 기능적 수행을 최대한 가능하게 하도록 돕는다. 이때 새로운 행동을 가르치고 실제로 연습하게 하며, 배우고, 경험하게 하는 것이다. 이것은 가르치고 배우는 학습과정이라고 할 수도 있다. 따라서 작업치료사는 학습이론과 원리들, 행동주의 이론들을 배워 이러한 학습과정이 더 쉽고 효과적으로 적용될 수 있도록 클라이언트를 도와야 한다.

4) 목적 있는 활동의 사용(Use of purposeful activities)

목적 있는 활동은 작업치료의 핵심적이고 중심적인 개념이다. 작업치료에서 활동은 정신적, 육체적 건강상태를 향상시킨다고 믿어 왔다. 활동을 직접 수행함으로써 즐거움과 편안함, 문제해결, 자기표현, 타인과의 상호작용 및 관계형성을 통한 사회성 발달과 자신과 가족을 위한 경제적 지지를 받는다. 활동을 하지 않는다는 것은 정신적, 신체적 기능의 상실을 가져오며, 바로 이런 정신적, 신체적 기능장애가 있을 때 이 활동을 치료적 도구로 사용하게 된다. 작업치료에서 사용하는 목적 있는 활동이란 다음의 특성을 가진다.

(1) 목표 지향적(goal directed)이다.
(2) 클라이언트의 목표를 가능하게 하는 유의성을 가진다.
(3) 정신적 또는 육체적으로 클라이언트의 직접적 참여를 요구한다.
(4) 삶의 질적인 향상 또는 유지, 기능장애의 예방을 위해 조정되어진다.
(5) 일상생활동작, 놀이, 일과 같은 삶의 과제에 클라이언트가 참여하도록 한다.
(6) 클라이언트의 흥미와 관여된다.
(7) 등급나누기와 응용이 가능하여야 한다.
(8) 지식을 기초로 한 작업치료사의 전문적인 판단력을 통하여 결정된다.

목적 있는 활동에서 “목적”의 의미는 클라이언트가 선택된 활동을 함으로써 치료목표를 이루기 위한 계산된 반응이 도출되는 것이다. 이것은 클라이언트의 직접적인 참여가 중요 열쇠이며 활동의 목적은 클라이언트로 하여금 치료목적에 다다르게 하는 것이다.

5) 활동그룹(Activity group)

활동그룹은 공통관심사를 나누고, 유사한 문제나 결함을 가진 개인들로 구성된다. 활동그룹은 무언가를 “하는(doing)” 과정을 가지며 이것은 그룹이 어떤 의논이나 회의, 토론

(discussion)을 하는 언어적 치료 그룹(verbal therapy group)과는 다른 것이다. 많은 사람들은 활동을 하는 동안에 그들 자신에 대해 말하는 것이 더 쉽다고 말한다. 그룹이 함께 공통적인 과제를 완수해낼 때 그들은 협동적인 상호작용(cooperative interaction)을 가지게 된다. 작업치료사는 이런 그룹을 이끌 때 갈등을 해결할 수 있고, 긍정적인 상호작용이 이루어지도록 촉진하는 촉진자의 역할을 하게 된다. 치료사는 그룹 역동(group dynamic), 의사소통 기술, 그룹 리더쉽 방법들을 잘 알아야 한다.

그룹활동의 종류들은 다음과 같다.

→ 운동 그룹(exercise group), 요리 그룹, 일상생활활동 그룹, 자기표현 그룹, 과제 그룹, 수공예 그룹, 감수성 훈련 그룹, 감각운동 그룹 등이 있다.

6) 활동분석(Activity Analysis)

작업치료사는 치료적인 가치를 부여하기 위해 활동을 분석하는 과정을 잘 알고 익혀야만 한다. 활동분석은 활동을 아주 작은 수행요소들로 구분하는 과정이다. 적당한 치료활동 과제를 선택하여 환자의 특별한 필요에 맞추어 활동을 분석하고 등급화(grading)를 통해 수정 및 변화시켜야 한다. 활동분석에 관한 설명은 아래에서 자세히 다루기로 한다.

3 활동분석(Activity Analysis)

1) 활동분석의 이해

작업치료사들은 치료적 방법(therapeutic modality)으로서 활동(activity)을 사용하는 법을 배워야 한다. 작업치료에서 치료법의 열쇠가 되는 것은 치료적 의미를 가지는 활동의 특성을 이해하고 활동을 수행할 때 요구되는 기술(skill)이 무엇인지를 확인하는 것이다. 어떠한 활동이 클라이언트를 치료하는데 필요한지를 잘 이해하며, 필요한 활동을 선택하고 클라이언트에게 적절하게 적용할 수 있도록 작업치료사는 전문적 판단력과 자질을 갖추어야 한다. 효과적으로 활동을 분석하려면, 활동에 필요한 재료, 도구, 작업 과정들을 잘 알아야 하며 무엇보다 치료사가 활동을 직접 해 보아야 한다. 활동분석을 위한 과정은 다음과 같다.

치료적 활동을 선택할 때의 고려사항은 그 활동이 클라이언트에게 의미가 있어야 하며, 클라이언트의 환경에 적합하고, 실제적인 것이어야 한다. 또한 다용도로 사용이 가능하여 서로 다른 클라이언트들에게 각각 다른 등급으로 사용할 수 있어야 한다. 신체적, 심리적, 인지적, 또는 사회적 특성과 요구에 따라 높은 수준으로, 또는 낮은 수준으로 조정이 가능해야 한다. 최소단위로 나누어진 활동들을 각각 수행하다 보면 결국 치료목표에 도달하게 되도록, 분석하고 수행하도록 해야 한다. 치료사는 클라이언트에 대해 민감해야 하며 치료적 활동을 적절하게 적용시켜 줄 수 있어야 한다.

2) 활동분석 과정

(1) 활동설명

① 활동 이름과 간략한 소개
② 활동 및 작업수행에 필요한 공간, 도구, 환경을 제시
③ 소요 비용 등을 설명
④ 작업의 중요 단계를 나누어 활동 및 작업의 순서를 설명
⑤ 선택된 활동 수행시 예상되는 위험을 분석 : 금기사항과 주의사항 및 활동요소 등
⑥ 고려사항 : 연령, 교육, 성별, 문화적 특징 등

(2) 활동분석

Uniform Terminology for Occupational Therapy의 3판에 따라 수행영역(performance area), 수행요소(performance components), 수행배경(performance contexts)에 대해 하나 하나 분석한다. 이것은 [표 3-1a~e, 3-2a, b]에 제시된다.

3) 활동분석 시 수행요소의 이해

선택된 활동을 수행요소(performance components)에 맞추어 분석할 때 선행되어야 할 것은 각 수행요소의 의미를 파악하는 일이다(4장 수행요소 참조).

[표 3-1a] 활동분석 형식(Activity Analysis Form)

Activity Analysis Form	
환자명 :	날짜 :
점수 :	
Part Ⅰ – 활동개요(Activity Summary)	
1. 과제이름(Name of activity) 2. 과제요약(Brief description of activity) 3. 필요한 도구 및 비용 –비품 (Tools/equipment(non–expendable), cost and source) 4. 필요한 재료 및 비용 – 소모품 (Materials/supplies(expendable), cost and source) 5. 공간 및 환경 요구(Space/environmental requirements) 6. 과제단계와 소요되는 시간 (Sequence of major steps ; time required to complete each step) 7. 주의사항(Precautions) 8. 금기사항(Contraindication) 9. 특별히 고려할 점 – 나이, 교육의 필요성, 적절한 문화, 성 정체성 등 (Special considerations) 10. 작업의 선택조건(Acceptable criteria for completed project)	

[표 3-1b] 작업수행(Occupational Performance)

Part II – 작업수행요소(Occupational Performance Components)

A. 운동감각 구성요소(Sensorimotor Components)

1. 신경근육(Neuromuscular)
   a. 반사통합(Reflex integration)
   b. 관절가동범위(Range of motion)
      (1) 능동적(active)
      (2) 수동적(passive)
      (3) 능동 보조적(active assistive)
   c. 대 · 소근육의 협응(Gross and fine coordination)
      (1) 근육조절(muscle control)
      (2) 협응(coordination)
      (3) 기민도(dexterity)
   d. 힘과 지구력(Strength and endurance)
      (1) 힘증진, 심폐의 보존(building strength, cardiopulmonary reserve)
      (2) 작업기간의 연장정도(increasing length of work period)
      (3) 피로감소/긴장(decreasing fatigue/strain)

2. 감각통합(Sensory integration)
   a. 감각인식(Sensory awareness)
      (1) 촉각(tactile awareness)
      (2) 입체인지감각(stereognosis)
      (3) 운동감각(kinesthesia)
      (4) 고유수용성 감각(proprioceptive awareness)
      (5) 안구조절(ocular control)
      (6) 전정감각 인식(vestibular awareness)
      (7) 청각 인식(auditory awareness)
      (8) 미각 인식(gustatory awareness)
      (9) 후각 인식(olfactory awareness)

[표 3-1c] 작업수행(Occupational Performance)

b. 시공간 인식(Visual–spatial awareness)
(1) 전경배경(figure–ground)
(2) 형태의 연속성(form constancy)
(3) 공간 내 자세(position in space)

c. 신체통합(Body integration)
(1) 신체도식(body schema)
(2) 자세균형(postural balance)
(3) 양측성 운동협응(bilateral motor coordination)
(4) 좌우구별(right–left discrimination)
(5) 시각–운동 통합(visual–motor integration)
(6) 중심선 교차(crossing the midline)
(7) 실행(praxis)

B. 인지요소(Cognitive Components)

1. 지남력(orientation)
2. 개념화/이해력(conceptualization/comprehension)
   a. 집중력(concentration)
   b. 주의집중(attention span)
   c. 기억(memory)

3. 인지통합(Cognitive integration)
   a. 일반화(generalization)
   b. 문제해결(problem solving)
      (1) 문제 확인 및 평가(defining or evaluation the problem)
      (2) 계획 세우기(organizing a plan)
      (3) 판단/결정하기(making decisions/judgment)
      (4) 도구적 계획(implementing plan)
      (5) 판단/결정 평가하기(evaluating decision/judgment)

[표 3-1d] 작업수행(Occupational Performance)

C. 심리사회적 요소(Psychosocial Components)

1. 자기관리(Self-management)
   a. 자기표현(Self-expression)
      (1) 경험/정서의 인식(experiencing/recognizing a range of emotions)
      (2) 어휘구사능력(having an adequate vocabulary)
      (3) 쓰고, 말하는 능력(writing and speaking skills)
      (4) 상징과 비언어적인 신호 사용(use of nonverbal signs and symbols)
   b. 자기조절(Self-control)
      (1) 자신과 타인 행동 관찰(observing own and other's behavior)
      (2) 행동의 필요함을 인식/행동변화(recognizing need for behavior/action change)
      (3) 행동모방(imitating new behaviors)
      (4) 스트레스 받는 상태에서의 에너지 조절
      (directing energies into steress-reducing behaviors)

2. 상호관계(Dynamic interaction)
   a. 대화와 상호이해력(understanding norms of communication and interaction)
   b. 자신과 타인의 상호관계에서의 절제(setting limits on self and others)
   c. 협상(compromising and negotiating)
   d. 스트레스 조절(handling stress)
   e. 다른 사람과의 협조와 경쟁(cooperating and competing with other)
   f. 자신과 타인에 대한 신뢰(responsibly relying on self and others)

3. 집단 상호작용(Group interaction)
   a. 사회적 정서적 역할수행능력(performing social/emotional roles and tasks)
   b. 소집단 과정의 이해(understanding simple group process)
   c. 상호적인 이익집단의 참여(participating in a mutually beneficial group)

[표 3-1e] 작업수행(Occupational Performance)

D. 작업에 필요한 요소(Task Requirements)

1. 일의 형태(Work patterns)
   a. 경도(light)

   b. 중등도(moderate)

   c. 강도(heavy)

2. 방법(Method)
   a. 구조적(structured)

   b. 조직적(methodical)

   c. 반복적(repetitive)

   d. 표현적(expressive)

   e. 창조적(creative)

   f. 순서적(orderly)

   g. 신체접촉(physical contact)

   h. 과제(projective)

[표 3-2a] 작업수행(Occupational Performance)

Part Ⅲ – 작업수행(Occupational Performance)
A. 독립적인 생활/ 일상생활 기술(Independent Living/Daily Living Skills) 1. 신체적 일상생활 기술(Physical daily Living Skills) a. 치장과 위생(grooming and hygiene) b. 음식 먹기(feeding/eating) c. 옷입고 벗기(dressing) d. 기능적 기동성(functional mobility) e. 기능적 의사소통(functional communication) f. 물체 조작(object manipulation) 2. 심리적/정서적 일상생활 기술(Psychological/emotional daily Living Skills) a. 자아개념/자아확신(self–concept/self–identity) b. 상황에 대한 대처능력(situational coping) c. 지역사회 개입(community involvement) 3. 일(Work) a. 집안 관리(homemaking) b. 아이돌보기/부모역할하기(child care/parenting) c. 고용 준비(employment preparation) 4. 놀이/여가(Play/leisure) a. 욕구 인식(recognizing one's needs) b. 놀이의 특징 확립(identifying characteristics of play) c. 놀이선택(selecting play activities) d. 활동의 적응(adaptation of activities) e. 공동체자원이용(utilizing community resources)

[표 3-2b] 작업수행(Occupational Performance)

Part Ⅳ – 작업수행 수정(Occupational Performance Modifications)

A. 치료적 적응(Therapeutic Adaptations)

1. 보조기(Orthotics)
   a. 정적이나 동적인 자세(static or dynamic positioning)
   b. 통증완화(relief of pain)
   c. 관절정렬 유지(maintain joint alignment)
   d. 관절 보호(protect joint integrity)
   e. 기능개선(improve function)
   f. 기형감소(decrease deformity)

2. 의지(Prosthetics)
3. 보조/적응기구(assistive/adaptive equipment)
   a. 설계 변경(architectural modification)
   b. 환경변화(environmental modification)
   c. 보조기구(assistive equipment)
   d. 휠체어 변경(wheelchair modification)

B. 예방(Prevention)

1. 힘의 보존(energy conservation)
   a. 힘의 절약순서(energy–saving procedures)
   b. 활동제한(activity restriction)
   c. 일 단순화(work simplification)
   d. 시간관리(time managment)
   e. 환경조직화(environmental organization)

2. 관절보호/인체역학(joint protection/body mechanics)
   a. 적당한 신체역학(proper body mechanics)
   b. 정적/기형자세 회피(avoiding static/deforming postures)
   c. 과도한 체중지지 회피(avoiding excessive weight bearing)
   d. 자세(positioning)
   e. 일상생활동작 협응(coordinating daily living activities)

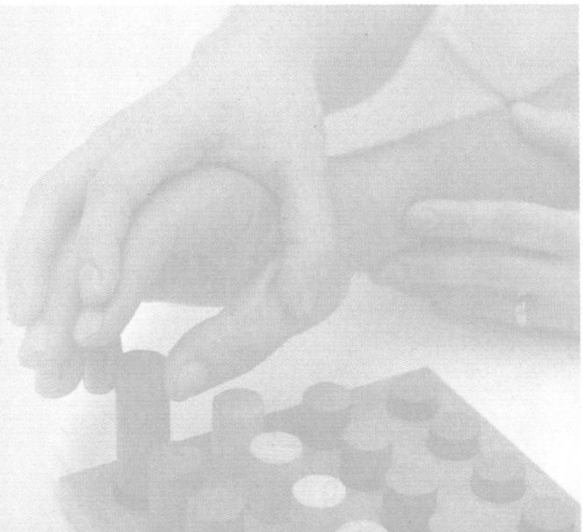

4 작업수행과 수행요소

OCCUPATIONAL THERAPY

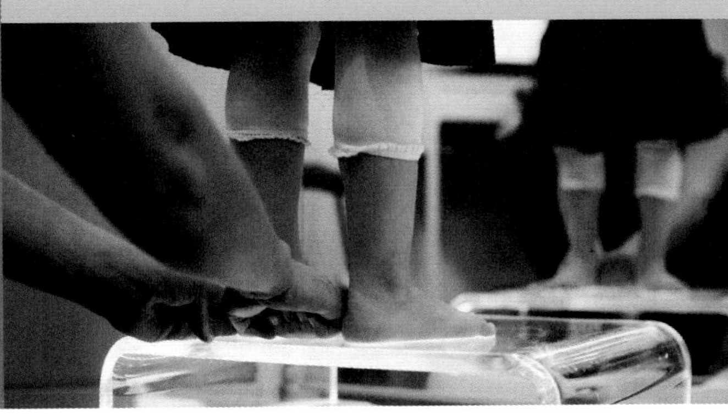

제4장

작업수행과 수행요소

작업수행이란 사람이 작업적 역할을 만족하게 수행할 수 있도록 개인적인 발달단계, 문화, 그리고 환경에 맞게 적용된 과제들을 수행할 수 있는 능력을 말한다. 작업치료는 작업수행에 제한을 갖는 개인들을 치료하는 전문영역이다. 이 장에서는 작업수행과 수행요소, 그리고 작업수행 모델을 소개하고 작업수행 모델에 관련되는 치료적 접근 개념의 이해를 돕고자 한다.

1 작업수행

작업을 치료적으로 보는 한 가지 방법은 작업치료 영역(domain)을 보는 것이다. Mosey는 작업치료계는 "나이, 작업수행, 개인의 환경을 포함한 수행요소"들로 구성된다고 언급했다(그림 4-1).

작업수행이란 일상생활, 레크리에이션과 여가활동, 자신의 역할을 수행하고 책임을 다하기 위하여 시간을 조직화하는 능력을 포함한 전체 일상생활을 언급한다. 작업수행은 개인이 그의 환경범위 안에서 개인의 기능을 활용하여 한 폭의 큰 그림을 그리는 것을 의미한다. 효과적으로 기능하기 위하여 개인은 인체 요소에 기여할 수 있도록 여러 가지 세부적인 기술들을 가지고 있어야 한다. 이러한 세부적인 기술들이나 수행요소들이 작업수행을 정상적으로 하는 데 필요한 블록을 만든다.

감각-운동기능은 중추신경계에서 외부환경과의 상호작용을 위한 요소들을 만드는 데 그 초점을 맞추고 있는 수행요소이다. 신경근의 기능은 또 다른 수행요소로서, 사람이 몸을 움직이고 효과적으로 반응하는 데 사용되는 능력이다. 운동기능은 신체적 작업요소에 필요로 되는 능력과 연관된다.

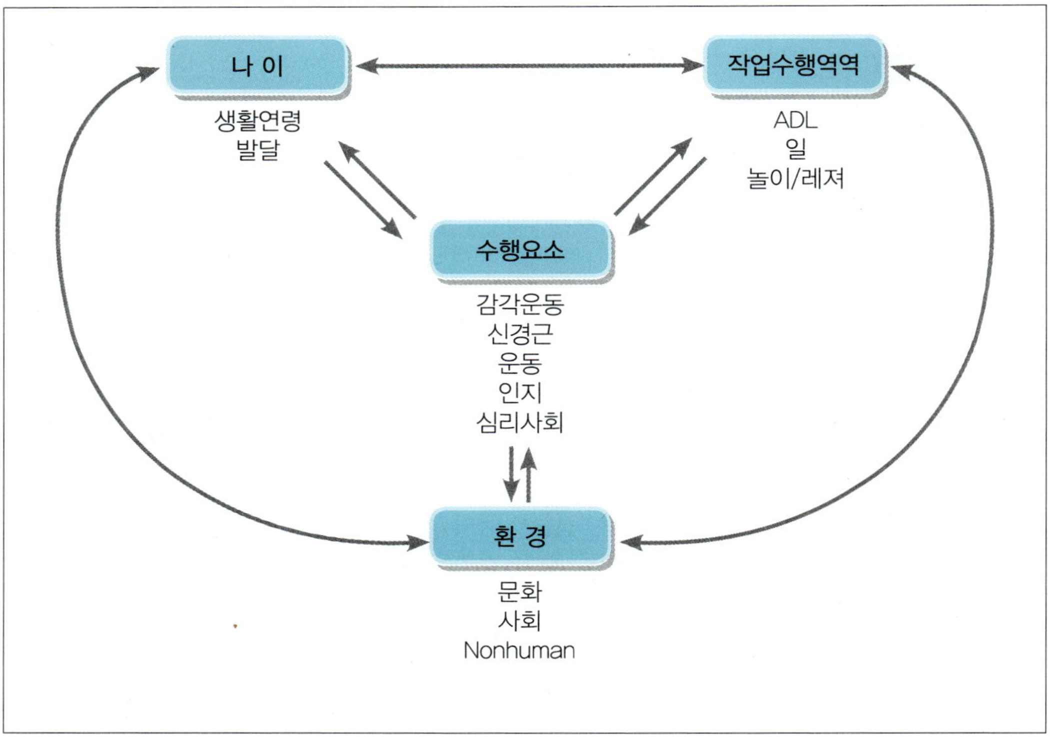

[그림 4-1] 작업치료에서의 관련 영역

인지기능은 학습, 기억력, 이해력, 개념화, 문제해결 능력이다. 정신사회 수행요소는 현실적으로 자기 자신과 타인을 지각하며 자신의 감정을 표현하고 다른 사람을 이해하는 것을 포함한다. 그것은 타인과 의미 있는 관계를 맺으며 그룹 환경에서 기능적인 것을 말한다.

작업수행은 개개인이 그들의 환경 안에서 기능적인 능력을 갖는 것이며, 수행요소는 일상생활을 하기 위한 세부기술들이 효과적으로 조합되는 것으로 도표를 그릴 수 있다.

이러한 방법으로 작업치료를 보는 것은 우리로 하여금 작업이 어떻게 작업치료 프로그램에서 치료적으로 사용되는지 이해시켜 준다. 작업치료사는 어떤 영역에 문제가 있는지 파악하고 환자가 이전의 정상적인 생활로 되돌아가기 위하여 어떤 기능적인 수행영역을 필요로 하고 있는지 알아야 한다. 환자가 일상생활동작을 수행할 수 없을 때에는 특별한 이유가 있다. 감각의 문제인지? 옷을 입는 데 요구되는 관절가동범위에 문제가 있는지? 협응력이 떨어지는지? 이러한 세부적인 기술들을 수행요소라고 부르며, 종종 일상생활동작이나 작업수행영역에 들어가기 전에 기능이 개선되어야 한다.

환자의 수행요소를 평가하므로 치료사는 작업수행에 제한을 주는 요소를 확인할 수 있으며 그것들을 발견하면 치료사는 약해졌거나 손상당한 환자의 수행요소를 호전시키거나 보상하는 적절한 치료 목표를 설정할 수 있다. 치료 목표는 환자와 상의하여 환자의 동의하에 세워지고, 성공적인 결과를 위해서는 환자의 관심이나 참여가 중요하므로 계획을 세울 때 환자가 원하는 것이나 요구를 꼭 포함시켜야 한다. 치료적 프로그램을 짜는데 있어서 작업치료사는 자신의 지식을 사용함과 동시에 그와 같은 기능장애를 다른 치료사가 치료한 것이나, 연구결과, 그러한 장애에 적용되었던 예전의 경험들을 참고하여 효율적인 활동을 계획한다.

1) 수행영역(Performance Areas)

(1) 일상생활활동(Activities of Daily Living) : 자기관리 및 유지를 위한 일들

① **몸치장하기(grooming)** : 면도기나 핀셋 등을 이용하여 몸에 난 털 제거, 화장하기 및 지우기, 씻기, 드라이하기, 머리 빗기, 머리 스타일링하기, 손톱 및 발톱관리, 피부관리, 데오도란트 사용하기 등

② **구강위생(oral hygiene)** : 칫솔질, 의치 및 보철관리 등

③ **목욕/샤워(bathing/showering)** : 비누칠, 린스, 몸 닦기, 목욕 시 자세 유지하기

④ **화장실 위생(toilet hygiene)** : 옷입고 벗기, 용변 시 자세유지, 닦기, 생리대 위생관리, 도뇨관 사용 관리 등

⑤ **개인 보조도구 관리(personal devices care)** : 보청기, 콘텍트 렌즈, 안경, 보조기, 의수족, 피임용구 등 관리

⑥ **옷입고 벗기(dressing)** : 시간, 장소, 날씨에 적절한 옷차림 선택 ; 옷입고 벗기, 단추나 지퍼 등 옷 또는 신발 보조도구 사용, 보조기 및 의수족 장착 및 관리하기

⑦ **식사와 먹기(feeding/eating)** : 음식 세팅, 적절한 도구를 선택하고 사용하기, 음식물이나 마실 것을 입으로 가져가기, 입이나 손 닦기, 빨고, 씹고, 삼키기

⑧ **약 복용하기(medication routine)** : 적당량의 약을 적절한 시간에 먹는 것, 처방 스케쥴 지키기, 약상자 열고 닫기, 부작용에 대해 알고 보고하기 등

⑨ **건강관리 및 유지(health maintenance)** : 질환 예방을 위한 활동과 건강 장려를 위한 활동, 휘트니스 활동, 영양공급, 건강위험행동 감소하기(금연 등)

⑩ **사회화(socialization)** : 적절한 상황과 적절한 문화적 방법으로 다른 사람들과 만나서 상호작용하고 대인관계 기회를 얻는 것

⑪ **기능적인 의사소통(functional communication)** : 정보를 주고받기 위해 어떤 시스템이나 장비를 사용하는 것 ; 쓰기 도구, 전화, 컴퓨터, 의사소통 기구, 응급시 연락, 청각장애인을 위한 음성 의사소통 도구 등

⑫ **기능적 이동(functional mobility)** : 한 장소에서 다른 장소로 움직이는 것 ; 침대 안에서의 이동, 휠체어, 차, 침대, 화장실에서 이동 등

⑬ **지역사회 이동(community mobility)** : 공공 이동수단 및 개인 이동수단 사용 ; 자가용, 버스, 택시 등 사용하기

⑭ **응급상황에 반응(emergency response)** : 예기치 않았던 응급상황 인식, 안정과 건강에 위협을 주는 상황을 감소시키기 위해 행동하는 것

⑮ **성적 표현(sexual response)** : 자신이 원하는 성적 또는 친밀감을 표현하기

(2) 일과 생산적 활동(Work and Productive Activities) : 자신의 발전, 사회적 기여, 삶을 위한 목적 있는 활동들

① **가정관리(home management)** : 개인적인 또는 가정의 재산과 환경을 유지하고 획득하는 일

㉠ **의복 관리(clothing care)** : 의복정리, 세탁(손세탁, 세탁기, 드라이클리닝 등), 수선, 다림질, 의복 분류, 의복 개기 등

㉡ **청소(cleaning)** : 진공청소기 사용, 걸레로 닦기, 문지르기, 창문 닦기, 거울청소하기, 침상정리, 먼지 털기, 재활용품 관리, 쓰레기 처리

㉢ **음식 준비와 설거지(meal preparation and clean up)** : 식단 짜기, 음식준비, 부엌용품 사용, 음식 씻고 저장하기

㉣ **쇼핑(shopping)** : 쇼핑할 리스트 작성, 지불방법 결정(현금, 카드 등), 돈 주고 거스름돈 받기

㉤ **돈 관리(money management)** : 예산세우기, 저금, 세금관리 등

㉥ **가사 관리 및 유지(household maintenance)** : 집, 정원 등 유지

㉦ **안전 절차(safety procedure)** : 안전한 환경을 유지하고 상해를 예방하기 위해 응급절차와 예방 사항을 잘 알고 수행하기

② **가족 돌보기(Care of others)** : 아동, 부모, 애완동물 등 돌보기, 신체적 돌봄, 영양공급, 서로간의 대화, 연령에 적절한 활동 사용하기

③ **교육적 활동(Educational activities)** : 지역사회와 학교를 통한 학습에 참여하는 것, 흥미있는 교육 관련 정보 탐색하기, 지시에 집중하기, 그룹 경험에 참여하기 등

④ **직업적 활동(Vocational activities)** : 직업관련 활동에 참여하기

㉠ **직업탐색**(vocational exploration) : 적성 및 소질 결정, 흥미와 기술 발전, 적절한 직업 취향을 선택하기

㉡ **구직**(job acquisition) : 일을 할 기회를 선택하기, 인터뷰 과정

㉢ **일 또는 직업수행하기**(work or job performance) : 시간에 적절하고 효과적인 방법으로 직업과제를 수행하는 것, 필요한 작업 행동하기

㉣ **퇴직 계획**(retirement planning)

㉤ **자원봉사 참여**(volunteer participation) : 자원봉사 활동 참여 및 활동 수행

(3) 놀이 또는 여가활동(Play or Leisure Activities) : 즐거움, 오락, 재미, 이완, 자기표현을 위한 내적 동기가 기본이 되는 활동들

① **놀이 또는 여가 탐색(play or leisure exploration)** : 흥미와 기술, 기회, 그리고 적절한 놀이 및 레저 활동을 확인하기

② **놀이 또는 여가활동 수행(play or leisure performance)** : 놀이 및 레저 활동 계획과 참여, 일과 일상생활동작, 놀이 및 레저간의 균형을 유지하기, 놀이와 레저에 관련된 장비 사용 및 관리

2) 수행요소(Performance components)

(1) 감각운동 요소(Sensorimotor components)

① 감각(Sensory)

㉠ **감각인식**(sensory awareness)

㉡ **감각과정**(sensory processing)

ⓐ 촉각(Tactile)

가벼운 촉각 압력, 통증, 진동은 피드백(feedback)을 받기 위해 일생동안 중요하다. 촉각은 피부표면에 닿는 자극을 잘 식별하는 것과 인식하고 위치를 아는 능력

이다. 가벼운 촉각(light touch)은 자극을 알고 위치를 인식하는 것이다. 촉각의 장애는 인지-운동기능이 좋지 않다는 것을 의미하며, 보지 않고 물건을 촉지할 때 감각 소실로 인해 감각 피드백을 받지 못하는 것이다. 보상작용으로 눈으로 관찰한다. 이 보상작용은 시각적 도움을 받으므로 손의 기능 향상이 저조될 수 있고 이는 목표에 부합하지 않으므로 그다지 좋은 방법은 아니다.

ⓑ 고유수용성(Proprioceptive)

체내 조직이 근육, 관절, 몸의 일부분과 다른 것과의 위치에 대한 정보를 감지해 내는 것

ⓒ 전정(Vestibular)

머리의 위치와 운동이 내이감각으로부터 자극을 감지하는 것으로 자세감각(position sense)과 balance가 있다.

ⓓ 시각(Visual)

말초시각과 시력이 color, pattern의 인식이 눈을 통해 자극을 감지하는 것으로 가장 하위수준부터 visual acuity, visual attention, visual scanning, visual memory, visual cognition 순위로 통합되며 가장 상위수준은 시각인지(visual cognition)이다.

ⓔ 청각(Auditory)

여러 소리의 다른 점을 알게 해 주고 위치를 추정, 구별하고 소리의 의미를 이해하는 능력이다. 청각에서의 전경과 배경(figure-ground)은 다른 사람들이 대화하는 방에서 특정한 대화를 청각으로 구별해 낼 수 있는 능력이다.

ⓕ 미각(Gustatory)

맛을 느끼는 작용으로 tongue, soft palate, upper part of the throat 등이 맛에 관여한다.

ⓖ 후각(Olfactory)

냄새, 코의 감각기관에 좌우되고 미각에 전달된다.

㉢ 지각과정(Perceptual processing)

학습 능력과 변화하는 환경에 계속 적응할 수 있도록 하는 능력이며 환경에 접하고 형태를 바꾸는 과정으로 조직화하고 환경으로부터 감각정보를 구조화하며 적응하는 것이다. 우리가 생각하고 느끼는 것은 완전한 지각적 과정에 좌우된다. 적당한 지각

적 과정 기술이 부족한 환자는 일상생활 업무를 잘 하는 데 실패하기 쉽다.

ⓐ 입체인지(Stereognosis)

proprioception, cognition touch의 감각을 통해서 보지 않고 촉각을 통해 목적물의 형태를 확인(identifying)하는 것이다. 입체지각의 장애가 있는 것을 astereognosis(입체인지불능)이라고 하면 이 장애는 손으로 물체를 만져보아 파악하지 못하는 것이다. 예를 들어 주머니 속에서 차 열쇠 꺼낼 때 어려움을 겪거나, 보지 않고 물건을 촉지할 때 감각 소실로 인해 감각 피드백을 받지 못한다. 이때 치료방법은 눈으로 보상작용을 하여 관찰한다. 이 보상작용은 시각적 도움을 받으므로 손의 기능 향상이 저조될 수 있으므로 이는 치료목표에 그다지 좋은 방법은 아니다.

ⓑ 운동감각(Kinesthesia)

관절과 근육의 방향과 왕복운동(excursion)을 지각하는 것이다. 즉, 운동, 중량, 위치 등을 감지하는 감각(특히 관절의 변화를 지각하는 것) proprioceptive (postion의 분리) vestibular, balance의 과정과 연관(combine)된다. kinesthesia는 우리를 일상생활에서 효과 있게 움직이게 할 수 있다. 예를 들어 식사하기 동작에서 숟가락을 입으로 가져가는 손의 모든 동작의 움직임을 이해하는 것이다.

ⓒ 통증 반응(Pain response)

감각과정을 통해 고통을 감지해 내는 능력(개인별로 다양한 주체성의 과정)이다.

ⓓ 신체도식(Body scheme)

각각 신체부분의 연관을 알게 하는 것(몸의 자세 지각)이다. 신체도식은 생후 2년동안 자기 자신과 주위환경과의 관계 사이의 차이를 배운다. 주위의 환경과 자기자신의 신체부분과의 연관성에 대하여 지각하는 것으로 신체부분들을 이해하고 무엇을 어디로, 어떻게 움직일 것인지 결정하는 능력이다. 옷 입는 능력은 body scheme이 정상(intact)이어야 한다.

- body image : 자신의 상을 시각적, 정신적으로 기억 작용하는 것(예 ; 예쁘다, 뚱뚱하다)
- body concept : 전체적으로 신체적인 관계, 외부와의 관계(예 ; 물체와 신체 사이의 관련성)

ⓔ 좌우 구분(Right–left discrimination)

자신의 몸을 한쪽과 다른 쪽을 구별하는 능력이다. 외부세상과 자신의 관계에서 왼쪽에서부터 오른쪽으로의 이해하는 것이며, 방향을 따르는 데 필요하고 옷 입는 능력을 위해 필요하다.

ⓕ 형태 항상성(Form constancy)

다양한 환경과 위치, 크기, 종류 등에서 모양과 목적물을 구별해 내는 능력이다. 예를 들어 컵을 컵으로 인정하며 다양한 크기와 용도를 구별할 수 있는 것이다.

ⓖ 공간 내 위치감각(Position in space)

사물이나 목적물과 자신 또는 다른 형태를 구별해 내는 능력으로 목적물과 공간적 연관성을 알아내는 능력으로, 예를 들어 책상 아래에 놓인 물건의 위치와 책상 위에 놓여 있는 물건들의 차별화나 옷 입는 것과 같이 복잡한 공간에서의 신체적인 공간의 위치 등의 개념을 이해하고 자신과 사물들간의 연관성을 알아내는 것이다.

ⓗ 시각적 완성(Visual–closure)

불분명한 가시상태에서 형태 또는 대상을 인식하는 것이다. 예를 들어 책의 모서리만 보아도 책인지 알 수 있게 하는 능력이다.

ⓘ 전경과 배경(figure–ground)

전경과 배경 사이의 형태와 대상을 구별해내는 것이다. 형태 안에 숨어 있는 형태를 파악하는 것으로 무시된 배경자극으로부터 분리된 동안 드러난 시각적 자극을 주의하는 능력이다. 운전할 때 길에 초점을 맞추게 하며 환경에서 안전을 위해 필요하지 않은 것은 무시한다. 전경과 배경에 장애가 있으면 서랍이나 냉장고에서 원하는 물건을 잘 선택해 내지 못한다.

ⓙ 깊이 지각(Depth perception)

목적물에서 형태의 깊이를 지각하는 것이며 관찰자 사이의 연관된 상대적인 차이점을 알아내는 능력이다. 예를 들어 계단 오르고 내리기, 운전시 다른 차와 자신의 차로부터의 거리에서 공간을 안전하고 효과 있게 이동할 수 있게 해 준다.

ⓚ 공간 관계(Spatial relations)

대부분 우뇌 손상 클라이언트에 많은 증상이 나타나며 한 형태와 다른 것과의 관계, 한 형태와 그 자체의 공간적 영역과의 관계를 잘 인식하는 능력이다. 공간관계는 position in space의 능력과 연관된다. 공간관계 장애가 있으면 2, 3차원의 고안을 할 수 없고 블럭쌓기, 그리기 등의 업무에 어려움을 느끼고 계단 오르고 내리기, 주차하기, 물건과 물건 사이의 거리를 측정하는 것과 공간에서 움직이는 것이나 옷 입는 활동의 장애, 휠체어와 화장실 변기와의 거리 파악에서 이동의 어려움이 있다.

① 지리적 지남력(Topographical orientation)

목적물의 위치를 정하고 그 위치의 경로를 정하는 것이다. 지리적 지남력에 장애가 있는 클라이언트는 병실에서 원무과 가기, 간호사실 찾기, 자기 방 찾기에 어려움을 느끼고 쇼핑센터에 갈 때, 관공서 찾기 등에 어려움이 있고, 한 곳에서 다른 곳으로 이동하기 위해서는 환경의 인식력 있는 지도를 만들어 주는 방법으로 지리적 지남력을 이해하게 해주며, 장소와 환경간의 연관을 상상하게 하고 한 곳에서 다른 곳으로 어떻게 이동할지 알게 해 주는 것이 중요하다.

- 당신이 분석하는 활동(activity)에 대하여 생각해 보라. 이 활동과 연관되어야 할 감각은 무엇인가? 예를 들어, form constancy, spatial relations 등을 필요로 하는 활동의 일부는 무엇일까?

② **신경근 골격**(neuromusculoskeletal)

㉠ **반사**(Reflex)

감각의 입력으로 자율적 반응을 유도해 내는 것이다. 개인이 부분적으로 자극을 받으면 바로 나타나는 반응이다.

㉡ **관절가동범위**(Range of Motion : ROM)

아크(arc)를 통해 몸의 각 부분의 관절이 움직임을 그리며 관절을 움직이는 것이다. 관절이 범위 내에서 가능한 모든 면(plane)과 축(axis)을 통해서 최대한 이동하는 것이다.

㉢ **근 긴장**(Muscle tone)

신장에 반응하여 근육의 휴식에 긴장이나 저항하는 정도를 시험하는 것이다. 손상되지 않은 근육에서 나타나는 안정된 긴장상태의 표시이다. 자세유지, 부드러운 움직임, 조절된 움직임을 위해서 관절의 안정성을 제공한다(maintain position).

㉣ **근력**(Strength)

중력이나 대상에 저항하여 움직일 때 근육의 힘의 정도를 나타내는 것이다. 움직임을 만들고 조절하기 위함과 자세를 유지하기 위해 필요하다.

ⓜ 지구력(Endurance)

초과된 시간에 참고 견디는 심장, 폐, 골격근의 힘을 발휘하는 능력이다. 연장된 시간에 활동을 할 수 있게 해 주며 약한 근육은 지구력의 저하를 가져오며 근력과 연관되어 있다.

ⓑ 자세 조절(Postural control)

기능적으로 운동하는 동안 균형을 유지하기 위해 righting과 equilibrium을 사용하는 것이다. 다양한 과정으로 기술적인 움직임이 나타날 수 있는 것으로부터 안전한 자세를 제공한다. 예를 들어 바닥에 무엇을 집기 위해 허리를 구부렸다 펼 때 넓은 안정된 지지가 필요하고 넘어지지 않고 이 행동을 할 수 있는 것이 자세 조절의 특성이다.

ⓢ 자세 정렬(Posture alignment)

몸의 각 부분에 생체역학적 통합(biomechanical integrity)을 유지하는 것이다. 관절의 정렬은 신체 역학과 좋은 자세를 유지하는 데 필요하다. 예를 들어, 나쁜 자세 정렬을 가지고 있는 사람은 힘든 자세로 일하는 사람이나 좋지 않은 자세로 의자에 앉아서 공부하는 학생이다.

ⓞ 연부조직 통합(Soft-tissue integrity)

조직과 피부사이의 상태를 해부학적과 신체적으로 유지하는 것이며, 움직임이 부족한 사람에게서 피부의 반흔(skin break-down)이나 욕창이 생기기 쉽다.

③ 운동(Motor)

㉠ 대 동작 협응(Gross coordination)

조절(control)하기, 목표지향하기 위해서 큰 근육 그룹군(large muscle group)을 사용하는 것이다. 일상생활에서 활동할 때 가장 많이 사용하는 동작들이다. 예를 들어 걷기 동작, 뛰는 동작, 수영하는 동작, 운동하는 동작들이 포함된다.

㉡ 중심선 넘어가기(Crossing the midline)

몸의 중간 시상면(mid sagittal plane)을 가로질러 움직이는 눈과 사지의 움직임이다. 중심선(midline)을 가로지르는 능력은 몸의 반대쪽에서 기술적 움직임을 요구하는 많은 운동에서 필요하다. 예를 들어 상의나 셔츠를 입을 때, 긴소매의 커프의 단추를 잠글 때 반대측의 옷 입는 동작에서 필요하다.

㉢ **편측성**(Laterality)

고난도 기술(high level of skill)을 필요로 하는 활동으로 몸의 한쪽 면을 사용하는 능력이다. 대부분의 사람들은 식사나 글쓰기를 할 때, 고도의 숙련된 활동을 할 때 오른손이나 왼손 중 하나를 사용한다.

㉣ **양측 통합**(Bilateral integration)

일상생활활동을 하는 동안 몸의 양쪽을 협조해서 사용하는 것이다. 두 손이나 두 발을 쓰게 하는 활동에서 중요하다. 예를 들어 노를 저을 때(rowing a boat)나 뜨개질을 할 때 양손을 사용하는 능력들이 해당된다.

㉤ **운동조절**(Motor control)

기능적이고 자유로운 움직임 형태로 몸을 사용하는 것이다. 자신이 원하는 움직임 패턴을 유지하고 목적 있는 움직임을 조절하는 능력이다.

㉥ **실행**(Praxis)

주위환경요구에 반응하여 새로운 운동(motor act)을 고안하고 계획하는 것이다. 동작을 계획하고 활동하는 능력으로 지능적 활동(mental activities)을 나타낸다. 이 행동의 장애를 행위상실증(apraxia)이라고 하며 이것은 활동에서 실행 또는 운동을 계획하는 능력 장애이다. 목적 있는 동작을 수행하거나 물건을 조작하는 것이 불가능한 상태이다. 신체도식의 부조화와 관련이 깊다. 그러나 운동조절의 결손으로 인한 감각 운동계의 붕괴로 인해, 업무 수행이 부족하거나 존재하지 않는 보상작용, 지적결손, 적절치 못한 주의력이 부족한 조절력으로 인한 것은 아니다. 행위상실증에는 관념운동성 행위상실증과 관념성 행위상실증, 구조적 행위상실증이 있다. 관념운동성 행위상실증(ideomotor apraxia)은 일을 이해하고 자동적으로 수행할 수는 있지만 명령에 의한 수행에 대하여는 문제를 보인다. 예를 들어 글씨를 써 보라고 지시하면 쓰지 못한다. 관념성 행위상실증(ideational apraxia)은 일상생활에서 물건을 사용하는 방법에 대한 무능력이다. 일상생활에서 자동적으로 할 수 있는 일들을 수행할 수 없는 것이다. 구조적 행위상실증(constructional apraxia)은 2, 3차원의 공간조작 능력의 결손이다. 예를 들어 블록 쌓기의 어려움 등이다.

㉦ **미세동작 협응**(Fine coordination)/**기민성**(Dexterity)

목적물을 정밀하게 조작하고 운동조절을 위하여 소근육을 사용하는 활동이다. 예를 들어 바느질, 목공, 피아노 연주, 단추 잠그기, 주방의 활동들은 높은 수준의 기민성을 요구하는 활동들이다.

ⓞ **시각운동 통합**(Visual motor integration)

물체의 보이는 것에 대하여 조절하는 능력이다.

ⓩ **구강운동 조절**(Oral motor control)

움직임 조절을 위해 구강인두 근육의 조절 및 협응하는 것이다. 먹는 것과 말할 때 필요하다.

- 당신이 분석하는 활동에 대하여 생각해 보라. 이 활동에 연관되어야 할 감각은 무엇인가? 예를 들어, motor control, fine coordination 또는 다른 활동을 요구하는 활동의 부분은 무엇일까?

(2) 인지/인지적 통합 요소(Cognitive/Cognitive integration Components)

상위수준의 뇌의 기능을 사용하는 능력이다. 인지기능은 사람이 일과 업무에 참가하는 이유와 문제를 풀게 하는 지적인 과정이다.

① 각성의 단계(Level of arousal)

㉠ **각성상태**(Alert) : 깨어 있거나 외적, 내적 자극에 쉽게 깨고, 알고 인지하고 적합하게 반응하고 의미 있는 상호작용을 한다.

㉡ **기면상태**(Lethargic) : 졸린 상태. 자극이 없으면 잠을 자고 있는 상태이며, 보통 목소리로 이름을 부르면 깰 수 있으나 멍한 상태. 질문에 대답은 하지만 느리고 흐릿하고 집중이 없다. 생각의 연결성이 없다.

㉢ **둔감상태**(Obtunded) : 대부분의 시간은 잠을 잔다. 깨우기가 힘들고 큰소리로 흔들어 깨면 깰 수 있으나 멍한 상태이다. 말은 둔하고 앞뒤가 맞지 않고 중얼거리고 단음절 대화이다.

㉣ **혼돈상태, 섬망**(Confusion, delirium) : 의식이 희미한 상태, 집중되지 않고 앞뒤 안 맞는 대화를 한다. 최근 기억 장애와 최근 사건을 작화함. 가끔 동요되고 시각적 환각이 있음. 환경적 자극이 감소될 때 밤에 혼돈을 가져오는 지남력 상실이다.

㉤ **혼미, 반혼수**(Stupor, semicoma) : 수의적 무의식상태, 강하게 흔들거나 통증을 주면 반응함. 통증 시에 손을 움직이는 정도이다.

㉥ **혼수**(Coma) : 완전 무의식 상태, 외적, 내적 자극에 전혀 반응이 없음. 가벼운 혼수에서는 약간의 반사작용이 있으나 목적 없는 움직임이다.

② 지남력(Orientation)

사람(person), 장소(place), 시간(time), 상황(situation)을 정의(identifying)하는 것. 환경에 적응시켜지는 것은 우리가 현재의 환경에 작용하거나 새로운 것으로 조화되게 하는 것이다.

③ 재인식(Recognition)

예전에 아는 얼굴, 대상, 물체들을 확인해 내는 것이다. 다른 것과 상호 관계할 때 필요하고 재료(tools)와 도구(equipment)를 찾는 등 일상생활활동에 필요하다.

④ 주의집중(Attention span)

오랜 시간(작업시간 이외의) 일에 집중할 수 있는 능력이다. 특정한 일이나 작업에 집중하여 머물러 있게 하는 능력이다. 업무의 완성과 효과적인 수행을 위해 필요하다. 환경요소에 시각적으로 집중하는 능력은 시각적 고정(visual fixation)이 필요하고 정상적 성인의 수의적 행동에 따라 달라진다. 정상적 성인은 환경에 대한 목표를 선택하고 적당한 초점에 주의를 기울일 수 있다.

⑤ 동작의 초기화(Initiation of activity)

전두엽(frontal lobe)과 기저핵(basal ganglia) 손상은 동작의 초기화에 장애를 초래한다. 동작의 초기화는 일상생활동작의 초기 단계의 활동을 할 수 있는 능력이다. 이 동작에 장애가 있으면 한 단계 이상을 가지는 일을 계획하고, 조직적으로 하는 데 어려움이 있고, 일의 진행 중 한 가지 이상에서 어려움이나 장애를 갖는다. 일상적 일에서 활동을 스스로 하기 어려우므로 수행하기 위해서는 단계별 도움이 기본적으로 필요하다. 활동을 시작하기 위해 필요한 정보를 주는 말 또는 촉각을 이용할 수도 있다. 초기화(initiation) 능력이 발전할수록 단계별 절차들이 줄어들게 된다.

⑥ 활동의 마무리(Termination of activity)

신체적, 정신적으로 활동을 끝내야 될 시점에서 작업을 종료시키는 것이다. 작업을 멈춰야 하는 시간에 적당히 마무리를 하는 능력이다. 이 장애가 있는 클라이언트는 종료하는 적당한 시간을 알려준다. 전두엽(frontal lobe)에 손상을 입은 클라이언트는 작업을 계속 반복하거나 멈추지 않고 주어진 단계를 반복한다.

⑦ 기억력(Memory)

단시간 혹은 장시간 후에 정보를 재생할 수 있는 것이다. 기억은 배운 지식의 검색을 포함하여 경험과 느낌도 포함된다. 단기기억(short-term memory)은 수일, 수시간 전에 일들을 기억해 내는 능력이며, 예를 들어 전화를 받고 7자리수의 전화번호 기억을 하는 것이다. 장기기억(long-term memory)은 80세 할머니가 어린 시절을 회상하는 것이다.

기억장애는 재활에 좋지 않은 영향을 끼친다. 사람, 물체 및 학습된 과정을 회상할 수 없고, 정보에 대한 회복은 감소되고 학습능력도 떨어진다. 매일매일 학습된 재활기능에도 좋지 않은 작용을 한다. 그러므로 주어진 임무가 완전히 학습되기 위해서 상당한 반복훈련이 필요하다. 어떤 학습 방법이 적합한지를 찾아 각각의 클라이언트들이 최상의 학습 기회를 가질 수 있는 학습 방법을 제공하고 감각적, 그리고 지각적인 면에서의 도움을 주어야 한다.

⑧ 순서화(Sequencing)

정보, 개념, 행동들을 순서대로 배치하는 것이다. 많은 작업에 필요한 인지기술이다. 배열 능력은 주어진 임무의 각 단계들을 계획하고 조직하고 수행하는 능력이다. 이 능력은 첫째, 둘째, 셋째와 같은 시간적 개념과 위/아래, 왼쪽/오른쪽, 주위(around) 등과 같은 공간적 개념이며 대화를 할 때 앞뒤 순서에 맞게 대화를 전개하는 능력들이 포함된다.

순서화에 장애가 있으면 사물들의 질서를 파악하고 몇 개의 단계들로 구성된 절차를 요하는 임무나 작업의 각 단계를 계획하고 조직화하고, 시작하고 수행하는 능력에 영향을 줄 수 있다. 예를 들어 겉옷 입기 전에 속옷을 입어야 하는 것과 신발신기 전에 양말 신는 등의 순서의 배열들이 포함된다.

⑨ 분류화(Categorization)

환경적 정보 사이에 비슷한 점과 다른 점을 정의하는 것이다. 예를 들어 쇼핑할 때 똑같은 물건에서 제품의 질을 확인할 수 있는 능력들이다.

⑩ 개념 구성(Concept formation)

생각과 아이디어를 만들기 위한 많은 정보를 조직하는 것이다. 색깔과 형태의 개념이 무엇이 맞고, 틀리고, 좋은지를 구분하는 능력이다.

⑪ 공간조직화(Spatial operations)

다양한 관계 속에서 대상의 위치를 의식적으로 조정하는 것이다. 예를 들어 자동차 주차하기 전에 자신의 차와 다른 차량과의 거리를 측정할 수 있는 능력이다.

⑫ 문제해결(Problem solving)

문제를 인식하고 규명하여 선택의 여지가 있는 계획들을 설정하고 이행하며, 결과를 평가 검토할 수 있는 능력이다. 문제해결 능력에는 여러 가지 인지기능의 통합과정이 포함된다. 작업에 대한 집중력, 기억력, 조직화, 계획, 판단력 등은 클라이언트들의 문제해결 능력에서 아주 중요한 역할을 한다. 문제해결 능력이 부족한 클라이언트를 위한 치료 방법으로는 활동에서 위험에 처한 상황에 직면했을 때 문제 해결하는 방법에 대한 제시와 가능한 답을 인식하고 시도하게 한다. 아주 조직적이고 가장 적합한 답을 찾게 한다.

⑬ 학습(Learning)

새로운 개념과 행동에 대한 지식을 얻는 것이다. 연습이나 직접적인 경험을 통하여 새로운 개념이나 아이디어를 공부함으로써 배운다.

⑭ 일반화(Generalization)

전에 배운 개념이나 태도를 여러 새로운 상황에 적용하는 능력이다. 일반적으로 알아야 하는 것들에 대한 능력이다. 예를 들어 나뭇가지를 칠 때 식물이 자라는 지식 등을 알아야 하는 것들이다.

- 당신이 분석하는 활동에 대하여 생각해 보라. 이 활동에 연관되어야 할 감각은 무엇인가? 예를 들어 기억, 문제해결 등을 필요로 하는 활동은 어떤 종류일까?

(3) 심리사회적 기술과 심리적 구성 요소 (Psychosocial skills and Psychological components)

개인과 그들이 살아가는 사회환경과의 상호작용에서 특별히 태도와 자극, 행동결과에 중점을 둔다. 이 수행요소들은 개인적이고 문화와 믿음에 의존한다.

① 심리적(Psychological)

㉠ 가치(Values)

자신과 다른 사람에게 중요한 아이디어와 믿음을 정의하는 것이다. 이 아이디어와 믿음은 문화적으로 결정되고 그룹의 구성원들과 함께 나누어진다.

㉡ 흥미(Interests)

즐거움을 창조하고 주의를 유지하는 정신적 또는 신체적 활동을 규정하는 것이다. 인간은 즐거움과 행복을 제공하는 일에 포함되고 싶어 한다. 우리에게 흥미가 있는 일이다.

㉢ 자아개념(Self-concept)

육체적, 감성적, 성적 자신의 가치를 개발하는 것이다. 우리의 image를 알게 해 준다. 이것은 우리 행동의 평가나 다른 사람으로부터의 피드백으로부터 나타난다.

② 사회적(Social)

가족, 조직 등이 많은 그룹에서 살아갈 때 필요한 기술이다.

㉠ 역할수행(Role performance)

사회 안에서 맡은 기능들을 인지하고 유지하며 기능들을 조화시키는 것이다. 노동가, 학생, 부모, 친구, 종교인 등의 역할과 어머니, 선생님, 노동자 등 개인 또는 그룹의 태도이다. 사회적으로 정의되고 상대적으로 안정되길 원한다. 우리가 새로운 역할에 들어갈 때 그 역할에 대한 예측된 태도를 얻어야 한다(play or practice).

㉡ 사회적 행동(Social conduct)

매너(manner), 사람과 대화과정에서 눈 마주 응시하기(eye contact), 제스처(gesture), 경청하기(active listening), 그리고 자신의 환경에 적합한 자기표현(self-expression)을 사용한 상호작용이다. 사회상황의 예측을 이해하고 그 상황에 맞는 상호작용 방법으로 변화하는 능력이다. 예를 들어, 상대방과 언제 대화를 시작하고, 언어상과 몸짓과 목소리의 억양을 조절하고 적절한 제스처를 사용하는 능력들이다.

㉢ 대인관계 기술(Interpersonal skills)

대인관계 기술은 다양한 환경에서 상호작용을 위한 언어와 비언어로 의사소통하는 것이다. 또한 어떻게 다른 사람과 대화하는지를 아는 것이다. 사회적 접촉은 특정한 사회 상황에서 맞는 태도를 고르는 능력을 말한다.

㉣ **자기표현**(Self-expression)

다양한 스타일과 기술을 이용하여 생각(thought), 느낌(feeling), 욕구(need)를 표현하는 것이다. 생각하는 느낌과 생각에 따라 우리를 표현하는 방법을 바꾸는 적응성이다. 예를 들어 분노를 표현하고, 필요할 때 도움을 요청하는 등 자기가 필요로 하는 행동을 표현하는 것이다.

③ **자기관리**(Self-management)

스트레스 상황에도 불구하고 목표를 성취하는 능력이다.

㉠ **대처 기술**(Coping skills)

스트레스와 연관된 요인들을 인식하고 관리하는 것이다. 생활에서 병(illness), 가족(family), 경제적 문제(financial problem) 등의 스트레스 요인에도 불구하고 그 스트레스를 피할 수 있는 능력을 가지고 적응하고 관리하는 것이다. 대처행동(coping behavior)은 개인적 특징이 있지만 다른 사람에게서 배울 수도 있다.

㉡ **시간관리**(Time management)

자기보호의 유지, 일, 여가, 건강과 만족을 위한 여가 활동을 계획하고 참여하는 것이다. 목표를 달성하기 위하여 어떻게 시간을 사용할지를 아는 것으로 예를 들어, 자기관리(self-care), 일(work), 여가(leisure)활동을 계획하고 적당하게 시간배당을 유지할 수 있게 해 준다.

㉢ **자기통제**(Self-control)

환경적 욕구, 요구사항, 강제, 개인적 열망(personal aspirations), 다른 것들에서 오는 피드백에 대한 자신의 행동을 변화에 적응하는 것이다. 우리 태도에 대한 관리를 하게 함으로써 사회상황에 알맞게 한다. 강한 감정을 느낄 때, 우리의 느낌의 감정 표현은 가장 극적이다. 만약 우리가 어떤 사람에게 굉장히 화가 났을 때 두 살 때 짜증을 부린 것과 같이 하면 적합하지 않을 것이다.

- 당신이 분석하는 활동에 대하여 생각해 보라. 활동에 포함되었을 때 필요한 self-management skills는 무엇인가? 예를 들어, coping skills, time management, self-control 등을 요구하는 활동은 어떤 부분인가?

3) 수행배경 또는 수행환경(Performance Contexts)

(1) 시간적 측면(Temporal Aspects)

① 생활연령(Chronological) : 개인의 나이, 연령

② 발달(Developmental) : 성숙의 단계

③ 생활주기(Life cycle) : 중요한 삶의 단계가 어디에 놓여 있는지를 보는 것 ; 직장 다니는 시기, 부모 시기, 교육 과정 등

④ 장애상태(Disability status) : 장애의 연속선상에서 어디에 놓여 있는지, 급성기인지 만성기인지, 또는 질환의 종반부에 와 있는지의 여부

(2) 환경(Environment)

① 물리적 환경(Physical)

환경 및 배경에서 인간이 아닌 모든 것. 자연 지형, 동물, 빌딩, 가구, 도구 등

② 사회적 환경(Social)

의미있는 유의한 개인들의 유용성과 기대 ; 배우자, 친구, 부모 등, 역할 기대

③ 문화적 환경(Cultural)

소비, 믿음, 활동 패턴, 규준이 되는 행동, 그리고 사회에 받아들여지는 기대들과 정치적인 면, 교육의 기회, 경제적 지원 등

2 작업수행(Occupation Performance) 모델

1) 작업수행 모델의 이해

작업치료수행 모델은 작업치료에서 중요시 여기는 작업의 범위 및 영역은 무엇이며 인간의 주요 작업을 수행하기 위하여 필요한 수행요소는 어떠한 것이 있으며, 이런 수행이 어떤 배경 및 환경 속에서 이루어지는가를 총체적으로 설명하였다. 이를 통하여 작업치료에

서는 평가 및 치료의 범위를 결정짓게 된다. 예를 들어 뇌성마비아동 치료시 먼저 평가를 할 때 그 아동의 삶에 영향을 미치는 작업의 영역을 평가한다. 자조활동, 놀이, 일의 영역에서 무엇이 문제인지를 보고 만약 자조활동에 제한이 있다면 그 제한을 보이는 이유가 어디에 있는지를 두 번째로 확인하게 된다. 이때 수행요소, 즉 감각운동의 문제인지, 또는 정신사회요소의 문제인지를 파악하고 치료적 접근을 결정짓게 되는 것이다.

2) 작업수행 모델의 발전

작업치료의 전문적 기술 영역이 무엇인가에 대한 작업치료의 정체성의 노력은 예전부터 계속되고 있었다. 이러한 노력 속에서 1973년 미국작업치료사협회(AOTA)에서는 '작업치료사의 역할과 기능'이란 책이 발간되어 3가지 작업수행영역과 5가지 작업수행요소를 밝혔다. 1974년 미국작업치료사협회(AOTA)에서 출판한 작업치료교육자를 위한 교과과정지침에서 작업수행에서의 이론의 틀 개념을 밝혔다.

1979년 AOTA에서는 『작업치료를 위한 표준 통일용어집』(The Uniform Terminology for Occupational Therapy)을 발행했다. 여기에는 작업수행 모델의 용어를 설명하였다. 1989년 두 번째 판이 출판되면서 작업수행영역의 규명과 직접적으로 작업치료사가 제공하는 수행요소에 역점을 두어 설명하고 기술하였다. 1994년 세 번째 판이 출간되어 작업치료 수행영역과 수행요소, 덧붙여 시간적, 환경적 수행배경(context)을 규정하고 설명하였다. 이 모델과 용어들은 현재까지 계속 사용되어지고 있다(그림 4-2). The Unifrom Terminolgy Occupational Therapy 3판은 2002년도에 개정증보하여 그 포맷을 Occupational Therapy Practice Framework : Domain and Process(작업치료 실행구조 : 영역과 과정)라 명명하였는데, 이 Domain, Process에서 작업과 관련된 구체적인 작업치료 실행구조를 설명하였다. 작업치료 관계자들은 이 구조를 사용하여 수행기술, 수행패턴, 수행배경, 활동요구, 환자요소의 중재과정을 이해할 수 있을 것이다(제5장 참고).

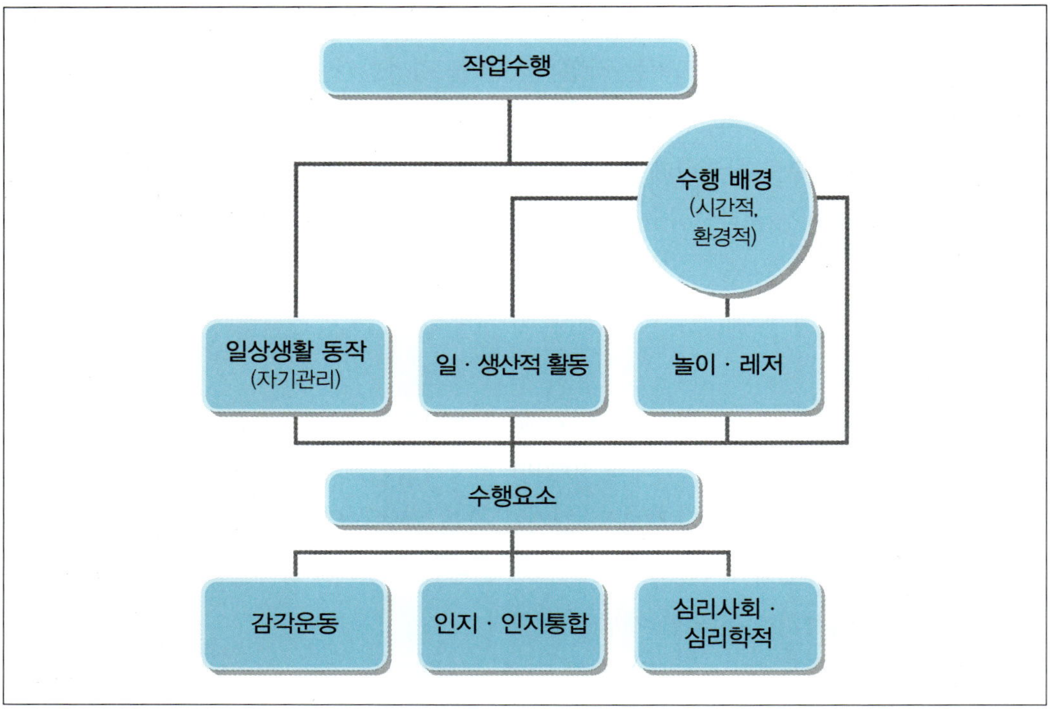

[그림 4-2] 작업수행 모델(Occupational Performance Model)

[표 4-1] 작업수행(Occupational Performance)

Ⅰ. Performance Areas	Ⅱ. Performance Components	Ⅲ. Performance Contexts
A. Activities of Daily Living	A. Sensorimotor Component	A. Temporal Aspects
1. Grooming	1. Sensory	1. Chronological
2. Oral Hygiene	a. Sensory Awareness	2. Developmental
3. Bathing Showering	b. Sensory Processing	3. Life Cycle
4. Toilet Hygiene	(1) Tactile	4. Disability Status
5. Personal Device Care	(2) Proprioceptive	B. Environment
6. Dressing	(3) Vestibular	1. Physical
7. Feeding and Eating	(4) Visual	2. Social
8. Medication Routine	(5) Auditory	3. Cultural
9. Health Maintenance	(6) Gustatory	
10. Socialization	(7) Olfactory	
11. Functional Communication	c. Perceptual Processing	
12. Functional Mobility	(1) Stereognosis	
13. Community Mobility	(2) Kinesthesia	
14. Emergency Response	(3) Pain Response	
15. Sexual Expression	(4) Body Scheme	

B. Work and Productive Activities 1. Home Management a. Clothing Care b. Cleaning c. Meal Preparation/Cleanup d. Shopping e. Money Management f. Household g. Safety Procedures 2. Care of Others 3. Educational Activities 4. Vocational Activities a. Vocational Exploration b. Job Acquisition c. Work or Job Performance d. Retirement Planning e. Volunteer Participation **C. Play or Leisure Activities** 1. Play or Leisure Exploration 2. Play or Leisure Performance	(5) Right–Left Discrimination (6) Form constancy (7) Position in Space (8) Visual–Closure (9) Figure Ground (10) Depth Perception (11) Spatial Relations (12) Topographical Orientation 2. Neuromusculoskeletal a. Reflex b. Range of Motion c. Muscle Tone d. Strength e. Endurance f. Postural Control g. Postural Alignment h. Soft Tissue Integrity 3. Motor a. Gross Coordination b. Crossing the Midline c. Laterality d. Bilateral Integration e. Motor Control f. Praxis g. Fine Coordination/Dexterity h. Visual–Motor Integration i. Oral–motor Control **B. Cognitive Intergration and Cognitive Components** 1. Level of Arousal 2. Orientation 3. Recognition 4. Attention Span 5. Initiation of Activity 6. Termination of Activity 7. memory 8. Sequencing 9. Categorization 10. Concept Formation 11. Spatial Operations 12. Problem solving 13. Learning 14. Generalization	

	C. Psychosocial Skills and Psychological components 1. Psychological a. Values b. Interests c. Self–Concept 2. Social a. Role Performance b. Social Conduct c. Interpersonal Skills d. Self–Expression 3. Self–Management a. Coping skills b. Time Management c. Self–Control	

자료 : 1994년 AOTA의 "*The Uniform Terminology for Occupational Therapy*" 3rd Edition.

3) 작업수행 모델에 따른 작업치료 연속체(Treatment continum)

(1) 부가적인 방법(Stage 1 : Adjunctive method)

치료를 하기 위한 준비과정과 예비과정이다. 예를 들어, exercise, facilitation, inhibition, positioning, sensory stimulation, physical agent modality, brace, splint 등의 접근방법을 시도한다. 수행요소평가와 치료에 중점을 둔다.

(2) 능력을 얻을 수 있는 활동(Stage 2 : Enabling activities)

목적있는 활동을 위한 전단계, 목적 있는 활동을 하기 위해 필요한 기본능력을 얻을 수 있는 활동들을 사용한다. 예를 들어, sanding board, skate board, stacking cone, blocks, driving simulators, work simulators, peg board를 이용한 치료접근 방법과 보행보조도구(ambulatory aids), 휠체어, 의사소통기구 등을 사용하는 훈련을 시행한다. 이 단계에서는 수행요소 뿐만 아니라, 수행영역에 관련된 활동을 가르치고 평가를 시작한다.

(3) 목적 있는 활동(Stage 3 : Purposeful activities)

환자의 능동적 참여가 중요하다. 환자의 생활환경이나 지역사회에 복귀할 수 있도록 작업역할 수행에 중점을 두고 훈련하는 단계이다. 즉, 수행영역의 훈련 강화에 초점을 두고 치료하는 단계이다. 예를 들어, 일상생활동작 훈련과 일, 생산적인 활동, 그리고 놀이와 여가를 수행할 수 있는 훈련이 적절하며 자신의 역할을 수행할 수 있게 하는 단계이다.

(4) 작업수행과 작업역할
(Stage 4 : Occupational Performance and Occupational role)

클라이언트의 생활환경이나 지역사회에 복귀하여, 작업역할을 수행하도록 하는 단계이다. 작업치료의 중재를 줄이고 독립적으로 최대한 자신의 역할수행을 할 수 있도록 하는 단계이다. 이 단계에서는 궁극적으로 치료를 종결하고 개인은 가정 및 사회에서의 역할 수행을 하는 단계이다.

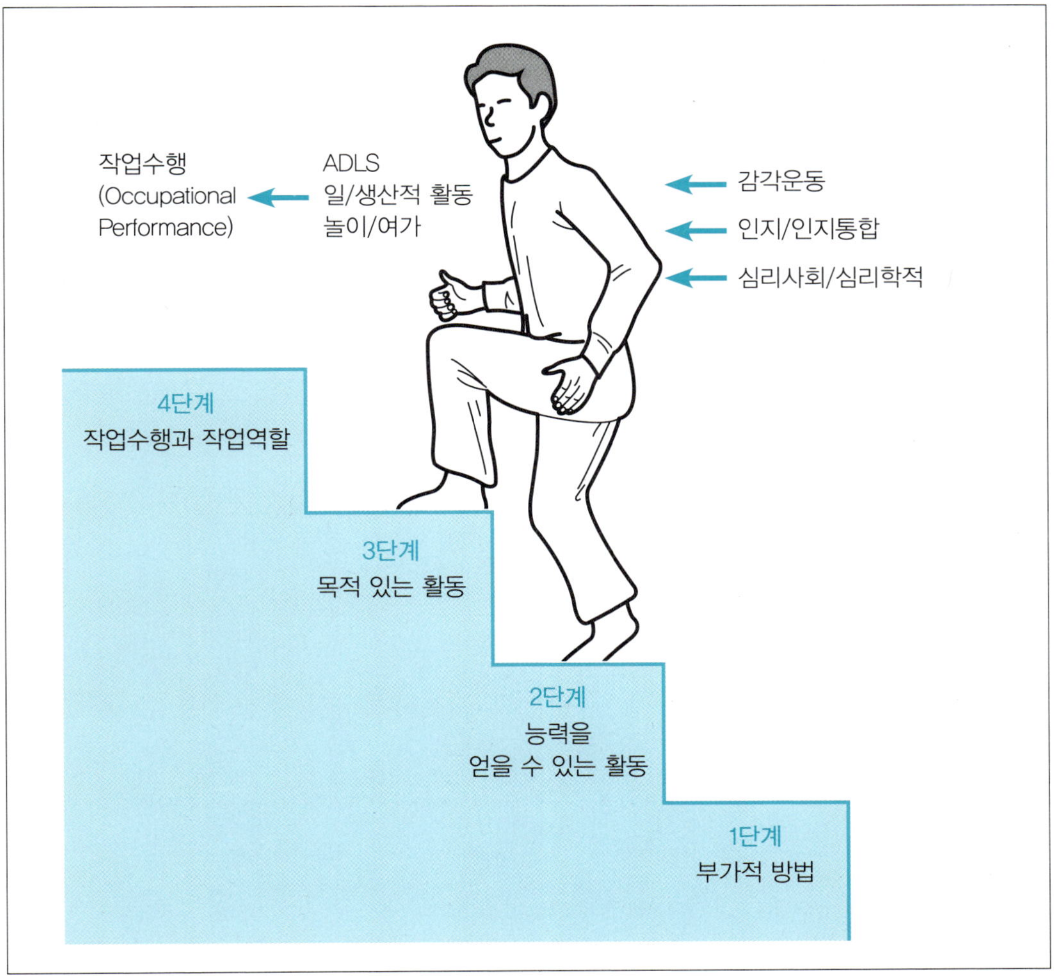

[그림 4-3] 작업수행 모델에 따른 작업치료 연속체(Treatment continuum)

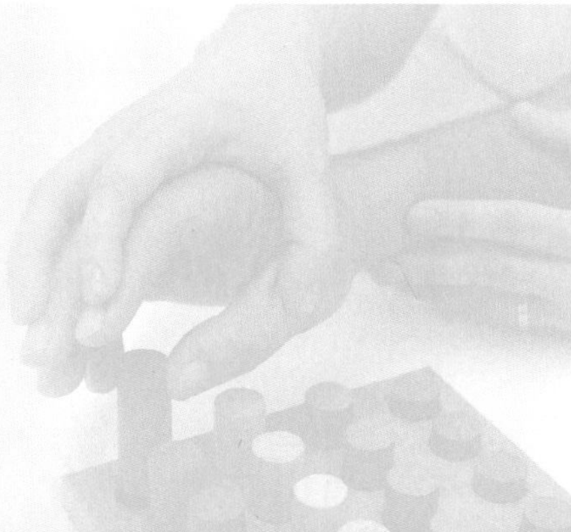

5

작업치료 실행 구조 : 영역과 과정

OCCUPATIONAL THERAPY

1. 작업
2. 클라이언트 요소
3. 수행 기술
4. 수행 패턴
5. 배경
6. 작업치료 중재의 형태
7. 작업 및 활동 요건
8. 작업치료 중재접근
9. 결과

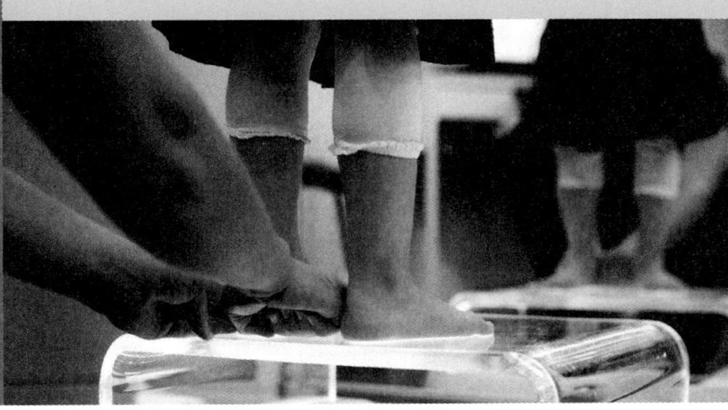

제 5 장

작업치료 실행 구조 : 영역과 과정

작업치료는 진화하는 하나의 전문직업이다. 지난 수년간의 인간작업과 그 요소에 대한 연구가 핵심 개념과 구성에 대한 발전으로 이 전문직업을 발전시켜 왔다. 또한 사회에 대한 작업치료의 역할과 기여율도 지속적으로 발전해 왔다. The Occupational Therapy Practice Framework : Domain and Process(작업치료 실행 구조 : 영역과 과정)는 이 전문직의 초점을 설명하는 언어와 구성을 윤곽잡기 위해 과거 수십 년에 걸쳐 발전되어온 일련의 문서를 한 단계 발전시켰다.

이 Framework은 현존의 실행 욕구, 즉 환자들에게 작업에 참여를 용이하게 해주고 작업과 일상생활활동 및 중재 과정의 적용에 중점을 둔 작업치료의 특수성을 좀 더 분명하게 하기 위해 개발되었다. 본 Framework 개발의 원동력은 작업치료에 대한 공식용어—The Uniform Terminology for Occupational Therapy. 3rd Edition (American Occupational Therapy Association〔AOTA〕, 1994)을 개정 및 증보하는데서 비롯되었다. 이 Framework이 발전을 지속함에 따라 이 분야는 "작업치료 실행 구조 : 영역과 과정"에 대한 지속적인 욕구를 고려해야만 했고 적절하게 그 포맷을 평가하고 변형시켰다.

Framework의 목적은 체계나 개념을 구축하기 위한 구조나 기반을 제공하는 것이다 ("Framework", 2020).

작업치료 실행 구조(practice framework)는 작업치료를 담당하는 관계자들에게 내적 외적으로 도움을 줄 것이다. 내적으로는 작업치료사들과 작업치료 보조자들이며, 외적으로는 재활을 담당하는 전문가들이라 할 수 있겠다. 작업치료사는 이 구조를 바탕으로 환자들이 현재 수행할 수 있는 것들을 조사하고 실행 분야에서 새로운 치료접근 방법 적용을 고려하는데 사용할 수 있겠다. 작업치료를 교육하는 교육자들은 환자의 일상생활 참여를 돕기 위해 작업내의 참여를 용이하게 하고 환자 중심적 과정 모델을 학생들에게 교육하는 데 이 framework의 도움을 받을 것이다.

"작업치료 실행 구조 : 영역과 과정"은 전문직의 영역에 대한 설명으로 시작하여 각 영역의 국면이 전반적으로 설명된다. process는 작업치료 중요사항을 강조하는 핵심을 소개한다. Domain and Process는 AOTA에서 1979년 제1판을 발표하였고, 1994년에 The Uniform Terminology for Occupational Therapy(3rd Edition)를 바탕으로 2002년도에 The Occupational Therapy Practice Framework(OTPF) : Domain and Process 제1판을 발표한 후, 제2판은 2008년에 공식문서로 발표되었고(AOTA, 2008), 제3판은 2012년에 검토 및 개정이 시작되어 2014년에 공식문서로 발표되었다(AOTA, 2014). 이번에 5장에 수록된 The Occupational Therapy Practice Framework : Domain and Process(작업치료 실행 구조 : 영역과 과정)는 2020년에 AOTA에서 발표한 4판의 전문에서 발췌한 것이다.

작업치료 실행 구조 : 영역 및 과정 제4판
(Occupational Therapy Practice Framework : Domain & Process 4th Edition)
(FRAMEWORK IV) (AOTA, 2020)

작업치료 실행체계 구성과 범주 Framework IV는 2020년 미국작업치료협회(AOTA)에서 발표한 공식문서이다. 실행체계는 작업치료 실행과 관련 있는 구성개념을 제시하였으며, 작업치료사, 학생, 보건관련 전문가, 교육자, 연구자와 작업치료 대상자를 위한 것이다.

OTPF는 작업치료 실행에 기초가 되는 중심 개념을 설명하고 작업의 기본적인 견해와 비전에 대한 이해를 구축한다. OTPF-IV는 작업치료의 분류, 이론 또는 작업치료 모델에 대해 설명하는 것이 아니라, 작업 및 작업치료와 관련된 지식 및 근거와 함께 작업치료 실행을 안내하는데 사용되어야 된다. OTPF-IV는 두 가지 주요 영역으로 나뉜다: (1) 영역(domain), 전문 분야의 개요 및 그 구성원이 지식과 전문 지식을 확립한 영역을 기술하는 것이고, (2) 과정(process), 클라이언트 중심적이며 작업 참여에 초점을 둔 서비스를 제공할 때 치료사가 취하는 조치를 설명하는 것이다. 이러한 작업치료의 영역과 과정은 클라이언트, 클라이언트의 참여, 클라이언트의 배경을 포함하여 이해해야 한다. 영역과 과정은 별도로 설명되지만, 실제로는 매우 밀접한 관계이다. 영역을 구성하는 측면과 과정을 구성하는 측면은 작업치료 서비스를 제공하는데 서로 지속적으로 상호작용해야 한다.

OTPF-IV에서 변경된 내용은 다음과 같다:

1) 그룹 및 인구집단(population) 두 가지 모두에 대한 예시가 제공되었다.
2) 작업(occupation)과 활동(activity)에 대해 더 명확하게 정의하였다.
3) 작업의 경우, 일상생활활동으로서의 성활동(sexual activity)의 정의가 개정되었고 건강관리(health management)는 작업 범주에 추가되었고, 친밀한 파트너 관계(intimate partner relationships)는 사회참여 범주에 추가되었다.
4) 작업치료 영역의 배경과 환경은 국제기능장애건강분류(ICF)의 세계보건기구(WHO;2008) 분류법에 기초하여 배경(context)으로 변경되었다.
5) 중재 유형에서 "준비방법과 과제"가 "작업 지원을 위한 중재"로 변경되었다.
6) 전환과 중단을 결과에 대한 작업치료 서비스로 논의하였고, 환자가 보고한 결과를 다루었다.

[표 5-1] 작업치료 domain 양상

Occupations (작업)	Contexts (배경)	Performance Patterns (수행패턴)	Performance Skills (수행기술)	Clients Factors (클라이언트 요소)
Activities of daily living (ADLs) Instrumental activities of daily living (IADLs) Health management Rest and sleep Education Work Play Leisure Social participation	Environmental factors Personal factors	Habits Routines Roles Rituals	Motor skills Process skills Social interaction skills	Values, beliefs, and spirituality Body functions Body structures

작업치료 서비스 전달과정

서비스 전달과정은 클라이언트의 참여와 건강을 유지하고자 작업치료의 영역 안에서 적용된다.

평가(Evaluation)
• 클라이언트의 작업 이력(occupational history)과 경험, 일상생활 패턴, 흥미, 욕구에 대한 이해를 제공하는 평가 과정의 초기단계. 일상생활활동과 작업을 수행하는 동안 문제점과 관심사가 확인되고, 클라이언트의 우선순위가 결정된다. • 클라이언트의 강점, 문제점 또는 잠재력들이 더 명확히 확인되는 평가과정의 한 단계이다. 실제 수행하는 것과 수행을 방해하는 것을 확인하기 위해 수행배경 안에서 관찰된다. 수행기술, 수행패턴, 환경, 활동요건, 클라이언트 요소가 모두 고려되어지지만 선택된 측면만 평가될 수도 있다. 최종 결과를 확인한다.
중재(Intervention)
• 행동을 취하도록 가이드를 안내하고 클라이언트와 협력하여 중재계획을 세운다. 이 계획에서는 이론의 틀(FOR)의 이론을 근거기반으로 한다. 최종목표를 확인한다. • 클라이언트의 수행에 영향을 주고 지지하는데 증진시키는 활동을 행한다. 중재는 결과와 일치되게 유도된다. 클라이언트의 반응을 관찰하고 문서에 기록된다. • 최종목표로 향하는 진행뿐 아니라 이행 계획과 치료과정이 재검토된다.
결과(Outcomes)의 목표(작업의 참여를 통하여 참여와 건강을 유지하는 것)
• 원하는 최종 목표에 도달하는 성공이 결정된다. 결과에 대한 평가정보는 클라이언트와 미래행동을 계획하고 서비스 프로그램을 평가하기 위해 사용된다.

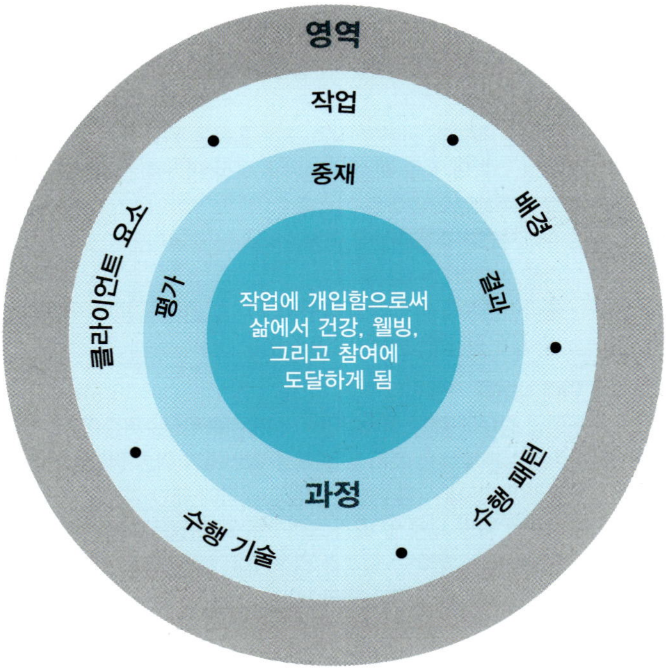

[그림 5-1] 작업치료 영역과 과정

작업치료 과정의 시행

1) 평가(Evaluation)	
(1) 작업 프로파일 (Occupational Profile)	1. 아래 내용을 확인한다. • 클라이언트가 서비스를 찾는 이유와 활동과 작업에 관련된 현재 관심 있는 것이 무엇인가? • 어떤 작업에서 클라이언트가 성공적으로 느끼며 그 성공에 영향을 주는 장벽은 무엇인가? • 클라이언트의 작업 이력(예: 삶의 경험)은 무엇인가? • 클라이언트의 가치와 관심은 무엇인가? • 배경상황 또는 환경의 어떤 측면이 클라이언트가 원하는 작업에 참여할 때 지지적이고 제한을 주는가? • 클라이언트의 수행 패턴은 작업수행 및 참여를 어떻게 지원하거나 제한하는가? • 클라이언트의 작업 참여 양상은 무엇이며 시간이 지나면서 어떻게 바뀌었나? • 클라이언트가 원하는 작업에 대한 참여를 지원하는 클라이언트 요소와 참여를 방해하는 측면(예: 통증, 활동성 증상)은 무엇인가? • 작업수행, 예방, 참여, 역할의 완성도, 건강, 삶의 질, 안녕, 작업적 정당성과 관련된 클라이언트의 우선순위 및 희망하는 목표의 결과는 무엇인가?

(2) 작업 수행분석 (Analysis of Occupational Performance)	1. 작업 수행분석에는 다음 중에 하나 이상이 포함된다. • 작업 프로파일에서 정보를 종합하여 다루어야 할 특정 작업과 배경을 결정함 • 클라이언트에 대한 작업과 활동의 요구를 확인하기 위해 작업 또는 활동 분석을 완료함 • 원하는 작업과 관련된 작업 또는 활동을 완료하는 동안 클라이언트의 수행 또는 수행 결함의 질을 측정하기 위해 특정 평가를 선택하고 사용함. 그리고 수행기술과 수행패턴의 효과를 기록함 • 수행기술과 수행패턴에 영향을 미치는 클라이언트 요소를 측정하기 위해 특정 평가를 선택하고 사용함 • 클라이언트의 배경과 작업수행에 대한 영향을 보다 구체적으로 확인하고 측정하기 위해 평가를 선택하고 관리함
(3) 평가 과정의 종합 (Synthesis of Evaluation Process)	1. 아래 내용을 포함한다. • 작업 참여에 대한 클라이언트의 가치와 우선순위를 결정함 • 작업수행에 대한 지지 및 방해를 확인하기 위한 평가 데이터를 해석함 • 클라이언트의 작업수행의 강점과 결함에 대한 가설을 개발하고 정교화함 • 기존의 지원 체계 및 배경 그리고 중재 과정을 지원하는 능력을 고려함 • 중재를 통해 원하는 결과를 결정함 • 원하는 결과를 다루는 클라이언트와 협력하여 목표를 설정함 • 중재 목표에 대한 진행사항을 측정하기 위해 결과 측정을 결정하고 이것은 평가 과정에 사용된 반복 평가를 포함함
2) 중재(Intervention)	
(1) 중재 계획 (Intervention plan)	1. 다음과 같은 계획을 포함하여 세운다. • 객관적이고 측정 가능한 목표와 그와 관련된 시간의 틀 • 작업치료 중재 접근법(예: 창조 또는 증진, 수립 또는 회복, 유지, 수정, 예방) • 중재를 제공하는 사람, 중재유형, 서비스 제공 모델을 포함한 서비스 전달 방법 2. 잠재적인 퇴원 욕구와 계획 고려한다. 3. 필요할 경우, 다른 전문가들에게 추천 또는 의뢰
(2) 중재 이행 (Intervention Implementation)	1. 다음을 포함할 수 있는 작업치료 중재를 확인하고 이행한다. • 작업과 활동의 치료적 사용 • 작업 지원을 위한 중재 • 교육 • 훈련 • 옹호 • 자기 옹호 • 그룹 중재 • 가상 중재 2. 평가와 재평가에 따른 클라이언트의 반응을 관찰한다.
(3) 중재 검토 (Intervention review)	1. 결과를 달성하는 것과 관련된 계획과 적용을 재평가한다. 2. 필요에 따라 계획을 수정한다. 3. 작업치료 서비스를 계속할 것인지, 중지할 것인지 또는 타분야 전문가에게 의뢰할 것인지 결정한다.

3) 결과(Outcomes)	
작업을 통해 삶의 참여와 건강지지	1. 중재과정 초기에 다음과 같은 결과 및 측정을 선택한다(표의 "평가" 부분 참조). • 타당하고 신뢰할 수 있고 변화에 민감하고 결과와 일치하는 결과 • 목표한 결과와 일치하는 결과 • 클라이언트의 목표와 일치하는 결과 • 미래 결과를 예측할 수 있는 실질적이고 핵심적인 결과 2. 측정과정에서 결과를 적용하고 목표와 중재를 조정한다. • 중재과정 내에서 목표의 달성도를 비교 • 중재의 미래 방향에 대하여 결정하기 위해 목표한 결과사용 및 평가(예: 계속, 수정, 전환, 중단, 후속 조치 제공, 다른 서비스 참조)

1 작업(Occupations)

작업은 "사람들이 개인으로서, 가족 안에서, 공동체와 함께 시간을 보내고 삶의 의미와 목적을 부여하기 위해 수행하는 일상적인 활동이다." 작업에는 사람들이 필요로 하고, 원하며, 수행이 기대되는 일이 포함된다(World Federation of Occupational Therapists, 2012a, para.2). 작업은 일상생활활동(ADL), 수단적 일상생활활동(IADL), 건강관리, 휴식과 수면, 교육, 일, 놀이, 여가, 사회참여로 분류된다.

1) 일상생활활동(Activities of Daily Living : ADL)

자신의 몸을 관리하기 위한 활동이다. ADL은 Basic Activities of Daily Living(BADL)과 Personal Activities of Daily Living(PADL)로 언급되어 있다. 이 활동들은 "사회에서 살아가는데 기본적인 생존과 안녕을 유지하는데 필요하다."

(1) **목욕, 샤워(Bathing, showering)** – 목욕용품을 준비하기; 자신의 몸을 비누질하고 헹구고 말리기, 목욕하기 위한 자세를 취하거나 자세 바꾸기

(2) **화장실 사용 및 화장실 위생(Toileting and toilet hygiene)** – 화장실 용품을 구하고 사용하기, 옷가지 관리하기, 화장실 사용하는 자세 취하거나 자세 바꾸기, 신체 닦기, 생리 관리와 배뇨/배변 억제 관리(도뇨관, 인공항문, 좌약 포함), 배뇨/배변의 수의적 조절과 필요한 경우 방광 조절을 위한 도구 및 약물 사용하기

(3) **옷 입고 벗기(Dressing)** – 그 날의 날씨, 시간, 예의에 맞는 적절한 옷과 액세서리를

선택하기; 옷장에서 옷을 선택해서 가져오기; 옷과 신발이 잘 맞도록 조이고 여미기; 개인 용품, 보조기, 의지를 착용하고 벗기

(4) **먹기/삼키기(Eating and swallowing)** – 다양한 음식 또는 음료수를 입안에 넣고 흘리지 않고 씹고 삼키는 것을 유지하기; 삼키기는 음식물을 입에서 위로 이동시키는 것을 말함

(5) **식사(Feeding)** – 음식을 차리고, 배열하고, 그릇이나 컵에서 음식물 또는 음료수를 입으로 가져가는 과정(스스로 먹기와 다른 사람 먹여주기 포함)

(6) **기능적 동작(Functional mobility)** – (일상생활활동을 수행하는 동안) 자세를 바꾸거나 한 장소에서 다른 장소로 이동하는 것으로 예를 들어, 침상 내 이동, 휠체어 이동, 자리 이동(휠체어, 침상, 자동차, 샤워, 욕조, 화장실, 의자, 바닥 등) 등, 기능적 보행과 물건 수송도 포함됨

(7) **개인위생 및 몸치장(Personal hygiene and grooming)** – 물품(supplies) 구입 및 사용하기; 체모 제거(면도기 · 핀셋 · 로션 사용); 화장하고 지우기; 머리감기, 말리기, 빗기, 모양내고 손질하기; 손톱 및 발톱 관리; 피부, 귀, 눈, 코 관리; 방향제 뿌리기; 구강 청결하게 하기, 양치하기, 치실 사용하기; 치아 교정기와 틀니 제거, 세척, 착용하기

(8) **성활동(Sexual activity)** – 성적 만족을 위한 성활동에 참여하기(예: 포옹, 키스 등)

2) 수단적 일상생활활동(Instrumental activities of daily living : IADL)

ADL에서 사용되는 self-care 보다 더 복잡한 상호작용이 요구되는 지역사회와 가정에서 일상생활을 지지하기 위한 활동

(1) **다른 사람 돌보기(Care of others)(간병인 선택 및 관리)** – 다른 사람(공식적으로는 간병인, 비공식적으로는 가족 또는 친구)을 위해 관리 제공 또는 감독, 준비하기

(2) **애완동물/동물 돌보기(Care of pets and animals)** – 애완동물을 보살피기 위해 준비하며 계획하고 감독하거나 직접 보살피기

(3) **자녀 양육(Child rearing)** – 아동의 발달단계의 욕구에 필요한 지원을 위하여 감독하고 돌보아 주기

(4) **의사소통 도구 관리(Communication management)** – 다양한 시스템 및 도구(글쓰기 도구, 전화, 키보드, 시청각 녹음기, 컴퓨터 또는 태블릿, 의사소통 판, 호출, 비상 대책 시스템, 점자 자판기, 청각장애용 원거리 통신장비, 개인 디지털 보조기기

등)를 사용하여 정보를 발신, 수신, 해석하기

(5) **운전 및 지역사회 이동**(Driving and community mobility) – 지역사회에서 움직임을 계획하고 돌아다니기와 대중교통 또는 개인 교통을 이용하는 것으로 운전하기, 걷기, 자전거 타기, 버스 타기, 택시 타기, 그 외 다른 교통 시스템 이용을 포함함

(6) **재정 관리**(Financial management) – 장기 · 단기 목표의 재정계획을 세우고 사용하기, 재정 취급의 대안 방법과 재정자원 사용하기

(7) **가정 관리 및 유지**(Home establishment and management) – 개인과 가정에 속한 소유물 및 환경(예 : 집, 뜰, 정원, 전기용품, 자동차)들을 소유하고 유지하기; 개인 소유물(옷, 가정용품)을 유지하고 보수하기; 수리가 필요할 때, 어떤 사람에게 어떻게 연락을 취해야 하는지 알기와 도움 청하기

(8) **식사 준비 및 설거지**(Meal preparation and clean up) – 식사를 계획하고 준비하기, 균형 있고 영양이 풍부한 식사 제공하기, 식사 후 남은 음식물의 처리 및 사용한 그릇 씻기

(9) **종교적/영적 표현**(Religious and spiritual expression) – 종교 활동은 "성스럽거나 또는 초월적인 것에 귀의하게 하기 위해 만들어진 믿음, 관습, 의례와 상징의 구성 체계"이며, 자신보다 더 큰 무언가와 연결되어 있는 느낌과 특별한 의미가 있는 활동(예, 자녀와 밖에서 놀아주기, 자연에서의 활동, 도움을 필요로 하는 다른 사람들을 도와주기 등)에 개입하는 것

(10) **안전조치 및 긴급상황 대처**(Safety and emergency maintenance) – 안전한 환경을 유지하기 위해 예방조치 수행 및 이해, 갑자기 발생한 위기상황 인식 및 안전과 건강을 위협하는 요소를 감소시키기 위해 응급상황 대처 행동 수행하기, 예를 들어, 집을 출입할 때 안전을 확인하는 것, 응급 연락처를 알고 있는 것, 화재 경보기의 배터리와 전구를 교체하는 것

(11) **쇼핑**(Shopping) – 쇼핑 목록 작성하기(식료품 등); 품목 선택하고 구매, 운송하기; 지불 방법 선택; 돈 계산 완료하기, 그리고 인터넷 쇼핑, 컴퓨터, 휴대전화, 태블릿과 같은 전자기기와 관련된 것 포함

3) 건강 관리(Health management)

다른 작업의 참여를 지원하기 위해 건강을 개선하거나 관리하는 것을 목표로 하고 자기

관리를 포함하여 건강 및 웰빙 루틴을 개발하고 관리 및 유지하는 것과 관련된 활동

(1) **사회적, 정서적 건강증진 및 관리**(Social and emotional health promotion and maintenance) – 개인의 강점과 장점을 확인하고 감정을 관리하며 요구를 효과적으로 표현하고 건강과 웰빙을 위해 작업과 사회적 참여를 추구하고, 자아정체성을 개발하고, 참여에 있어 삶의 질을 향상시키기 위한 선택을 함

(2) **증상 및 상태 관리**(Symptom and condition management) – 신체적, 정신적 건강 요구 관리(질병, 외상 이력, 사회적 낙인에 대한 대처 전략을 사용하는 것 포함), 통증 관리, 만성질환 관리, 증상 변화 인식, 감정을 관리하고 조절하기 위한 전략을 개발하고 사용 및 회복 활동(예: 명상)을 위한 시간 계획 및 행동패턴 확립, 지역사회와 사회적 지원 활용, 의료체계 탐색 및 접근함

(3) **의료체계와의 의사소통**(Communication with the health care system) – 자신 또는 타인을 이해하고 옹호하는 것을 포함하여 의료서비스 및 보험 제공자와 구두, 서면, 디지털 의사소통을 함

(4) **약물 관리**(Medication management) – 약 처방에 대해 의사와 의사소통하기, 약국에서 처방전 받기, 약 처방 해석하기, 정기적으로 약 복용하기, 적절한 시기에 처방전 받기

(5) **신체 활동**(Physical activity) – 건강을 유지하고 건강의 위험을 감소하기 위해 심혈관 운동, 근력 운동, 균형 훈련을 함

(6) **영양 관리**(Nutrition management) – 건강증진을 위한 식사를 준비하고 건강증진 식이요법을 하며 의료 팀의 영양 및 수분 권장사항을 준수함

(7) **개인 위생도구 관리**(Personal care device management) – 개인 관리도구(보청기, 콘택트렌즈, 안경, 보조기, 의수, 적응 도구, 혈당 측정기, 피임도구 포함)를 조달, 사용, 청소 및 관리함

4) 휴식 및 수면(Rest and sleep)

건강한 활동 관리를 지지해주는 휴식과 수면을 하기 위해 관계되는 활동들이 포함되며, 작업에 건강하고 능동적으로 개입할 수 있게 한다.

(1) **휴식**(Rest) – 안락한 단계에서 신체적, 정신적 활동을 중단하는 조용하고 힘들지 않는 활동에 개입하는 것으로, 휴식이 필요함을 인식하고 긴장을 풀기 위해 신체적, 정신

적, 사회적 활동의 참여를 줄이기; 휴식에 몰두하거나 에너지를 회복하고, 마음을 안정시키고, 새로운 것의 참여에 대한 흥미를 회복하기

(2) **수면 준비**(Sleep preparation) – ① 명상 또는 기도, 다른 사람에게 잠자리 인사, 잠들 수 있는 음악을 듣거나 독서, 옷 벗고 치장하기와 같이 편안한 휴식을 위해 스스로 준비하는 일과에 관여하기, 잠들기 희망했던 시간 또는 일어날 때 필요한 시간 및 요일 시간 결정하기, 발달과 건강을 지지하는 수면 양식 수립하기(개인적 및 문화적 설명 포함), ② 수면을 위한 공간 또는 침상정리와 같은 물리적 환경 준비; 온기/냉기 및 보호 확보할 수 있는 알람시계 조절 커튼, 창문닫기 또는 문잠그기와 같은 집 안전하게 하기, 조명 또는 전등 끄기

(3) **수면에 참여**(Sleep participation) – 수면, 낮잠, 꿈꾸기를 위한 활동에 방해 없이 수면 상태를 유지하고 밤에 화장실을 가거나 수분 보충하는 것, 필요로 하는 것과 사회적 환경과 함께 다른 사람들의 필요와 요구를 절충함. 아이들이나 배우자들과 같이 잠자는 공간을 함께 공유하고, 모유수유 같은 밤시간에 돌봄을 제공하며, 수면 동안 가족들의 안락함과 안전을 감시하는 등의 사람들 간의 상호작용하는 것을 포함

5) 교육(Education)

환경 안에서 학습과 참여하기 위해 필요한 활동 포함

(1) **공교육에 참여**(Formal educational participation) – 학문적 범주(예 : 수학, 독서, 학위를 위한 연구), 비학문적 범주(예 : 휴식, 구내식당, 복도), 과외적 범주(예 : 스포츠, 밴드부, 응원, 댄스), 직업적 범주(직업 전 및 직업)의 활동에 참여하기

(2) **사교육 욕구 혹은 흥미 탐색(공교육 이외)**(Informal personal educational needs or interests exploration(beyond formal education) – 관심 주제와 관계있는 정보 또는 기술 습득을 위해 주제와 접근 방법 확인

(3) **사교육 참여**((Informal educational participation) – 흥미있는 영역에 훈련/교육을 제공하는 활동, 프로그램에 참여하기

6) 일(Work)

보수가 있는 직업 또는 자원봉사 활동에 참여하기 위해 필요한 활동 포함

(1) **직업 흥미도 및 적성(Employment interests and pursuits)** – 일과 관련된 개인적 장점, 단점, 기호 등을 근거로 일자리를 알아본 후 직업 선택하기
(2) **구직 탐색 및 취업(Employment seeking and acquisition)** – 취업 기회 확인, 지원서 작성 및 제출, 면접 준비, 면접 및 추후 상담, 직무 수행에 따른 이윤추구 협상하기
(3) **직업 수행 및 관리(Job performance and maintenance)** –작업 기술과 형태를 포함; 시간관리; 동료, 매니저, 고객과의 관계; 리더쉽과 감독받기; 서비스와 생산품의 창출, 생산, 보급; 일의 시작, 지속, 완성; 작업 표준과 순서에 순응하기
(4) **퇴직 준비 및 적응(Retirement preparation and adjustment)** – 적성 결정, 흥미와 기술을 개발시키고 적절한 취미 생활(avocational pursuits) 즐기기
(5) **자원봉사 탐색(Volunteer exploration)** – 개인의 기술, 흥미, 가능한 시간대, 거주하고 있는 곳의 위치 등에 부합하는 무보수 일(work)을 선택하기 위해 지역사회 운동, 기관(organization) 또는 적당한 시기(opportunities)를 정하기
(6) **자원봉사 참여(Volunteer participation)** – 선택한 기관 또는 기관의 이익을 위해 무보수 "일"을 수행하기

7) 놀이(Play)

"즐거움, 오락, 재미, 기분 전환에 제공되는 자발적인 활동이나 조직화된 활동(spontaneous or organized)"

(1) **놀이 탐색(Play exploration)** – 탐색적 놀이, 수행놀이, 가상놀이, 역할(rules)게임, 구성놀이(constructive play) 그리고 상징놀이(symbolic play) 중 자신에게 적절한 놀이 활동 정하기
(2) **놀이 참여(Play participation)** – 놀이에 참여하기; 다른 영역의 작업과 놀이 사이에 균형 유지하기; 적절한 장난감, 장비, 용품 등을 구입하고, 사용하고 관리하기

8) 여가(Leisure)

"내적 동기에 의해 의무감 없이 스스로 참여하는 일, 자기관리 또는 수면과 같이 의무적으로 실행해야 하는 작업 수행 이외의 자유로운 시간을 이용하여 즐기는 것"

(1) **여가 탐색(Leisure exploration)** – 흥미, 기술, 기회, 적절한 여가 활동 정하기

(2) **여가 참여**(Leisure participation) – 적절하다고 생각되는 여가 활동을 정하고 계획하며 참여하기; 다른 영역의 작업과 균형 유지하기; 적절한 장비 및 용품들을 구입해서 사용하며 관리하기

9) 사회 참여(Social participation)

"사회 체계 안에서 주어진 자신 및 타인과의 상호작용에서 기대되고 특징적인 행동의 구조화된 양식"

(1) **지역사회 참여**(Community participation) – 지역사회 차원에서의 성공적인 상호작용을 유도해내는 활동들(예 : 이웃, 기관, 직장, 학교)

(2) **가족 참여**(Family participation) – 가족으로서 기대와 욕구적인 역할에서 성공적인 상호작용이 일어나는 활동들

(3) **친구**(friendships) – 친밀함(intimacy)의 다양한 수준에서 활동, 성적 활동도 포함

(4) **친밀한 파트너 관계**(Intimate partner relationships) – 가까운 관계를 시작하고 유지하기 위한 활동(애정 주고받기와 원하는 역할로 상호작용하기 포함)에 참여함

(5) **동료 그룹 참여**(Peer group participation) – 관심사, 나이, 배경, 사회적 지위가 유사한 사람들과 활동함

2 클라이언트 요소(Client Factors)

클라이언트 요소는 (1) 가치, 신념 그리고 정신, (2) 신체 기능, (3) 신체 구조를 포함하고 있다. 이것은 작업 영역 안에서 수행하는데 영향을 미친다.

1) 가치(Values), 신념(Beliefs), 정신(Spirituality)

클라이언트가 작업에 참여함에 있어서 영향을 주거나 받을 수 있는 클라이언트의 지각, 동기 그리고 관련된 의미

범주와 정의	작업치료 실행과 관련된 예
가치: 무엇이 좋고, 옳고, 중요한 것인지에 대해 획득한 신념이나 기준	(개인) 1. 자신과 다른 사람과의 공정 2. 가족에 대한 헌신 (그룹) 1. 서비스를 제공할 의무 2. 공평성 3. 가입(inclusion) (인구집단) 1. 언론의 자유 2. 전체를 위한 기회균등 3. 다른 사람에 대한 관용
신념: "인정되거나, 사실로 간주되거나, 의견으로 받아들여지는 것"	(개인) 1. 개인은 타인에 대한 영향력이 저조함 2. 열심히 일하면 보상을 받음 (그룹) 1. 다른 사람에게 정원 가꾸는 방법을 가르치면 식료품점에 대한 의존도가 줄어듬 2. 이웃 구성원으로 편지를 씀으로써 지역사회 공원 조성을 지원할 수 있음 (인구집단) 1. 개인의 권리는 보호받을 가치가 있음 2. 아직 시행되지 않은 새로운 보건정책은 사회적으로 긍정적인 영향을 끼침
정신: "지지적 환경 내에서 개인의 가치와 신념, 반영, 의도가 포함된 작업에 참여함으로써 오는 의미의 깊은 경험" 이는 "역동적이고 진화하는 것"으로서 인식하는 것이 중요함	(개인) 1. 삶에 의미와 목적을 구하는 것 2. 개인의 재산 또는 명성을 넘어서 가치에 대한 자각을 바탕으로 한 행동지침 따르는 것 (그룹) 1. 종교서적 함께 공부하기 2. 예배에 참석하기 (인구집단) 1. 삶의 의미와 목적에 대한 탐색 2. 동의한 가치에 의한 행동지침을 따르는 것

2) 신체 기능(Body Functions)

"신체 체계의 생리적인 기능(심리적 기능포함)"(WHO, 2001, p.10). ICF의 기능, 장애, 건강의 분류법에 따라 조직되어진 표의 "신체 기능" 부분 참고. 추가적인 설명과 정의는 WHO(2001)를 참조

범주	작업치료 실행과 관련된 예
1. 정신기능(Mental functions)	
1) 특별한 정신기능(Specific mental functions)	
• 고차원 인지(Higher level cognitive)	– 판단력, 개념형성, 상위인지, 집행기능, 실행기능, 인지적 유연성, 통찰력
• 집중력(Attention)	– 지속적 주의집중, 분리적 주의집중, 선택적 주의집중
• 기억력(Memory)	– 단기기억, 장기기억, 작업기억
• 지각(Perception)	– 감각구별(청각, 촉각, 시각, 후각, 미각, 전정감각, 고유수용성 감각)
• 사고력(Thought)	– 사고의 내용과 조절, 현실 인식과 망상, 분명하고 논리적/일관적 사고
• 복잡한 움직임을 순서화하는 정신기능(Mental functions of sequencing complex movement)	– 운동의 속도, 반응, 질, 시간을 조절하는 정신기능으로 내적 긴장으로 인한 반응 즉, 안절부절하기, 손 혹은 발 떨기를 포함함
• 정서(Emotional)	– 감정 조절과 감정 범위 ; 분노, 사랑, 갈등, 불안을 포함한 감정의 적절함 ; 감정의 유연성
• 자신과 시간의 경험(Experience of self and time)	– 자신이 처한 환경에서의 자신의 정체성과 신체 그리고 자세에 대한 인식
2) 전반적 정신기능(Global mental functions)	
• 의식(Consciousness)	– 각성과 의식의 수준으로 각성의 명료성과 지속성을 포함
• 지남력(Orientation)	– 사람, 장소, 시간, 자신, 다른 사람에 대한 지남력
• 심리사회적(Psychosocial)	– 일생 동안 발달하는 전반적 정신기능은 의미와 목적 측면에서 사회적 상호작용을 확립하는데 필요한 개인과 대인관계 기술이 형성되는 정신 기능을 이해하고 건설적으로 통합하는데 필요
• 기질 및 성격(Temperament and personality)	– 외향, 내향, 쾌활함, 성실함, 감정적 안정성, 경험에 대한 유연성, 자기조절, 자기표현, 자신감, 동기, 충동조절, 취향
• 에너지와 욕구(Energy and drive)	– 에너지 수준, 동기, 식욕, 갈망, 충동조절
• 수면(Sleep)	– 생리학적 과정, 수면의 질

2. 감각기능(Sensory functions)	
1) 시각 기능(Visual functions)	– 다양한 거리에서의 환경을 시각적으로 인식하는 것을 증진하기 위함으로 시각의 질, 시력, 시각의 안정성, 시야 기능을 포함함
2) 청각 기능(Hearing functions)	– 소리 탐지 및 분별 ; 소리의 거리와 위치에 대한 인식
3) 전정감각 기능(Vestibular functions)	– 중력에 대항하여 움직이는 감각으로 자세, 균형, 안정된 움직임을 포함함
4) 미각 기능(Taste functions)	– 미각의 연합(쓴맛, 단맛, 신맛, 짠맛)
5) 후각 기능(Smell functions)	– 악취와 냄새 감지
6) 고유수용성감각기능(Proprioceptive functions)	– 신체 자세와 공간에 대한 인식
7) 촉각 기능(Touch functions)	– 다른 사람이 자신을 만지는 것을 느끼고, 음식과 같이 다양한 재질을 감지하는 것; 저림, 감각이상, 감각과민증
8) 내장 기능(Interoception)	– 특정 감각 수용체를 통한 내부 장기의 변화 감지(예: 배고픔, 목마름, 소화, 각성 상태에 대한 인식)
8) 통증(Pain)	– 신체구조에 잠재적 혹은 실질적 손상에 의한 불쾌한 느낌 ; 전반적 또는 국소적 통증(예: 통증의 퍼짐, 둔한 통증, 날카로운 통증, 환상통)
9) 온도와 압력의 민감도(Sensitivity to temperature and pressure)	– 온도 인식(온, 냉), 피부에 가해지는 압력 감지
3. 신경근골격계와 움직임 관련 기능(Neuromusculoskeletal and movement-related functions)	
1) 뼈와 관절 기능	
• 관절의 운동성(Joint mobility)	– 관절가동범위
• 관절의 안정성(Joint stability)	– 신체에서 관절의 구조적 통합을 유지 ; 구조적으로 통합된 관절의 생리학적 안정성
4. 근육 기능(Mental functions)	
• 근육의 힘(Muscle power)	– 근력
• 근 긴장도(Muscle tone)	– 근 긴장도의 정도(예: 이완성, 경직성, 변동성)
• 근 지구력(Muscle endurance)	– 지속적 근수축
5. 움직임 기능(Movement functions)	
• 운동반사(Motor reflexes)	– 특정한 자극에 의해 자동적으로 유도된 불수의적 수축(예: 신장, 비대칭성긴장목, 대칭성긴장목)
• 불수의적 움직임의 반응(Involuntary movement reactions)	– 자세반응, 신체적응반응, 지지반응

• 수의적 움직임 조절(Control of voluntary movement)	– 눈–손 협응(Eye–hand coordination), 양측 통합(bilateral integration), 정중선 교차(crossing the middleline), 대,소 근육 운동조절(fine–and gross–motor control), 눈 움직임(단속성운동, 추적하기, 원근조절, 양안시)
• 보행 패턴(Gait patterns)	– 보행 형태가 일상생활활동 및 직업에 참여하는 능력에 어떤 영향을 주는지 고려 ; 보행 양상, 보행장애, 비대칭성 보행, 경직된 보행
6. 심혈관계, 조혈계, 면역계, 호흡계 기능(Cardiovascular, hemotological, immune, and respiratory system functions)	
(주의 : 작업치료사는 작업에서 중재를 통한 안에서 참여와 건강지지 사이에 일어나는 상호작용을 광범위하게 이해하고 신체 기능의 지식을 가지고 있다.)	
1) 심혈관 시스템 기능(Cardiovascular system functions)	– 혈압기능(고혈압, 저혈압, 기립성저혈압), 심박수 및 심박 리듬
2) 조혈 및 면역 시스템 기능(Hematological and immune system functions)	– 감염, 알레르기 반응을 포함하고 이물질으로부터의 보호
3) 호흡 시스템 기능(Respiratoty system functions)	– 호흡의 비율, 리듬과 깊이
4) 심혈관 및 호흡시스템의 부가적 기능과 감각(Additional functions and sensations of the cardiovascular and respiratory systems)	– 신체 지구력, 유산소 용적, 체력, 피로도
7. 발성과 언어기능 ; 소화, 대사, 내분비계 기능 ; 비뇨기계 및 생식기계 기능(Voice and speech functions ; digestive, metabolic, and endocrine system functions ; genitourinary and reproductive functions)	
1) 발성 및 언어 기능(Voice and speech functions)	– 유창성 및 리듬, 대안적 발성 기능
2) 소화, 대사, 내분비계 기능(Digestive, metabolic, and endocrine system functions)	– 소화계 기능, 대사계 및 내분비계 기능
3) 비뇨기계, 생식기계 기능(Genitourinary and reproductive functions	– 비뇨 생식기계 및 생식 기능
8. 피부와 관련된 구조(Skin and related structure functions) (주의 : 작업치료사는 작업에서 중재를 통한 참여와 건강지지 사이에서 일어나는 상호작용을 광범위하게 이해하고 신체 기능의 지식을 가지고 있다.)	
1) 피부 기능(Skin functions) 2) 털 및 손톱 기능(Hair and nail functions)	– 피부 보호 기능(상처 유무, 찰과상), 피부 회복기능(상처치유)

3) 신체 구조(Body structures)

신체 구조는 신체의 기관, 손과 발과 같은 해부학적 부분이며 그것들의 요소(신체 기능을 지지)이다. '신체 구조'표 아래 부분은 ICF 분류에 따라 구조화되어 있다. 추가적인 설

명과 정의는 WHO(2001)를 참조

범주	작업치료 실행과 관련된 예
• 신경계 구조 • 눈, 귀와 관련된 구조 • 발성과 언어를 포함한 구조 • 심혈관계, 면역계, 호흡기계의 구조 • 소화, 대사, 내분비계와 관련된 구조 • 비뇨기계, 생식기계 관련된 구조 • 움직임과 관련된 구조	(작업치료사는 작업에서 중재를 통한 삶 안에서 참여와 건강지지 사이에 일어나는 상호작용을 광범위하게 이해하고 신체 기능의 지식을 가지고 있다.)

3 수행 기술(Performance skills)

수행 기술은 관찰 가능한 행동적 요소로 기능적 목적을 내포하고 있다; 기술은 환경과 클라이언트 요소를 포함하여 수행이 이루어지는 환경적 배경에서 지원된다(Fisher & Marterella, 2019). 운동 및 실행 기술의 효과적인 사용은 클라이언트가 도움 없이 효율적이고 안전하게 활동을 수행할 때 증명되고, 사회적 상호작용 수행 기술의 효과적인 사용은 클라이언트가 사회적 상황의 요구와 일치하는 방식으로 상호작용을 할 때 증명된다. 수행 기술의 비효율적인 사용은 클라이언트가 활동을 수행하거나 사회적 상호작용에 참여하는 데 도움이나 지원이 필요할 때이다.

아래 표의 예는 각 수행 기술을 효율적 또는 비효율적인 방법으로 사용하는 클라이언트의 능력에 대한 설명으로 제시된다. 비효율적인 수행 기술을 사용하는 클라이언트의 경우 작업적, 환경적 적응을 통해 전체 작업을 성공적으로 완료할 수 있다. 클라이언트의 성공적인 작업 수행은 그러한 적응이 사용될 때 달성될 수 있다.

1) 수행 기술(Performance Skills)

기술(Skill)	정의(Definition)
(1) 운동 기술 (Motor skills)	"개인적 및 생태학적으로 일상생활과 관련된 과제를 수행하는 환경 안에서 사용되는 물체(예: 도구, 기구, 옷, 음식, 디지털 도구, 식물)를 움직이거나 자기 자신을 움직이는 상호작용을 할 때 관찰되는 작업수행 기술" (Fisher & Marterella, 2019, p.331).

자세 잡기 (Positioning the body)	싱크대에서 설거지하기
정렬(Aligns)	지속적으로 받치거나 기대지 않고 과제 물체와의 상호작용
고정(Stabilizes)	순간적으로 받치거나 균형을 잃지 않고 과제 환경 내에서 움직이고 과제 물체와 상호작용
자세(Positions)	과제 물체와 효율적인 거리에 자신을 위치하고 자세가 어색하지 않음
물체를 쥐고 유지하기 (Obtaining and holing objects)	가족 활동을 준비하기 위해 서랍에서 게임 가져오기
뻗기(Reaches)	팔을 효율적으로 뻗고, 닿지 않는 거리에 있는 물체를 효율적으로 잡거나 놓을 때 적절한 시점에서 몸통을 구부림
굽히기(Bends)	몸통을 적절하게 굽히거나 회전하는 것으로 먼 곳에 있는 물체를 잡거나 놓기 위해 서나 앉을 때 나타남
쥐기(Grips)	효율적으로 과제 물체를 쥐거나 잡기로 물체가 미끄러지지 않게 함(예: 사람의 손가락, 치아 사이)
조작(Manipulates)	과제물을 조작할 때 어설픔 없이 자연스러운 손가락 움직임(예: 단추잠그기 조작할 때)
자신과 물체의 움직임 (Moving self and objects)	창고에서 청소 업무 완수하기
협응(Coordinate)	두 개 이상의 신체 부위를 사용하여 물체를 조작하기, 잡기, 안정시키기, 움직임이 어눌하거나 물체를 잡았을 때 놓침이 없어야 함
움직이기(Moves)	지지면에서 물체를 효율적으로 밀거나 당김을 하여 문이나 서랍을 당겨서 열거나 밀어서 닫음, 휠체어에 앉아서 바퀴를 밈
들기(Lifts)	추가적인 노력 없이 물체를 효율적으로 올리거나 들어 올림
걷기(Walks)	과제를 수행하는 동안, 보조도구 없이 평평한 면을 걸어서 이동하는 것을 말하며 발을 끌거나 불안정하지 않음
옮기기(Transports)	물건을 한 곳에서 다른 곳으로 옮기는 것으로 걷거나 휠체어에서 움직이면서 수행
조절(Calibrates)	적절한 힘, 속도, 움직임의 범위를 사용하는 것으로 물체와 상호작용 할 때 사용(예: 물체를 부러뜨리지 않기, 문이 닫힐 정도의 힘으로 밀기)
유연성(Flows)	자연스럽고 부드러운 팔과 손목의 동작으로 물체와 상호작용을 할 때 사용됨
수행 유지하기 (Sustaining performance)	간병인으로서 부모 목욕시키기
지구력(Endures)	과제를 지속하고 완성하는 것으로 신체적 피로, 휴식을 위해 잠시 쉬거나, 숨 고르기를 함
속도(Paces)	과제 전체에서 일정하고 효율적인 수행의 속도나 박자를 유지함

(2) 처리 기술 (Process skills)	"처리 기술은 사용되는 물체(예: 도구, 기구, 옷, 음식, 디지털 도구, 식물)를 선택하거나 상호작용을 할 때 관찰되는 작업수행 기술"; 개인적 및 생태학적으로 일상생활과 관련된 과제를 수행하는 환경 안에서 작업수행의 문제가 발생하거나 재발하는 것을 방지함(Fisher & Marterella, 2019, p.336-337).
수행 유지하기 (Sustaining performance)	학교 숙제하기 위해 문장 쓰기
속도(Paces)	과제 전체에서 일정하고 효율적인 수행의 속도나 박자를 유지함
집중(Attends)	무언가를 하고 있을 때 다른 곳으로 시선을 돌리지 않음, 과제 진행을 방해하지 않음
유의(Heeds)	과제를 진행하거나 완성할 때 원래 계약했던 대로 하거나 타인에 의해 구체화된 대로하기
지식 적용하기 (Applying knowledge)	처방약 복용방법 알고 수행하기
선택하기(Chooses)	과제를 위해 필요한 도구와 재료의 종류와 개수를 적절하게 선택하는 것임, 지시를 받았거나, 본인이 사용할 것이라고 구체적으로 생각했던 도구와 재료 포함
사용하기(Uses)	위생적인 방법으로 의도한 대로 도구와 재료를 적용(예: 연필 깎기를 연필을 깎는 용도로 사용하고 크레파스를 깎기 위해 사용하지 않음)
다루기(Handles)	적절한 방법으로 도구와 재료를 지지하거나 안정시키는 것으로, 도구의 손상, 미끄러짐, 흔들림, 떨어뜨림을 예방함
정보 찾기(Inquires)	(1) 질문을 하거나 지시나 라벨을 읽음으로 필요한 말이나 정보를 찾음, (2) 과제와 환경에 대해 충분히 알려주었고 대답에 대한 즉각적인 사전 인식이 있을 때 질문을 하지 않음
시간 조직화하기 (Organizing timing)	베이비시터에게 지불할 현금을 ATM을 사용하여 인출하기
시작하기(Initiates)	머뭇거림 없이 다음 행동 또는 단계를 시작함
지속(Continues)	행동이나 과제가 시작되면, 행동 또는 단계가 완료되기 전까지 일시적으로 멈추거나 지연을 하지 않고 단일 행동이나 단계를 방해 없이 수행함
순서화(Sequences)	효율적 또는 논리적 순서로 단계를 수행하는 것으로 (1) 순서의 무작위 또는 논리의 부재, (2) 단계의 부적절한 반복이 없어야 함
끝내기(Terminates)	단일 행동 또는 단일 단계를 완료시키는 것으로 부적절한 지속성 또는 조기 중지가 없어야 함
공간과 물체 조직화하기 (Organizing space and objects)	대기업 사무 관리하기
찾기/위치 찾기 (Searches/locates)	도구와 재료를 논리적인 방법으로 찾아보고 위치를 알아내는 것으로 도구나 재료는 환경 내에 있을 수도 있고, 환경 외에 있을 수도 있음
모으기(Gathers)	관련된 도구와 재료를 같은 작업공간으로 모으고, 쏟아졌거나, 떨어졌거나, 잘못 놓여진 도구와 재료를 다시 모으기

조직화(Organizes)	도구와 재료를 논리적으로 위치시키거나 공간적으로 정리정돈을 단일 작업공간이나 여러 적절한 작업공간에서 하여, 그 작업공간이 너무 퍼져있거나 너무 붐비지 않게 함
복구(Restores)	도구와 재료를 적절한 장소에 치워 바로 앞에 있는 작업공간을 원래 상태로 복구시킴
조정(Navigates)	장애물에 팔, 몸, 또는 휠체어를 부딪치지 않고 움직이는 것으로 과제 환경에서나 물체와 상호작용 시 나타남
수행에 적응하기 (Adapting performance)	**가족 식사를 위해 그린 샐러드 준비하기**
인식/반응 (Notices/responds)	다음 사항에 적절히 반응하는 것으로 (1) 비언어적 과제관련 단서 (예: 열, 동작), (2) 물체와 물체간의 공간적 배열이나 정렬, (3) 과제수행 중 계속 열려있는 찬장 문과 서랍에 적절하게 반응하기
적응(Adjusts)	(1) 새로운 작업공간으로 효율적으로 이동; (2) 현재 작업공간에서 도구와 재료를 효율 적으로 정리함; (3) 손잡이, 다이얼, 또는 수도꼭지를 효율적으로 수정하여 진행되는 과제 수행의 문제를 극복
순응(Accommodates)	비효율적인 과제수행을 방지하기
유익(Benefits)	과제수행의 문제가 재발하거나 지속되는 것을 방지하기
(3) 사회적 상호작용 기술 (Social interaction skills)	"사회적 상호작용 기술은 다른 사람과의 사회적 상호작용을 포함하고 개인적 및 생태학적으로 일상과 관련된 과제를 수행하는 환경 안에서 다른 사람과 의사소통하고 상호작용할 때 관찰되는 작업수행 기술" (Fisher & Marterella, 2019, p.342).
사회적 상호작용의 시작과 종료하기 (Initiating and terminating social interaction)	**커뮤니티 지원 그룹에 참여하기**
접근/시작 (Approaches/starts)	사회적으로 적절한 방법으로 상대와 상호작용을 하기 위해 접근 또는 시작
종료/중지 (Concludes/disengages)	대화 또는 사회적 상호작용을 효율적으로 종료, 논의 중인 주제를 종료, 헤어지거나 작별인사를 함
사회적 상호작용 만들기 (Producing social interaction)	**자동차와 트럭이 다니는 도로를 만들기 위해 모래에서 다른 사람들과 노는 아이**
말하기 (Produces speech)	소리로 명확하게 표현된 말, 수화, 또는 보완대체 의사소통도구(예: 컴퓨터로 생성된)을 통해서 메시지를 생성
몸짓(Gesticulates)	사회적으로 적절한 몸짓을 사용하여 의사소통을 하거나 메시지를 전달
유창하게 말하기 (Speaks fluently)	일정한 속도로(너무 빠르거나 느리지 않음) 메시지를 전달하고, 일시적으로 멈추거나 지연 없이 유창하고 연속적으로 말함

물리적으로 사회적 상호작용에 지원하기(Physically supporting social interaction)	**공동 식사시간에 다른 거주자와 이야기하는 노인 거주자**
향하기(Turns toward)	사회적 상대 또는 말하고 있는 사람을 향하여 능동적으로 몸과 얼굴을 돌림
눈맞춤(Looks)	사회적 상대와 눈을 마주침
적절한 거리(Places self)	사회적 상대와 상호작용 시 적절한 거리를 두기
접촉(Touches)	사회적 상대를 적절할 방법으로 만지거나 상대의 신체적 접촉에 적절하게 반응하기
조절(Regulates)	아무런 관련이 없고, 반복적이며, 충동적인 행동은 사회적 상호작용으로 보지 않음
사회적 상호작용의 내용 구성하기(Shaping content of social interaction)	**아이스크림 가게에서 고객에게 아이스크림 제공하기**
질문(Questions)	사회적 상호작용의 의도된 목적에 대해 사실과 정보를 요청하고 질문함
응답(Replies)	질문이나 의견에 대해 적절하게 대답하여 대화를 유지함
나타내기(Discloses)	자신이나 타인에 대한 의견, 느낌, 개인적 정보를 사회적으로 적절한 방법으로 드러냄
감정표출(Expresses emotion)	사회적으로 적절한 방법으로 애정과 감정을 표출
이의제기(Disagrees)	사회적으로 적절한 방법으로 의견차이를 표현
감사(Thanks)	받은 서비스, 선물, 칭찬을 적절한 단어나 몸짓을 사용하여 답례함
사회적 교류의 흐름 유지하기(Maintaining flow of social interaction)	**정신건강 문제를 겪고 있는 사람들을 위한 지원 그룹에서 다른 사람과 제안 공유하기**
전환(Transitions)	대화에서 전환을 부드럽게 받아들이거나 진행되는 대화를 방해하지 않고 주제를 바꿈
시간적 반응(Times response)	지연 또는 머뭇거림 없이, 그리고 사회적 상대를 방해하지 않으면서 메시지에 답변
시간적 간격(Times duration)	전달하는 메시지를 고려하였을 때 합리적인 간격을 두고 말을 함
차례(Takes turns)	자신의 차례를 알고 순서를 자유롭게 교대함
구두로 지원하는 사회적 상호작용(Verbally supporting social interaction)	**잠재적 혜택과 관련된 정보를 얻기 위해 사회보장 사무실 방문하기**
적절한 언어(Matches language)	사회적으로 적절한 목소리 높이, 방언, 언어수준을 사용하며 사회적 상대의 능력과 이해 수준에 맞춤

명료화(Clarifies)	사회적 상대가 메시지를 받아들이거나 이해하지 못한 몸짓이나 언어적 메시지에 반응함으로써 사회적 상대가 대화를 잘 따라갈 수 있게 함
인식과 격려(Acknowledge and encourages)	메시지를 받은 것을 알려주고, 사회적 대상이 상호작용을 지속하는 것을 격려하며, 모든 사회적 대상이 사회적 상호작용에 참여를 할 수 있게 격려함
공감(Empathizes)	사회적 대상의 기분이나 경험에 동의하거나 함께 공감, 이해를 보임으로써 사회적 대상에 대한 지지적 태도를 표현함
사회적 상호작용에 적응하기(Adapting social interaction)	**친구들과 함께 갈 식당 결정하기**
유의(Heeds)	목표 지향적인 사회적 상호작용을 사용하면서 사회적 상호작용의 의도된 목적을 시행하거나 완료하는 것에 초점을 둠
순응(Accommodates)	비효율적이거나 사회적으로 부적절한 사회적 상호작용을 방지함
유익(Benefits)	비효율적이거나 사회적으로 부적절한 사회적 상호작용이 재발하거나 지속되는 것을 방지함

2) 수행 기술(Performance Skills)의 예시

기술(Skill)	예시	
(1) 운동 기술 (Motor skills)	효율적인 수행	비효율적인 수행
자세 잡기 (Positioning the body)	**싱크대에서 설거지하기**	
고정(Stabilizes)	지지하거나 균형을 잃지 않고 주방으로 이동함	싱크대에 서서 설거지를 하는 동안 신체를 고정시키기 위해 잠시 기댐
정렬(Aligns)	지지하기 위해 기대지 않고 설거지를 함	지속적으로 기대어 설거지를 함
자세(Positions)	설거지를 하기 위해 적절한 거리에 신체나 휠체어를 놓음	신체나 휠체어를 싱크대에서 너무 멀리 두어서 싱크대에 있는 접시에 손을 대는데 어려움
물체를 쥐고 유지하기 (Obtaining and holing objects)	**가족 활동을 준비하기 위해 서랍에서 게임 가져오기**	
뻗기(Reaches)	노력 없이 게임 상자로 손을 뻗음	과도한 노력으로 게임 상자에 손을 뻗음
굽히기(Bends)	게임 상자에 손을 뻗을 때 힘을 들이지 않고 신체를 구부림	게임 상자에 손을 뻗기 위해 신체를 구부릴 때 과도한 강직을 보임
쥐기(Grips)	게임 상자와 게임 조각을 쥐고 손에서 미끄러지지 않음	게임 상자를 비효율적으로 쥐고 상자가 손에서 미끄러져서 게임 조각이 쏟아짐

조작(Manipulates)	게임을 설정하고 게임하는 동안 손가락으로 게임을 쉽게 조작함	게임 조각을 서툴게 조작하여 일부 조각이 게임판에서 떨어짐
자신과 물체의 움직임 (Moving self and objects)	**창고에서 청소 업무 완수하기**	
협응(Coordinate)	양 손을 사용하여 서툴지 않게 게임 카드를 섞고 카드가 손에서 미끄러지지 않음	카드를 섞기 위해 양 손을 사용하지만 서툴러서 카드가 손에서 미끄러짐
움직이기(Moves)	빗자루를 쉽게 움직여서 밀고 당김	빗자루를 바닥에서 움직이는데 과도한 노력이 들어감
들기(Lifts)	카트에서 청소 용품을 쉽게 들어 올림	카트에서 청소 용품이 들어있는 가벼운 용기를 들어올리기 위해 양 손을 사용함
걷기(Walks)	창고 쪽으로 꾸준히 걸을 수 있음	청소 업무를 수행하는 동안 불안정한 보행을 보이거나 카트에 기대서 걸음
옮기기(Transports)	힘들이지 않고 걷거나 휠체어를 사용하여 창고에서 다른 창고로 청소 용품을 옮김	창고에 청소 용품을 옮길 때 불안정함
조절(Calibrates)	적절한 힘을 주어 비누를 청소용 천에 짜냄	비누를 청소용 천에 짜는데 너무 적은 힘을 가함
유연성(Flows)	테이블을 닦을 때 팔과 손목을 부드럽게 움직임	테이블을 닦을 때 팔과 손목이 뻣뻣하고 강직이 생김
수행 유지하기 (Sustaining performance)	**간병인으로서 부모 목욕시키기**	
지구력(Endures)	육체적 피로 없이 목욕을 완료함	목욕을 시키다가 휴식을 취하기 위해 중단함
속도(Paces)	적절한 속도로 목욕을 시킴	서두르거나 느린 속도로 목욕을 시킴
(2) 처리 기술 (Process skills)	작업수행 기술로 (1) 도구나 재료를 선택하거나, 상호작용하고, 사용할 때; (2) 단일 행동이나 단계를 수행할 때; (3) 문제가 생겨 수행을 보완할 때 나타남	
수행 유지하기 (Sustaining performance)	**학교 숙제를 하기 위해 문장 쓰기**	
속도(Paces)	일관되고 일정한 속도로 문장을 씀	서두르며 문장을 써서 철자가 틀림
집중(Attends)	과제에 시선을 고정하여 쉬지 않고 계속 문장을 작성함	문장을 쓰다가 다른 학생을 바라보고 잠시 멈춤
유의(Heeds)	과제를 완료하고 필요한 문장의 수를 작성함	과제를 완료하지 못하고 필요한 것보다 적은 수의 문장을 작성함
지식 적용하기 (Applying knowledge)	**처방약 복용방법 알고 복용하기**	

선택하기(Chooses)	복용량에 적합한 지정된 약병을 선택함	복용량에 적합하지 않은 약병을 선택함
사용하기(Uses)	약 스푼을 사용하여 액체 약을 복용함	1티스푼의 액체 약을 복용하기 위해 큰 스푼(tablespoon)을 사용함
다루기(Handles)	약병이 기울어지거나 떨어지지 않게 똑바로 유지되도록 다룸	약병이 기울어지도록 다루어서 약이 쏟아짐
정보 찾기(Inquires)	약을 복용하기 전에 약병의 라벨을 읽음	라벨에서 용량을 확인한 후에 약국에 가서 용량을 물어봄
시간 조직화하기(Organizing timing)	**베이비시터에게 지불할 현금을 ATM을 사용하여 인출하기**	
시작하기(Initiates)	망설임 없이 ATM을 사용하여 첫 단계를 시작함	ATM에 PIN 번호를 입력하기 전에 잠시 멈춤
지속(Continues)	지연 없이 ATM 사용의 각각의 단계를 완료함	PIN 번호 입력을 시작하고 일시 중지한 다음에 계속 입력함
순서화(Sequences)	ATM 사용의 각각의 단계를 논리적인 순서로 완료함	카드 리더기에 은행 카드를 삽입하기 전에 PIN 번호를 입력하려고 함
끝내기(Terminates)	적절한 시간 안에 ATM 사용의 각 단계를 완료함	4자리 PIN 번호를 입력한 후에도 계속 숫자를 입력함
공간과 물체 조직화하기(Organizing space and objects)	**대기업 사무 관리하기**	
찾기/위치찾기(Searches/locates)	선반과 서랍에서 필요한 사무용품을 쉽게 찾음	필요한 사무용품을 찾기 위해 선반을 두 번 찾음
모으기(Gathers)	지정된 작업 공간에서 필요한 사무용품을 모음	필요한 종이와 펜을 다른 작업 공간에 놓고 작업 공간으로 옮겨옴
조직화(Organizes)	작업 공간 내에서 필요한 사무용품을 정리하여 모든 것이 손이 닿는 곳에 있음	종이 위에 책을 올려놓아서 공간이 복잡해짐
복구(Restores)	사무용품을 원래 보관 위치에 갖다 놓음	펜과 남은 종이를 원래 보관되어 있던 곳이 아닌 다른 곳에 보관함
조정(Navigates)	가구나 기계에 부딪히지 않게 사무실 공간을 이동함	펜 홀더에서 펜을 만질 때 책상 가장자리에 손이 부딪힘
수행에 적응하기(Adapting performance)	**가족 식사를 위해 그린 샐러드 준비하기**	
인식/반응(Notices/responds)	당근이 도마에서 굴러 떨어지는 것을 보고 바닥으로 굴러 떨어지기 전에 당근을 잡음	도마에서 굴러가는 당근을 눈치 채지 못하여 당근이 도마에서 바닥으로 굴러 떨어짐
적응(Adjusts)	야채를 씻을 때 수도꼭지를 쉽게 조절함	야채를 씻은 후에 수도꼭지를 잠그는 것을 미룸

순응(Accommodates)	샐러드를 준비하는 동안 문제가 발생하는 것을 방지함	당근이 도마에서 굴러 떨어져 바닥에 떨어지는 것과 같은 문제가 발생하는 것을 방지하지 못함
유익(Benefits)	샐러드를 준비하는 동안 문제가 계속되거나 재발하는 것을 방지함	당근을 꺼내 도마 위에 올려놓고 당근이 도마에서 다시 굴러 떨어짐
(3) 사회적 상호작용 기술 (Social interaction skills)	"사회적 상호 교류가 있을 때 보이는 작업수행 기술"	
사회적 상호작용 시작과 종료하기(Initiating and terminating social interaction)	**커뮤니티 지원 그룹에 참여하기**	
접근/시작 (Approaches/starts)	지원 그룹 구성원과 정중하게 상호작용을 시작함	방 건너편에서 소리를 지르면서 지원 그룹 구성원과 상호작용을 시작함
종료/중지 (Concludes/disengages)	지원 그룹 구성원과의 대화를 정중하게 종료함	방에서 걸어 나와서 갑자기 지원 그룹 구성원과 상호작용을 종료함
사회적 상호작용 만들기 (Producing social interaction)	**자동차와 트럭이 다니는 도로를 만들기 위해 모래사장에서 다른 사람들과 노는 아이**	
말하기 (Produces speech)	모래사장에서 노는 다른 어린이와 의사소통하기 위해 명확한 구두, 또는 메시지를 생각함	모래사장에서 노는 다른 아이들과 상호작용할 때 중얼거려서 아이들이 메시지를 이해하지 못함
몸짓(Gesticulates)	모래사장에서 노는 다른 아이들과 의사소통하는 동안 손을 흔들거나 가리키는 몸짓을 보임	모래사장에서 노는 다른 아이들과 상호작용하는 동안 공격적인 몸짓을 사용함
유창하게 말하기 (Speaks fluently)	모래사장에서 노는 다른 아이들과 함께 이야기할 때 말을 더듬거나 멈추거나 주저하지 않고 말함	모래사장에서 노는 다른 아이들과 이야기할 때 말을 머뭇거리거나 잠시 멈춤
물리적으로 사회적 상호작용 지원하기 (Physically supporting social interaction)	**공동 식사시간에 다른 거주자와 이야기하는 노인 거주자**	
향하기(Turns toward)	식사 중에 상호작용을 하는 동안 다른 거주자를 향해 몸과 얼굴을 돌림	식사 중에 상호작용을 하는 동안 다른 거주자에게서 얼굴을 돌림
눈맞춤(Looks)	식사 중에 상호작용을 하는 동안 다른 거주자와 눈맞춤 함	식사 중에 상호작용을 하면서 자신의 접시를 내려다봄
적절한 거리 (Places self)	테이블에서 다른 거주자와 적절한 거리를 두고 앉음	다른 거주자와 너무 멀리 떨어져 있어서 상호작용을 방해함

접촉(Touches)	식사 중에 다른 거주자에게 적절하게 접촉함	손을 뻗어 다른 거주자의 셔츠를 잡고 식사 중에 갑자기 잡아당김
조절(Regulates)	식사 중에 상호작용을 하는 동안 관련이 없거나 반복적이거나 충동적인 행동을 피함	식사 중에 상호작용을 하는 동안 접시에 포크를 반복적으로 침
사회적 상호작용의 내용 구성하기(Shaping content of social interaction)	**아이스크림 가게에서 고객에게 아이스크림 제공하기**	
질문(Questions)	고객이 아이스크림 맛을 선택하도록 질문함	고객에게 아이스크림 맛을 선택하도록 질문하고 대답을 들은 후에 질문을 반복함
응답(Replies)	아이스크림에 대한 고객의 질문에 쉽게 대답함	고객의 질문에 답변을 늦추거나 관련 없는 정보를 제공함
나타내기(Discloses)	고객에게 자신 또는 타인에 대한 개인 정보를 공개하지 않음	자신의 가족에 대해 사회적으로 부적절한 세부사항을 나타냄
감정표출(Expresses emotion)	고객에게 메시지를 보낼 때 사회적으로 적절하게 감정을 표출함	아이스크림 맛을 설명할 때 비꼬는 어조를 사용함
이의제기(Disagrees)	아이스크림에 대한 의견의 차이를 정중하게 표현함	고객이 불가능한 아이스크림 맛을 요청할 때 논쟁을 벌임
감사(Thanks)	아이스크림을 구매한 고객에게 감사 인사를 전함	아이스크림을 구매한 고객에게 감사 인사를 하지 않음
사회적 교류의 흐름 유지하기(Maintaining flow of social interaction)	**정신건강 문제를 겪고 있는 사람들을 위한 지원 그룹에서 다른 사람과 제안 공유하기**	
전환(Transitions)	정신건강 문제의 주제와 관련된 의견이나 제안을 제공하여 주제를 관련 방향으로 원활하게 전환함	정신건강 문제에 대해 토론하는 동안 갑자기 대화 주제를 사회활동 계획으로 변경함
시간적 반응(Times response)	가장 좋은 대응 방법을 간단히 고려한 후 정신건강 문제에 대한 지역사회 지원에 대한 다른 그룹 구성원의 질문에 대답함	다른 사람의 질문이 끝나기 전에 정신건강 문제에 대한 지역사회 지원에 대한 다른 그룹 구성원의 질문에 대답함
시간적 간격(Times duration)	정신건강 문제에 대해 적절한 길이의 메시지를 보냄	관련 없는 세부 정보가 포함된 긴 메시지를 보냄
차례(Takes turns)	그룹의 구성원과 앞뒤로 대화에 참여함	그룹 토론 중에 다른 사람의 의견에 응답하지 않음
구두로 지원하는 사회적 상호작용(Verbally supporting social interaction)	**잠재적 혜택과 관련된 정보를 얻기 위해 사회보장 사무실 방문하기**	

적절한 언어(Matches language)	사회 보장원에 일치하는 어조와 어휘를 사용함	사회 보장원과 상호작용할 때 큰 소리를 내고 속어를 사용함
명료화(Clarifies)	사회 보장원이 설명을 요청할 때 처음 질문을 다시 말해줌	사회 보장원이 처음 질문에 대한 설명을 요청할 때 관련 없는 질문을 함
인식과 격려(Acknowledge and encourages)	사회 보장원이 공유하는 정보를 이해했음을 나타내기 위해 고개를 끄덕임	사회 보장원이 보낸 메시지를 확인하기 위해 고개를 끄덕이거나 말을 하지 않음
공감(Empathizes)	사회 보장원이 느린 컴퓨터 시스템에 대해 불만을 표시할 때 공감을 함	사회 보장원이 느린 컴퓨터 시스템에 대해 불만을 표시할 때 조바심을 나타냄
사회적 상호작용에 적응하기(Adapting social interaction)	**친구들과 함께 갈 식당 결정하기**	
유의(Heeds)	같이 갈 식당을 결정하는데 집중함	식당 선택과 무관한 발언을 하여 집단의 의사결정을 방해함
순응(Accommodates)	식당 선택에 대해 다른 사람에게 비효율적인 반응을 피함	식당을 선택하는 것과 무관한 질문을 함
유익(Benefits)	의사결정 중에 반복적으로 비효율적인 말을 하는 것을 피함	식당 선택과 관련 없는 질문을 계속함

4 수행 패턴(Performance patterns)

수행 패턴은 작업이나 활동에 개입할 때 사용하는 습관, 일과, 역할, 의식이다. 이러한 패턴들은 작업수행을 지지하거나 방해할 수 있다.

1) 개인(person)

분류	정의	예
1) 습관(Habits)	구체적, 자동적으로 수행되는 반복적인 행동으로 비교적 자동적이며 변동 가능성이 적음(Matuska & Barrett, 2019, p.214)." 습관은 건강하거나 건강하지 않거나, 효율적이거나 비효율적이며, 도움이 될 수도 있고 해로울 수도 있다(Dunn, 2000).	• 비슷한 장소에 자동차 키 놓기 • 길 건너기 전에 양쪽 길 확인하기 • 냄비를 치우기 전에 항상 가스레인지 끄기 • 집을 나가기 전에 보안 경보기 활성화 시키기 • 항상 스마트폰으로 이메일이나 문자 확인하기 • TV를 보면서 간식 먹기

2) 일과 (Routines)	일상생활을 위한 체계를 제공하고, 관찰 가능하며, 규칙적, 반복적인 행동의 패턴으로 일상생활의 근간이다. 이는 만족, 증진, 또는 손해를 가져올 수 있다. 일과는 문화적 및 생태학적 배경(context)에서 사용되고 순서적인 실행이 요구된다(Fiese, 2007; Segal, 2004).	• 아침에 화장실 가기, 목욕하기, 위생관리, 옷 입기를 순서대로 하기 • 식사 준비에 관련된 단계를 순서대로 하기 • 아이들을 학교에 데려다 주고, 출근한 다음, 아이들을 학교에서 데리고 와서 숙제를 하게 하고 저녁을 준비하는 일과를 순서대로 수행하기
3) 의식(Ritual)	클라이언트의 가치와 신념을 강화하고 클라이언트의 정체를 기여하는 것으로 정신적, 문화적, 또는 사회적 의미와 상징적인 행동의 집합체이다(Fiese, 2007; Fiese et al., 2002; Segal, 2004).	• 저녁식사 시간에 가족과 함께 하루 동안의 중요한 일 공유하기 • 책을 읽기 전에 신성한 키스하기 • 수업이 시작되기 전에 충성의 서약 암송하기
4) Roles(역할)	사회적 기대에 의해 정해진 행동, 문화에 의해 형성, 더 나아가 클라이언트에 의해 개념화되고 정의되는 행동이다.	• 세 자녀가 있는 가족의 형제자매 • 은퇴한 군인 • 지역 공원의 자원봉사자 • 발달장애를 가진 청소년의 엄마 • 컴퓨터 기술 공부를 하는 학습장애 학생 • 뇌졸중 후 파트타임으로 직장에 복직하는 기업체 간부

2) 조직(Organization)과 인구집단(Population)

분류	정의	예
1) 일과(Routines)	일상생활을 위한 체계를 제공, 관찰 가능한, 규칙적, 반복적인 행동의 패턴으로 일상생활의 근간이다. 이는 만족, 증진, 또는 손해를 가져올 수 있다. 시간은 일상의 조직화된 구조나 리듬을 제공한다(Larson & Zemke, 2003). 일과는 문화적 및 생태학적 배경(context)에서 사용되고 순서적인 실행이 요구된다(Segal, 2004).	(그룹) • 매주 직원 회의에 참석하는 근로자 • 교실에 들어가서 숙제를 제출하는 학생 • 수업 전에 매트와 수건을 세팅하는 체육수업 참여자 (인구집단) • 어린 아이를 둔 부모는 매년 건강검진을 받아 건강에 대한 관습을 따른다. • 사회적 약자들을 위한 서비스 제공(예: 취약 계층을 위한 대출)과 같은 사업에 대한 관습을 따른다. • 2004년의 장애인교육진흥법(Pub. L. 108-446) 또는 Medicare(노인의료보험 제도)와 연관되어 있는 것과 같이 법적 과정을 따른다.

2) 의식(Ritual)	공통된 사회적 행동으로, 전통적, 감정적, 목적적, 기술적 의미가 있으며, 단체 또는 인구집단의 가치 및 신념에 기여한다.	(그룹) • 연례행사에 참석하는 회사 직원 • 매년 봄에 기금 마련 행사를 주최하는 지역사회 회원 (인구집단) • 국경일을 준수하여 국기를 다는 국민
3) 역할(Roles)	사회에서 단체나 인구집단에게 기대하는 행동의 집합으로 문화와 배경으로 형태가 만들어 지며, 단체나 인구집단이 개념화하고 정의할 수 있다.	(그룹) • 정신질환을 가진 사람들에게 주택을 제공하는 비영리 시민단체 • 난민에게 음식과 옷을 제공하는 인도주의적 단체 • 학교폭력예방을 위해 초등학생들에게 교육하는 대학교 학생회 (인구집단) • 자녀가 성인이 될 때까지 돌보는 부모 • 결정을 내리기 전에 조부모 또는 연세가 있는 지역사회 구성원과 상의한다.

5 배경(Contexts)

배경(context)은 환경적 요인과 개인적 요인을 포괄하는 광범위한 구성이다. 환경적 요인(environmental factors)은 사람들이 생활하고 삶을 살아하는 물리적, 사회적, 사고방식의 환경적 측면이다. 개인적 요인(personal factors)은 개인의 삶과 생활의 특정한 배경이며 건강상태의 일부가 아닌 개인의 고유한 특징으로 구성된다.

환경적 요인	구성요소	예
1) 자연환경과 환경에 대한 사람의 변화: 자연적 또는 물리적 환경의 생물 및 무생물 요소와 사람에 의해 변형된 환경의 구성요소 그리고 환경 내의 인간의 특성	물리적 지리	• 뒷마당에서 기른 꽃 • 사회봉사 프로젝트 동안 보이스카우트 활동으로 개울가 청소 • 이웃이 생기면서 끊긴 고속도로 확장

	인구집단 : 동일한 환경의 적응 패턴을 공유하는 환경에 살고 있는 사람들 그룹	• 이동이 어려운 어린이가 놀 수 있는 보편적인 놀이터 • 보청기를 사용하는 신도들을 위해 교회에 구비한 보청기 • 노인이 거주하는 지역에 있는 나무로 그늘지고 단단한 표면으로 된 산책로
	동식물(식물)과 동물	• Nonshedding service dog • 가족 소유의 외양간 • 지역사회 정원
	기후 : 날씨와 같은 기상 특징 및 기후 이벤트	• 선글라스를 사용해야 하는 화창한 날 • 작업자들이 우비를 입도록 하는 소나기 • 비정상적으로 높은 기온이 지역사회 아이스 스케이팅 연못을 녹임
	자연현상 : 물리적 환경에 혼란을 야기하는 규칙적이거나 불규칙한 지형 및 대기 변화	• 두통을 유발하는 기압 • 지역에 있는 개울가의 홍수로 인해 이웃 주택이 피해는 입음 • 저지대를 파괴하는 허리케인
	사람이 야기한 사건 : 사람에 의해 야기된 자연환경의 변화로 인해 일상생활에 지장을 초래하는 것	• 심한 대기오염으로 폐질환이 있는 사람은 실내에 머무름 • 새로운 교량 건설 프로젝트를 위해 철거된 지역 강변 공원의 부두 • 가연성 화학물질이 실린 열차의 탈선으로 소도시의 긴급 대피
	빛 : 밝기 및 질	• 어두운 곳에 가로등을 사용함 • 자연 채광이 풍부한 사무실 • 가로등
	시간과 관련된 변화 : 자연적이거나 정기적으로 발생하거나 예측 가능한 변화 ; 활동의 리듬과 지속 시간 ; 시간, 주, 월, 계절 또는 연도 ; 낮-밤 주기 ; 음력 주기	• 시차 • 근무 교대 종료 시간 • 하지
	소리와 진동 : 세상에 대한 유용하거나 주의를 산만하게 하는 정보를 제공할 수 있는 소리를 듣거나 느끼는 현상	• 문자 메시지를 알리는 휴대폰의 진동소리 • 수업 시작을 알리는 종소리 • 대학에서의 실외 비상경보 시스템
	대기질: 대기(건물 외부) 또는 밀폐된 공기 영역(건물 내부)의 특성	• 가족의 천식 반응을 일으키는 향수 • 사무실 건물 밖 흡연 구역 • 산업단지 근처는 호흡기 질환 발병률이 높음

2) 제품과 기술: 자연제품 또는 인공제품, 도구 그리고 수집, 생성, 생산 또는 제조된 기술의 시스템	개인적 소비를 위한 식품, 의약품, 기타 제품 또는 물질	• 선호하는 간식 • 트랜스젠더를 위한 호르몬 주사 • 초등학교 구내식당 점심
	일상생활에서 개인이 사용하는 일반적인 제품과 기술(보조기술 및 제품 포함)	• 칫솔 • 가정용 냉장고 • 피트니스 또는 운동시설에서 샤워기
	건물 안팎에서 움직임이 필요한 활동을 하는 사람들을 위한 실내 및 실외 이동과 교통수단	• 4륜 워커(walker) • 가족 자동차 • 다층 아파트의 엘리베이터
	의사소통: 정보를 주고받는 활동	• 보청기 • 개인 휴대폰을 위한 문자 체인 • 폭풍 위험지역에 경고하기 위한 비상 대응 시스템 사용
	교육: 지식, 전문성 또는 기술을 습득하기 위한 과정과 방법	• 교과서 • 온라인 과정 • 직장 내 성추행 프로그램 과정
	고용: 유급 근로 활동	• 원격 근무를 위한 홈 오피스 • 조립 공장 • 의료계 종사자의 전자의료기록 접근을 위한 인터넷 연결
	문화, 레크레이션 및 스포츠 활동	• 게임 콘솔 • 대학의 군악대(marching band) • 축구 경기장
	종교와 영성 활동	• 기도용 깔개 • 절 • 주일 교회 서비스 TV 방송
	공공 및 민간 사용을 위해 계획, 설계 및 건설된 인공적인 실내 및 실외 환경	• 손잡이와 높이가 높은 변기가 있는 가정용 욕실 • 도시 공원의 장애인이 이용 가능한 놀이터 • 쇼핑몰에 무등급 입점
	개인이 소유하거나 사용할 권리가 있는 금전, 물품, 재산 및 기타 귀중품과 같은 경제적 교환을 위한 자산	• 잔돈 • 가계 예산 • 콘도 조합 세금계산서
	물리적 접촉이 없는 시뮬레이션, 실시간 및 근접한 상황에서 발생하는 가상 환경	• 개인 휴대전화 • 멀리 있는 작업자와의 공동 업무를 위한 동시 화상 회의 • 오픈 소스 비디오 게임 커뮤니티

3) 자원과 관계 : 가정, 직장, 학교, 놀이 또는 일상생활활동의 다른 측면에서 다른 사람에게 신체적, 정서적 지원, 양육, 보호, 지원 및 관계를 제공하는 사람 또는 동물	직계가족 및 확대가족	• 배우자, 파트너, 부모, 형제자매, 양부모 및 양조부모 • 생물학적 가족 및 구성된 가족
	친구, 지인, 또래, 동료, 이웃, 지역사회 구성원	• 신뢰할 수 있는 가장 친한 친구 • 동료 • 도움이 되는 이웃 • 약물 남용 회복 지원 그룹 후원자
	권위 있는 위치에 있는 사람과 종속적인 위치에 있는 사람	• 과외를 해주는 교사 • 부모가 없는 미성년자의 법적 보호자 • 수녀에게 보고하는 여성 종교인 • 직무 지향적인 신입사원에 배정된 멘토
	개인을 지원하는 개인 간병인과 개인 비서	• 지역사회에 봉사하는 의료 전문가 및 기타 전문가
	가축	• 고령자 커뮤니티에서 치료견 프로그램 • Amish 가족의 운송을 위해 마차를 끄는 말
4) 태도 : 클라이언트가 아닌 사람들이 가지고 있는 관습, 관행, 이데올로기, 가치, 규범, 사실적 신념, 종교적 신념에 대한 관찰 가능한 증거	직계 및 확대가족, 친구 및 지인, 동료, 이웃 및 지역사회 구성원, 권위가 있는 위치에 있는 사람과 부하 직원, 개인 간병인 및 개인 비서, 낯선 사람, 의료인 및 기타 전문가의 개인적 태도	• 형제자매의 갑작스러운 죽음에 대한 슬픔 공유 • 아버지를 아는 환자의 자동 신탁 • 신앙 공동체 구성원 간의 신뢰
	차별적 관행을 포함하는 사회적 태도	• 처음으로 투표를 하길 원하는 젊은이를 인정하지 않음 • 채용 과정에서의 인종 차별
	특정 인구를 소외시키는 사회적 규범, 관행 및 이데올로기	• 종교의 성일을 준수하기 위해 일을 쉬는 것을 허용하지 않음
5) 서비스, 시스템 및 정책: 개인, 그룹, 인구집단의 필요를 충족하도록 설계된 사회의 다양한 기관에서 제공하는 혜택, 구조화된 프로그램 및 운영 규정	개인, 그룹, 인구집단의 필요를 충족하도록 설계된 서비스	• 사회보장 소득 및 공공지원을 포함한 경제 서비스 • 건강문제 예방 및 치료, 의료재활 제공, 건강한 생활습관 증진을 위한 건강 서비스
	지방, 지역, 국가 및 국제 수준의 정부 또는 기타 승인된 당국이 수립한 시스템	• 공공시설(예: 수도, 전기, 위생시설) • 통신(정보전송 및 정보교환) • 교통 시스템 • 투표와 관련된 정치 시스템, 선거, 통치권
	지방, 지역, 국가 및 국제 수준의 정부 또는 기타 승인된 당국이 수립한 규칙, 규정, 협약 및 표준정책	• 건축, 건설, 열린 공간 사용 및 주택 정책 • 민사 보호 및 법률 서비스 • 노동 및 고용 정책과 관련하여 적합한 일을 찾거나 다른 일을 찾거나 승진을 모색하는 것

개인적 요인	사람 A	사람 B
나이(생물학적)	• 48세	• 14세
성적 지향	• 남자에게 끌림	• 모든 성별에 끌림
성별	• 여성	• 남성
인종	• 프랑스 카리브해	• 동남아시아
문화적 정체성과 문화적 태도	• urban black • 페미니스트 • 카리브해 섬 신분증	• 전통적인 씨족 구조 • 지역사회에서 의사결정자는 장로(elder)
사회적 배경, 사회적 지위, 사회경제적 지위	• 도시, 고급스러운 동네 • 전문직 친구 • 사치를 누릴 수 있는 소득수준	• 가족 소유의 작은 집 • 조명을 만드는 안정된 직업의 아버지 • 동네 아이들을 돌보는 어머니
성장과 삶의 경험	• 형제 자매 없음 • 주양육자인 할머니와 함께 성장함 • 청소년일 때 캘리포니아에서 보스톤으로 이사함	• 전통적 • 부모가 이민 오기 전에 난민캠프에서 출생함 • 5남매 중 막내 • 중서부의 작은 도시에 거주함
습관과 과거 및 현재 행동 패턴	• 그 무엇보다 커피를 좋아함 • 세심한 복장을 갖춤	• 가족에게 단정하고 세심한 배려를 함 • 가족의 식사를 절대 거르지 않음
책임감, 스트레스, 위기 및 기타 심리적 요구를 처리하기 위한 기질, 성격, 대처유형을 포함한 개인의 심리(예: 외향성, 친화성, 성실성, 심리적 안정감, 경험에 대한 개방성, 낙관주의, 자신감)	• 일하지 않을 때 불안함을 느낌 • 외향적임 • 높은 수준의 자신감 • 문화적으로 다른 사람에게 쉽게 접근하고 상호작용함	• 침착함 • 외향적이지 않지만 모두에게 친절함 • 학교에서 갈등상황에 목소리를 높이거나 불평하지 않음
교육	• 정치학 석사 • 법학 학위	• 고등학교 1학년 • 과학 분야에서 전문 기술을 갖춤
직업 및 직업 정체성	• 공익 변호사	• 공립 고등학생
생활방식	• 고층 아파트 • 도시의 밤 문화와 캐주얼한 데이트를 좋아함 • 장시간 근무함	• 동아리 및 지역사회 참여 • 근처에 사는 사형제
기타 건강 상태	• 청소년기에 신경성 식욕부진증 치료 • 가끔 달리기를 함	• 난시용 안경 착용함 • 주어진 집안일을 제외하고는 집에서 주로 앉아있음

6 작업치료 중재의 형태(Types of Occupational Therapy Interventions)

작업치료 중재의 형태에는 작업과 활동, 작업지원을 위한 중재, 교육 및 훈련, 옹호, 그룹 중재, 가상의 중재가 포함된다. 작업치료 중재는 개인, 그룹 및 인구집단이 건강, 안녕, 삶의 참여를 달성할 수 있도록 작업 참여를 촉진한다. 제시된 예는 클라이언트가 참여하고, 작업치료사가 제공하는 중재 형태를 보여주며 모든 것을 포함하는 것은 아니다.

중재 형태	정의	예
1) 작업과 활동 (Occupations and activities)	특정 클라이언트를 위해 선택된 작업이나 활동으로, 치료적 목표를 달성하기 위해 설계되며, 대상자의 마음, 신체, 영성에 기반한 요구를 반영한다. 작업치료사들은 작업이나 활동을 치료적으로 사용하기 위해서 대상자의 치료 목표, 환경, 배경들과 관련 있는 활동요건과 대상자 특성을 고려해야 한다.	
작업(Occupations)	대상자에게 개인화되고 의미 있는 광범위하고 구체적인 일상생활 이벤트	(개인) • 아침에 옷입기와 위생관리 보조도구를 사용하여 완수함 (그룹) • 사회참여를 향상시키기 위해 놀이터에서 그룹게임을 함 (인구집단) • 대도시 대중교통 시스템을 활용하여 자폐 스펙트럼 장애가 있는 사람들의 접근성을 향상시키는 앱을 만듦
활동(Activities)	수행기술 및 수행패턴을 향상시켜 작업개입을 촉진하기 위해 선택되고 설계된 활동. 활동은 작업의 요소가 될 수 있으며, 항상 클라이언트의 관심과 동기 수준에 따른 의미, 관련성, 효용성을 갖는다.	(개인) • 옷을 입기 전에 옷을 선택하고 옷걸이/집게 조작 (그룹) • 그룹 구성원은 게임을 위해 두 팀으로 나눔 (인구집단) • 자녀의 학교에 학부모 자원봉사단체를 설립함
2) 작업 지원을 위한 중재 (Interventions to support occupations)	작업수행을 위해 클라이언트를 준비시켜주는 방법이나 과제를 말하며, 작업이나 활동을 준비하기 위해 사용되거나 작업과 동시에 사용함으로써 치료로 사용할 수도 있으며, 일상적 작업수행을 위한 가정기반 개입을 대상자에게 제공한다.	

PAM 및 기계적 도구 (PAMs and mechanical modalities)	작업수행을 위해 대상자를 준비시키는 기구, 도구, 기술로써 이러한 접근법은 더 넓은 계획의 일부여야 하며 배타적으로 사용되어서는 안된다.	(개인) • PAM으로 통증을 줄이고 상처 치유 또는 부종 조절을 돕고, 작업수행 능력을 향상시키기 위한 움직임을 위해 근육을 만듦 (그룹) • 외래 환자를 위해 유방절제술 후 수동 림프 배액 기술에 대한 매뉴얼을 개발함
보조기와 의수 (Orthotics and prosthetics)	작업에 참여하기 위해 신체구조를 지지하거나 움직임 또는 고정을 위한 장치를 구성한다.	(개인) • 움직임을 촉진하고 가사활동에 참여를 향상시키기 위해 손목 보조기를 제작함 (그룹) • 그룹 구성원이 절단 후 의수를 사용하여 군인과 함께 농구게임에 참여함
보조공학과 환경 수정 (Assistive technology and environmental modifications)	작업에 개입하는 클라이언트의 능력을 향상하기 위해 보조공학을 사용하거나 인식하고(하이테크나 로테크), 유니버셜 디자인 원리를 적용하고, 환경 또는 활동의 변화를 권장한다. 이 준비방법에서는 장치를 사용함에 있어 평가, 선택, 제공, 그리고 교육 및 훈련을 모두 포함한다.	(개인) • 행동을 안내하기 위해 시각적 지원(예: 사회적 이야기)을 권장함 (그룹) • 사회적 기술 그룹 활동에서 참가자의 주의를 향상시키기 위해 스피커 시스템이 있는 스마트 보드를 사용함 (인구집단) • 대형 의료기관의 출구를 책장처럼 보이게 페인트칠하여 치매 환자가 밖으로 나가는 것을 방지할 수 있도록 권장함
휠체어 이동 (Wheeled mobility)	공간 안에서 클라이언트가 움직일 수 있게(앉기나 잡기를 포함) 제품과 기술을 사용하는 것으로, 이동성을 향상시키고 원하는 일상생활활동의 참여를 증진시키며, 욕창 및 사지 구축과 같은 합병증의 위험성을 감소시킨다.	(개인) • 클라이언트에게 호흡스위치를 권장하여 독립적으로 전동 휠체어를 조작할 수 있게 하고, 가정에서는 환경적 조작 장치를 사용할 수 있게 함 (그룹) • 같은 동네에서 휠체어를 사용하는 그룹 구성원이 동료를 지원하는 행사를 주최함

자기 조절 (Self-regulation)	클라이언트가 클라이언트 요인 또는 수행기술을 목표로 하기 위해 수행하는 행동이다. 중재 접근법은 사회적 참여 또는 일, 여가 활동을 준비하고, 정서적 안정을 촉진하며 감각처리를 다루거나 작업 및 의미 있는 활동에 대한 참여를 지원하기 위해 집행기능을 다룬다. 이러한 접근법은 대상자의 적극적인 참여와 작업구성 요소를 모의로 시행할 때 사용된다.	(개인) • 학교 기반 활동에 참여하기 전에 각성을 촉진하기 위해 조작된 감각 환경(예: 움직임, 촉각, 냄새를 통한 환경)에 참여함 (그룹) • 교실 활동에서 학생들의 성공을 향상시키기 위해 교사에게 쉬는 시간 후 마음챙김 기술, 시각 이미지, 일관된 호흡을 안내함 (인구집단) • 기업과 지역사회와 협의하여 감각 처리 결함이 있는 사람들을 위한 감각 친화적인 환경을 구축함
3) 교육과 훈련 (Education and training)		
교육(Education)	작업, 건강, 안녕, 참여에 대한 지식 및 정보를 전달하는 것으로, 대상자가 유용한 행동, 습관, 일상을 획득할 수 있게 하며, 이것들은 중재 때 적용될 수도 있고, 안될 수도 있다.	(개인) • 치매환자의 배우자나 가족에게 가정 개조나 활동 수정에 대한 교육을 하여 치매환자의 독립성을 최대로 유지함 (그룹) • 환자의 상태와 기능 수준에 대해 가족과 가족 구성원을 교육하고 치료계획을 수립하기 위해 팀 회의에 참여함 (인구집단) • 지역사회 구성원 모두가 접근할 수 있는 도보와 자전거 도로에 대한 가치와 전략을 시의원들에게 교육함
훈련(Training)	구체적인 목표를 실제 상황에서 달성하기 위한 실제 기술 습득을 촉진하는 것을 말한다. 이 경우에 기술은 숙달이 필요한 기능으로 측정이 가능하다. 훈련의 목표는 이해를 향상시키는 교육의 목표와는 다르게 수행의 향상이 목표이지만, 두 가지 목표는 보통 함께 설정된다(Collins & O'Brien, 2003).	(개인) • 사회적 상호작용을 통해 불안 증상을 해결하기 위해 심호흡과 같은 대처 기술을 사용하도록 함 (그룹) • 시설에서의 새로운 상황 및 표준을 적용하는 서비스를 제공함 (인구집단) • 난민과 함께 일하는 사람을 위해 치료사를 위한 직업적 박탈과 문화적 능력을 다루는 실무 지침을 지원하기 위한 교육 프로그램을 개발함

4) 옹호(Advocacy)	작업치료의 정당성을 촉진하기 위한 노력과 클라이언트가 작업에 완전한 몰입을 하기 위한 자원을 구하고 찾는 능력을 준다.	
옹호(Advocacy)	치료사에 의한 옹호	(개인) • 사람과 협력하여 직장에서의 합리적인 편의시설을 마련함 (그룹) • 초등학교 교사들과 협력하여 포괄적인 교실 디자인에 대해 교육함 (인구집단) • 장애인들을 위한 정부 자금을 담당하는 직원들과 협력을 하거나 교육함
자기 옹호 (Self-advocacy)	클라이언트가 스스로 하는 옹호 노력으로, 치료사는 그것을 증진하거나 지지해 줄 수 있음	(개인) • 학습장애가 있는 학생이 녹화된 교재와 같은 적당한 편의사항을 요청하여 받음 (그룹) • 클라이언트는 직원회의에 참여하여 컴퓨터 워크스테이션의 편안함을 개선하기 위해 조정 가능한 의자를 요청하고 조달함 (인구집단) • 클라이언트는 학교에서의 괴롭힘 예방 프로그램을 개발하기 위해 학교 행정부와 협력하는 학생 위원회에 참여함
5) 집단 중재 (Group interventions)	특정 지식과 리더십 기법을 사용하여 집단과 사회적 상호작용의 역학관계를 통해 일생에 걸친 학습과 기술 습득을 도와주는 것을 말한다. 집단은 서비스 전달 방법으로 사용될 수 있다.	
기능적 그룹, 활동 그룹, 사회적 그룹 및 기타-그룹	입원 병동, 지역사회 내, 또는 학교에 있는 기능적 집단, 활동 집단, 과제 집단, 사회적 집단으로, 이러한 집단들은 클라이언트가 참여기술을 탐색하고 발달할 수 있게 하며, 참여기술에는 기본적인 사회적 상호작용 기술, 자기조절법, 목표 설정, 긍정적 선택하기를 포함한다.	(개인) • 입원치료 후 지역사회 적응에 목표를 둔 외상성 뇌손상 성인을 위한 그룹에 참여함 (그룹) • 노인 그룹은 공동의 목표를 통해 지역사회 참여를 유지하기 위한 자원봉사의 날에 참여함 (인구집단) • 괴롭힘을 당할 위험이 있는 어린이의 회복을 위한 기반이 되는 자기 효능감 및 자신감을 해결하기 위한 접근방법에 대해 중학교 교사와 협력함

6) 가상 중재 (Virtual interventions)	원격 의료 또는 mhealth(휴대전화 응용기술)와 같이 물리적 접촉이 없는 서비스 제공을 위한 실시간, 근시간 기술로 사용된다.	
원격의료(Telehealth; 통신 및 정보 기술)와 mhealth(휴대전화 응용기술)	작업치료 중재, 교육 및 상담 계획, 구현 및 평가를 위한 화상 회의, 원격 회의 또는 휴대전화 응용 기술과 같은 기술의 사용	(개인) • 농촌 지역에 거주하는 클라이언트가 원격 의료를 받을 수 있도록 함 (그룹) • 클라이언트는 초기 온라인 지원 그룹에 참여하여 그룹 프로토콜, 절차 및 역할을 설정함 (인구집단) • 지역사회 작업치료에서 mhealth에 대한 방법과 표준을 개발함

7 작업 및 활동 요건(Occupation and Activity Demands)

작업 및 활동 요건은 작업치료사가 전문적이고 임상적인 추론 과정에서 고려하는 작업 및 활동의 구성요소이다. 활동 요건(Activity Demands)은 클라이언트와 배경에 관계없이 일반적으로 활동을 수행하는데 필요한 것이다. 작업 요건(Occupation Demands)은 작업을 수행하기 위해 특정 클라이언트(개인, 그룹, 인구집단)가 요구하는 것이다. 클라이언트 배경과 요구에 따라 참여를 방해하거나 지원하는 역할을 할 수 있다. 활동 요구에 대한 특정 지식은 치료 목적을 위해 작업을 선택하는 치료사를 돕는다.

요건 양상	활동 요건:일반적으로 활동을 수행하는데 필요	작업 요건: 클라이언트(개인, 그룹, 인구집단)에게 필요한 작업수행
1) 타당성과 중요성 (Relevance and importance)	주어진 문화 안에서 활동의 일반적인 의미	작업에서 파생된 클라이언트의 의미는 주관적이고 개인적으로 구성된다; 상징적, 무의식적, 은유적; 클라이언트의 목표, 가치, 신념, 필요 및 인지된 실용성과 일치
	개인: 개인적으로 사용하거나, 판매를 해서 수익을 얻거나, 여가 활동을 위한 뜨개질 의류	개인: 불안을 다스리기 위한 마음챙김 방법으로써의 뜨개질
	그룹: 영양 공급, 가족 역할 수행, 여가 활동을 위한 요리	그룹: 가족과 함께 집안 전통에 맞게 명절음식을 준비함

	인구집단: 법에 따라 공공장소에 화장실 설치	인구집단: 장애인의 안전을 위한 지역사회의 지침을 반영하여 장애인 화장실 설치
2) 사용된 물체와 물체의 특성 (Objects used and their properties): 활동과정에서 사용되는 도구(예: 가위, 접시, 신발, 배구공), 재료(예: 페인트, 우유, 립스틱), 장비(예: 작업대, 스토브, 농구골대), 자원(예: 자금, 교통수단), 고유 특성(예: 무겁다, 거칠다, 날카롭다, 다양하다, 시끄럽다, 쓴맛)	개인: 컴퓨터, 키보드, 마우스, 책상 및 의자가 포함된 컴퓨터 워크스테이션	
	그룹: 친구들과 콘서트에 가기 위한 자금 및 교통수단	
	인구집단: 장애인의 안전을 보장하기 위해 홍수 구호 활동에 필요한 도구, 용품, 장비	
3) 공간적 요건 (Space demands): 작업 이나 활동(예: 크기, 배열, 표면, 조명, 온도, 소음, 습도, 환기)에 요구되는 물리적 환경	개인: 초등학교 교실 책상 배치	
	그룹: 낙상 방지 워크숍을 위한 회의 공간	
	인구집단: 감각 친화적인 박물관을 위한 소음, 조명, 배치 및 온도 조절	
4) 사회적 요건 (Social demands): 작업이나 활동에 요구되는 사회적 환경과 문화적 배경	개인: 쉬는 시간에 어린이를 위한 규칙	
	그룹: 공항에서 여행자에게 요구되는 기대(예: 줄 서서 기다리기, 직원의 지침 따르기, 필요할 때 질문하기)	
	인구집단: 지리적 지역의 사회적, 정치적 분위기 이해	
5) 순서와 타이밍 요건 (Sequence and timing demands): 작업이나 활동에 요구되는 과정(예: 특정 한 단계, 절차, 타이밍 필요)	개인: 사회적, 문화적, 성 정체성을 반영하여 클라이언트의 아침 일과에서 선호하는 순서와 시간	
	그룹: 수업을 시작하기 위해 학생들에게 요구되는 단계	
	인구집단: 기차 시간표	

6) 요구되는 행동과 수행기술 (Required actions and performance skills): 활동이나 작업의 고유한 부분인 행동과 수행기술 (운동, 처리, 사회적 상호작용)	개인: 자동차 운전에 필요한 신체 움직임
	그룹과 인구집단: 그룹과 인구집단과 관련된 논의는 "수행기술" 부분 참조
7) 요구되는 신체 기능 (Required body functions): 활동이나 작업 수행에 요구되는 행동을 지원하는데 필요한 "신체 조직의 생리학적 기 능 (심리학적 기능 포함)" (WHO, 2001, p.10)	개인: 어린이가 게임을 하는데 필요한 인지수준
	그룹과 인구집단: 그룹 및 인구집단과 관련된 신체 기능에 대한 논의는 "클라이언트 요소" 부분 참조
8) 요구되는 신체 구조 (Required body structures): 신체 기능을 지지하고 활동이나 작업 수행에 요구되는 "기관, 사지 그리고 그것들의 구성요소와 같은 신체의 해부학적 부분" (WHO, 2001, p.10)	개인: 야구게임을 하기 위한 상지
	그룹과 인구집단: 그룹 및 인구집단과 관련된 신체구조에 대한 논의는 "클라이언트 요소" 부분 참조

8 작업치료 중재접근(Approaches to Intervention)

중재접근은 평가과정, 중재계획, 중재선택, 중재적용을 말하며, 클라이언트에 의해 요구된 결과, 평가 자료 그리고 근거를 기반으로 직업적인 중재 처리과정을 하기 위해 선택된 구체적인 전략이다. 접근 방식은 실행모델, 이론의 틀, 치료 이론의 선택을 알려준다.

접근(Approach)	설명	예
1) 창조, 증진(건강증진) create, promote (health promotion)	수행을 방해하거나 장애가 없는 경우에도 사용되는 치료적 중재접근으로 풍부한 배경과 활동 경험을 제공해줌으로써 모든 사람의 수행을 강화시킬 수 있게 한다(Dunn 등, 1998).	(개인) • 최근에 다발성경화증 진단을 받은 클라이언트를 위한 피로관리 프로그램 개발하는 것 (그룹) • 보육 프로그램에서 발달에 적합한 장난감 목록을 만들어서 배포하는 것 (인구집단) • 노인센터 및 주간보호센터 교육을 위한 노인 낙상예방 교육과정 개발하는 것
2) 수립, 회복(개선, 회복) Establish, restore (remediation, restoration)	손상된 능력이나 기술을 복구시키거나 아직 개발되지 않은 능력 혹은 기술을 만들어 내기 위한 클라이언트의 변수들를 변화시키기 위해 고안됨(Dunn 등, 1998).	(개인) • 클라이언트의 상지기능을 향상시켜서 식기세척기에서 부엌 찬장으로 접시를 옮기는 것을 가능하게 하는 것 • 클라이언트와 협력하여 학교나 직장에 제시간에 도착하는데 필요한 아침 일과를 설정하도록 돕는 것 (그룹) • 그룹 홈 직원이 정신질환이 있는 클라이언트를 위한 구조화된 일정을 개발하도록 돕고, 일상생활에서의 많은 역할에 대한 책임감과 중압감을 줄여주기 위해 과제를 분할해주는 것 (인구집단) • 허리케인이 지나간 후에 교회 입구 진입로를 복원해주는 것
3) 유지(Maintain)	클라이언트가 되찾은 수행능력을 유지할 수 있도록 하거나, 그들의 작업적 만족을 지속적으로 충족시켜주는 접근방법(가정: 지속적인 유지 중재가 없으면 수행은 악화되고, 작업 요건을 충족시키지 못해서 건강, 안녕, 삶의 질에 영향을 받음)	(개인) • 근위축성측삭경화증이 있는 클라이언트에게 보조공학을 제공하여 원하는 작업에 참여할 수 있게 하는 것 (그룹) • 안전과 동거인과의 협력을 위해 신체장애가 있는 젊은 성인을 위한 그룹 홈에서 환경 수정을 유지해주는 것 (인구집단) • 지역사회 센터의 복도 조명을 높여 저시력을 가진 사람을 위한 안전하고 독립적 접근을 유지해주는 것

4) 수정(보상, 적응) Modify(compensation, adaptation)	"현재의 상황에서 활동을 수행하는 것을 보상하기 위해 요구되는 사항을 변형하는 방법, 단서를 제공하거나 혼란스러움을 줄이기 위해 다른 기능을 줄이는 것"의 중재접근법 (Dunn 등, 1998)	(개인) • 인지 손상이 있는 사람이 오전의 일상적인 일과를 완수할 수 있도록 일의 순서를 단순화하는 것 (그룹) • 이동이 불편한 학생들이 접근하기 쉽게 대학 캠퍼스 건물을 개조하는 것 (인구집단) • 고령부모를 위한 주거 공간을 가족구성원의 능력에 맞게 가옥디자인 건축업자와 논의 (예; 다층구조의 집에서는 1층에 침실과 욕조 두기)
5) 예방(장애 예방) Prevention(disability prevention)	작업수행에 문제가 되는 위험요소를 가지고 있거나, 방해요인으로 발전 가능한 것을 가진 클라이언트를 위해 고안됨. 중재는 클라이언트와 환경, 활동의 변화에 직접적으로 관련 있음(Dunn 등, 1998)	(개인) • 불법 약물사용을 예방하기 위해 약물의 도움 없이 스스로 일과를 시작할 수 있는 전략 을 소개하는 것 (그룹) • 퇴근 후 활동 참여를 촉진하여 사회적 고립감을 예방하는 것 (인구집단) • 호텔객실 직원의 요추손상을 예방하기 위한 고안된 인체공학교육 프로그램 제안하는 것

9 결과(Outcomes)

결과는 작업치료 과정의 최종 산물이다; 이는 클라이언트가 작업치료 중재를 통해 달성할 수 있는 것을 설명한다. 일부 결과는 측정 가능하며 중재 계획, 점검 및 퇴원 계획에 사용된다. 이러한 결과는 작업 참여와 관련된 치료 목표의 달성을 반영한다. 그 외 결과는 클라이언트가 작업 참여의 효과를 깨닫고 원하는 습관, 일과, 역할 및 의식으로 돌아갈 수 있다.

적응은 결과의 모든 범주에 포함된다. 나열된 예들은 작업참여의 광범위한 결과가 어떻게 작동되는지를 규명한다.

결과	설명	예시
1) 작업수행 (Occupational Performance)	선택된 행동, 활동 또는 작업을 행동하고 달성하는 행위를 말하며(Fisher, 2009; Fisher & Griswold, 2014; Kielhofner, 2008), 클라이언트, 배경, 그리고 활동간의 역동적 교류에서 결과된 수행활동과 선택활동의 성취 혹은 작업. 향상기술 혹은 가능기술과 작업수행패턴은 작업 혹은 활동(Law et al., 1996)참여를 유도한다.	(개인) • 고관절을 주의해야 하는 환자가 욕조 이동 벤치와 긴 손잡이 스펀지를 사용하는 변형된 방법으로 안전하게 샤워함 (그룹) • 노인 그룹은 전문 요양시설에 머무는 동안 최소한의 도움을 받아서 휴일 식사를 위해 요리함 (인구집단) • 작업치료사를 다룬 뉴스가 나온 후에 지역사회 공공장소에서 척추 이분증 어린이를 환영함
개선(Improvement)	수행제한이 존재할 때 적응을 통해 증진된 작업 수행이다.	(개인) • 자폐 아동이 또래 아동과 상호작용하며 놀 수 있는 능력 • 전문 요양시설에서 집으로 돌아올 수 있는 노인의 능력 (그룹) • 구부리기, 들기 등에 요구되는 직업적 일을 수행하기 위한 신체역학 내부 프로그램을 제공하여 간호사들의 허리 통증을 감소시킴 (인구집단) • 지역도시 공원에서 모든 아동들을 위한 접근 가능한 놀이시설의 건설
강화(Enhancement)	수행제한이 현재 없을 때 목표가 되는 결과이다. 이 결과는 기존 수행 혹은 삶의 작업에서의 수행기술과 수행 패턴의 발전을 반영한다.	(개인) • 구조화된 사회단체와 아동 발달 교실의 결과로 10대 아이들을 둔 어머니들의 자신감과 능력의 증진 (그룹) • 다양한 사회적 복지와 운동프로그램의 결과로 지역 노인센터 회원의 증가 • 학교 괴롭힘에 대한 갈등 해소 훈련의 결과로 학생나이 대의 폭력을 관리하는 교직원의 능력 증진

		(인구집단) • 승차공유 프로그램으로 인한 지역사회 활동에 참여하는 노인들의 기회 증진
2) 예방(Prevention)	발병 확인, 감소, 예방을 하고, 건강하지 않은 상태에 대한 발생, 위험 요소, 질병, 부상을 예방하기 위한 교육과 건강증진의 노력 – 작업치료는 개인, 그룹, 인구집단(사회), 정부 또는 정책적 수준에서 건강한 생활방식을 촉진한다(AOTA, 2020b).	(개인) • 근골격계 손상이 있는 아동에게 적절한 환경과 놀이공간 제공 (그룹) • 심각한 정신질환 성인을 위한 여가 프로그램과 주간센터에서의 교육활동의 실행 (인구집단) • 문화적 혹은 민족적 배경에 관계없이 작업치료 서비스가 부족한 곳에 작업 치료 제공
3) 건강과 복지 (Health and wellness)	건강(Health)은 신체적, 정신적, 그리고 사회적 안녕의 상태이자 사회적, 개인적 자원과 신체적 능력을 강조하는 적극적인 개념이다(WHO, 1986). 조직그룹과 인구집단의 건강은 이들 개별적 국면 뿐 만 아니라 사회 전체 구성원으로서의 사회적 책임을 포함한다. 복지(wellness)란 "개인(그룹 혹은 인구집단)들이 더 성공적인 실체를 알고 그를 향해 선택을 하는 하나의 활동적 과정이다"(Hettler, 1984, p. 1117). 복지는 질병 증상이 없는 것 그 이상이다; 정신적으로나 신체적으로 균형있고 건강한 상태이다("Wellness," 1997, p. 2110).	(개인) • 정신건강 문제가 있는 사람의 지역사회 서비스를 개선하기 위해 권한부여 및 옹호 그룹에 참여함 • ADHD(주의력결핍과잉행동장애)를 가진 사람이 삶의 다양한 측면을 관리하는 능력을 통해 자기관리를 보여줌 (그룹) • 일, 여가, 그리고 가정생활간의 균형을 위한 문제점과 해결책을 확인하는 회사차원의 프로그램의 실행 (인구집단) • 소아 비만의 발병률 감소
4) 삶의 질 (Quality of life)	클라이언트의 삶의 만족도(자신의 목표를 향한 과정의 인식), 희망(선택한 길을 통해 목표에 이를 수 있다는 실제적 혹은 지각된 믿음), 자기개념(자신에 대한 믿음과 감정의 조합), 건강과 기능(예: 건강상태, 자기관리 능력), 그리고 사회경제적 요소(예: 직업, 교육, 수입)에 대한 역동적 평가(Radomski, 1995).	(개인) • 여가활동 중 건청 가족이 있는 청각장애 아동의 완전하고 활발한 참여 (그룹) • 그룹 간병인에 대한 독립적 삶의 기술 훈련의 결과로 간병을 받고 있는 요양원 거주자들은 독립적으로 산책과 여행을 준비할 수 있는 있음

		(인구집단) • 뇌졸중 환자와 그 가족을 위해 사회적 네트워크, 활동장려, 그리고 과학적 정보공유 기회를 제공
5) 참여(Participation)	원하는 작업에 참여하는 것이며, 개인적 만족감과 문화적 기대치에 부합하는 방법	(개인) • 굽힘근 건 열상 후 직장에서 중요한 업무에 대한 수행 능력을 회복한 사람 (그룹) • 개조된 차를 타고 전국을 여행하며 휴가를 즐기는 가족 (인구집단) • 지방자치단체의 모든 아이들이 학교 스포츠 프로그램에 접근성 갖기
6) 역할 능력 (Role competence)	클라이언트가 참여하는 역할의 요구사항들을 효율적으로 충족시킬 수 있는 능력	(개인) • 뇌성마비를 가진 개인이 학생 역할을 충실하게 하기 위해 노트 필기를 하거나 타자를 치는 것 (그룹) • 직원으로서 역할을 다하기 위해 힘든 일을 순번제를 적용하여 서로 나눔 (인구집단) • 모든 장애인들이 시민으로서의 역할을 수행하기 위해 투표소의 접근성을 향상
7) 안녕(Well-being)	자신의 건강, 자존감, 소속감, 안정감에 대한 만족과 자기결정권, 의미, 역할, 타인 돕기의 기회에 대한 만족감(Hammel, 2009). 안녕(Well-being)은 "신체적, 정신적, 사회적 측면을 포함한 인간의 삶 전체를 모두 아우르는 광범위한 용어 이다"(WHO, 2006, p. 211).	(개인) • 근위축성측삭경화증이 있는 사람이 보상적 전략과 환경수정을 통해 아버지로서의 역할을 수행하는 것에 의미를 부여함 (그룹) • 외래로 지지 집단을 찾는 우울증 및 불안증이 있는 회원그룹 구성원이 다른 구성원들과 소속감을 느끼고 안정감을 느낌 (인구집단) • 마을 사람들이 자연재해 후 학교의 재건축 기공식을 기념함

8) 작업 정의 (Occupational justice)	다른 사람에게 제공되는 의미 있고 풍요롭게 하는 모든 범위의 작업에 접근 및 참여. 사회적 참여 기회와 개인, 건강, 그리고 사회적 욕구를 만족하기 위한 작업에 참여를 위한 자원을 포함(Townsend & Wilcock, 2004).	(개인) • 지역사회 레크레이션 센터가 제공하는 프로그램을 만드는 자문 위원회에서 봉사하는 지적 장애인과 발달 장애인 (그룹) • 주간보호센터에 어린 아이들과 함께 점심을 먹을 수 있는 충분한 휴식시간을 갖는 직원 (그룹과 인구집단) • 만성정신질환자를 위한 권한부여가 자기주장 기술을 향상시켜 시민 단체에 개입하게 하고 인식개선캠페인을 만들게 함(그룹). 노인을 위한 대안적 주택(인구집단)

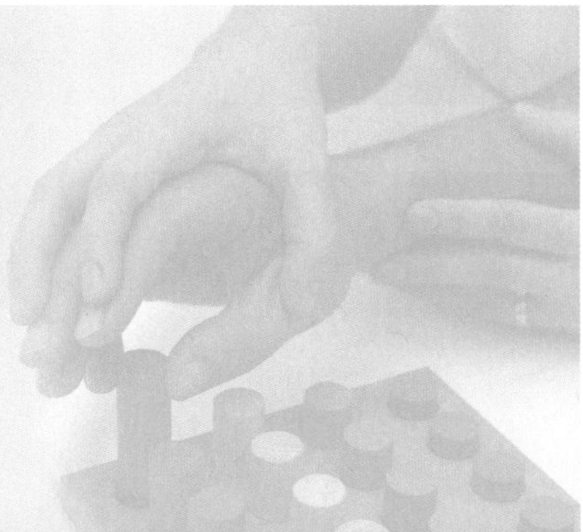

6 이론의 틀

OCCUPATIONAL THERAPY

제 6 장

이론의 틀

이론의 틀은 문제를 확인하고 임상에서 문제를 해결하는 데 필요한 이론적 기초를 조직화한 것이다. 또한 이론의 틀은 특별한 기능 영역에 대해 기본이 되는 이론적 개념을 제공한다. 이것을 통하여 클라이언트의 기능을 평가하는 가이드라인을 제공받고 치료 중재를 선택하고 그 방법을 제공하게 된다. 즉, 어떤 방법으로 평가하여 문제를 확인할 뿐만 아니라 어떠한 치료적 방법을 선택할 것인지에 대해서도 알게 한다. 예를 들어, 목수가 일을 할 때에 목재와 상황에 따라 어떠한 연장을 사용할 것인가를 생각하고 선택하는 것처럼 임상에서 클라이언트를 평가하고 치료할 때 어떠한 이론의 틀에 입각하여 평가방법과 치료접근 방법을 선택할 것인지를 생각해야 하는 것이다.

1 발달적 이론의 틀(Developmental Frame of Reference)

발달적 이론은 사람의 인생은 특정기간에 수평적으로 발달하는 동시에 시간의 경과에 따라 수직적으로 발달하는 것을 전제로 한다. 사람의 발달과 성숙은 환경과의 상호작용을 통하여 이루어진다. 사람은 성숙함에 따라서 인지, 사회, 감각운동 또는 정서적 행동도 발달한다. 작업치료사들은 충분한 발달 잠재력을 가진 아동의 발달을 조직화하기 위해 발달 이론을 사용하여 치료에 자주 사용하고, 성인에게도 사용한다.

1) 이론적 근거가 되는 기초이론

심리학이 대표적 근거 이론이며 Gesell의 학령기 전 발달이론, Erikson의 심리사회(psychosocial)발달이론, Freud의 심리성적(psycho sexual)발달이론, Piaget의 인지발달

이론, Maslow의 욕구발달이론, Havighust의 도덕발달이론 등이 있다.

2) 이론가

위에 제시한 심리학자들과 작업치료학자들로는 Lorens, Mosey 등이 있다.

3) 기능

기능은 자신의 환경 속에서 자신의 연령에 적절한 신체적, 심리적, 사회적 발달을 하는 것으로 특정발달시기에 적합한 특정기술을 익히거나 숙련된 행동을 성취하는 것을 말한다.

4) 기능장애

기능장애는 자신의 연령에 지체되는 발달을—신체적, 심리적, 사회적 측면에서—보이는 것으로 정상적인 성장과정을 하다가 신체적, 정신적 질환, 환경의 문제, 대인관계, 사고 등으로 방해를 받게 되면 정상적인 발달주기에 차이가 생기게 되는 것을 말한다.

5) 평가

다양한 발달 평가 및 발달검사로 발달수준을 평가, 적응행동 평가 등
예) DDST, 게젤 평가, BSID Ⅱ, PDMS, 운동적합성 평가 등

6) 치료

발달을 촉진시키고 발달을 위한 환경을 제공하고 적절한 발달적응 행동성취를 위해 환경적 요소를 변화시킨다. 성인의 전형적인 발달치료 방법으로는 일상생활 기술과 작업수행에 대한 평가를 한다. 그리고 환자 개인의 특성에 맞추어 사회적 상호기술, 심리사회적 일, 신변처리 기술을 한 단계씩 접근방법을 시도한다. 치료계획은 건강을 증진시키는 활동들을 다양하게 접근한다. 즉, 게임, 공예, 지역사회 내에서의 경험 등을 통하여 다른 사람들과 쉽게 대인관계를 할 수 있고 다양한 기술들을 학습하게 한다.

2 생체역학적 이론의 틀(Biomechanical FOR)

생체역학적 이론의 가정은 세계1차대전 중에 관절가동범위(ROM)의 새로운 개념을 위해 평가도구가 개발되어 활동이 시작되면서 이론이 대두되었다. 더욱이 활동은 ROM, 힘, 인내력의 이득에서 나온다는 가정은 우회적인 역할이라기보다는 치료를 위한 하나의 선택된 접근법의 기초였다. 증빙되지는 않았지만 널리 이용되고 있는 두 번째 가정은 ROM, 힘, 그리고 인내력의 이득이 기능적 기술에서의 이득을 가져온다는 것이다. 세 번째 가정은 휴식(rest)과 스트레스(stress) 간의 조심스런 균형에 의존한다. 끝으로, 생체역학적 이론에서의 가정은 개별적인 움직임과 협응운동을 완벽히 만들어내기 위해서는 명료한 두뇌가 필요하다는 가정이다.

생체역학적 이론은 해부학(anatomy), 생리학(physiology), 또는 운동학(kinesiology) 지식에 기초한 근원적인 틀이며, 중재를 위해 구조적인 의학적 원리에 기초를 제공한다. 따라서 근 골격(musculoskeletal) 능력들이 중력, 내외력, 마찰력, 가속도, 뉴튼의 법칙과 같은 운동학 및 동력학적 개념들과 상호작용하며 모두가 과학적 모델들에서의 치료적 접근법의 기초가 된다.

생체역학적 이론은 인간의 몸에 대한 운동역학적 원리에 초점을 둔다. 치료목적은 근력, 지구력, 관절가동범위, 감각인식 등의 향상을 위한 것으로 말초신경계 또는 근골격계, 심폐혈관계 클라이언트들에게 적용가능하며 중추신경계 손상이 없는 클라이언트에 적합하다. 치료는 근육 군에 능동적 또는 수동적 신장, 견인, 저항운동, 단계적 운동 등이 필요하다. 환자의 기능저하에 따라 보조기, 스프린트가 필요할 수도 있다. 물리적 방법으로 정상적 움직임을 하게 하기 위하여 수동적 관절가동범위 운동, 전기자극, 석고붕대(casting) 등을 이용하여 구축(contracture)과 부종을 완화 및 치료한다.

생체역학적 접근은 인체 운동을 적용한 물리학적 원리, 생리학, 인간 해부학에 대한 깊은 이해가 요구된다. 인간의 다양한 운동형태와 동작(motion)은 목적 있는 활동의 강화에 도움을 준다. 생체역학적 이론에서 운동은 작업수행을 성공적으로 하기 위해 필수적이다.

1) 이론적 기초

인간 해부학, 물리학, 생리학, 운동학, 인체 역학 등이 기초적 이론이다.

2) 이론가

Pedretti, Trombly

3) 기능

운동 능력을 위한 3가지 요소는 관절가동범위(ROM), 힘(strength), 그리고 지구력(endurance)이다. 오늘날의 다양한 건강관리 분야는 다음과 같은 요소들을 더 고려하도록 요구한다.

(1) 심혈관계(cardiovascular system)의 구조적 안정성 혹은 완전성

(2) 움직임에 대한 부종과 영향

(3) 하위 등급과 상위 등급 능력을 예방 혹은 유지할 수 있는 강화 및 지구력 프로그램 기능은 이들 요소들의 상호역할에 의존하게 된다. 관절운동은 지렛대의 구조에 의하여 뼈의 한 축 주위를 중심으로 하여 결합조직 관절낭 내에서 움직이도록 되어 있으며, 힘은 운동을 달성하기 위한 근육기능을 통해서 만들어진다.

4) 기능장애

기능장애는 이들 요소 중 하나가 작업 기능을 방해하는 것이다. 장애의 예로 기능장애는 뼈, 관절, 근육, 인대, 말초신경, 심장근육, 폐, 피부 등의 손상으로 인해 관절가동범위, 힘, 지구력에 문제를 가지는 것이다. 부종, 구축, 관절염, 척수손상, 하위운동신경(LMN) 장애 등이 있다.

5) 평가

관절가동범위(ROM)평가, 도수근력평가(MMT), 지구력 측정 등

6) 치료

치료목적은 관절가동범위, 근력, 지구력 향상을 통하여 작업적 기능(occupational

function)을 향상시키는 것이다. 치료적 방법은 직접적인 원인이 되는 문제요인을 감소시키기 위해 목적 있는 활동과 운동(exercise)을 사용한다. 이를 통하여 연부조직을 신장시키고 관절가동범위를 회복 유지시키며 저항을 사용하여 근력강화를 이루고 유산소운동을 통하여 지구력을 향상시킨다. 기능적인 움직임을 이루어내기 위해 중재에 있어서 세 가지 영역을 염두에 두어야 하는데, 이는 다음과 같다.

(1) 기형(deformity) 예방
(2) 움직임의 양을 개선하거나 회복
(3) 제한된 움직임을 위한 보상(compensation)

수행능력의 향상을 위해 보조기(device)의 사용으로 환경에 적응하기도 하며, 근골격계의 기능 향상을 위해 보조기적 도구(orthotic device)를 제작하기도 한다.

3 재활치료적 이론의 틀(Rehabilitative FOR)

환자에 대한 전체적 관점(holistic view)이 필요하며 신체적, 정서적 상태 모두에 주안점을 두어야만 한다. 환자의 목표 성취를 위해 보조도구(assistive device)의 사용을 통한 보상이 사용되며 손상 전의 역할 기능으로 다시 돌아가는 것이 가장 중요한 치료 초점이다.

재활치료적 이론의 틀은 환자들의 수행요소 보다는 수행영역에 작업치료 초점을 둔다. 작업치료프로그램의 목적은 수행역할의 장애, 즉 일상생활활동(ADL)의 장애를 최소화하는데 중점을 둔다. 이 접근법은 치료에서 교정(remedied)할 수 없는 결함들에 대한 보상(compensate)을 하도록 환자를 지도한다. 이 접근법에 따라 치료사는 치료가 가능하지 않는 결함은 보상하는 방법을 가르치고, 이때 일반적인 목적은 최대한의 독립성을 가지도록 하는 것이다. 이 이론의 틀에 대한 5가지 가정은 다음과 같다.

(1) 보상(compensation)을 통하여 독립성을 재획득할 수 있다.
(2) 동기는 클라이언트의 가치관, 역할, 습관에 의해 영향을 받는다.
(3) 환자의 가정환경, 가족들의 지지체계, 재정적 자원은 독립을 위한 클라이언트의 동기에 주요한 역할을 한다.
(4) 환자가 독립적으로 되기 위해, 클라이언트는 최소한의 인지적, 정서적 기술을 가져야만 한다.

(5) 환자의 기능적 능력, 수행할 수 없는 활동들, 재활치료적 접근이 어떤 것이 될 것인지, 필요한 보조도구가 어떤 것인지에 따라 퇴원계획이 고려되어야 한다. 재활치료적 모델, 생체역학적 모델 또는 감각운동 모델과 함께 결합하여 자주 쓰인다.

1) 이론적 기초

의학, Physical science

2) 이론가

Pedretti, Trombly

3) 기능

기능은 작업수행 영역인 일, 일상생활활동(BADL & IADL), 놀이 및 여가를 독립적으로 수행할 수 있는 능력이다.

4) 기능장애

기능장애로는 장애 및 핸디캡으로 인해 이전의 역할을 수행할 수 없거나 그 능력이 감소하여 자아 존중(self-esteem)의 저하, 동기 저하, 우울증, 적응능력의 저하가 오는 것이다.

5) 평가

IADL, BADL, Work, 여가 및 놀이 평가, 환경적 hardware 평가, 작업역할 과거력(Occupational Role History) 또는 흥미도 체크리스트(Interest cheklist) 등의 인터뷰 등이 포함된다.

가정관리, 안전관리, 그리고 환경적 하드웨어와 같은 기본적 일상생활활동(BADL) 및 수단적 일상생활활동(IADL)에서 환자의 수행이 평가된다. 더 이상의 평가는 작업적 역할 이력, 흥미 점검표, ROM, MMT, 미세협응운동(fine motor coordination), 감각

(sensation), 그리고 인지 검사와 같은 면담들로 구성된다.

6) 치료

치료목적은 역할 수행과 신체적 기능에서의 독립성을 최대화시키는 것이다. 예를 들어 고관절전치술(THR) 환자가 고관절을 90도 이상 굽히지 말아야 하는 주의사항이 있어 하의를 입을 수 없다면, 이때 보상방법(compensatory approach)으로써 옷입는 막대(dressing stick), sock aid, 긴 손잡이 구두주걱 등을 사용하여 독립적으로 옷을 입도록 하는 방법이다.

의자에서 보행기(walker)를 이용하여 일어설 때 팔의 힘을 이용하여 일어선다든가, 또 가정 평가(home evaluation)를 통하여 휠체어 등을 집에서 사용하기 편하게 가구들을 재배치하는 방법도 재활치료 이론의 틀에 입각한 접근방법이라 하겠다.

4 신경발달 이론의 틀(Neurodevelopmental Treatment : NDT FOR)

Rood, Bobath, Ayres의 신경발달치료들의 한 방법으로 환자에게 신경운동 조절과 기능을 증진시켜 중추신경계의 변화를 촉진시켜 주는 감각운동 접근에 해당하는 것으로서 임상적 경험을 바탕으로 한 이론의 틀이다. 신경발달치료(NDT)는 1940년대 물리치료사인 Berta Bobath와 그의 남편인 의사 Karel Bobath에 의해 처음 소개된 이론으로, 정상발달과 정상운동에 근거하고 뇌의 유연성을 강조한다.

신경발달치료는 운동조절의 원리, 신경근골격계, 감각계, 신경계의 정확한 이해가 있어야만 효율적인 치료가 가능하다. 이 치료는 일반움직임이 어떻게 느껴지는지를 경험함으로써 배워지며, 감각 피드백 메커니즘을 강조하였다. 복잡한 운동형태와 발달과정의 기술을 요하는 신경발달 접근법은 뇌성마비(Cerebral Palsy) 아동과 성인 편마비 환자 치료에 적용된다.

1) 이론적 기초

신경과학, 정상발달이론, 신경생리학

2) 이론가

Berta Bobath와 Karel Bobath

3) 기능

정상적 근긴장도, 자세, 움직임으로 매일의 일상적 과제를 기능적으로 수행하는 것이다. 중추신경계 피드백은 운동성 움직임(motor movement)을 부드럽게 한다.

4) 기능장애

기능장애는 뇌손상으로 비정상적인 근긴장도, 비효율적인 자세, 비정상적 패턴의 움직임으로 인해 매일의 일상적 과제 수행을 방해받는 것이다. 이러한 결함은 축 조절(axial control), 사지 조절(limb control) 능력을 저하시키고 정위반응, 평형반응, 보호반응과 같은 자동반응(autonomic response)을 감소시킨다. 이러한 비정상적인 움직임의 감각은 중추신경계에 잘못된 피드백을 제공하게 되어 결국, 이러한 순환(cycle)은 정상적인 운동반응의 획득을 방해하게 된다.

5) 평가

(1) 반사작용(reflex)
(2) 자동반응(automatic reaction)
(3) 조절(modulation)
(4) 시너지 형태(synergy pattern))
(5) 체중이동(weight shifting))

6) 치료

치료사는 비정상적인 운동패턴을 피하는 프로그램을 개발하고 보상적 움직임보다는 정상적인 움직임을 재학습하는 것에 기초하여 치료한다. 근 긴장도 정상화를 위해 손상 측의 체중지지(weight bearing)와 midline symmetry, 정위반응(righting reactions), 체간 회전 촉진, 자세취하기(positioning), 수동적 신장(passive elongation)을 통하여 정상적 자세가 이뤄지도록 한다. 기본기술의 움직임은 일반움직임 양상에 기본을 제공한다는 점을 강조한다. 움직임 자체보다는 움직임을 느끼는 것 자체를 더욱 강조한다. 신경발달치료는 비정상적인 근육의 패턴을 억제하고 정상적인 근 조절을 촉진시키는 적절한 패턴을 이루도록 하는 것이 치료의 원리이다. 구체적인 신경발달치료는 다음과 같다.

(1) 마비 측으로 체중을 지지함으로써 근 긴장도가 낮은 환자는 촉진(facilitation)시키고, 근 긴장도가 높은 환자는 억제(inhibition)시켜 근 긴장도를 정상화시킨다.
(2) 정상적인 움직임을 촉진하기 위해서는 치료사는 체간의 근육조직을 활성화시켜야 하며 따라서 체간 회전을 이용한 축 조절(axial control)을 자극하거나 촉진하는 작업을 설정한다.
(3) 상지 굴곡 시너지가 있는 환자에게 견갑골을 전인(protraction)시켜 팔을 부드럽게 천천히 흔들어 준다.
(4) 치료 접근은 근위부로부터 원위부로 치료하는 것을 원칙으로 한다.
(5) 골반 자세를 전방으로 촉진시킨다.
(6) 근 긴장도를 정상화하기 위해 느리고 조절된 움직임의 사용법을 가르친다.
(7) 마비 측 상지로 체중지지하기와 양측상지 활동(bilateral activity)을 하여 마비 측의 감각을 인식시키고 감각입력을 증가시킨다(normalization).

5 감각통합 이론의 틀(Sensory Integration : SI FOR)

1960년대 Jean Ayres에 의해서 개발된 감각통합(SI)은 정상발달과 신경과학을 기초로 한 연구이다. 감각통합의 개념은 적응반응을 유출하기 위해 뇌에서 감각정보를 조직화하는 과정이다. 이 이론은 마음-뇌-몸(mind-brain-body)과의 관계와 열린 체계이론(open system theory)이 정상발달이론과 신경과학과 합쳐진 것이다. 해를 거듭하면서 감각통합이론은 신경과학의 발달과 더불어 점점 확대되어가고 있다(9장 참고).

1) 이론적 기초

정상발달이론, 신경과학, 신경심리학, 신경생리학, 심리학 등

2) 이론가

1960년대 Ayres가 만든 이론, Wilberger, King 등

3) 기능

Ayers는 '아동은 스스로 의미 있는 경험을 찾으려고 하는 내적 욕구(inner drive)가 있다'는 것을 강조하였다. 기능으로는 적응행동, 학습능력, 집중력, 조직력, 자아조절, 추상적 사고, 자아-존중감, 뇌의 분화 등이 있다.

4) 기능장애

기능장애로는 감각등록, 감각조절, 감각통합의 문제를 갖는다. 이로 인해 실행장애(dyspraxia), 운동계획(motor planning) 손상, 감각방어(sensory defensiveness), 언어장애, 행동장애 등을 보이게 된다. 이러한 것은 신경계 기능의 손상으로 규정된다. Ayers의 촉각방어라는 초기개념은 1980년대에 감각방어라는 개념으로 확대되었는데, 이것은 감각조절의 문제로서 환경에 대해 목적적이고 기능적인 반응을 방해하는 주요한 요인으로 보고 있다.

5) 평가

남가주 감각통합검사(SCSIPT), 남가주 회전 후 안진 검사(SCPNT), 감각통합과 실행검사(SIPT), DeGange-Berk의 감각통합검사, 임상관찰(clinical observation)

6) 치료

조절된 감각입력을 통하여 뇌를 조직화하여 감각정보를 통합하는 뇌의 능력을 개선시키

는 것이다. 공중에 매다는 도구(suspended equipment) 및 다양한 감각자극을 위한 도구를 사용하여 조절된 감각자극을 제공한다. 기본적인 감각인 촉각, 전정감각, 고유수용성감각을 제공한다. 아동중심치료로 제공되고 치료사는 안내자 역할을 하며 주로 대운동 활동들이 사용된다.

6 인간작업모델 이론의 틀(Model of Human Occupation : MOHO FOR)

인간작업모델은 1980년대에 Kielhofner, Burke에 의해 소개되었다. Kielhofner와 Burke는 작업(occupation)을 내적으로 만족하고 문화적, 사회적으로 받아들여진 역할의 다양성을 충족시키는데 쓰이는 행동으로 설명한다. 이 기준은 신체적, 심리사회적 기능과 모든 연령대의 사람들, 자기-관리, 일, 그리고 놀이활동에 대한 균형 욕구를 강조한다. 인간작업모델 이론은 종합적 체계이론(general system theory), 인본주의, 심리학, 인지 이론, 사회학, 생물학, 철학에 이론적 근거를 두고 병리학 보다는 건강증진에 초점을 둔다. 인간작업모델은 작업 선택과 작업행동에 영향을 주는 요소로 개인의 성향뿐 아니라 환경도 매우 중요하다고 했으며, 인간을 작업적인 존재로 보며 인간에게 작업이 얼마나 중요한지를 강조하고 있다. 이 이론은 인간을 입력(input), 처리능력(through-put), 인출(output), feedback으로 구성된 열린 체계(open system)로 이해한다.

열린 체계라는 것은 인간이 역동적이고 스스로를 조직화하는 존재로 시간에 따라 끊임없이 변화한다는 개념이다. 인간체계로 정보가 들어오는 것을 입력(input)이라고 하며, 의지(volition), 습관화(habituation), 수행(performance)의 하부구조를 포함하는 처리과정이 처리능력(through-put)이다. 그 결과로 행동을 유출해내는 것을 인출(output)이라고 한다. 의지(volition), 습관화(habituation), 수행(performance) 이 세 가지는 환경으로부터 피드백을 끊임 없이 제공한다. 이러한 과정은 인간의 생활을 유지하는데 유의한 영향을 준다. 세 가지 하부구조를 설명하면 다음과 같다.

(1) **의지(volition)** : 하부구조는 개인적인 흥미, 인과관계(personal causation), 가치체계로서 무엇에 기쁨과 만족을 느끼는지, 개인이 중요하다고 느끼는 것은 무엇인지를 설명한다. 즉, 이러한 의지가 한 개인으로 하여금 작업행동을 기대하고 경험하고 선택하고 해석하게 한다.

(2) **습관화(habituation)** : 하부구조는 습관(habits)과 내면화된 역할(internalized roles)이

고 환자가 취미나 역할을 다시 익히거나 발달시키게 하는 중재이다. 이것은 사람들이 자신들의 익숙한 물리적, 시간적, 사회적 환경에서 효과적이고 자연스럽게 행동하도록 한다.

(3) **수행(performance)** : 하부구조는 지각 운동 기술, 의사소통, 처리과정 기술들로서 일상적인 작업과제를 수행하게 한다. 수행은 근골격계, 신경계, 인지, 지각의 복잡한 상호작용을 통하여 일어난다.

1) 이론적 기초

심리학, 인지 이론, 사회학, 사회심리학, 생물학, 철학

2) 이론가

Kielhofner, Burke, Reilly, Meyer 등

3) 기능

기능은 자기관리, 일, 놀이작업에서 자기만족감을 얻으며 삶의 균형을 잡는 것을 말하며 이러한 사람은 탐구적이고, 성취적이며 자신의 환경을 지배할 수 있는 사람이다.

4) 기능장애

장애를 가진 사람은 자신의 작업적 역할과 작업적 필요에서 만족감을 가지는 데 실패한다. 환경을 탐색하고 다루는 능력에 결함이 있다.

5) 평가

검사, 인터뷰, 관찰, 과거력 체크를 통해 평가한다. 작업역할 과거력(Occupational Role History), 흥미도 체크리스트(Interest checklist), 작업수행 과거력(Occupational Performance History) 등이 있다.

6) 치료

치료목표는 클라이언트의 연령에 적합한 작업을 회복하고 기능적 역할을 개선하는 것이다. 작업수행의 변화를 위한 환경개선은 MOHO의 주요한 원리이다. 다음은 작업수행에 대한 환경 변화의 예이다.

(1) 신체적 설정에서의 목적 있는 변화(예 : 램프를 해 준다)
(2) 새로운 목적물 제공(예 : 팔이 목적물에 닿지 않으므로 reacher를 제공)
(3) 사회그룹에서 변화를 제공하거나 촉진(예 : 양치질하기에서 순서를 정해 주는 것을 보호자에게 지시)
(4) 환자에게 새로운 작업 경험을 제공(예 : 인터넷 검색을 위해 컴퓨터 사용)

다양한 치료양식(modality)이 자기관리, 일, 놀이의 균형을 이루기 위해 사용되어진다. 치료적 활동 및 작업에 참여함으로써 좀더 적응력 있고 건강한 존재로 변화되도록 하는 것이다. 목표를 세우는 것, 레저 상담, 시간관리법, 적응기술, 일상생활활동들 등을 포함한다. 인간작업모델은 모든 연령대의 신체적 또는 심리사회적 모두의 기능의 문제를 가지는 사람에게 적합한 모델이다. 이 이론은 자기-관리(self-care), 일, 놀이의 균형을 중요시 여기며 병리적인 것보다는 건강을 도모하는 것에 초점을 둔 이론이다.

7 행동변형 이론의 틀(Behavioral Modification FOR)

행동주의는 Skinner와 Watson에 의해서 개발된 중요한 이론으로 자신의 기능을 돕는 적응(adaptation)과 자신의 기능을 방해하는 부적응(maladaptation)으로 학습된다고 했다. 행동에 좋은 결과인 긍정적인 강화는 개별적 행동을 유지하고, 반대로 부정적인 강화는 행동을 단절시킨다. 인간 행동에 대한 과학적 관점(건강상태의 관찰 및 측정)에 기초하여 조심스럽게 선정된 중재들은 부적응(maladaptation) 행동의 긍정적 변화를 돕도록 적용된다. 이는 경험심리학, 고전적 조건형성(Pavlov), 조작적 조건형성(Skinner), 그리고 사회학습(Bandura)이론에 기초한다. 학습은 긍정적이건 부정적이건 몇 가지 강화조치에 따라 일어난다. 장애(disorder)는 잘못된 학습의 결과로 정의된다. 치료는 과거 이력에 거의 관계가 없는 행동에 영향을 주는 현재의 요소들에 초점을 둔다. 치료는 가르침/학습 기법을 강조하며 개인의 자연 환경 내에서 내관적이기보다는 행동에 치중한다는 이론이다.

1) 이론적 기초

행동주의 심리학, 학습이론, 사회학습이론

2) 이론가

Pavlov, Bandura, Skinner

3) 기능

자신의 행동이 사회에 받아들여질 수 있다.

4) 기능장애

행동이 자신 또는 사회에 잘못 적용되는 비정상적 행동, 부적응 행동, 일탈행동 등으로 일상생활활동, 일, 놀이에 제한을 받는 것이다.

5) 평가

자기보고서(self-report), 체크리스트, 면담, 그리고 행동관찰 평가를 통해 환자와 치료사가 부적응 행동들을 관찰하고 상호 확인한다. 작업치료 평가는 Comprehensive Occupational Therapy Evaluation(COTE), Kohlman Evaluation of Living Skills(KELS), Bay Area Functional Performance Evaluation(BaFPE), Scorable Self-Care 등이 있다.

6) 치료

행동이 어떤 결과로 인하여 나올 때 변화가 일어난다. 이 치료의 목표는 부적응 행동이다. 환경을 조작해서 이들 행동들이 나타나거나 없어질 수 있다. 재료적, 사회적, 그리고 활동강화자들은 환자와 관련하여 확인되어야 한다.

행동주의 치료의 대부분은 학습이론으로부터 나왔다. 치료원리는 다른 사람에게 문제가 되는 부적응 행동을 보이는 사람도 좋은 방법을 학습할 수 있다. 획득적 또는 인지행동주의로 잘 알려진 행동주의의 이론적 바탕은 환자가 부적응 행동들을 변화시키고 적응행동을 배우는 것이다. 만성통증, anxiety 장애, 우울증, 성격장애, 심혈관 질환과 정신지체(MR), 그리고 자폐증과 같은 신체질병을 갖고 있는 사람에게 적합하다.

이 기법은 고전적 조사와 자발적(operant) 조사에 기초하며, 형태만들기, forward chaining, backward chaining, 모방하기, 토큰 경제법(token economy), modeling, 행동 형성법, 역할 바꾸기, 체계적 탈감작, 코치하기 그리고 Biofeedback 등이 포함된다. 작업치료사는 task group, 사회적 기술 훈련, 극복기술과 주장훈련, 목표세우기, 문제해결 그룹, 그리고 스트레스 관리 활동을 이끈다.

부적응 행동수정, 새로운 기능적 기술 가르치기 등이 있다.

8 심리분석적 이론의 틀(Psychoanalytic FOR)

Freud는 "행동은 결정론적이다"라고 했다. 이는 6세까지 성격발달이 형성되고 무의식적 동기부여, 신체적 및 원초적 영향으로 만들어진다고 했다. 그리고 성격에는 원본능(id), 자아(ego), 그리고 초자아(superego) 3개 부분이 있다고 했다. 인간이 출생시 갖고 태어나는 원본능(id)은 비이성적이고 무의식적이며 이기적인 본능을 의미한다. 예를 들어 유아기의 아동에게 먹는다는 것은 강력한 본능이므로 즉각적인 만족을 추구하는 행동들이다. 이 원본능(id)은 무의식 세계에 의해 이루어진다.

그러나 생후 2년이 되면 아동의 기본적 본능은 현실과 충돌하게 된다는 것을 인식하게 된다. 예를 들어 배고픔에 대한 본능이 어머니의 존재 유무에 따라 항상 즉각적으로 만족될 수는 없다는 것을 경험한다. 이러한 경험을 통해 자아(ego)가 발달하게 된다. 자아란 현실적으로 가능한 것과 가능하지 않은 것을 깨달을 수 있게 되면서 생기고 만족의 지연이 때로는 바람직하다는 생각을 포함하는 이성적 수준의 성격이다. 즉 원본능이 즉각적인 만족을 원하는 데 비해 자아는 현실판단을 통해 적절한 해결책을 찾고, 본능적인 욕구를 충족시키려 한다.

생후 3~4년이 되면서 초자아(super ego)가 생긴다. 학습에 의해 획득된 초자아는 아동이 부모 또는 타인과의 동일시를 통해 사회적 가치나 문화적 규범을 얻게 되면서 만들어진다.

심적 에너지는 한계가 있고 이들 세 부분들간에 균형이 이루어져야 한다. Freud는 또한 3단계의 의식을 정의하였다. 무의식(unconscious), 사전의식(preconscious), 의식(conscious)이 그것이다. 무의식은 꿈, 자유로운 협응, 혀의 미끄러짐, 투사양상으로부터의 재료, 그리고 정신이상에 대한 상징적 해석 등을 통해 이해된다. 사람은 무의식에 대한 인식으로부터 의식적 선택을 한다. 하나의 목적에 본능적 및 공격적 추진의 투자를 목적관계라고 한다(Object relations).

Freud는 성격발달의 심리성적단계를 5단계로 정의하였고, Erikson은 8개 심리사회적 단계를 정의하였다. 이들의 이론을 기초로 한 이론의 틀이다.

1) 이론가

Freud, Erikson

2) 기능

사람은 성장과 발달을 위해 에너지가 쓰이기 때문에 사회적으로 적용된 방식으로 사랑하고, 일하고 자유롭게 욕구에 만족한다.

3) 기능장애

사랑하고 일하고 자신의 욕구에 만족하기 위한 사람의 능력에 부정적 영향을 주는 병적 애착, 콤플렉스, 상충 등과 같은 증상의 존재이다.

4) 평가

투사적 검사와 면담은 무의식 재료를 밝혀내고 감정과 생각을 명확히 하며 증상에 대한 통찰을 얻어내기 위해 쓰인다. 작업치료 평가에는 Lerner Magazine Picture Collage, Azima, Shoeyman Battery, Goodman Battery, Hewpill Battery가 있다.

5) 치료

우리의 행동을 결정하는 2개의 강력한 힘이 있다. 생명본능(Eros)은 사람들을 생존으로 이끄는 반면 사망본능(Thanatos)은 파괴로 이끈다. 통찰, 혹은 자신에 대한 의식적 인지는 변화에 영향을 주는 데 필요하다. 성숙된 ego는 id, 자아(ego), 초자아(supper ego)간의 에너지 균형과 복잡성을 통해 일하게 한다. 성적 충동은 우리로 하여금 즐거움을 찾게 하고 추진력을 감소시키며 고통과 근심을 피하도록 동기를 부여해 준다. 치료의 중심 목표에는 무의식의 탐색, ego의 강화 등이 포함된다.

한 사람의 과거에 대한 분석을 자기이해 증진과 통찰개발을 위해 시행한다. 치료는 전통적으로 장기간에 걸쳐 이루어지며 치료사/환자 관계는 매우 중요하며 감정전이 내용이 풍부해야 한다. 환자는 상충문제를 통해 일해야 하며 방해물을 탐색함으로써 증상에 관련한 통찰이 달성될 수 있다. 작업치료사는 그리기, 조각하기, 댄스, 페인팅, 창의적 쓰기 및 시 쓰기, 그리고 문장완성하기와 같은 투사적 기법을 사용하여 자기 인식을 증대시키는 데 초점을 두게 한다.

9 실존주의/휴머니즘 이론의 틀(Existential/Humanism FOR)

실존주의란 결정론에 대한 심리분석적 관점을 거부하고, 사람은 자신의 활동과 운명에 대해 선택할 자유와 책임을 진다는 것을 강조하는 하나의 철학이다. 사람은 자기인식에 대한 고유의 능력을 가지고 있고, 자기 자신의 의미를 창조하며 대인관계를 통해 자신에 대해 배운다. 이 철학은 고립의 문제, 동맹 관계, 그리고 의미 없음의 문제를 다루는 데 도움을 준다. 실존주의자들은 근심을 인간 조건의 일부분이며 사망의 인식이 삶의 의미를 준다고 믿는다.

휴머니즘은 심리분석적 접근법의 반동으로 1940년대와 1950년대에 발달한 이론이다. 이 이론은 모든 사람은 자신들의 존엄, 자기 가치, 평등, 독창성, 그리고 인간성에 대한 존경을 받을 권리가 있다고 하는 치료적 관련성을 강조한다. Carl Rogers는 자기실체화와 자기 방향을 강조하는 '사람중심' 치료를 밝혔다. Rogers는 한 치료사에게는 3가지 주요 성향(quality)이 있다고 믿었다. 그것은 진실함(일치), 무조건적 긍정적 마음 씀, 그리고 감정이입이다. Maslow는 사람의 발달은 일관된 움직임과 physiological에서 심리학적으로 변화하는 것으로 믿는 욕구의 계층적 구조를 개발하였다. 실존주의적 휴머니스트는 지금 여기에서(here and now)와 한 사람 전체를 강조한다.

1) 기능

자기실현, 선택(자기-의사결정)할 수 있는 사람, 자신에 대한 책임을 지고 자신의 잠재력을 달성할 수 있는 사람이다.

2) 기능장애

다음의 성향(quality)을 갖고 있는 사람 : 자기 개념 감소, 도움이 없다는 느낌, 자기 지각과 환경간의 불일치, 근심과 우유부단함에 압도, 그리고 자기 자신의 표현능력과 삶을 즐기는 능력이 없는 사람이다.

3) 평가

자기 목록, 문장완성, 투사검사를 통해 자기지식, 자기인식, 자기지각, 자기방향, 자기실현을 결정한다. 작업치료 평가의 예로 Activity Configuration(활동 형태), Lerner Magazine Picture Collage, 그리고 Forer's Vocational Survey 등이 있다.

4) 치료

인간은 자신의 잠재력에 도달하려고 하고 자기실현을 달성하려는 본능적인 욕구를 가지고 있다. 그리고 욕구만족에 대한 자연적인 충동이 있다. 치료 목표로는 자기인식, 자기가치, 그리고 자기 실현성의 증대가 있다. 활동들은 선택확인, 자기표현증대, 긍정적이고 의도적인 활동의 의미 경험, 가치 명확화에 향하도록 해야 한다. 치료사와 환자간의 관계는 특별한 것이어야 한다.

10 정신역동적 이론의 틀(Psychodynamic FOR)

정신건강 치료에 사용되는 이론으로 의식과 무의식적 상호작용을 설명하는 Freud이론이다. 이 이론들은 사람들이 의식과 무의식적 사고를 기초로 행동한다는 것이다. 그리고 정신질환은 어떤 방식으로부터 무의식적 사고 또는 느낌들이 반영되어 있다고 본다.

1) 이론적 기초

정신의학, 심리학

2) 이론가

Freud, 융(Jung), Sullivan, Mosey

3) 기능

일상생활을 방해하는 무의식적 사고와 느낌을 의식세계로 불러들여 이를 해결하는 능력이 있다.

4) 기능장애

어떠한 대상에 공포심을 가졌다면 기억 속에서 억누르지 못하고 두려움이 지속된다. 무의식을 반영하는 갈등의 표출, 내적 정신과정의 방해를 가지고 있다.

5) 평가

투사적 검사법, 갈등을 나타내는 상징을 해석하는 것

6) 치료

무의식을 의식화하여 치료/ 개별 상담 및 집단 치료를 한다. 환자에게 다양한 활동을 통해서 두려움을 표현하도록 하고, 이 표현을 통해 어떤 의미를 찾아내도록 한다. 점토, 그림 그리기, 드라마, 자서전을 통해 표현한 삶의 어떤 상징은 의식적인 기억이 아닌 것으로 표현하게 한다. 정신역동적 치료는 오랜 시간이 걸리기 때문에 이 이론은 장기치료 기관에서 사용된다.

11 인지행동 이론의 틀(Cognitive behavioral FOR)

인지행동 이론은 단기간, 심리 교육적, here-and now 접근법이다. 이는 각자가 자신의 감성적 문제점을 만들어 내는 대부분의 책임을 갖고 있으며 변화에 대한 책임을 적용해야 한다고 강조한다. 환자들은 자신들의 인지, 감성, 그리고 행동들을 자기가 관리하고 조절하도록 배우고 극복을 위한 대안적 방안을 선택하도록 배운다.

Ellis는 이성감성 행동치료(rational emotive behavioral therapy : REBT)의 창시자이다. 그는 인지, 감성, 행동간의 상호작용을 주목하고 내부화된 언급들이 행동을 이끌어 낸다고 언급한다. "사람은 그가 생각하는 방안을 느낀다." 자기패배적 믿음체계가 우울증과 근심을 유발한다. 그는 감성장애에 대한 ABC 이론을 설명하였다. 활동적 사항이 일어나면 그 사안에 따른 하나의 믿음이 개발되고 그 믿음(사안이 아닌)이 하나의 감성적 결과를 이끌어 낸다. 자기언급을 변화시켜서 행동이 재조직될 수가 있다.

Beck은 인지치료(cognitive therapy : CT)의 창시자이다. 이는 환자에게 가정을 하도록 요구하고 교정과정 참여 중에 이들 가정을 시험하게 하는 과학적 방법이다. Beck은 "자동적 사고"는 확실한 감정을 이끌어 낸다고 믿는다. 사람들은 잘못된 사고로 이끄는 "논리실수"를 한다. Beck은 환자자신들의 결론에 도달하도록 환자들에게 "Socratic 대화"를 사용하였다.

1) 이론적 기초

신경생물정신의학, 신경과학, 인지와 정상발달

2) 이론가

Ellis, Beck, Piaget, Allen

3) 기능

자기만족과 자신의 믿음을 인지하는 사람 ; 자신의 생활패턴을 만드는 책임을 지는 사람 ; 인지, 감성, 그리고 행동에 대한 건강한 균형을 스스로 감독, 평가 및 달성할 수 있는 사람이다.

4) 기능장애

뇌손상 정도에 따라 정보처리능력이 손상된다. 자기패배의 믿음과 행동으로 소진되어 있는 사람 ; 부실한 현실 실험, 부실한 극복기술, 그리고 적용할 수 있는 능력이 없는 사람 ; 자기제어 상실감을 갖는 사람이다.

5) 평가

관찰, 면담, 과업분석 및 자기보고가 자극을 지각하고 정확하게 반응하는 사람의 능력 ; ADL, 일, 놀이의 지식, 그리고 기술개발과 같은 특정 인지구조를 평가하는 데 사용된다. 활동들이 인지기능 평가에 쓰인다. 평가도구로는 Beck's Depression Inventory, Task Check List(TCL) 등이 있다.

6) 치료

잘못된 개념을 교정하고 부정확한 사고를 변화시킴으로써, 감정과 행동의 새로운 레퍼토리를 달성하고 자기제어를 얻게 된다. 환자들이 현재의 믿음과 가정들을 묻고 변화하고자 하기 때문에 치료사는 환자에게 새로운 극복기술을 교육하는 데 적극적이고 직접적이다. 치료의 초점은 병리학이나 질병보다는 인지적, 감성적, 행동적 학습 목표의 증진에 둔다. 특정 기술과 기법은 개별자원을 증대시키고 건강에 대한 예방과 유지를 위한 문제해결을 위해 교육한다.

치료 환경은 교육적으로 기초가 되어 있고 인지개발을 용이하게 하도록 구조되어 있다. 목록에는 자기인식과 새로운 기술개발을 위한 환경의 인식증대를 포함한다. 전형적인 작업치료 그룹은 assertiveness 교육, 극복기술, 이완, 스트레스 관리, 인지 과업그룹, ADL, 일, 레저에서의 모든 기술개발과 같이 특성적으로 심리 교육적이다. 기법에는 숙제내기, 비이상적 믿음 열거하기, 생각논의, 연결을 증가시키기 위한 단계과업 사용, 모델링, 코칭, 행동리허설, scripting, 상상하기, desensitization, 사고정지, 새로운 자기언급 대체하기, 그리고 shame 경험하기 등이 있다

12 인지지각 이론의 틀(Cognitive Perceptual FOR)

인지지각 과정은 감각통합 및 운동조절 이론과 명확히 상호관련이 있는 것으로 사료된다. 이 모델은 뇌손상이 정보처리에서 개인의 능력을 어떻게 손상시키는지에 대한 것이다. 예를 들면, CNS가 손상을 입으면 감각정보의 처리와 조직화를 타협하게 되고, 지각과 인지가 영향을 받게 된다. 저자에 따라서 지각 및 인지에 대한 정의가 다르고 이들 개념이 어떻게 나온 것인지에 대한 설명도 다양하다. 그러나, 인지와 지각이 서로 완전히 세분화될 수 없다는 데는 광의적으로 받아들여지고 있다.

1) 기능

'order'라는 말의 기본전제는 작업수행(occupational performance)이 감각정보를 지각하고 활동계획을 생각해내는 개인의 능력에 기초함을 의미한다. 지각의 과정은 두 가지 반응유형으로 나타난다. 그 하나는 data-driven이며 이 반응은 개인이 하나의 개념을 형성하기 위해 자료를 분석하는 경우에 발생하는 개념이고, driven반응은 상징적 해석의 과정을 필요로 한다.

2) 기능장애

뇌의 손상과 조직이 흩어져 발생하는 역기능은 일률적인 기준이 없다. 공통적인 기능장애는 편측무시(unilateral neglect), 행위상실증(apraxia), 기억상실, 주의력 결핍, 그리고

좌/우 구별결함 등이 포함된다. 결과적으로 생활 업무에의 기능저하가 초래된다.

3) 평가

감각 및 원초적 운동이 정상이다. 기능적인 분석과 공식화된 치료도구의 조합이 인지-지각 문제를 평가할 때 가장 적절하다.

4) 치료

환경의 변형 및 적응방법과 함께 plasticity개념은 업무생활에서의 기능적 사항에 긍정적 전망을 준다. 중재의 초점은 두가지이다. 첫째는 교정(remediation)적 치료접근이다. 이 중재로는 회복과 재조직화를 향상시키는 것이 강조된다. 일련의 중재에는 특정 업무(task)에 대한 훈련, 업무 주위의 인지-지각 기술의 개발, 그리고 이들 기술을 다른 상황으로 전환하는 것이다. 두 번째 접근법은 환경의 변형과 업무적응이다. 이는 개인으로 하여금 진단된 한계에도 불구하고 최적의 기능을 하도록 해 준다.

13 인지장애 이론의 틀(Cognitive Disabilities FOR)

Claudia Allen은 심리사회적 장애를 갖고 있는 사람들은 모두 생리학적 결함에서 오는 어느 정도의 인지적 장애를 갖는다고 믿고 이 모델을 만들었다. 인지기능은 심각한 장애에서 정상까지 6개 단계로 나누어진다. 모든 인지장애는 한 사람의 학습 능력을 방해한다. 향정신성 중재 및/혹은 뇌의 질병과정의 변화가 기능의 향상을 가져올 수 있다.

따라서 활동에 있어서 관계되는 하나로는 인지수준의 변화를 주지 못한다. 기술(skill)을 익히는 것은 대부분의 정신과 환자들에게 있어 비현실적인 목표가 된다. 인지장애에 대한 평가와 관리가 주요 치료 목적이다.

1) 기능

알렌의 인지기능 6단계의 인지기능 수준을 수행하는 사람

2) 기능장애

생리학적이며 장애 및/혹은 핸디캡을 가져오는 감각운동 정보처리상의 장애, 알렌의 인지단계 1단계에서 5단계까지 수준

3) 평가

이 이론의 틀 내에서 작업치료사의 중심역할은 평가를 시행하는 것이며, 평가에는 차트 검토, 진단, 면담, 업무수행 관찰 등이 포함된다. 일단 치료가 계획되면, 치료사는 그 사람의 인지수준에 맞추어 완성감과 성공을 이끌어낼 활동을 선정한다. 그 지역사회에서의 성공적이고 안전한 삶을 위한 환경적 적응과 보상이 인지수준에 의해 결정됨으로써 수행된다. 업무(task)분석이 주어진 과업의 완수에 필요한 감각 단서(cue) 및 운동활동을 정의하기 위해 쓰인다. 인지수준들은 정신장애의 심도, 약물복용 혹은 자연이력에서 발생하는 변화, 입원의 필요성, 지역사회 위치 옮김, 퇴원계획 등은 치료의 효과를 나타내는 데 유용하다. 치료의 예로는 Allen의 인지단계검사(ACL), 하부인지수준검사, Routine Task Inventory(RTI), Work Performance Inventory 등이 있다.

4) 치료

Allen은 사람들이 자신의 능력 혹은 잠재력을 달성하길 강하게 바라고 있다고 믿는다. 활동들은 변화를 가져오기보다는 인지능력을 관찰하고 치료하는 데 사용된다. 치료사들은 약물복용이 효과적으로 작용하는지를 보고 성공(환경보상)으로 이끄는 활동이나 환경 조건을 제안하기 위해 업무수행사항을 관찰한다. 치료적 활동은 환자의 인지능력에 맞추어 기쁨을 주는 활동들이다.

전반적인 치료목표는 퇴원계획을 가지고 환자와 팀을 돕기, 세심한 진단, 그리고 약물복용하기 등이 포함된다. 그룹 참여자들은 인지기능에서와 비슷한 방법으로 선정된다. 안전 및 환경보상에 대한 관심을 늘 강조한다. 작업치료 그룹의 예에는 수공예(crafts), task, 직업그룹이 있다.

14 시공간적 적응 이론의 틀(Spatiotemporal Adaptation FOR)

우선적으로 발달이론에 기초한 이 이론은 발달에 대한 신경학적 기초를 강하게 강조한다. 더욱이 환경적 요소들은 운동(motor) 행동 발달에 기여한다. 이 모델은 환경 내에서의 운동경험의 중요성과 시간 및 공간적 수요를 강조한다. 두뇌 성숙이 환경 내에서의 선천적인 계획과 의도적인 행동 모두의 기능이라는 open system 이론에 근거한다. 나선 연속체(spiraling continuum)가 이 이론의 핵심 개념이다. 이 나선 내에서 핵심 요소들로서 동화, 조절, 연합, 그리고 차별화 등이 있다.

1) 기능

환경 내에서의 운동경험 중에 아동은 환경 및 신체 부위의 자세로부터 받은 정보를 받아들인다. 조절(accommodation)은 아동이 자극에 대해 적절한 반응 혹은 움직임으로 반응할 때 발생한다. 결국, 아동이 무슨 활동이 필요한지, 어느 것이 즉각적으로 상황에서 생략될 수 있는지를 결정하면 차별화(differentiation)가 발생한다. 이 이론은 또한 아동이 오래된 운동활동과 새로운 활동을 조합하는 과정으로서 통합을 언급한다.

2) 기능장애

Grady, Gilfoyle, and Moore(1990)는 발달적으로 지체아들이 나선 과정에서 얼마나 낮아지는지를 집합적으로 분석하였다. 한 아동이 신경분열 혹은 손상에 이어 환경에 대해 적극적이고 목적 있는 반응에 참여하지 않거나 이를 만들어내지 않는다면 신경계는 계를 운영하는 것을 빼앗긴 것이다. 환경수요에 의해 촉진되는 발달보다는 아동은 원초적 운동 행동으로 돌아간다. 필연적으로 이는 나선과정과 시공간적 과정을 정지시킨다.

3) 평가

이 평가기준 내에서 사용 확인된 특정의 평가도구들은 없다. 그러나 저자들은 소아 작업치료에서 보편적인 공식 · 비공식 도구 모두를 사용하도록 권장한다.

4) 치료

뇌의 유연성, 신경계의 변형 능력은 변화에 대한 주개념이다. 아동의 주의를 의도된 목표로 돌리는 모드, 의도된 활동들이 이 접근법의 핵심이다. 적절한 과업이 사용된 경우에 낮은 수준 반응에 대한 더 높은 수준의 기술로의 정확한 도전, 통합, 그리고 적응을 제공해 주는 결과를 가져온다.

치료방법으로는 준비(preparation), 촉진(facilitation), 그리고 적응(adaptation) 등 3단계의 중재가 있다. 긴장도(tone)와 자세제어를 위한 손에 잡히는 기법을 요구할지도 모르는 아동이 그 과업의 신체적 상호관계를 위해 준비된다. 동등하게 중요한 것은 그 아동의 능력 내에서 도전을 제공하기 위한 환경을 준비하는 것이다. 아동이 자세에 미묘한 변화 과업에 참여하면 준비(presentation) 혹은 난이도가 시공간적 과정을 용이하게 할 것이다. 아동이 높은 수준의 기능들을 형성하기 위해 낮은 수준의 반응들을 사용할 때 적용이 일어난다.

15 작업과학 이론의 틀(Occupational Science FOR)

작업과학은 작업치료 실무를 안내하기 위한 하나의 모델로서 부상하고 있는 이론의 틀이다. Meyer, Slagle, and Ayres가 개발한 작업치료 전통에 기초하여 작업과학은 일생 동안 직업에 참여하는 인간들에 대한 연구이다. 작업과학은 생물학, 사회과학, 그리고 인간애 및 open systems 이론 분야 등을 다양한 학문분야 지식을 사용한다. Southern California 대학의 Reilly 등은 작업과학의 지식기반을 개발해 왔다. Yerxa(1991)는 작업과학의 과정을 설명한 바 있다.

1) 기능

사람들은 손과 생각, 그리고 의지를 사용하여 환경의 도전을 적응할 수가 있다(Reilly, 1962).

2) 기능장애

질병, 질환 혹은 기타 제한된 생활경험은 환경에 적응하고 작업 및 직업참여에 대한 인간의 능력을 제한한다.

3) 평가

관찰, 면담, 자기보고서, 그리고 직업분석 등이 인간의 흥미, 목표, 포부, 그리고 계획을 평가하는데 사용된다. 작업치료는 직업이 인간으로 하여금 어떻게 능력과 효율성을 달성할 수 있게 하는지에 관심을 둔다.

4) 치료

인간들은 환경에 참여하는 복잡한 다중의 system이다. 작업과학은 사람의 환경 내에서 직업에 적응하고 관리하는 방법을 제공해 준다.

치료의 초점은 인간의 일부분이 아니라 인간 전체에 있다. 작업치료가 현저하게 의료모델인 시설에서 제공될지라도 치료는 좀더 전체론적으로 한다. 환자들에게 있어 목표는 목적 있는 작업에 있어 자신들과 다른 사람들에게 기여하는 것이다. 작업치료는 각 사람의 언어, 문화, 경험, 그리고 정신적 의미 등 독특한 특성을 인지하게 하여 치료한다.

16 환자중심모델 이론의 틀(Client-Centered Model FOR)

환자에 초점을 둔 두 개의 실습모델이 있다. 환자중심 작업치료로 알려진 CMOP (Canadian model of occupational performance)와 Christiansen과 Baum(1997)이 개발한 인간-환경 작업수행모델이 있다.

Open System을 근간으로 한 이론의 틀로서, CMOP는 캐나다에서 개발되어 미국에서 임상 모델로 부상하고 있다. 이 모델은 환경, 작업역할, 그리고 사람의 상호작용에 초점을 두고 있다. 환경에는 사회적, 문화적, 기관적, 그리고 신체적 요소가 있다. 작업(Occupation)에는 자기관리, 레져, 그리고 생산적 활동 등이 있다. 사람을 단지 신체적, 혹은 인지적 장애로만이 아닌 전체론적으로 본다.

인간-환경 작업수행모델 또한 open system을 기반으로 하는 모델로서 3개의 주요소를 갖고 있다.

① 사람들이 일상적 생활에서 하는 일
② 사람들을 동기부여하는 것
③ 사람들의 개성적 특성이 환경 관리하는 능력에 어떻게 영향을 주는가

수행은 사람과 환경간의 복잡한 관계들의 결과이다. 발달단계들은 동기부여, 기술, 그리고 역할에 영향을 준다. 수행은 작업이 적응을 용이하게 하는 하나의 복잡한 현상이다. 자기 동일시, 역할, 과업, 그리고 활동들은 작업수행으로 유도하며 성공적으로 관리되는 경우엔 복지로 이끈다.

1) 기능

기능과 복지는 사람들이 그들의 환경을 관리하고 그들의 작업에 만족할 때 나온다.

2) 기능장애

사회적, 인지적, 혹은 신체적 경험이 환경에 대한 성공적인 과업과 상충되거나 작업적 역할에 불만하는 요인을 제공할 때 장애가 발생한다.

3) 평가

COPM(Canadian Occupational Performance Measure)이 CMOP하에서 기능평가를 위해 설계되었다. Christiansen과 Baum(1997)은 FIM, Barthel Index, AMPS, COPM, 그리고 소아과에 특정한 평가를 포함하는 기능을 측정하기 위해 다양한 평가도구들을 제안하고 있다.

4) 치료

CMOP는 인간-환경 작업 관계의 중심인 환자를 강조한다. 환자들은 의사결정의 궁극적

인 책임을 가지며, 그들의 환경과 작업에서 유래한 의미에 기초한 의사결정을 한다. 변화는 그들의 결정으로부터 나온다. 인간-환경 작업수행모델은 이들 아이디어를 어느 정도 공유한다. 인간들은 환경을 지배하려는 본능적 충동을 갖고 있으며 능력에 도달하거나 환경적 수요에 충족하려 한다. 사람들이 환경을 탐색하고 조작함으로써 그들은 긍정적, 부정적인 피드백을 받게 된다. 환경을 변형시키거나 조정하기 위해 적응을 한다.

이들 두 모델 각각에 있어서 환자는 치료의 주초점이다. 환자가 정의하는 occupation은 본질적, 환경적 예측으로부터 정해진다. 치료과정에서 환자는 하나의 적극적 파트너이다. 환자들은 치료사와 더불어 문제해결을 위해 북돋아진다. 건강은 일상의 작업에 대한 만족도에 의해 강한 영향을 받는다. 작업치료사들은 많은 접근법들에 기초해야만 치료가 환자의 특정욕구에 적용될 수가 있을 것이다.

17 역할획득 이론의 틀(Role Acquisition FOR)

Anne Mosey가 이 평가기준을 설계하였는데, 특히 역할 전환 중인 사람들 혹은 사회적 역할이 요구되지 않는 사람들을 목표로 하였다. 일반적 개념은 사회학, 행동학습이론, 그리고 심리학에서 가져왔다. 이는 다양한 환자들과 연령 그룹에 맞춘 하나의 단기접근법이다. 한 사람의 예측환경에 요구되는 사회적 역할들이 강조되었다. 어느 면에서 motor 및 인지기능에 적합하다. 사회적 역할에는 업무기술(task skill)과 대인관계기술들이 있다. 사회적 역할에 대한 4개의 일반적 카테고리는 가족, 일상생활활동들(ADLs), 놀이/레저, 그리고 일(work)이 포함된다. 개인자신과 환경에 만족하는 방법으로 이들 모든 역할들을 충족시키기 위해 임시수용이 존재해야만 한다. 여러 관심분야들을 계층적 모습으로 표현했다. 피라미드의 최하층에는 업무기술과 대인관계기술이 있고 중간층은 가족상호관계작용, 일상생활동작들(ADLs), 학교/작업, 그리고 놀이/레져 기술로 구성되고 상층부는 시간적 적응으로 이루어진다.

Mosey는 자신의 가정들을 다음 3가지로 요약하였다. 행동은 주로 어느 특정 환경에서 사회적 상호작용에 영향을 받는다고 했다. 수용된 행동은 기술의 능력과 숙련도를 높여주는 지지적 환경 내에서 직접적이고, 적극적인 상호작용에 의해 학습된다. 개인의 기능은 상대적으로 독립적이며, 계량적이며, 그리고 단계 특정적(stage specific)이지 않다고 했다.

1) 기능

다양한 역할에 참여할 수 있고, 이 역할들을 조직적인 방법으로 관리하며, 사회와 적응할 수가 있고 또한 사회에 기여하는 구성원이 된다.

2) 기능장애

질병, 손실 등으로 인해 역할형태와 예측되는 역할기능이 방해를 받으며, 그 환경은 적절한 능력과 숙련도 있는 학습을 이끌어내지 못한다.

3) 평가

피라미드 내에 있는 7개 관심카테고리에 대한 면담과 관찰 과거의 이행수준보다는 현재의 기능수준을 평가한다. 평가에는 잘못 수용된 행동의 유지에 기여하는 요소들을 확인하기 위해 개인의 환경에 대한 검토가 포함된다. 치료의 예들로는 Mosey가 설계한 다음의 것들을 포함한다: Activity Configuration, Task Skill 조사, ADL조사, 작업조사, 그리고 레저/레크레이션 조사

4) 치료

개인의 능력과 숙련도를 향상시키기 위한 목적 있는 작업을 통해 그 환경을 탐색하려는 강한 욕구를 가지게 한다.

일반적 목표는 현재 자신의 환경에 맞는 행동들을 습득하도록 돕게 한다. 작업치료사는 발달을 위한 기술과 특정요소를 확인하기 위해 활동분석(activity analysis)기법을 사용한다. 일련의 치료는 보통 업무기술(task skill), 대인관계기술, 일상생활활동들(ADLs) 분야의 사회적 역할, 그리고 시간적 적응 순위로 시작한다. 이 순서는 종종 환자가 최선으로 결정하게 한다. 활동들이 유도되고 촉진되며 개인의 환경을 반영한 예측된 행동들이 기대되며, 환자를 동기부여한다. 활동 중에 사회화와 역할 경험이 권장된다. 이 과정의 다른 중요 요소들로는 강화 및 feedback 사용이 포함된다. 활동들은 그 상징적 의미에 대한 관심이 없이 숙달되어진 기술로 보인다.

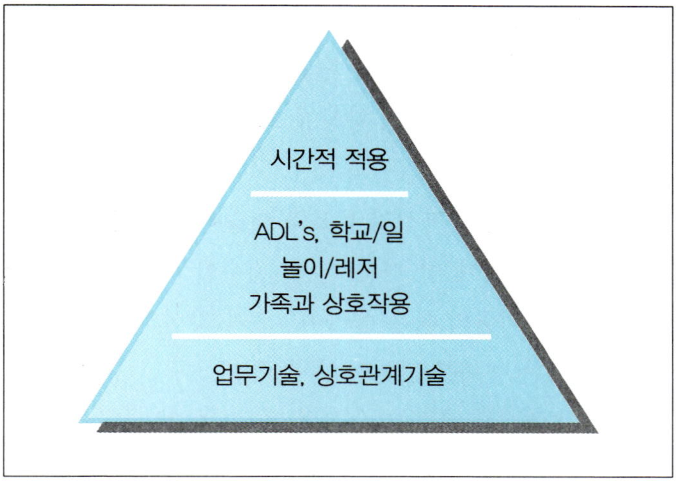

[그림 6-1] 역할획득의 계층적 구조

18 이론의 틀 적용하기

이론의 틀(FOR)은 이론과 연구에 바탕을 두고 있어 작업치료사에게 중재의 근거를 제공한다. 작업치료사는 이론의 틀(FOR)의 원리들을 사용하여 임상적 추론을 조직화할 수 있으며, 클라이언트를 평가하고 검증된 중재를 사용할 수 있게 한다. 작업치료사는 이론의 틀을 적용하여 클라이언트의 중재가 잘 진행되어 가고 있는지 판단할 수 있으며, 진행사항에 따라 새로운 이론의 틀(FOR)을 적용하여 치료사의 중재를 바꾸어 갈 수 있다. 작업치료사는 여러 가지 이론의 틀을 사용하여야 한다. 치료환경과 클라이언트의 목표에 따라 이론의 틀의 이론과 원리, 치료기술을 자세히 살펴보며 조정해야 한다.

1) 사례 적용 – 척수손상(SCI) 사례

J씨는 52세의 남성으로 S회사의 청원경찰이었다. J씨는 고속도로에서 교통사고로 인하여 C6–7 불안전 척수손상을 입었다. 사고 직후에는 사고를 당한 자신의 장애를 스스로 받아들이기 힘들어 외부인과의 접촉을 피했으나, 그 시기는 오래가지 않았고 자신이 젊기 때문에 다시 일어서야 한다는 신념을 가지고 열심히 재활을 하고 있다. 현재 J씨는 인지능력에는 어려움이 없으며, 몸쪽과 가까운 어깨와 상완, 팔꿈치의 근력은 좋지만, 몸쪽과 먼쪽 손목의 근력이 약하고 특히 오른쪽이 왼쪽보다 더 약한 모습을 보인다. 양손에 쥐기 패턴이 나타나지만 어눌하며, 특히 잡기 동작이 떨어진다. 환자의 작업치료 목표는 앉은 자세에서 균형잡기, 휠체어(W/C)에서 침대로 이동하기를 원한다.

(1) **생체역학적 이론의 틀 :** J씨의 근력, 지구력 향상에 초점을 둔다. 작업치료사는 J씨의 근력의 등급에 맞추어 힘을 쓸 수 있는 활동을 제공하고, 등급화하여 제공한다. 치료 진행 시 근력, 지구력, 관절가동범위 향상에 초점을 둔다.

(2) **인지행동적 이론의 틀 :** J씨가 자신의 목표와 희망하는 행동을 정하고 어떻게 그 활동이 진행되었는지 검토해 보게 한 다음 더 잘 완수할 수 있는지에 대해 작업치료사와 상의하며 진행한다. 이 이론의 틀은 클라이언트가 자신의 활동을 제대로 인지하고 있을 때 보다 더 의미 있는 변화를 만들어 낼 수 있다.

(3) **인간작업모델 이론의 틀 :** J씨의 사고 전 취미, 흥미, 습관, 활동 등에 대해 살펴보고 어떠한 것을 다시 하고 싶은지 결정하고 J씨의 환경이 목표를 성취하는데 도움이 되는지 방해되는지를 살펴보며 클라이언트를 돕는다.

2) 사례적용 – 아동 사례

작업이는 9살의 남자 아동으로 뇌성마비 진단을 받았다. 걷기는 가능하나 보폭이 넓고 걸음걸이가 잘 조절되지 않은 움직임 패턴을 보이고 있으며, 오른손 쥐기가 잘 되지 않는다. 현재 초등학교에 다니고 있으며, 친구들과 학교생활하는 것을 매우 좋아한다. 지능검사(WICS)에서 IQ 80, SA: 8.0 SQ: 98.1을 보여 지능에는 어려움이 없다. 현재 작업이는 학교 수업에 참여하기 위해 글씨쓰기를 목표로 두고 있으며, 작업치료실에서 치료를 받고 있다.

(1) **생체역학적 이론의 틀 :** 일차적으로 작업이의 관절가동범위, 근력, 지구력과 관련된 작업수행을 한다. 연부조직을 신장시키고 관절가동범위를 회복 유지시키며 저항력 있는 도구를 사용하여 근력을 강화해 주고 유산소 운동을 통하여 지구력을 향상시킨다. 또한 작업이가 책상에 앉아서 글씨쓰기를 할 때 상체를 심하게 책상에 구부리는 경향이 있기 때문에 앉기 자세, 종이 위치, 잡기, 필기도구와 종이 종류에 대한 인간환경공학의 환경을 제공해 초점을 맞춘다.

(2) **신경발달 이론의 틀 :** 바람직하지 않은 반사 및 반응의 억제와 바람직한 반사 및 반응의 촉진을 제공할 수 있는 치료원칙을 세운다. 작업치료사는 주요 조절점에서 운동을 촉진시키는 동안 주어진 활동을 완수하도록 요구한다.

(3) **감각통합 이론의 틀** : 다양한 감각기회를 제공받아 신경계에 통합할 수 있는 기회를 제공한다. 쓰기 활동을 위해 무게감 있는 필기도구를 사용하여 고유감각 입력을 제공하거나, 글씨쓰기 지면을 다양하게 만들어 몸쪽 관절에 고유감각 입력을 주어 안정성을 증가시킨다.

3) 사례적용 - 치매 사례

68세 여성인 K씨는 3년 전 알츠하이머 치매 진단을 받았다. 그리고 평소에 우울증 증상이 있었는데, 1년 전 아들의 사고로 인해 우울증이 심해져서 현재 우울증 약을 복용한다.
의식은 정상이나 가끔씩 행동장애를 보이고 빈번하게 공격성과 불안함을 보인다. 임상치매척도(CDR) 평가 결과 기억력과 지남력 영역은 경미한(mild) 수준이고, 판단력 및 문제해결 영역은 중등도(moderate) 수준이다.

(1) **인지장애 이론의 틀** : 작업치료사는 작업수행분석을 통해 인지 수준에 적합한 최적의 환경을 제공하고 보호자 교육을 한다. 또한 지역사회 중심의 활동 프로그램으로 수공예 활동을 통해 잔존하는 인지기능을 유지하도록 한다.

(2) **정신 역동적 이론의 틀** : K씨의 우울증 증상을 다루기 위해서 평소에 좋아하는 취미생활을 찾을 수 있게 돕고 내면의 불안함을 외부로 표출할 수 있는 활동을 준비한다. 또한 실제 생활에서 자아 기능을 지지하고 발전시킬 수 있는 기회를 제공한다.

(3) **인지 행동적 이론의 틀** : K씨의 부정적 자동 사고를 모니터링하여 경험을 왜곡하는 잘못된 신념을 파악하고 변화시킨다. 스트레스 관리 및 극복을 위한 소규모 작업치료 그룹에 참여하여 자신의 사고, 감정, 행동을 현실에 근거하여 해석할 수 있도록 돕는다.

4) 사례적용 - 뇌성마비 사례

민지는 40개월의 여아로 경직성 사지마비(spastic quadriplegia) 진단을 받았다. 발달검사(BSID-II) 결과 운동발달 연령은 22개월, 정신발달 연령은 28개월이었고, 일상생활활동(Wee-FIM) 점수는 26점이었다. 의자에 앉을 수 있으나 신체의 과긴장으로 인해 낙상의 위험이 있고, 독립보행은 가능하나 전형적인 scissor 패턴을 보인다. 또한, 촉각에 매우 예민하여 일상생활에 어려움이 많다.

(1) **발달적 이론의 틀** : 작업치료사는 민지의 발달평가 결과에 따라 발달지연을 보이는 영

역을 구체적으로 확인한다. 부족한 발달 영역을 촉진할 수 있는 환경을 조성하고 발달연령에 적합한 특정기술을 익힐 수 있도록 한다.

(2) **신경발달 이론의 틀 :** 질적인 움직임에 중점을 두어 민지의 대동작 수행 능력 및 운동 기능을 파악한다. 자세의 근긴장도와 한 자세에서 다른 자세로의 이동 및 움직임에 대해 관찰하고, 비정상적인 움직임 패턴을 억제하기 위한 운동조절 중재를 통해 신체 구조의 제한과 변형을 예방한다.

(3) **감각통합 이론의 틀 :** 촉각의 등록, 조절, 통합의 문제를 파악한다. 촉각자극의 다양한 경험을 통해 촉각방어를 완화하고 뇌의 정보처리과정의 변화를 유도한다. 또한 촉각방어로 인한 일상의 어려움을 실생활에서 다룬다.

5) 사례적용 – 뇌졸중 사례

박씨는 60세의 여성으로 2개월 전 과로로 인해 뇌출혈이 와서 뇌졸중(Lt. hemiplegia) 치료를 받고 있다. 정신상태는 alert하고 근긴장도(MAS)는 Grade 1이며, 우세손은 오른손이다. 인지검사(K-MMSE) 결과는 30점 만점에 24점이고, 시지각검사(MVPT) 결과는 36점 만점에 14점이며 편측무시를 보인다. 또한, 일상생활활동(K-MBI) 검사결과는 100점 만점에 55점으로 고기 자르기 외에 독립적으로 식사 가능하고, 옷 입기는 대부분 보호자의 도움이 필요하다. 박씨는 재활치료를 통해 가족과 여행을 가고 싶어 한다.

(1) **인지지각 이론의 틀 :** 교정적 및 보상적 접근 치료를 통해 편측무시를 다루고 활동을 계획하고 실행하는 능력을 강화하여 주어진 작업을 수행할 수 있도록 한다.

(2) **재활치료적 이론의 틀 :** 작업치료사는 박씨의 잔존 기능을 최대로 유지하여 의미 있는 생활을 영위하고 성취감 및 자신감을 회복할 수 있도록 돕는다. 즉, 작업의 단순화 및 에너지 보존방법을 교육하고 필요한 보조도구를 사용하여 가정생활 및 여가활동을 계획할 수 있도록 이끈다. 그리고 지역사회의 자원을 적극적으로 활용할 수 있는 방안도 함께 모색한다.

(3) **환자중심모델 이론의 틀 :** 박씨가 환경과 상호작용하는데 영향을 주는 개인적 특성을 파악하고, 재활치료의 동기를 유발하는 가족여행을 위해 필요한 요소들을 다룬다.

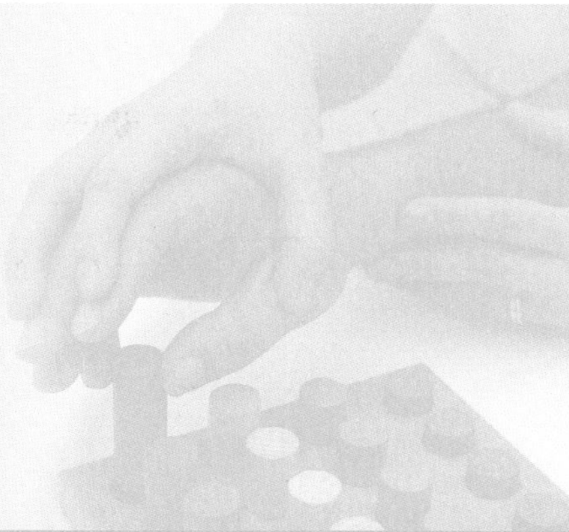

7 작업치료 과정

OCCUPATIONAL THERAPY

1. 작업치료 과정
2. 작업치료 문서 기록(SOAP 노트 작성법)
3. 의료기록 작성

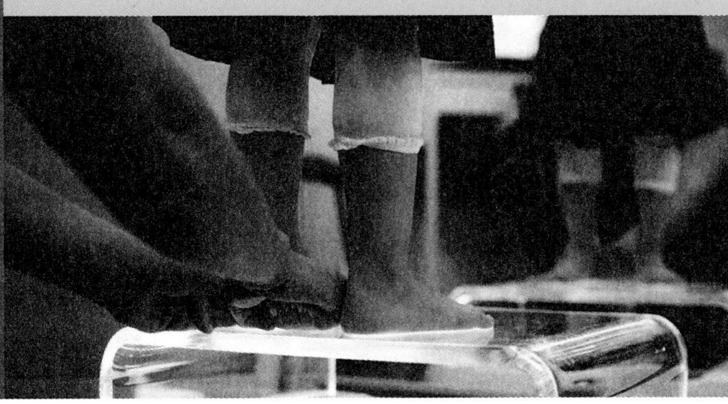

제7장

작업치료 과정

이 장에서는 작업치료를 하기 위해서 작업치료를 의뢰하는 것부터 치료를 종결하기까지를 간략하게 요약한 작업치료과정을 소개한다. 작업치료사가 일하는 곳은 어느 기관이든지 작업치료서비스의 방법과 과정은 비슷하다. 작업치료과정은 환자의 요구, 환경, 건강관리 체계를 받아들이는 환자 중심의 치료와 이론의 틀에 입각한 접근방법을 선택해야 한다. 장애를 가진 환자의 기능을 회복할 수 있도록 환자가 필요로 하는 기술을 제공하기 위한 과정으로 환자기능의 선별, 의뢰, 평가, 치료계획, 임상추론, 중재(치료), 재평가, 문서기록, 종료의 방법으로 이루어진다.

1 작업치료 과정

1) 의뢰(Refer)

작업치료가 필요한 사람들은 의사나 다른 법률적 자격이 있는 전문가에 의해 작업치료 서비스가 요청된다. 의뢰는 구두로도 하지만 문서상의 기록이 필요하다. 만약 서비스에 대해 의사의 의뢰서가 없다면 치료사는 적합한 서비스의 형태, 성향, 서비스방법을 결정하는데 모든 책임을 져야 한다. 의뢰 시 그 환자에 대한 일반적 정보, 진단명, 특정손상, 주요 문제점, 의뢰목적 등을 기술한 기록지나 임상챠트를 함께 보낸다. 의뢰에 대한 내용은 의사의 의뢰에 따라 다양할 수 있다.

2) 평가 및 측정(Evaluation & Assessment)

평가 및 측정에는 먼저, 선별 및 판별(screening), 초기평가, 작업치료 중재 중 또는 중재 후 시행하는 재평가가 있다.

(1) 평가 방법

작업치료사는 수집된 정보와 평가되어진 영역을 판별(screening)하고 평가도구를 선택한다. 평가 및 측정에는 먼저, 선별 및 판별, 초기평가, 작업치료 중재 중 또는 중재 후 시행하는 재평가가 있다. 치료사는 환자의 전체적인 작업수행능력을 파악하고 환자가 현재하고 있는 일(work), 가족, 사회적 역할을 고려하여 평가한다. 작업치료사는 표준화된 검사와 비 표준화된 검사를 사용하고 있다. 표준화된 검사는 이론과 과학적인 근거가 입증된 도구이므로 평가를 장려하고 있다.

① 의료기록(Medical record)

의료기록지로부터 수집된 정보는 평가과정에서 중요한 자료가 된다. 환자의 진단명, 진전과정, 병력, 과거병력, 최근에 치료방법들, 환자의 강점 및 약점, 주의사항, 심리적 요인, 사회적 요인들의 기록들은 평가방법과 치료방법을 결정하는 데 도움이 되는 기록들이다. 그리고 다른 재활치료에 대한 정보를 제공할 수 있다. 이상적인 평가를 위해서는 환자를 대하기 전에 의료기록을 미리 검토하는 것이 좋다. 환자를 평가하기 전에 환자에 대한 정보와 지식은 예상되는 환자와 관련된 요인들과 문제점들에 대하여 주의를 기울일 수 있게 도와준다.

② 초기면접(Interview) 및 선별검사

면접, 관찰, 스크리닝(screening) 검사를 통해 심도 있는 평가를 할 필요가 있는지를 결정한다. 초기면접은 평가과정에서 매우 가치가 있는 것이다. 면담하는 과정에서 치료사는 환자의 문제점에 대하여 확인하고 환자의 특별한 상황들을 모두 알아낸다. 이러한 자료는 앞으로 치료를 계획하는데 많은 도움을 줄 것이다. 작업치료사는 면담에서 환자가 어떻게 환자 자신의 역할, 기능장애, 욕구, 목표들을 알아내고 이러한 정보들을 재활프로그램에 반영한다. 초기면접은 작업치료사와 환자 사이의 관계형성(rapport) 및 신뢰감에 중요한 역할을 하므로 내담자의 성격, 교육수준, 가정환경, 가족관계, 직업 등을 고려하여 신중하게 대화한다.

초기면담은 조용하고 개인정보가 보장되는 환경에서 제공되어야 한다. 치료사는 환자에게서 어떠한 정보를 알아낼 것인가 구체적인 질문을 계획하여야 한다. 처음 몇 분 동안은 작업치료사에 대한 간단한 자기소개와 작업치료실 또는 작업치료서비스와 작업치료에 대한 역할과 면담의 목적을 설명하고 이것으로부터 얻어지는 정보가 어떻게 사용될 것인지를 설명하여야 한다.

성공적인 면접을 위해 두 가지 요건은 첫째, 환자의 대화에 신중히 경청하고 관찰하여 환자에게 관심과 존중을 나타내야 할 것이며, 둘째, 치료사는 연구, 실행, 준비를 한다.

③ **포괄적 평가**(Comprehensive evaluation)

클라이언트의 상태 등을 근거로 하여 이론의 틀을 정해 적절한 평가계획을 세운다. 이때 평가 장소, 시간, 방법 등을 결정하기 위해 보호자나 다른 팀 등으로부터 정보를 수집하며 환자에게 적절한 평가도구들을 결정하게 된다. 표준화 검사와 비표준화된 검사를 이용한 심도 있는 평가 등을 통하여 환자의 치료계획을 위한 철저한 자료수집을 한다.

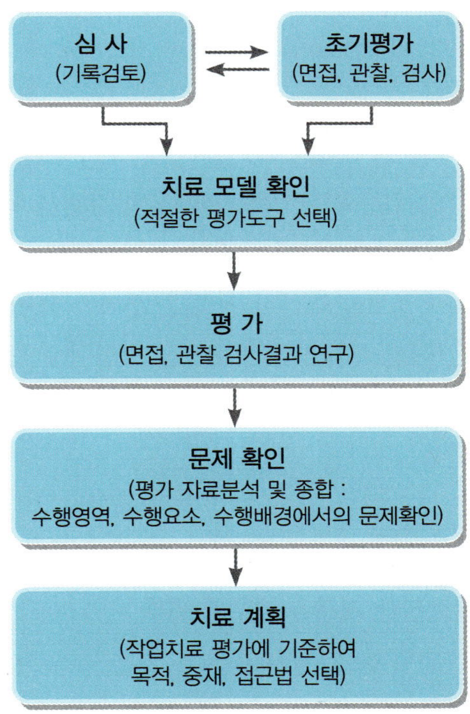

[그림 7-1] 작업치료 평가과정

㉠ **표준화검사**(Standardized tests)

표준화된 검사는 검사와 점수에 대한 지침이 있으며 통계적으로 신뢰도와 타당도가 있는 검증된 검사도구들이다. 이 검사들은 표준화되어 있는 기준을 가지고 있다. 즉, 각 연령에 따라 정상범위를 나타내는 표준화된 기준을 가지고 있다. 그러므로 작업치료사는 표준화된 검사를 효율적이고 능숙한 검사실행을 위해서 검사 프로토콜을 숙지해야 한다.

㉡ **비표준화검사**(Non-standardized tests)

작업치료사가 사용하는 많은 평가들이 비표준화된 검사들이다. 즉, 신뢰도와 타당도를 알 수 없다. 비표준화검사는 표준화검사와 비교해 볼 때, 점수화 방법에서 주관적인 개입이 많이 되는 것이 단점이다. 검사시행, 점수화기준, 결과 해석의 정보에 대한 특별한 설명이 없이 의료적 기술, 경험, 평가자의 개인성향에 따라 좌우되기 쉽다. 비표준화된 검사실시, 점수화기준, 분석 방법은 대부분 공식화되어 있지만 주관적 판단이므로 평가 시 개인적 차이가 있을 수 있다. 예로 도수근력검사(MMT)를 들을 수 있다.

④ 치료계획 개발

클라이언트의 문제, 장애, 결손을 파악하고 약점 및 강점을 확인하여 기록한다. 작업치료사는 환자의 가족과 지인들, 지역사회와 직장에서의 역할, 학력이나 직업경력, 여가와 사회적 흥미와 활동에 대한 정보를 파악한다. 이는 환자가 복귀할 계획을 세우는 데 도움이 될 것이며 면담에서 얻어진 문제점과 정보들은 작업치료 평가와 작업치료 계획을 세우는 데 반영된다.

(2) 평가의 목적

① 작업치료를 받기에 적합한지를 위한 적합성을 판별하기 위해
② 적절한 중재목표와 치료전략 계획을 세우기 위해
③ 진단과정에 도움을 주기 위해
④ 적합한 치료계획을 위해
⑤ 재평가의 목적

3) 치료계획(Treatment planning)

치료계획이란 치료 프로그램을 디자인하거나 계획하는 것을 말한다. 평가결과를 해석하고 이 정보를 사용하여 환자에게 적절하고 의미있는 계획을 이끌어낸다.

(1) 치료계획 과정

① 평가정보 수집과 문제 확인

치료사는 구조화된 면담, 임상관찰, 표준화검사, 비표준화검사를 사용하여 얻은 정보를 수집한다. 치료사는 평가결과를 검토해 수행영역, 수행요소, 수행배경에서의 장애를 규명한다. 치료를 계획하기 위해 자료를 모은 후 자료를 분석하고 문제를 확인한다. 자료는 작업수행에서의 문제를 확인하기 위해 분석하고 평가된 자료들을 종합한다.

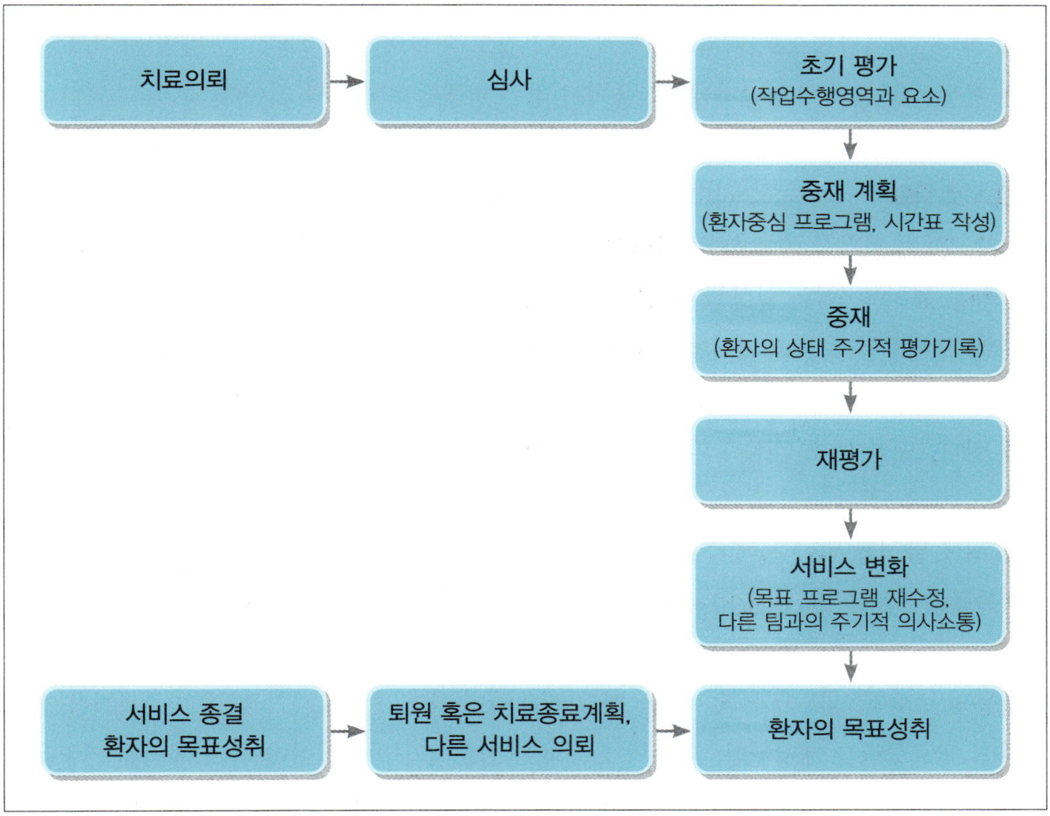

[그림 7-2] 작업치료 과정

치료사는 또한 환자의 생활환경이 독립성을 증진시키는 데 유용한 강점, 사회성, 생활환경 등을 수집하고 다른 서비스에 의한 중재를 필요로 하는지도 재활팀과 토의하여 확인한다.

② 이론의 틀, 치료접근방법 선택

작업계획은 하나 또는 그 이상의 작업치료 실행 모델 및 치료접근방법에 기반을 두어야 한다. 평가과정, 목표, 방법의 결과에 따라 어떤 실행모델 또는 접근방법이 사용될 것인가 결정된다. 치료사는 치료접근방법을 어떻게 선택하고 어떤 이론의 틀을 적용할 것인가를 추론해야 할 것이다. 예를 들어, 관절을 사용하지 않아 제한된 관절가동범위(LOM)를 가진 환자가 있다면, 이러한 환자에게 생체역학적 접근법을 선택해야 할 것이다. 이 접근법에서 치료사는 관절가동범위(ROM) 검사와 도수근력측정(MMT)에 초점을 맞출 것이다. 치료선택은 점진적 치료적 운동 프로그램을 선택해야 할 것이다. 만약 환자가 편마비 환자라면 신경발달치료(NDT) 접근법을 선택하고 근긴장도와 자세기전 등을 평가해야 한다. 치료방법으로는 자세취하기, 근긴장도 완화시키기, 체중이동방법 등이 요구되는 활동들을 통하여 정상자세기전을 촉진하는 방법들로 치료할 것이다.

③ 치료목표

치료사는 자료를 수집하고 실행모델과 하나 이상의 작업치료접근법을 선택한 후 중재전략을 세워야 한다. 일상생활활동(ADL)에서 독립적으로 환자 스스로 할 수 있는 일들에 대한 구체적인 목표를 설정하는데, 치료목표는 장기목표와 단기목표로 설정한다. 목표설정시 명백하고, 측정가능하고, 행동적이며, 기능적이고 적합성이 있는 목표를 설정해야 한다. 또한 목표 설정시 환자와 함께 의논하여 결정하여야 한다.

④ 목표 달성을 위한 목적 수립

목표를 성취하는 단계이다. 치료목적은 환자에게 변화를 설명한 것이며 환자 개인을 위해 기대되는 것이나 수행배경 안에서 작업수행이 이루어져야 한다. 환자의 기능, 수행, 행동의 변화를 명확하게 제시해야 하고 가능하면 환자와 치료사가 함께 치료목적을 선택하고 프로그램을 계획한다. 환자의 요구와 우선순위가 반영되어야 하고 의뢰된 기본목표와 평가에 의해 결정된 목표를 포함하여야 한다. 치료목적의 작성은 다음과 같은 세 가지 요소를 가지고 있다.

㉠ **환자의 최종의 행동** : 신체적 변화(physical change), 행동의 유형(kind of behavior), 수행기술(performance skill)이다.

- 예를 들어 블라우스를 벗는 동작에서 환자의 벗는 동작의 신체적 변화와 행동유형, 수행기술을 생각해 본다.

㉡ **환자의 상태** : 환자의 상태는 최종 행동 수행을 위해 필요한 상황이다. 그 환자의 상태에 따라 보조도구가 필요한가? 도움이 필요한가? 또는 감독자가 필요한가?에 대한 환자의 상태이다.

- 예를 들어 블라우스를 입을 때 보조도구가 필요한가? 조언이 필요한가? 블라우스를 벗는 데 최종 행동의 정확한 수행을 가능하게 해 주는 상태를 설명한다.

㉢ **수행기준** : 환자가 성취하기 위한 능력의 정도이다. 그 기준은 "얼마나 정확하게, 빠르게" 수행하는가에 대한 환자의 능력 수준이다. 기준은 치료목적에서 선택적인 요소이다. 비록 수행기준을 기록하는 것이 바람직하지만 항상 필요로 하는 것은 아니다.

4) 치료중재 및 실행(Intervention & Implementation)

치료계획이 완성되면 작업치료사는 환자로 하여금 설정된 치료계획에 따라 치료를 직접 실행하는 과정이다. 치료중재에 있어서 재활을 위한 다른 팀과도 상의하기도 한다. 치료프로그램 각 단계에 적응하는 것과 환자의 신체적, 심리적 반응을 관찰하는 것이 필요하다. 치료는 치료활동에 적당한 시간, 환자의 상태, 정신적 능력이 잘 조화가 이루어져야 한다. 개인적 혹은 그룹 환경에서 치료를 받는다. 치료과정에서 많은 환자들이 그룹과의 상호관계를 즐거워하고 유익해한다. 치료실 환경이 즐겁고 쾌적하면 우울하고 절망하는 환자에게 큰 힘이 될 수 있고 작업성과도 높다. 작업치료사는 치료과정 동안 환자에게 심리적인 지지와 용기를 주어야 하고 치료목표가 높은 단계로 완성될 때까지 성취될 수 있도록 노력해야 한다. 치료계획을 실행하여 얻어진 효과를 계속적으로 관찰하고 평가하여 치료의 진행방향을 결정해 나간다. 작업치료 중재전략에서 고려해야 할 사항은 다음과 같다.

(1) 환자의 일반적인 건강상태
(2) 환자의 신체적, 사회 문화적 환경
(3) 환자의 흥미, 정신 사회적 요구
(4) 작업치료에 영향을 주는 금기사항
(5) 작업치료와 다른 서비스와의 관계

(6) 환자를 위한 기능적인 목표
(7) 지역사회 복귀시에 환자의 역할
(8) 환자가 받는 다른 치료
(9) 환자에게 필요한 치료적 도구
(10) 환자의 예후

5) 재평가(Re-evaluation)

재평가는 치료의 효과를 측정하기 위해, 클라이언트의 필요에 따라 치료를 변경하기 위해 그리고 종합평가를 다시 살펴보기 위해 필요한 필수적인 과정이다. 작업치료사는 치료과정 동안 주기적으로 문제 영역을 재평가하고 초기 검사결과와 치료목표를 비교한다. 만약 초기 목표가 성과가 없거나 비현실적이라면 치료목표를 현실적인 단계로 변경해야 한다. 이러한 치료목표가 현재의 능력을 유지하고 환자의 수행기술의 약화를 방지한다. 그러므로 재평가를 통하여 성취하기 어려운 목표를 삭제하거나 변경하며 추가로 발견되는 문제 및 클라이언트의 진전 상태에 따라 새로운 목표를 추가 설정한다. 또한 이 재평가를 통하여 퇴원계획을 결정하기도 한다.

6) 퇴원계획과 치료종료(Discharge planning and treatment terminating)

치료목표가 달성되었거나 최대의 치료효과가 나타났을 때 치료를 끝낸다. 작업치료사는 작업치료과정과 기능 회복정도에 대해 요약 기록을 한다. 이 기록들은 퇴원 후 받게 되는 서비스 추천의 내용도 포함하는 것이 좋다. 전체적인 치료프로그램은 환자가 가정 또는 다른 적당한 거주환경으로 돌아가는 것을 준비하도록 지도한다. 퇴원계획은 보통 치료프로그램 동안 계속 이루어진다. 가정평가는 환자가 가정에서 안전하게 생활할 수 있는지를 확인하기 위해 필요하다. 모든 치료는 환자가 지역사회로 복귀하는 것을 도와주어야 한다. 재활치료는 종종 집 또는 다른 생활환경에서도 필요할 수 있으므로 작업치료사는 환자가 필요로 할 때 적당한 서비스를 줄 수 있는 지역사회자원을 잘 알고 있어야 한다.

2 작업치료 문서기록(SOAP 노트 작성법)

1) SOAP 노트 작성기록(Introduction to SOAP notes)

임상에서 매일매일 물리치료사, 작업치료사, 그리고 많은 건강관리 전문가들은 환자에게 행하는 것들을 기록하고 있다. 그들이 기록하는 방법 중 하나가 바로 SOAP 노트라는 환자관리 노트의 형식이다.

노트작성에 있어 SOAP 형식이 임상에서 이용되는 유일한 방법은 아니지만, 이 형식이 미국 전 지역에서 일반적으로 사용되고 있다. 거의 대부분의 학생 때나 임상에 있는 치료사로서 임상에 있는 동안 SOAP 노트형식을 접하게 된다.

2) SOAP의 의미

SOAP는 다음 낱말의 머리글자이며, SOAP의 각 글자는 환자관리 노트의 각 단락(section)을 의미하고 있다. 환자관리 노트는 다음과 같이 나누어진다.

S : Subjective(주관적)

O : Objective(객관적)

A : Assessment(평가)

P : Plan(목표)

3) 노트의 유형(Types of Notes)

환자를 관리하는 과정 동안, 환자를 초기 평가하고 계속적으로 재평가하며, 치료사의 치료가 끝났을 때 최종적으로 퇴원평가를 한다. SOAP 노트의 유형은 평가의 유형에 따라 달라진다. 환자관리의 처음 평가 이후에 처음노트를 작성한다. 중간노트 혹은 진행노트(progress note)는 정기적으로 작성되어지며 재평가의 결과를 기록한다. 치료가 중단되어질 때 퇴원노트(discharge note)가 작성된다.

4) SOAP 노트의 기원(The origin of SOAP notes)

SOAP 노트의 형식은 problem-oriented medical record(POMR)이라 불리는, 의료기록을 체계화하는 시스템의 일부로서 Dr. Lawrence Weed에 의해 소개되었다. POMR은 챠트의 앞부분에 환자문제의 목록을 가지고 있으며 각 건강관리 전문가는 환자문제의 각각을 작성하기 위해 세분화된 SOAP 노트를 기록하고 있다. 많은 의료기관들은 POMR을 사용하지 않고 오히려 그들은 몇 가지 다른 종류의 의료기록 형식을 사용하고도 있다. 또 다른 의료기관들은 약간 개정된 POMR형식을 사용하고 있다. 어쨌든 POMR형식은 SOAP 노트형식의 사용을 널리 보급하는 데 공헌했다.

5) SOAP 노트 기록의 목적

모든 보건관리 전문가들은 다음과 같은 몇 가지의 이유 때문에 그들은 소견(finding)을 기록하고 있다.

(1) 개별적인 환자의 경우를 관리하기 위해 치료사가 행하는 것을 기록하고 있다. 환자에게 주어진 관리에 대하여 미래에 일어날 수 있는 어떤 문제로부터 치료사와 환자는 보호받을 권리가 있다. 의료기록의 모든 부분이 그렇듯이 SOAP 노트도 법적 서류로써 고려되어진다.

(2) SOAP 노트는 환자의 담당 의사, 다른 치료사가 포함된 다른 보건 전문가와의 의사소통하는 방법이다. SOAP 노트는 환자와의 면담 결과, 객관적인 측정 결과, 환자상태에 대한 치료사의 평가 결과를 알려준다. 그것은 환자에 대한 치료사의 목표(환자의 목표)와 치료에 대한 계획을 알려준다. 그런 의사소통의 목적은 각기 보건관리 전문가에 의해 제공되는 서비스 사이의 일관성을 제공하기 위한 것이다.
담당치료사가 임상진료소에 부재중일 경우에도, 좋은 SOAP 노트는 부재중인 치료를 대신해 환자를 관리하게 될 다른 치료사와 의사소통을 잘 할 수 있게 하는 것은 물론, 재활센터와 학교시설 혹은 재활팀 접근을 이용하는 다른 기관에서 치료사의 목표와 환자의 기능적 수준이 환자 관리에 참여하는 다른 전문가들과의 의사소통을 잘 할 수 있게 한다. 환자가 한 치료사의 관리로부터 퇴원한 이후에, 다른 서비스를 제공하는 전문가들은 그 담당치료사의 노트가 나중의 좋은 치료를 제공함에 있어 매우 가치 있다는 것을 발견할 것이다.

(3) 보험회사 대리인과 의료보험공단은 치료노트에 근거하여 보상에 대한 사항을 결정한다. 이 결정 사항은 노트의 타당성과 완벽성에 의해 크게 영향을 받을 것이다.
(4) 병원과 다른 의료기관은 환자의 챠트를 재조명한다. 환자가 퇴원해도 되는지에 대한 결정도 어느 정도 치료사의 노트에 좌우된다.
(5) 노트 작성에 대한 SOAP 방법의 이용은 치료사가 환자관리에 포함된 사고과정을 체계화하는 데 도움을 준다. 체계화된 방법을 생각함으로써 치료사는 환자관리에 대한 결정을 더 잘 할 수 있을 것이다. 그래서 SOAP 노트는 문제해결에 대한 사고를 체계화하는데 있어 좋은 방법이다.
(6) SOAP 노트는 질적 보장과 향상의 목적으로 이용될 수 있다. 질적인 관리가 일어나는지를 나타내기 위해 특정 기준이 설정된다. 한정된 기간 내에, 특정 진단을 받은 모든 환자의 SOAP 노트는 미리 설정된 기준에 충족되었는지를 알기 위해 평가될 수 있다.
(7) SOAP 노트는 조사연구에 사용될 수 있다. 질적 보장으로써 이용될 때 환자의 유형, 자료 등에 대한 어떤 기준이 초기에 설정된다. 그 후에 노트의 자료가 수집되고, 환자의 유형이나 제공된 치료의 유형에 대해 결론이 유추된다.

6) SOAP 노트와 Progress SOAP 노트 작성법

이미 앞에서 언급되었듯이 SOAP 노트의 이용은 치료사가 질적인 환자관리를 체계화하고 계획하는 데 도움을 준다. 이 책에서 보여지는 SOAP 노트 방식은 훌륭한 문제해결 기술을 보장하지는 못한다. 그러나 그것은 좋은 문제해결 기술이 보다 잘 일어날 수 있는 구조적인 것을 제공해 줄 것이다. 환자의 초기 기간 동안, 평가와 결정의 과정이 다음의 방법으로 일어난다.

(1) 의뢰서와 기록지 확인

치료사는 환자의 챠트(의료기록)와 의뢰서를 읽는다(이용 가능하면). 환자의 문제에 대한 의사의 의견(impression)뿐만 아니라 방사선 검사와 실험적 소견과 같은 검사 결과도 환자와의 면담을 계획할 때와 실시된 측정을 확인할 때 도움을 줄 수 있다. 이 과정의 결과가 문제(problem)나 진단(diagnosis)을 확인한다.

(2) 주관적(Subjective)

치료사는 환자와 면담한다. 환자의 병력, 주소, 가정환경과 치료목표에 대한 정보를 수집한다. 이것은 환자의 관점에서 본 문제점들이다. 이러한 방법으로 수집된 주관적 정보를 노트에 기록한다.

(3) 객관적(Objective)

치료사는 의료기록이나 환자로부터 수집된 정보로 객관적 측정을 계획하고, 임상적 문제점들을 발견한다. 그리고 계획된 측정이 이루어진다. 이 측정된 결과를 노트에 기록한다.

(4) 평가(Assesment)

치료사는 면담과 측정 후 기록된 정보를 해석하고 그 환자와 같은 나이의 정상범위(WNL)에 해당되지 않는 요소들을 확인한다. 이 요소로부터 치료사는 기능적인 제한점과 손상을 포함하는 환자의 문제목록을 표준화된 것과 비교하여 기록한다. 환자의 문제는 의료기관과 이 단락에 포함되는 것이 무엇인지에 따라 기능적인 제한점이나 문제목록을 노트에 기록해야 한다.

(5) 치료계획(Plan)

기능적인 제한점이나 문제목록을 확인한 후, 치료사는 환자와 함께 환자의 기능적인 제한점이나 문제에 상응하는 목표를 설정한다. 첫 목표 설정이나 기능적인 제한점은 치료의 최종 결과를 명시하거나 치료 중재의 프로그램 이후에 해결되어져야 할 각 기능적인 제한점이나 환자 문제의 범위를 명시한다.

① **장기목표** : 치료에 대한 예정된 결과를 명시하여 목표를 세우는 것을 장기목표라 하며, 이것은 기능적인 결과에 포함된다. 예를 들면, 몸치장하기(grooming)에 최대 도움을 필요로 하는 환자는 적당한 도구(utensil)를 사용하여 독립적으로 자기관리하기를 장기목표로 세울 수 있다.

② **단기목표** : 기능적인 결과나 장기목표가 설정된 후 치료사는 환자가 단시간 내에 이루어질 수 있는 것을 고려한다. 그리고 단시간 내에 이루어질 수 있는 것을 명시하는 목표를 단기목표라 하며, 장기계획이 성취될 수 있도록 현재 기능을 고려하여 치료계획을 세우는 것이다. 예를 들면, 위와 같이 몸치장하기(grooming)를 장기목표로 세웠다면, 단기목표는 수행요소에 해당하는 과제를 분석하고 적당한 도구를 사용하여 중등

도의 도움을 주는 것이 된다.

환자와 함께 목표를 설정한 후 치료사는 목표를 달성하기 위한 치료계획을 대략 작성한다. SOAP 노트는 노트작성에서 가장 일반적으로 이용되는 형식 중의 하나이다. SOAP 형식은 치료를 받는 각 환자에 대한 중간노트와 퇴원요약을 작성하는 데 적합할 뿐만 아니라 처음노트를 작성하는데 적합하다. 아마 SOAP 노트는 대부분의 치료사가 접하게 되는 가장 포괄적인 기록화의 형식일 것이다. Dr. Lawrence Weed의 POMR형식은 오늘날 가장 많이 쓰이는 SOAP 노트의 기원이다.

기록화는 의사소통의 질적 관리보장에서 퇴원계획이 의사소통까지 이르는 많은 목적을 가지고 있으며, 그것은 분명하고 정확한 정보를 얻기 위한 의료보험공단에 의한 지불 보류와 소송을 포함하는 보건관리 분야에 있어 매우 중요하다. 노트작성의 SOAP 방법은 문제를 통해 사고하는 길잡이로써 작용하고, 질적인 환자관리를 위한 책무를 나타내는 작용과 환자관리를 기록하는 작용을 한다. 이 모두는 신입치료사가 임상에 들어갈 때 필요한 것이다.

3 의료기록 작성(Writing in a medical record)

대다수 임상시설기관에서 이용되는 의료기록의 노트작성 양식은 대부분의 학생들이 이용하는 논문, 보고서 등의 작성과는 작성 양식이 다르다. 환자 챠트와 파일의 작성은 약어와 의학용어를 사용하며 간결하게 작성되어야 한다. 다음의 안내지침은 여러분이 의료기록 작성에 익숙하도록 하기 위해 제공되는 것이다.

1) 정확성(Accuracy)

결코 자료를 그릇되게, 과장되게 혹은 날조하여 기록해서는 안된다. SOAP 노트는 영구적인 법적 서류인 것이다. 잘못된 철자, 문법, 잘못된 구두점이 다른 영향들을 초래할 수 있다. 객관적인 정보는 실제의 방법으로 명시되어야 한다. 정보가 객관적이도록 유지되어야 한다. 임상 업무 조건에 대한 다른 스탭의 비평이나 불평은 환자관리에 포함되지 않아야 한다. 이 노트는 환자에 대한 것이지 보건 전문가에 대한 것이 아니기 때문이다.

2) 간결성(Brevity)

정보는 간결하게 명시되어야 하며, 짧고 명료한 문장을 사용해야 한다. 장황한 진술을 피한다. 또 '그리고'로 연결되는 짧은 어구의 연결을 피한다. 몇몇 의료기관에서는 미완성의 문장이나 대략 구성된 형식의 사용을 허용하기도 한다. 어떤 양식이 사용되든지, 그 시설의 방침이나 설정을 동의하고 혼돈을 피하기 위한 일관성 있는 양식이 중요하다.

약어는 간결성에 도움을 준다. 이용되는 약어는 일하는 의료기관에서 수용된 목록으로부터 나와야 한다. 그 기관의 오리엔테이션 기간 동안에 표준약어 목록을 알아 두는 것은 중요하다. 또한 간결성이 지나치게 사용될 수 있다. 좋은 생각(idea)을 얻기 위해서는 충분한 정보가 있어야 한다. 거의 대부분의 S와 O 진술은 동사(verb)를 가지고 있다(동사를 대신하는 몇 가지의 구두점이 있다).

3) 명확성(Clarity)

SOAP 노트의 표면은 그 의미가 즉시 독자에게 명확하게 될 정도로 작성되어야 한다. 시제에 있어서 과거에서 현재로 갑작스럽게 바뀐 표현은 되도록 피해야 한다.

애매한 용어를 사용하지 않는다. 자필로 작성할 때는 읽기 쉽게 하는 것이 중요하다. 만약 노트가 쉽게 읽혀지지 않는다면 노트작성의 목적이 실패로 돌아간다. 그 의료기관에서 표준화된 약어의 사용은 노트작성에 있어 명확성을 보장하는 데 절대적으로 필요한 것이다. '최소 보조'같이 치료실 내에서 사용되는 용어는 잘 정의되어야 하고 치료실의 모든 치료사에 의해 일관성 있는 방법으로 사용되어야 한다.

4) 정확성, 간결성, 명확성에 관한 기록 방법

(1) 구두점(Punctuation)

① **하이픈[Hyphen, (−)]** : 하이픈은 근력 등급에서 사용되는 (−)부호나 부정적인 부호(as in SLR : −on R)와 혼돈될 수 있기 때문에 SOAP 노트에서는 사용하지 말아야 한다. '어디에서 어디까지'의 낱말 대신에 하이픈이 가장 일반적으로 사용되는 것이 하나의 예이다(as in AROM : 0−48°).

② **세미콜론[Semicolon, (;)]** : 노트의 주관적 단락에서 "state"의 과다 사용 대신에, 세

미콜론이 두 개의 관련된 진술을 연결시켜 주기 위해 이용될 수 있다.

③ **콜론(Colon, (:))** : 콜론은 "is" 대신에 사용한다.

(2) 실수를 수정하는 방법(Correcting Errors)

정보를 무효화하거나 정보를 삭제하려는 노력이 마치 보건전문가의 잘못된 업무를 은폐하려는 시도처럼 보이기 때문에 의료기록을 할 때에는 수정액을 사용하지 않아야 한다. 챠트를 작성할 때 생긴 실수를 수정하는 적절한 방법은 실수한 것에다 선을 긋고 실수한 것 위에다 "error"를 쓰고 날짜와 치료사의 성명의 머리글자를 쓰는 방법이다.

(3) 노트에 서명하는 방법(Signing Your Notes)

의료기록지에 치료사가 작성한 모든 사항에 서명을 해야 한다. 모든 노트는 여러 명의 법적 서명으로 이루어져야 한다(법적으로 효용이 있는 사인). 예명으로 서명해서는 안 된다. 학생인 경우에는 몇몇의 의료기관에서, 학생 서명 뒤에 슬래쉬(/)가 온 뒤에 감독관의 서명이 쓰여진다.

(4) 치료사 자신을 언급하는 방법

노트는 환자에 대해 언급하는 것이지 치료사에 대해 언급하는 것은 아니다. 만약 몇 가지의 이유 때문에 치료사가 자신을 언급해야 한다면 대부분의 의료기관들은 '치료사', '물리치료사', '작업치료사'를 언급하는 것을 좋아한다.

(5) 공백이나 빈 밑줄

하나의 기재사항과 또 다른 기재사항 사이에는 공백이 없어야 하며, 단일의 기재사항 내에도 공백(빈 밑줄)이 없어야 한다. 빈 밑줄은 이미 작성된 정보를 다른 사람이 반증할 수 있는 영역이다. 노트에 "not"과 같은 한 낱말의 첨가에 의해 노트 내용의 의미가 완전하게 바뀔 수 있다.

(6) 의뢰를 챠트에 작성하는 방법

의사가 치료사에게 의뢰를 할 때 치료사는 그 의뢰를 챠트에 작성해야 하는 전문가적인 책임을 가진다. 의뢰측 챠트에 작성할 때 대부분의 의료기관들은 다음의 형식을 표준으로 삼고 있다.

→ 날짜/시간/의뢰

→ 구두 의뢰 의사의 성명/치료사의 서명, OTR(PT)

일단 챠트에 치료사에 의한 의뢰지가 작성되면, 의사는 그 챠트를 본 다음, 혹은 가능한 빨리 그 의뢰지에 사인을 한다.

의료기록 작성은 간략하고 정확하고 명확하게 작성되어야 한다. 실수는 수정되어질 수 있으나 수정액으로 삭제되거나 은폐되어서는 안된다. 어떤 법적 서류에 서명할 때처럼 법적 효용이 있는 서명을 해야 한다.

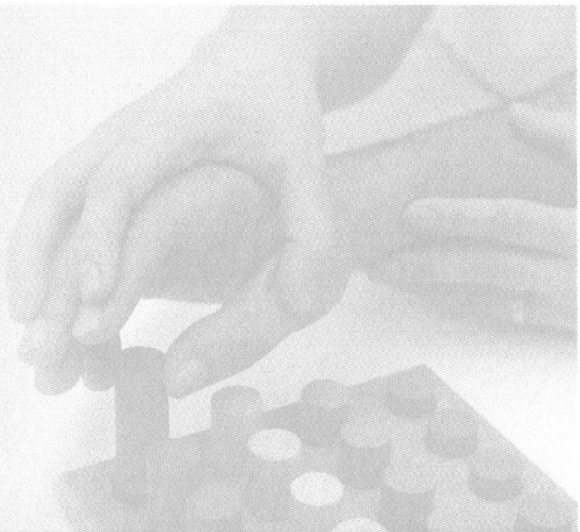

8 감각과정

OCCUPATIONAL THERAPY

1. 감각(Sensation)
2. 지각(Perception)
3. 인지(cognition)

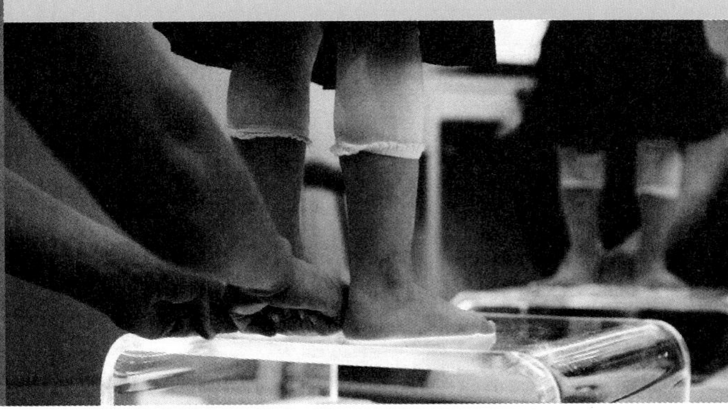

제8장

감각과정

1 감각(Sensation)

감각은 외부환경으로부터 오는 정보를 감각기관을 통하여 피드백(feedback)과 피드포워드(feedforward)의 기전에 의해 받아들여진다. 피드백(feedback)은 중추신경계의 근방추와 관절수용기, 피부수용기에서 운동수행을 위해서 하향 조정 명령이 발생하는 외적 및 내적 자극에 대한 움직임이다. 예를 들어 뜨거운 커피를 무릎 위에 엎지를 때 빨리 피하려는 행위는 내적 또는 외적 자극에 대한 움직임이다.

피드포워드(feedforward)는 경험에 의해 이미 학습되어 있는 능력을 이끌어 내는 것이다. 예를 들어 가파른 경사의 계단을 내려오는 동작은 감각경험되어 있는 정보를 운동계획과 예측을 통하여 조절하면서 내려오는 것으로, 일상생활 활동과정에서 필수적인 것이다. 이러한 운동반응을 계획하고 실행하는 것에 문제가 되는 것은 여러 가지 감각장애(sensory dysfunction)를 일으킬 수 있다. 감각장애는 뇌신경 장애(cranial nerve disorder), 중추신경/말초신경(CNS/PNS) 장애의 결과로 나타난다.

1) 감각장애 분류

(1) **무감각증(anesthesia)** : 감각이 완전히 없는 상태
(2) **이상감각증(paresthesia)** : 얼얼하고 쑤시고(tingling), 벌레가 기어다니는(crawling) 듯한 이상한 감각 증상
(3) **과도감각증(hypersensitivity)** : 감각이 과도하게 예민한 증상
(4) **고 감각증(hyperesthesia)** : 촉각(tactile sensitivity)이 과도하게 예민한 증상
(5) **과소감각증(hyposensitivity)** : 감각이 매우 저하된 증상

(6) **무통증(analgesia)** : 통증감각이 소실된 증상

(7) **저통각증(hypalgesia)** : 통증감각이 저하된 증상

2) 감각장애 치료

(1) 과도감각증(Hypersensitivity)

억제기술(inhibition technique), 느린 자극(slowly stimulation)을 주어 과민한 자극을 낮추는 방법을 사용한다.

① 가벼운 관절 압박(Soft joint pressure)

② 천천히 쓰다듬기(slow stroking)

③ 리드미칼한 움직임(rhythmical movement)

④ 자극이 낮은 온도(neutral warmth)

⑤ 건(tendon)의 정지(insertion) 부위에 압력

⑥ 가볍게 흔들기(gentle rocking)

(2) 과소감각증(Hyposensitivity)

촉진기술(facilitation technique)과 빠른 자극(fast/quickly stimulation) 방법을 사용한다.

① 쓰다듬기(brushing) - 피부에 따라 5초 정도 해 준다.

② 가벼운 촉감 자극(light touch/stroking)

③ 온도 자극(thermal facilitation/icing) - 3~5초 압박(pressure)

④ 탁탁 치기(tapping, tendon/belly)

⑤ 상태에서 느끼는 것보다 강한 압력

(3) 표피 통증감각(Superficial pain sensation)

환자의 경우 손상받기 쉬우므로 치료 프로그램시 감각 보상과 안정성을 인식하도록 가르쳐 주는 것이 중요하다.

① 검사 목적

표피 통증감각(superficial pain sensitivity)을 측정하기 위함이다.

② 제한점

수용성 실어증(receptive aphasia) 환자의 경우 정확한 검사가 어렵다.

③ 사용 도구

눈가리개, 안전핀(safety pin), 클립, 면봉(cotton balls) 등

④ 조건

㉠ 주위가 산만하지 않아야 한다.

㉡ 피검사자는 작은 책상에 앉고, 그 위에 손상측 손과 전완을 편안하게 올려놓는다.

㉢ 만일 이 자세가 불가능할 경우 침대에서나 휠체어에 앉아 lapboard 위에 팔을 올려 놓고 평가받을 수 있다.

⑤ 검사 방법

㉠ 모든 감각검사시 환자가 검사자극을 보지 못하도록 검사자의 시야를 가린다(눈가리개 혹은 커튼).

㉡ 검사자는 피검사자의 반대편에 앉는다.

㉢ 피검사자의 손과 전완을 탁자 위에 편안하게 올려놓는다(시각 폐쇄된 상태).

㉣ 안전핀의 날카로운 부분은 알코올로 소독한다.

㉤ 손상측과 전완에 날카롭거나 둔하게(sharp/dull) 무작위로 자극한다.

㉥ 손바닥을 검사할 때 강직이 있으면 엄지를 신전(extension), 외전(abduction)시키고 손등을 지지한다. 자극을 줄 때에는 동일한 압력을 준다.

⑥ 주의점

무감각하거나 단단한 부분(예, 손바닥)은 보통 다른 부분보다 감각이 떨어진다. 피검사자가 안전핀을 두려워한다면 종이 클립을 사용한다.

⑦ 반응

각 자극에 대해 예민한가 또는 둔한가를 답하게 한다. 실어증인 경우에는 안전핀을 보고 어느 쪽인지 지적하라고 한다.

⑧ 기록

㉠ Intact – 정확한 반응(+)

㉡ Impaired – 정확치 않거나, 지나치게 느린 경우(–)

㉢ Absent – 반응이 없는 경우(0)

(4) 가벼운 촉각(Light touch)

촉각(tactile sensitivity)과 압각(pressure sensation)은 모든 ADL의 수행에 있어서 중요하다. 예를 들어, 손에 있는 물건이 무엇인지 알고, 의복의 감촉을 느끼고, 모양을 바르게 한다든지, 의자에 앉아 있을 때, 휠체어를 추진할 때, 문을 당기거나 열 때, 무릎을 꼬거나 벨트와 칼라를 착용할 때 등에서 많이 느낀다.

촉각이 저하되거나 손상(absent)되었을 때, 압각(pressure sensation)은 정상인 환자도 있는데 이것은 ADL수행과 활동(activity)시 촉각 피드백(touch feedback)을 대신할 수도 있으므로 중요하다.

① 검사 목적

피검사자의 가벼운 촉각(light touch) 자극에 집중하고 인식할 수 있는지 알기 위함이다.

② 제한점

수용성 실어증(receptive aphasia)을 가진 환자의 경우 제한한다.

③ 도구

시각 폐쇄 도구, 면봉

④ 조건

㉠ 주위가 산만하지 않아야 한다.

㉡ 피검사자는 작은 책상에 앉고, 그 위에 손상측 손과 전완을 편안하게 올려놓는다.

㉢ 만일 이 자세가 불가능할 경우 침대에서나 휠체어에 앉아 lapboard 위에 팔을 올려 놓고 평가받을 수 있다.

⑤ 검사 방법

㉠ 검사자는 피검사자의 반대편에 앉는다.

㉡ 피검사자의 손과 전완을 탁자위에 편안하게 올려놓는다(시각 폐쇄된 상태).

㉢ 손상측과 전완에 날카롭거나 둔하게(sharp/dull) 무작위로 자극한다.

㉣ 손바닥을 검사할 때 강직이 있으면 엄지를 신전(extension), 외전(abduction)시키고 손등을 지지한다.

㉤ 손과 전완에 무작위로 가볍게 touch한다.

㉥ 몇 번 자극을 준 후 피검사자가 이해하는지, 어떻게 반응하는지 관찰한다. 검사는 정상측부터 실시해야 한다.

⑥ 반응

고개를 끄덕이거나, '예', '아니오'로 대답해도 되고, 자극한 위치를 지적해도 되고, 이것이 불가능하면 그곳을 말로 설명하게 한다.

⑦ 기록

자극에 집중하고 분간하면(+), 분간만 할 수 있으면(−), 집중과 분간을 모두 못하면(0).

⑧ 표준

손과 전완을 자극(touch)하고, 자극지점으로부터 3/5~1, 1/5 inch(1.5~3cm) 정도 떨어지게 느끼면 "정상(normal)"이다. 반응의 정확성은 상완(upper arm), 전완(forearm), 손(hand) 순으로 더 예민하다.

(5) 압각(Pressure sensation)

가벼운 촉각(light touch sensation)과 같은 방법으로 검사한다.

① 검사자는 피부가 창백하고(blanch), 자국이 생길 정도로 면봉을 사용하여 강하게 누른다.

② 일반적으로 압각을 정상적으로 인지할 수 있는 압각 범위는 2.44~2.83mg이다.

③ 만약 가벼운 촉각(light touch sensation)이 손상되었거나 없고, 압각 감각이 정상이라면 감각손상을 보상하거나 기능을 증진할 수 있다.

(6) 온도 감각(Thermal sensation)

온도를 분별하는 능력 특히, 극한적인 온도를 감지하는 것은 중요하다. 주로 목욕하기, 요리하기, 다림질, 컬링(curling)과 같은 동작은 ADL에 있어서 injury예방을 위해 중요하고, 음식의 맛을 즐기고 주위의 불쾌감까지 느낄 수 있다.

① 검사방법 1

㉠ **도구** : Hot/cold Discrimination Kit (Rolyan)

온도감지기가 달린 금속검사기로 2개의 컵과 2개의 온도계가 부착되어 있다. 1개의 온도 컵에는 찬물(7℃), 다른 한 컵에는 뜨거운 물(43℃)을 채워둔다. 금속탐지기를 온도계에 넣어 온도가 올라가면, 금속탐지기로 검사할 피부표면에 접촉시킨다.

㉡ **장점** : 검사하는 동안 일정하게 유지되고, 정확하게 온도를 유지할 수 있다.

㉢ 각 자극에 대해 '뜨겁다', 차갑다'로 반응한다. 실어증인 경우 검사하기 전에 언어적 표현이 아닌 방법을 이해시켜 준다.

㉣ 온도를 정확하게 감지하면 '+', hot/cold 구별하지 못하면 '0'이다.

② 검사방법 2

㉠ **도구** : 마개가 있는 2㎝ 지름의 시험관에 뜨거운 물(43℃), 따뜻한 물, 미지근한 물, 차거운 물(7℃)을 가득 채운다. 검사자는 각 stopper에 색깔을 정해 준다(yellow-hot, green-warm, orange-tepid, red-cold).

㉡ **목적** : 피검사자가 4단계의 온도변화를 탐지하고 hot과 cold의 극한점을 구별하는지 알기 위함이다.

㉢ **제한점** : 수용성 실어증환자에게는 실시 불가능하다.

㉣ **검사방법** : 검사자는 피검자의 손상 측에 순서와 위치에 상관없이 검사하고자 하는 피부표면을 자극하거나 잡게 하고, 잡을 수 없을 때는 피검사자의 손바닥과 손끝(finger tip)에 각각 자극한다.

㉤ **반응** : 검사 튜브는 책상 위에 왼쪽에서 오른쪽으로, 뜨거운 것에서 차가운 순서로 배열한다.

㉥ **기록** : 온도를 정확하게 감지하면 '+', 구별하지 못하면 '0'이다. 피검사자의 반응을 깨끗한 기록지 위에 적당하게 기록한다.

㉦ **표준** : 정상인은 모든 항목을 정상적으로 수행할 수 있다.

방법 1을 성공하지 못하면 방법 2는 실시하지 않는다.

(7) 운동감각(Kinesthesia)

자기 몸의 부분, 무게, 관절의 위치와 움직임을 의식적으로 인식하는 것이다. 운동감각이 부분적으로 또는 완전히 상실되었다면 근육의 기능이 정상일지라도 움직임에 심각한 장애가 나타날 수 있다. 이 경우 작업치료사는 환자에게 감각장애가 있는지 알기 위해 운동기능장애(motor dysfunction)를 주의 깊게 평가하는 것이 중요하고, 감각재훈련 프로그램(sensory retraining program)을 통하여 보상치료방법(compensatory method)을 가르치는 것이 중요하다. 고유수용성감각(proprioception)은 관절의 위치(position)와 움직임(motion)에 대한 무의식적인 정보이다. 이러한 기전은 직립자세, 자세조절, 사지와 몸통조절, 머리 등이 일정한 자세를 유지하는 것을 통해 신체의 움직임과 자세에 대한 정보를 제공한다.

① 검사 목적

피검사자의 자세와 움직임의 감각을 평가하기 위함이다.

② 도구

시야를 가릴 수 있는 커튼, 팔꿈치와 견관절의 검사를 위해 넓고 높은 커튼 칸막이가 있으면 좋다. 커튼 설치가 불가능할 경우엔 시야 가리개로 환자의 시야를 가린다.

③ 조건

㉠ 검사 방법을 환자가 이해해야 하며 수용성 실어증이 있는 경우는 정확한 검사가 불가능하다.

㉡ 산만하지 않아야 하고, 다른 사람의 시선이 없어야 한다.

㉢ 손가락과 손목을 검사할 때 피검사자의 손상 측 전완은 편안하게 칸막이가 있는 책상에 앉히고, 검사자는 그의 앞이나 옆에 앉는다.

㉣ 팔꿈치와 견관절을 검사할 때, 피검사자를 앉게 하고, 커튼이 있는 칸막이를 앞에 놓는다.

㉤ 피검사자는 손상 측을 볼 수 없게 한다.

㉥ 이 자세가 가능하지 않을 경우 피검사자를 휠체어에 앉게 하거나, 침대에서 비스듬

히 눕히거나 앉혀서 검사할 수도 있다.

④ 검사 방법

㉠ 손(오른손을 검사할 경우) : 피검사자의 손과 앞팔은 손등이 바닥에 닿게 해서 커튼 아래에 둔다.

ⓐ 검사자는 필요시 왼손 엄지를 바깥쪽으로 벌려 유지시키고 손바닥(palm)의 왼쪽을 잡고 고정해 준다. 이 자세는 굽힘 경직(flexor spasticity)이 있는 경우 손가락 이완(relaxation)에 도움이 된다.

ⓑ 검사자의 엄지와 검지로 심한 압력을 주지 않고 각 손가락 관절의 원위 및 바깥쪽을 잡고 검사한다.

ⓒ 가능한 검사자는 다른 손가락을 접촉을 하지 않고 검사하고자 하는 손가락을 하나씩 검사한다.

ⓓ 왼손을 평가할 경우에는 검사자의 자세가 바뀐다.

㉡ 팔굽관절(elbow), 어깨관절(shoulder)

ⓐ 검사 방법 :

- 팔굽관절 굽힘(elbow flexion), 어깨관절 굽힘(shoulder flexion), 어깨관절 안쪽돌림(shoulder internal rotation), 어깨관절 굽힘과 벌림(shoulder flexion, abduction)
- 모든 움직임의 시작자세는 어깨관절은 20~30° 벌림(abduction)시키고, 팔굽관절은 90°, 손목은 중립 자세로 고정한 후 검사한다.
- 관절이 부드럽지 못할 경우는 통증이나 신장반사(stretch reflex)를 유발하지 않게 주의한다.
- 피검사자는 테이블에서 떨어져 앉는다.
- 피검사자는 커튼 칸막이 등으로 시야를 차단한다.
- 검사자는 피검사자의 옆에 서서 검사자세를 수동적으로 검사한다.

⑤ 반응

㉠ 피검사자는 움직임(movement)의 방향을 인식하자마자 '위', '아래', '바깥쪽', '안쪽'

이라고 언어적 표현으로 반응한다. 만약 실어증 환자의 경우에서는 정상측 팔로 손상 측 팔의 동작들을 따라 하게 한다.

㉡ 편마비(hemiplegia) 환자일 경우에는 정상 측의 자세(position)를 모방하는 방법으로 검사할 수 있다.

⑥ 검사 부위

견관절, 주관절, 손목관절, 손가락관절(thumb, index, middle, ring, little finger)의 폄(extension)과 굽힘(flexion) 검사

⑦ 주의

상위운동신경원증후군을 가진 경직성 환자에게서는 신장반사(stretch reflex)와 통증이 유발하지 않도록 조심해야 한다.

⑧ 기록

움직임(movement)의 방향 평가시 방향을 정확히 인식하면 '+', 인식하지 못하면 '0'.

자세(position) 평가시 정확한 반응은 '+', 반응이 지연되거나, 유사할 경우는 '−', 반응이 없거나 정확하지 않을 경우 '0'으로 기록한다.

⑨ 관찰

기록할 때 검사자는 피검사자의 반응, 예외적인 상황을 관찰, 무능력에 대한 검사순서에서 개인별 변화량을 지시한다.

⑩ 표준

정상적인 관절에서 1~2m의 움직임은 알아낼 수 있고, 정확한 등급(intact grade)은 ROM의 처음 15° 정도에서 움직임(movement)을 감지한다.

(8) 촉각(Tactile perception)

① 입체인지(stereognosis)

보지 않고 촉각을 통하여 기하학적인 모양과 일반적인 물체를 알 수 있는 것으로 '지각

기술(perceptual skill)'에 포함된다. 촉각(tactile)은 촉지(touch), 압력(pressure), 자세(position), 동작(motion), 감촉(texture), 무게(weight)와 온도(temperature) 등이 통합(integration)된 결과이고, 대부분의 ADL과 관련이 있다. 이 기능은 두정엽의 기능이다.

입체인지(stereognosis)는 고유수용성(proprioception)과 함께 손으로 도구들을 사용하는데 필요하고, 보지 않고 손의 활동(hand activity)을 수행할 수 있도록 해 주는 것이다. 예를 들어 보지 않고 연필로 쓰거나, 자판을 보지 않고 워드를 치거나, 피아노 치기, 주머니에서 자동차열쇠나 동전꺼내기 등 일상생활에서 매일 수행되는 동작들이다. 이 능력의 상실을 입체인지불능(astereognosis)이라고 한다.

㉠ 검사 목적

일반적인 물체를 감지하고 촉각(tactile)의 성질을 인식하는지 알아보기 위함이다.

㉡ 도구

시각 폐쇄 도구, 연필, 선글라스, 만년필, 열쇠, 못, large pin, 금속 수저, 동전, 작은 가죽 동전 지갑 등 일상생활에서 사용되는 모든 도구들이면 된다.

㉢ 조건

ⓐ 산만하지 않은 환경에서 피검사자는 커튼이 있는 테이블 위에 검사하고자 하는 팔을 편안하게 올려놓는다.

ⓑ 검사자는 피검사자 앞에 앉는다.

ⓒ 만약, 운동의 약화(motor weakness)로 인해 검사도구를 만질 수 없다면 가능한 감사자가 손으로 만질 수 있도록 도와준다.

ⓓ 수용성 실어증의 경우에는 검사하는 것이 제한된다.

㉣ 방법

ⓐ 피검사자의 손등이 테이블 위에 닿도록 해서 커튼 안에 둔다.

ⓑ 검사도구를 무작위로 주어서 손으로 만질 수 있도록 해준다.

ⓒ 만약, 피검사자의 손이 쥐는 능력이 부족하면 물체를 만질 수 있도록 검사자가 도와준다.

㉤ 반응

피검사자는 물체의 이름을 대거나 불가능할 경우 물체의 성질이나 특성을 말한다. 실어증(aphasia)의 경우에는 만지게 한 후 그 물체의 복사본을 볼 수 있게 하여 지적하도록 해서 평가한다.

㉥ 기록

ⓐ 목적물을 빠르고 정확하게 말하거나 지적하면 '+'

ⓑ 이름을 말하는 시간이 지연되거나 물체의 특성만을 표현하면 '–'

ⓒ 물질이나 물체를 알지 못하면 '0'으로 기록한다.

■ 입체인지지각의 치료

- 1단계 – intersensory facilitation : 처음, 둘 이상의 감각을 동시에 사용하여 촉각을 느낄 수 있도록 보고 듣게 해준다.
- 2단계 – exploration : 그 다음 촉각으로 탐구할 때에 눈을 가린다.
- 3단계 – tactile-kinesthetic input : 마지막에는 청각적 · 시각적 단서를 제거시켜, 환자가 촉각-운동감각에만 의지하도록 한다.

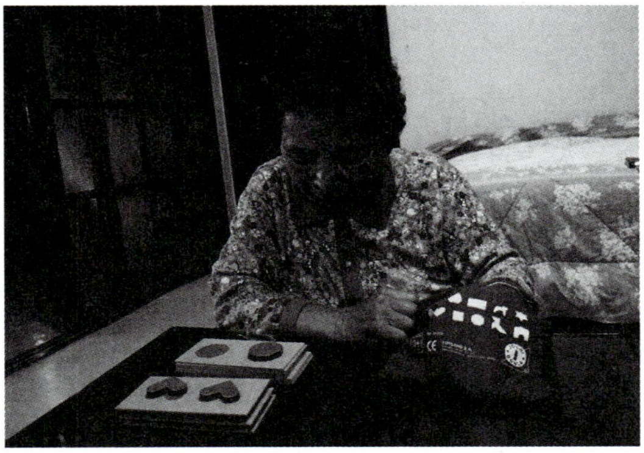

② 서화감각(Graphesthesia)

피부위에 쓴 숫자, 글자, 형태를 인지하는 지각능력이다. 감각(sensation)을 구별하는 또 다른 검사로 대뇌 두정엽의 기능을 측정하는 것이다. 이 능력의 상실을 서화감각불능(agraphesthesia)이라고 한다.

㉠ 검사 방법

시야를 가리고 글자, 숫자, 기하학적인 형태를 동일한 연필의 무딘 부분으로 손바닥, 또는 검사하고자 하는 부위에 그린다.

㉡ 반응

검사자가 그린 상징(symbol)을 말한다. 실어증(aphasia)인 경우 검사 자극을 준 후 그림을 이용하여 지적하도록 한다.

(9) 후각(Olfactory sensation)

후각은 음식의 맛에 관여하며 일상생활에서 응급 시에 위험에 대처하기 위해 필요한 기관이다. 냄새 감각(smell sense)의 상실을 무후각증 또는 후각상실증(anosmia)이라고 하는데 후각상실증은 비강의 급성 또는 만성염증, 뇌졸중, 뇌손상, 뇌종양 및 감염 등에 의해 나타날 수 있다. 후각이 감퇴된 것을 후각감퇴증(hyposmia)이라고 한다. 이 기능은 파킨슨씨병이나 부신피질호르몬의 저하로 발생하는 경우가 있다. 어떤 경우에는 유쾌한 냄새를 불쾌한 냄새로 느끼는 것과 같이 잘못 맡을 수도 있는데, 이를 후각왜곡증(parosmia)이라고 한다.

① 검사 목적

냄새 맡는 것이 정상인가 혹은 손상인가, 또 콧구멍이 한쪽만 그런지, 아니면 모두가 그런지 알아내기 위함이다.

② 제한점

㉠ 수용성 실어증(receptive aphasia)이 있는 환자는 정확한 검사가 불가능하다.
㉡ 표현성 실어증(expressive aphasia)이 있는 환자의 경우 대화 전달(communication)이 안 되기 때문에 그림이나 단어, 상징(symbol)들을 사용하기가 어렵고, 정확한 검사가 힘들다.
㉢ 검사는 주관적이고, 검사자는 피검사자의 반응을 믿어야 한다.

③ 도구

재료나 물질을 담을 수 있고, 불투명하거나 어두운 색깔이 있는 작은 병 5개가 필요하다. 냄새나는 액체나 파우더, 커피, 초콜릿, 레몬향, 페퍼민트향 등 익숙한 냄새들이 좋으며, 암모니아, 식초 등과 같이 흥분시키고 자극적인 화학약품들은 적합하지 않다. 말로써 반응할 수 없는 경우는 각 냄새에 알맞은 단어나 그림이 있는 카드(card)를 준비한다.

④ 조건

산만하지 않고, 강한 냄새가 나지 않는 환경이어야 한다. 피검사자는 앉거나 반좌위(semireclining) 자세를 유지한다.

⑤ 검사 방법

㉠ 병뚜껑이나 물질이 묻은 면봉을 피검사자의 콧구멍 아래에 둔다.
㉡ 피검사자는 한쪽 콧구멍을 누른다. 검사자가 대신 해 주어도 된다.
㉢ 한쪽이 열려 있음을 증명하기 위해 호흡을 해보게 한다.
㉣ 시선을 가리고 면봉을 열려진 콧구멍 아래에 둔다.
㉤ 피검사자는 두 번 적당히 냄새를 맡는다.
㉥ 각 물질 사이에는 약간씩의 간격을 두고, 같은 물질과 다른 물질을 교대로 평가한다.

⑥ 반응

㉠ 냄새를 찾고
㉡ 냄새를 확인하고
㉢ 두 개의 콧구멍으로 맡은 냄새가 같은지/다른지 구별한다.

⑦ 기록

정확히 확인하고 찾으면 '+', 찾을 수만 있으면 '−', 찾지 못하면 '0'로 기록하고, 같은 냄새를 두 개의 콧구멍에서 같게 느끼는지 다르게 느끼는지, 서로 다른 냄새를 각각 구별하는지도 기록한다.

⑧ 표준

확인하지 않고 냄새들을 알아내는 능력, 빠르게 인식하고 알아내는 능력이나, 확인 없이 냄새를 구별하고 알아내는 것은 '정상반응'(normal response)으로 본다. 냄새를 잘못 느끼거나, 냄새를 느낄 수 없는 것을 '기능부전'(dysfunction)으로 본다.

(10) 미각(Gustatory sensation, taste)

미각(taste)은 안면신경(facial N)과 설인신경(glossopharyngeal N), 미주신경(vagus N)과 관련 있다. 미각의 감각은 구강-운동기전(oral-motor mechanism)의 포괄적인 평가와 먹기 프로그램(feeding program)의 한 부분으로써 작업치료사와 관련되는 부분이다.

① 검사 목적

미각이 정상(intact)인가 혹은 손상(impairment)되었는가, 또는 결여(absent)되었는지를 결정하기 위함이다.

② 제한점

㉠ 수용성 실어증(receptive aphasia)이 있는 환자는 정확한 검사가 불가능하다.

㉡ 표현성 실어증(expressive aphasia)이 있는 환자의 경우 대화 전달(communication)이 안 되기 때문에 그림이나 단어, 상징(symbol)들을 사용하기가 어렵고, 정확한 검사가 힘들다.

㉢ 검사는 주관적이고 검사자는 피검사자의 반응을 믿어야 한다.

㉣ 정확한 검사를 위해 피검사자는 혀의 폄(tongue extension)을 유지하고, 반응시 단어나 그림을 지적하여도 되고, 말로써 반응해도 된다.

㉤ 만약 실어증 환자라면 신맛과 쓴맛의 자극에 반응하는지 관찰한다.

㉥ 평가는 정상적인 후각과도 연관된다.

③ 도구

작은 그릇에 설탕, 소금, 레몬/식초, 쓴맛의 물질을 준비하고 면봉을 준비한다.

④ 조건

주의가 산만하지 않아야 하고, 피검사자는 바로 앉히거나 반좌위(semireclining) 자세로 앉히고, 검사자는 피검자의 앞에 앉는다. 피검사자의 시선을 가리며, 또한 피검사자의 구강은 깨끗해야 하고, 남아있는 음식의 맛들은 없어야 한다.

⑤ 검사 방법

㉠ 피검사자의 혀를 내밀게 한다.

㉡ 검사자는 면봉에 검사할 물질을 조금 묻혀서 혀에 정확하게 톡 친다.
㉢ 만약, 이 방법이 효과가 없다면 혀의 내민 쪽을 따라 물질을 움직여 준다.
㉣ 자극 사이마다 혀를 깨끗이 물로 씻어 준다.

⑥ 반응

피검사자는 혀 전체에 맛이 퍼지거나, 혀가 들어가기 전에 반응(response card)을 지적하도록 한다.

⑦ 기록

미각을 정확하게 확인하면 '+', 지적할 수 없으면 '–'로 기록한다.

⑧ 표준

정상 성인은 모든 미각을 정확하게 느낄 수 있다.

2 지각(Perception)

1) 시 지각(Visual Perception)

사물을 보기 위해서는 사물로부터 반사된 광선이 눈으로 들어와 각막과 렌즈에 의해 굴절되고 망막 위에 형체가 맺혀야 한다. 렌즈의 고유성질은 망막위에 상하 및 좌우가 바뀐 상을 맺히게 한다. 그러므로 위쪽 시야는 망막의 아래로 투사되고, 아래쪽 시야는 망막의 위쪽으로 투사된다. 또한 왼쪽 시야는 좌측 눈 망막의 오른쪽과 우측 눈 망막의 오른쪽으로 투사된 다음 오른쪽 대뇌반구로 전달된다. 우측 대뇌반구에는 왼쪽에 놓여 있는 사물의 역상이 전달된다. 그러나 이런 뒤집어진 상은 다른 시스템에 의해 바로잡아진다. 전두엽의 운동영역과 두정엽의 체성감각부위에 내포된 신체상도 역상으로 이루어져 있다.

시각(vision)은 지각(perception)과 인지(cognition)에 중요한 구성 요소이며 필수적인 것이다. 광범위한 눈의 검사(examination) 수행은 작업치료사의 역할은 아니다. 그러나 의사로부터 얻은 환자의 수행 능력은 환자의 시각(vision)에 관한 정보에 필수적이며, 총체적 시각 기술(gross visual skill)의 임상적인 평가(evaluation)는 작업치료사의 역할이다. 이 평가는 지각과 인지를 이해하는데 필요하며, 지각 검사(perceptual testing)의 시작을 평가해야만 한다. 총체적인 시각 기술(gross visual skills) 평가에 포함되는 것은 시각집중(attention), 동안운동기술(oculomotor skills), 시각탐색(visual scanning), 순간적 눈움직임(saccadic eye movements), 시야(visual fields), 그리고 시각무시(visual neglect)이다.

(1) 시 지각의 단계적 모형(Visual perceptual hierarechy)

시 지각의 수직-계층적(hierarchy)모형(그림 8-1) 중에 가장 높은 기술은 시각인지(visual cognition)이다. 시각인지는 지식을 얻고, 문제를 풀고, 계획을 세우고, 의사를 결정하기 위한 정보를 정신적으로 조작하고, 다른 감각정보를 통합하는 능력이라고 정의할 수 있다. 시각인지는 복잡한 시각분석이 가능하기 때문에 읽기, 쓰기, 수학, 그리고 예술가, 엔지니어, 의사, 건축가, 과학자와 같은 많은 직업 등 모든 학문적 노력의 기초로 제공된다. 그러나 시각인지는 아래 단계의 기술인 시각기억이 없다면 일어날 수 없다. 시각자극의 정신적 조작은 시각분석이 완성되는 동안 마음의 눈에서 물체의 형상이 창조되고 유지되는 능력을 요구한다.

더 나아가 시상(visual image)을 일시적으로 단기시각기억(short visual memory)에 저

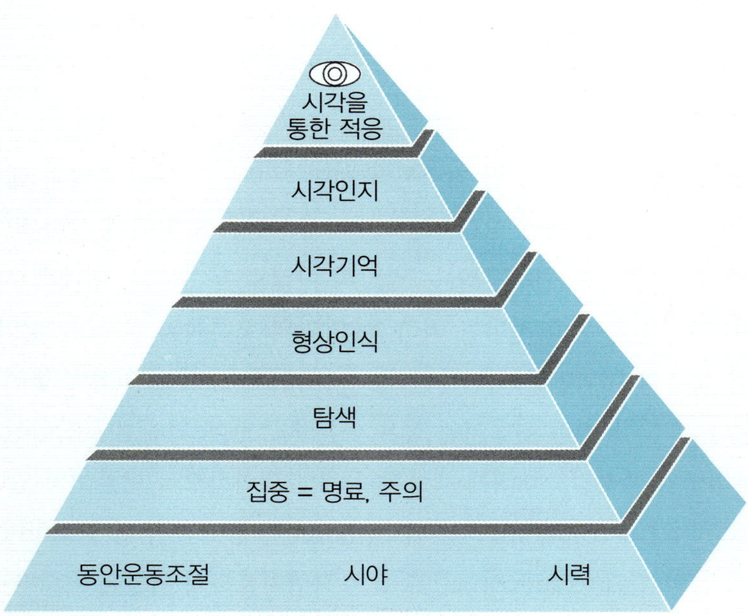

[그림 8-1] 중추신경 내에서 시 지각능력 단계

장할 수 있어야 하고, 이것은 또한 장기기억이미지에 저장할 수 있어야 한다. 그리고 저장된 기억으로부터 회상할 수 있어야 한다. 시각적 이미지가 기억에 저장하기 전에 이미지를 만드는 형상인식이 반드시 존재한다.

① 형상인식(pattern recognition)

시각체계에서 시각기억 아래 부분에 있다. 이것은 물체의 현저한 특징을 파악하는 역할을 하고 이런 특징을 환경으로부터 물체를 구별하는 것을 포함한다. 형상인식은 본 것을 철저히 탐색(scanning)하고 조직화하지 않고는 성취될 수 없다.

② 탐색(visual scanning)

눈의 순간적 움직임(saccadic eye movement)의 사용을 통해 성취된다. 순간적 눈 움직임(saccadic eye movement)은 환경에서 흥미 있는 물체를 향해 눈을 움직이는 것을 말한다. 순간적 눈 움직임의 목적은 미세한 것을 처리하기 위한 최상의 능력을 가지고 있는 망막(retina)의 오목부위에 초점 맞추는 것이다. 가장 중요한 세부묘사는 주기적인 순간적인 눈 움직임을 통해 몇 번에 걸쳐 재입력되고 옳은 구별을 할 수 있게 한다. 장면에서 불필요한 요소는 무시된다.

탐색은 운동기능이며, 그래서 시각집중(visual attention)과 같은 감각통합과정에 의해 조절된다. 순간적 눈 움직임(saccadic eye movement)은 한 물체에서 다른 물체로 전환할 때 시각집중을 사용한다는 것을 알 수 있다(그림 8-1).

만일 뇌가 주위환경에서 정확하고, 분명한 시각정보를 받지 못한다면 시각집중(visual attention)을 사용하는 것, 그리고 그 상위의 단계의 기술은 발생할 수 없다. 시각입력은 모든 시각과정의 기초를 형성하는데 중심이 되는 세 가지 감각구성요소를 통해 제공받는다. 이런 요소는 동안운동조절(ocular motor control), 시야(visual field)와 시력(visual acuity)이다.

동안운동조절은 눈 움직임을 빠르고 정확하게 완성되는 것을 책임진다. 시야(visual field)는 보여진 장면을 등록하고 완벽한 정보를 중추신경계(CNS)가 받도록 한다. 이런 필수적인 감각요소 없이 부적절한 상(image)이 생성된다면 상위 단계의 시각과정은 어려울 것이다. 뇌 손상이나 질병은 수직-계층적 모형의 모든 단계에서 시각처리과정을 방해할 수 있다. 왜냐하면 수직-계층적 모형은 한 덩어리이기 때문에 하위 단계의 기술들이 뇌의 손상으로 방해받는다면 그 위의 단계도 또한 손상된다. 이런 경우 환자의 손상이 사실 하위 단계에서 일어났지만 상위 수준의 손상으로 보여질 것이다.

예를 들면 형상을 맞추는 검사를 완성하지 못한 환자는 전경배경(figure ground)의 시각 인지에 결손이 있는 것처럼 보이지만 사실상 시야결손으로 인해 시각집중이 되지 않았고 비대칭적인 탐색(scanning pattern) 패턴으로 바뀌어서 부적절한 형태인식(pattern recognition)을 한 것일 수 있다. 이 때 먼저 시각집중(visual attention)과 시야(visual field)를 치료하지 않으면 상위 단계의 기술인 전경배경(figure ground)에 대한 지각장애에 대한 치료를 성공할 수 없다. 이런 영향은 뇌 손상 후에 운동계에서 유사하게 관찰된다.

상위 수준의 문제로 보이는 것은 환자가 물체를 손으로 집어 올리는 것이다. 손으로 물건을 다룰 수 있게 하려면 근 긴장도, 근력, 감각에 대해서 먼저 치료를 해야 한다. 시각 결손의 효과적 평가와 치료는 뇌 손상이 각각의 기술수준 단계에서 시각의 통합이 어떠한 영향과 시 지각 처리과정이 가능하게 하는 상호과정이 어떤지를 이해해야 한다.

(2) 시각 손상 평가와 치료

① 시력(Visual acuity)

시력은 단지 시력검사 차트의 글씨를 읽는 것 그 이상이다. 사실상 시력은 망막(retina)에서 빛(light)의 초점을 맞추는 시각계(optic system)와 빛을 시각상(visual image)으로 바꾸는 중추신경계 처리과정(CNS processing) 사이의 복잡한 상호관계를 보인다.

CNS 처리과정의 첫 단계는 망막(retina)에서 시작한다. 망막부위의 빛 수용기(photo receptor)들은 환경에서 각각 다른 시각적 자극에 반응하기 위한 프로그램으로 구성되어 있고, 각각 담당한 자극이 있을 때만 활성화된다. 예를 들어 수직적 지남력(vertical orientation)을 해석하는 빛 수용기는 받아들인 시야에서 단지 수직선이 있을 때만 활성화된다. 망막은 약 백만 개에 가까운 빛 수용기(photoreceptor)를 가지고 있는데, 이런 빛 수용기는 물체의 공간적 요소의 자세한 정보를 곧장 암호화하여 중추신경계에 보낸다. 이런 신경의 특수화는 중추신경계가 형상과 정교한 물체를 확인할 때 조그만 차이도 구별하는 것을 가능하게 한다. 그래서 우리가 b와 d를 다르게 보고, 오렌지와 귤을 구별하는 것이 가능하다.

망막으로부터 공간정보를 변형하는 것은 시각상(visual image)이 눈의 망막(retina field) 내층의 수용체에 정밀하게 초점이 맞추어져야만 한다. 시각계(optical system)에 결함은 상이 망막(retina)에 적당하지 않게 초점을 맞추는 원인이 될 수 있다.

㉠ 시력(visual acuity)의 분류

ⓐ 중심시력(central vision), 주변시력(peripheral vision)

ⓑ 나안시력(uncorrecting vision), 교정시력(correcting vision)

ⓒ 근거리 시력(near acuity vision), 원거리 시력(distance acuity)

ⓓ 정상시력(normal vision)

② 시야(Visual fields)

동측성반맹증(homonymous hemianopsia)은 뇌졸중에서 가장 일반적으로 관찰되어지는 시각손상이다. 시야장애는 사지 손상에 비하여 약간의 손상이라도 환경에 적응하고 독립성을 유지하는 데에 중요한 영향을 주게 된다. 시야장애를 가진 환자들은 몇몇 수행영역에서 일상생활동작을 올바르고 안전하게 완성하는 능력에 변화를 경험할 것이다.

가장 뚜렷한 변화는 보이지 않는 시야범위를 둘러보기 위한 보상이 발생한다. 자연스럽게 넓은 범위를 훑어보는 대신에 보이지 않는 부분을 보기 위해 머리를 더 많이 회전하게 되고, 환자의 훑어보는 범위는 좁아지는 경향을 보인다. 환자는 머리를 조금만 회전하고 몸에 인접한 범위에서만 훑기를 하는 보호전략이 발달하게 된다. 그들은 보는 것보다는 촉각, 고유수용감각, 전정감각 등의 감각에 더 의존하게 된다. 비록 이러한 전략은 시각손상 때문에 이상하게 보이지만, 이것은 실제적으로 중추신경계가 시각정보를 처리하는 방법과 같고 특히 손상된 시야방향으로 빠르게 움직이는 실행속도는 감소한다. 탐색의 속도가 느리면 환자가 복잡한 환경을 인지하고 운전하는 등에 어려움을 끼치게 된다.

만약 시야의 중심과 특히 황반부위에 영향을 받게 되면 사람은 물체를 볼 때 실수를 하거나 잘못 확인하게 된다. 이런 환자에게 읽기는 가장 큰 도전이고 좌절이 될 수 있다. 예를 들어 좌측 시야장애를 가진 환자는 숫자 8을 3으로 또는 'radish'라는 단어가 'dish'라고 보여질 수 있다. 숫자를 읽는 것이 가장 어렵다. 단어는 문장 안에서 잘못 읽었다는 단서가 될 수는 있지만 숫자는 이러한 단서가 없다. 숫자를 잘못 읽는 경우 15,000원의 물건을 5,000원만 지불하는 실수를 범하게 된다. 이러한 종류의 실수를 경험한 환자는 돈을 지불하고 수표장을 관리하는 능력에서 신뢰를 잃게 되고 중요한 일상생활활동에 다른 누군가의 도움이 필요할 것이다. 시야의 손실은 다른 손실로 더 확장되어 손상이 발생한 쪽에서 환자는 쓰기를 할 때나 가위질과 같이 눈에서 가까운 과제를 수행할 때 손을 움직이는 것에 어려움을 경험할 것이다.

정상적인 시야의 범위는 약 상방 60°, 내측 60°, 하방 70°~75°, 그리고 외측 100°~110°

를 볼 수 있다. 이 시야는 뇌졸중(stroke)의 환자에서 뇌의 병변에 따라 변경될 수 있다. 환자의 손상 타입은 손상된 영역의 위치와 크기에 따라 좌우된다. 시야(visual field)장애들은 시각무시(visual neglect)와 연합되기도 하고, 그렇지 않기도 하다.

㉠ 시야(Visual Fields) 평가

[방법 1] 눈가리개 없이(양쪽 눈을 함께 검사)

검사자는 환자의 전방 약 18 inch에 떨어져 앉는다. 환자는 검사자의 코에 시선을 고정시킨다. 만약 가능하다면, 환자의 등은 밝게 하고 검사자의 뒷배경은 어둡게 하여 환자에게 대면하게 한다. 검사 물체는 끝에 흰 공을 꽂은 2개의 검은 지팡이다. 치료사는 하나나 두 개의 지팡이를 번갈아 사용하고 오른쪽이나 왼쪽편이나 양쪽 모두 동시에 움직인다.

시야(visual field)를 호(arc) 안에서, 중앙에서 만나 고정점으로 움직인다. 환자는 검사자의 코에 초점을 맞추고 있는 동안 한 개 혹은 두 개의 목표물이 보이면 지적하라고 한다. 치료사는 오른쪽 시야에 한 개의 목표물을 출현시키고, 왼쪽 출현, 그리고 그 다음에는 양쪽을 함께 움직여 형태를 변경시킨다. 눈 높이, 머리 높이, 턱 아래에서 3단계로 모두 아홉 번 시행한다.

ⓐ 설명

- (언어표현을 할 수 있는 환자)
  "나는 나의 코에 당신의 양쪽 눈이 고정되기를 원합니다. 만약 하나 혹은 두 개의 공이 보인다면 그것의 위치를 나에게 말하세요. 당신이 원한다면 그곳의 위치를 지적할 수도 있습니다. 공이 보이면 '네'라고 대답하십시오. 하나 혹은 두 개의 공이 보입니까? 어디에요? "
- (언어표현을 할 수 없는 환자)
  "무엇을 하기 전에 당신에게 말하겠어요. 나의 코에 당신의 양쪽 눈의 초점을 맞추어 주세요. 하나 혹은 두 개의 공이 보인다면, 당신이 보고 있는 공의 위치를 지적하여 나에게 가르쳐 주세요. 하나 혹은 두 개의 공이 보입니까? 무엇인가 보인다면 지적하시오."(보이는 쪽을 손으로 표시한다)

ⓑ 점수화

정상 : 1점 – 시야장애가 없다.

손상 : 2점 – 시야장애가 있다.

[방법 2] 눈가리개 사용(한쪽 눈 검사)

각각의 눈을 분리하여 검사한다. 치료사는 18 inch 떨어져 환자의 전방에 앉는다. 환자는 한쪽 눈을 가리개로 가리고 다른 눈으로 검사자의 코에 시선을 집중시킨다. 만약 가능하다면 환자의 등은 다시 밝게 하고 검사자의 뒷 배경은 어둡게 한다. 검사에 사용되는 물체는 끝에 흰색 공을 꽂은 검은색 공이다. 검사 물체는 가상의 만곡과 동일한 호(arc)안에서 환자 시야의 왼쪽으로부터, 그리고 그 다음에 오른쪽 말초부위로 움직여진다(perimeter = 시야계). 물체를 처음에는 눈 높이에서 천천히 움직이고 그 다음 머리 높이와 턱 아래 위치에서 반복하여 움직이다(9번).

환자는 말이나 몸짓으로 그가 물체를 보는 즉시 반응을 보인다. 눈가리개는 바꾸어 다른 눈의 검사를 반복한다.

ⓐ 설명

- (언어표현을 할 수 있는 환자)
  "검사하는 동안 당신의 눈을 내 코에 고정시켜 주십시오. 옆으로부터 흰색 공이 움직이는 것이 보이는 즉시 "네"라고 말하세요."
- (언어표현을 할 수 없는 환자)
  "치료하는 동안 당신의 눈을 내 코에 고정시켜 주십시오. 옆으로부터 흰색 공이 움직이는 것이 보이는 즉시 손가락(혹은 손)을 올려 주세요."

ⓑ 관찰 : 이 검사를 하는 동안 충분한 시각집중 인식이 있는지, 눈의 1/4들이 자극에 주의하기 어려운지 관찰한다. 문제는 중추신경, 말초신경 혹은 시야의 어떤 곳이든 있을 수 있다.

ⓒ 점수화

정상 : 1점 – 시야장애가 없다.

손상 : 0점 – 시야장애가 있다.

타당성을 높이기 위해 수행능력 부족의 원인인 실어증(aphasia), 시각집중(visual attention) 부족과 시각탐색(visual scanning) 장애 환자는 제외한다.

ⓛ **시야장애(Visual Field deficits) 치료**

ⓐ 교정적 치료(Remedial Approach)

- 침대 옆 테이블, 빗, 신문, 그리고 공통적으로 사용되는 물건을 환측에 놓거나 하여 그 면으로 환자가 쳐다보도록 한다.

- 환측으로 환자가 쳐다볼 수 있도록 언어(verbal), 청각(종, 숟가락으로 두드리기), 그리고 촉각 자극을 준다.
- visual scanning, 그리고 편측무시(unilateral neglect)의 치료에 묘사된 작업치료로 연습한다.
- 환자에게 컴퓨터로 재훈련을 제공한다.
- 시야장애(visual field deficits) 재훈련을 위해 특별히 고안된 소프트웨어를 사용한다.
- 어떤 연주자들은 조명 민감도 측정, 그리고 시야(deficit field) 안의 단속적 안구운동(saccadic)의 측정이 포함된 재훈련이 시각 기능을 증가할 수 있다고 믿는다.

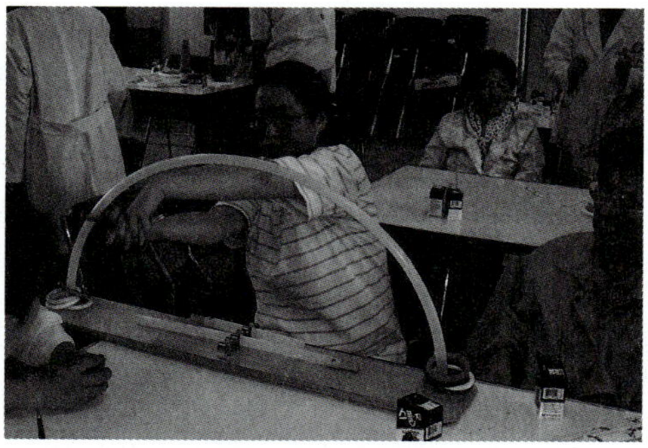

ⓑ 적응치료(Adaptive Approach)

- 환자의 visual field 안에 기능적으로 독립할 수 있도록 필요한 품목을 위치시킨다.
- 소실된 환자의 visual field에 대해 그의 가족과 환자에게 교육한다. 어떻게 기능적으로 영향을 받았는지를 말해 준다. 안정이 문제될지도 모르는 위치가 가장 중요하다.
- 가능하다면 환자는 보상할 수 있는 분류를 확인시키고, 분류에 맞는 작업을 다양하게 제공한다. 품목 또는 환경의 다양성에 맞는 작업을 수행한다.

③ 시각집중(Visual Attention)

시각집중(visual attention)의 무능력은 출생시 기본적인 형태로 존재하고 생후 4주 정도에 성숙한다. 정상 성인에서 시각고정(visual fixation)은 자동적인 활동이다. 정상 성인은 주위 환경에서 물체를 선별하고 그것들을 응시하는 데 어려움이 없다. 뇌졸중을 입은 성인환자들은 주위 환경에서 물체들을 주시하기 어렵다. 대부분 전두엽의 손상으로부터 온다. 시각집중은 전두엽의 기능이다.

㉠ **시각집중(Visual Attention)의 평가**

[평가방법]

치료사는 못 끝에 오렌지 색깔 공을 꽂아 환자의 눈 높이 전방에서 약 18 inch 위치에 움직임 없이 고정시킨다. 환자가 얼마나 오랫동안 공에 주시하는지 관찰하여 기록한다.

ⓐ 치료사 : "내가 정지하라고 할 때까지 당신의 눈을 공에 주시하세요"(덧붙이는 말을 할 수 있다).

ⓑ 관찰 : 환자가 얼마동안 오래 효과적으로 물체를 주시하는지 관찰한다(적어도 20초). 눈을 집중하는지 혹은 응시가 벗어나는지 기록한다.

ⓒ 점수

정상 : 적어도 20초 동안 물체에 응시할 수 있음

약간 손상 : 초점은 맞추나 20초 동안 응시 못함

손상 : 물체에 초점을 맞추지 못함

④ 동안운동기술(Oculomotor Skill)

동안운동기술은 시각정보의 효과적인 절차에 중요한 역할을 한다. 동안운동 손상은 뇌손상 후에 나타나고 병변의 위치와 크기에 따라 다르다. 감소된 동안운동조절은 시각탐색의 과정이 느리고 시각집중이 안 되는 눈의 운동조절과 협응운동의 장애를 가진 결과로 나타난다. 동안운동기술은 시각탐색운동(visual saccadic eye movement), 시각고정(visual fixation), 시각추적운동(visual pursuit movement)으로 구성된다.

㉠ **시각탐색(Visual Scanning)**

시각탐색은 환경에서 선의 변화에 따라 급속한 눈의 연속적인 움직임을 의미한다. 이러한 움직임은 눈의 중심와와 연관된 장소에서 일어나고 말초시각과 관련된다. 이것은 시각적 정보의 효과적인 진행에 관한 중대한 지각적 기술이다. 대뇌의 전두엽과 관련이 있고, 오른쪽 뇌에 손상에 따른 시각적 행동의 일반적인 결손은 시공간적 탐색에 어려움이다. 이 결손은 환경을 효과적으로 탐색하는 환자의 능력을 심하게 손상시킬 수 있으며 환자를 기능적으로 황폐시킨다. 일상생활에서 책 읽을 때 많은 어려움을 느낀다.

■ 시각탐색 치료

ⓐ 방법 1

- 페이지 각 끝 부분에 두 개의 문자를 부르거나 지적하게 한다.
- 환자의 증진에 따라 종이의 중앙에 가까운 글자를 읽게 한다.
- 이러한 활동은 단의 위치, 그리고 진행정도에 따라 단 사이의 거리를 변화시키면서 적용한다.

ⓑ 방법 2

- saccadic skill이 요구된 상태로 전정기관에 운동을 제공하기 위한 것
- 눈을 1/4바퀴를 돌고 나서 매달려 있는 공의 수 또는 글자를 찾도록 한다.
- 눈을 1/2 또는 활동을 반복하고, 3/4바퀴 돌기 등

ⓒ 방법 3 : 특별히 고안된 software를 이용하여 재훈련한다.

ⓛ 시각추적(ocular pursuits)

시각정보의 효율적인 진행을 위해 중요한 지각 기술이다. 뇌손상 이후 자주 발생하며 안구운동결손은 뇌손상의 위치와 범위에 따라 다양한 시각행동 결손이 올 수 있다. 우측 뇌손상 이후 발생하며 시각적 공간에서의 탐색을 어렵게 하여 기능적인 상실을 가져온다.

[검사방법 1]

각각의 눈의 운동에 관여하는 6개의 근육들을 검사한다. 네 개의 직근(rectus muscle), 즉 상직근(superior rectus), 하직근(inferior rectus), 외측직근(lateral rectus), 내측직근(medial rectus), 두개의 사근(oblique muscle) 즉 상사근(superior oblique muscle), 하사근(inferior oblique muscle)

ⓐ 설명 : 치료사는 환자에게 요청한다.

- 직근(rectus muscle) 검사 :

  → 처음에는 "한쪽-내측(medial)을 그 다음에는 반대쪽-외측(lateral)을 쳐다보시오."

→ 위와 아래를 쳐다보도록 한다.

이 절차를 반복해서 반대측 눈 근육 검사에도 사용한다,

ⓑ 점수화 : 표준화 없다.

정상 : 환자는 요구하는 것과 일치하는 모든 방향으로 응시할 수 있다.

손상 : 환자는 하나 또는 더 많은 방향으로 응시할 수 없다.

타당도 증진을 위해 실어증과 수행 어려움의 원인이 되는 시각집중에 어려움이 있는 환자는 제외한다.

[검사방법 2]

치료사는 못에 오렌지 볼을 꽂아 환자의 눈높이에서 전방 약 18 inch 위치에서 앞뒤로 움직인다. 물체는 다음의 지시에 따라 각각의 방향으로 천천히 두세 번 움직인다(수평방향, 수직방향, 사선방향으로).

ⓐ 설명 : "내가 공을 움직이는 방향으로 당신의 눈도 따라 움직이세요. 당신의 눈만 움직이고 머리는 움직이지 마시오."

ⓑ 관찰 : 시각을 집중하여 움직일 수 있는지 관찰한다. 그리고 머리의 움직임이 있는지 관찰한다. 환자가 물체를 놓거나 유연하게 동작을 따라 할 수 있는지를 관찰한다.

ⓒ 주의 : 안구진탕증(nystagmus), 눈의 움직임 끝이나 중앙에서 특히 주의하여 관찰한다. 눈의 움직임에서 충분한 ROM을 이루는지 관찰한다.

ⓓ 점수화

정상 : 모든 방향에서 유연하게 따른다.

약간 손상 : 어떤 방향이나 모든 방향에서 물체의 움직임을 따르는 데 어려움이 있다.

손상 : 물체의 움직임을 따를 수 없다.

타당도 증진을 위해 실어증과 수행 어려움의 원인이 되는 시각집중에 어려움이 있는 환자는 제외한다.

■ 시각추적 치료

• 잡지나 신문 등에서 짧은 문자 찾아내기

- 미로 찾아가기, 퍼즐, 문장 잇기
- 특정한 환경이나 방에서 특정한 물건 찾기
- 전화번호부에서 특정지역, 이름, 주소, 전화번호 찾기
- 신문광고에서 특정한 광고 찾기

ⓒ **단속적 시각움직임**(Saccadic Eye Movement)

움직임이거나 머리를 돌릴 때 시야 내의 정지된 물체를 정확하고 빠른 눈의 움직임으로 자극에 집중할 수 있는 능력이다. 이것은 말초시각(peripheral vision)과 관련이 있으며 주로 책을 읽을 때 많이 사용한다.

⑤ **시각무시(Visual Neglect)**

뇌졸중 환자에게는 시야(visual field) 장애에 이어 시각무시(visual neglect)가 나타나는 환자들이 종종 있다. 시각무시(visual neglect)는 공간무시(spatial neglect) 혹은 신체무시(body neglect)와 결합되어 나타난다. 환자에게 동시에 자극을 주었을 때 어느 한 쪽 중앙에서 시야(visual field)에 정지된 두 물체 중 하나를 무시하게 된다. 대뇌의 전두엽(frontal lobe)과 후두두정엽(occipitoparietal lobe)과 두정엽(parietal lobe)의 결합된 결손을 가지게 된다.

㉠ **시각무시**(Visual Neglect) **검사**(그림 8-3)

[방법 1] 양측 교차로 시각에 자극주기

ⓐ 설명 : 치료사는 환자 전면에 팔 길이만큼 떨어진 곳에 앉는다. 환자는 치료사의 코에 초점을 맞춘다. 환자 전면 약 8 inch에서 양손의 두 번째 손가락(index finger)을 사용한다. 치료사는 하나나 두 개의 손가락을 흔든다(wiggle). 전체 7번에서 10번 시도한다. 환자에게 손가락이 움직이는 것이 보이면 지적하라고 요청한다. 지적하거나 말로 반응을 보이도록 한다.

ⓑ 주의 : 평가는 환자의 시야가 중복되지 않게 해야 한다. field loss와 neglect를 검사하고 환자의 visual field 범위 안에서 neglect를 검사하고 만약 존재한다면 field deficit의 경계를 검사한다.

ⓒ 치료사 : "이 검사를 위해 당신의 눈을 항상 나의 코에 두십시오. 얼마나 많은 손가락을 내가 움직이는지 내게 말하세요. 하나 혹은 둘, 무엇이 움직이면 지적하세요."

ⓓ 관찰 : 환자가 동시에 주는 시각 자극에 항상 주의할 수 있는지 혹은 오른쪽이나 왼쪽 자극에 neglect한 것에 대하여 검사한다.

ⓔ 점수화

정상 : 시각적 무시 없음

손상 : 시각적 무시 있음

[방법 2] 직선이분검사(Line Bisection Test)

평가지를 책상 위에 환자를 향하여 놓고 움직이지 않게 하기 위해 테이프를 붙인다. 종이를 고정시키고 환자에게 각각 선의 중심을 통과하는 2등분에 짧은 선을 그리도록 요청한다. 중앙에 선을 긋는 것을 시범 보인다. 환자가 모든 선에 선을 그릴 때까지 단서를 주지 않는다(그림 8-2).

측정시간 : 전체 시간 90초

ⓐ 설명 : "당신이 보는 각각의 선의 중간을 통과하는 선을 그리시오. 나를 지켜보세요. 이것이 내가 당신에게 원하는 것입니다. 시작"(단서를 주지 않는다).

ⓑ 관찰 : 환자가 계속적으로 중심에서 벗어나 그리는지 혹은 종이의 한쪽에 모든 선들을 그리는지, 그리고 종이의 한 면에 전부 실수를 하는지 관찰한다. 수행에 어려움을 보이는 반맹증(hemianopsia), 시각적 무시(visual neglect), 시각탐색(visual scanning) 결손의 환자는 이 검사에 문제를 나타내게 된다.

ⓒ 점수화

정상 : 중앙에서 1/4 inch 이내에 선을 그으며 90초 이내로 걸린다.

약간 손상 : 중앙에서 1/4 inch보다 많이 떨어지고, 90초보다 더 오래 걸린다.

심한 손상 : 중앙에서 1/2 inch보다 많이 떨어지고, 90초보다 더 오래 걸린다.

타당도 증진을 위해 실어증(aphasia), 시각적 집중(visual attention)의 저하, 그리고 시각탐색(visual scanning)과 시야(visual field) 장애는 제외한다.

[방법 3] Albert Test(Line crossing)

평가지에 1 inch의 선 40개를 그린다. 환자 앞에 평가지를 수평(horizontal)으로 놓는다. 평가지의 선은 가운에 중심에는 4개의 선을 한쪽 방향으로, 그리고 가운데 선을 중심으로 하여 좌측과 우측에 한 줄에 수직으로 6개씩 3단으로 18개씩 무작위로 긋는다(그림 8-3).

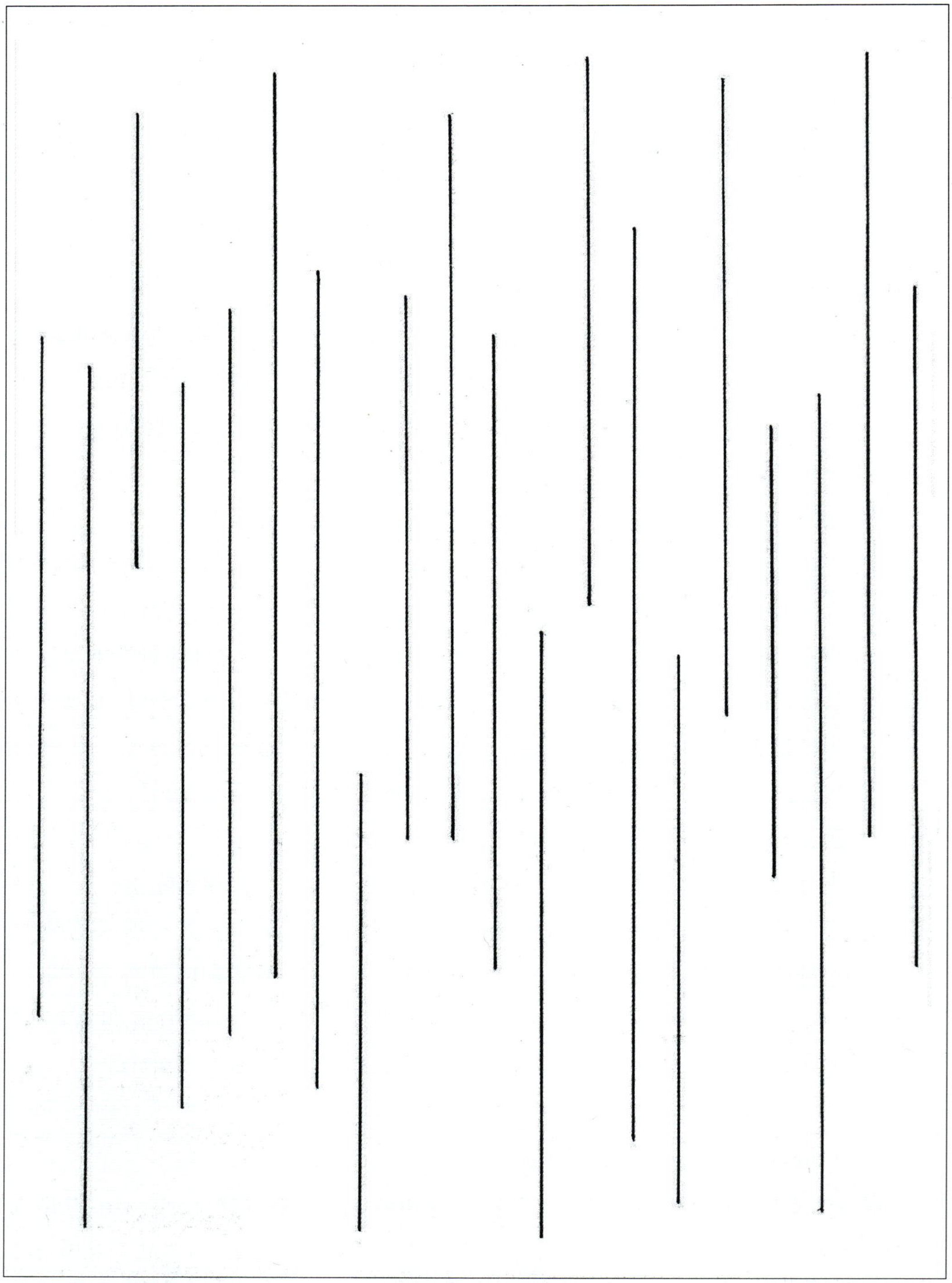

[그림 8-2] 직선이분검사(Line bisection test)

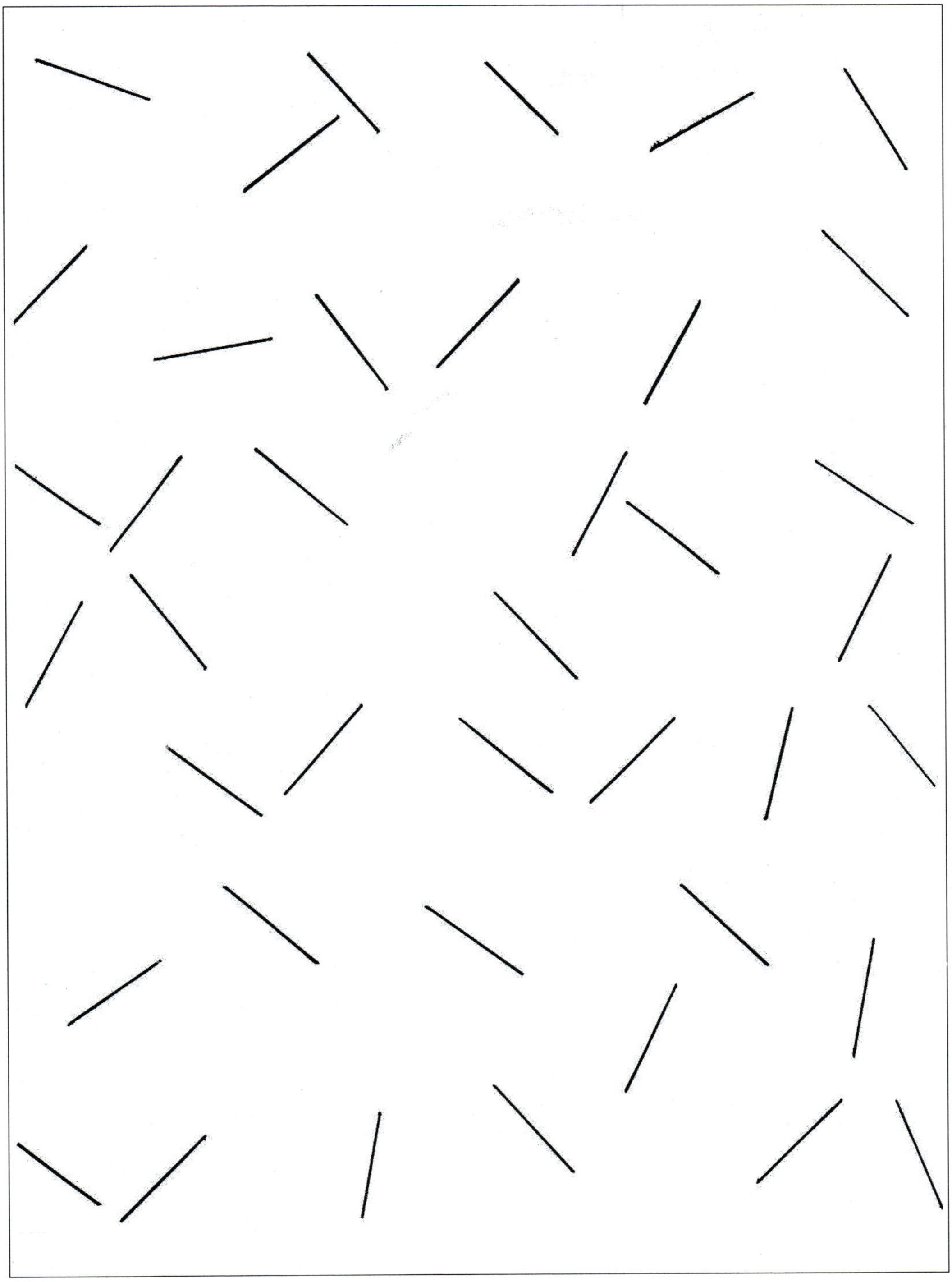

[그림 8-3] 시각적 무시 검사(Albert test)

ⓐ 설명 : 검사자는 가운데 선 4개 중에 2개의 선에 가운데 라인을 그어서 시범을 보여준다. 그리고 피검사자에게 우측에서 좌측 방향으로, 위에서 아래 방향 순서로 1 inch의 각 라인에 가운데 선을 긋게 한다. 보통 지남력이 있는 환자들은 이러한 지시에 잘 이해한다.

ⓑ 점수화

정상 : 좌, 우 18개 라인에 모두 선을 긋는다. 그러나 가운데 4개의 선은 점수화하지 않는다.

⑥ 시각인지(Visual Cognition)

시각인지는 시각기술의 통합과 신경계에서 가장 높은 단계로 설명된다. 이것은 표준화된 시지각 검사에서 가장 자주 다루는 영역이지만, 치료적 용어에서는 가장 적게 이해된 영역이다. 그 이유는 시각인지가 분리된 기술이 아니고 오히려 환경에 적응하기 위한 수직-계층적 모형의 단계에서 아래에 있는 모든 기술을 적용하기 때문이다. 바꾸어 말하면 시각인지는 기본적인 기술과 시각적 집중, 탐색, 형상인식, 그리고 시각기억의 통합된 최종 산물이다. 이런 하위 수준의 기술에서의 손실은 인지적으로 적응하는 능력을 감소시킬 것이다.

시각인지가 손상되면 물체의 특별한 특성을 인식하는데 어려움을 주며 머릿속으로 이런 특성들을 다루는 것에 어려움을 준다. 시각인지에서 나타나는 손상을 설명하기 위하여 많은 말들, 즉 공간실인증(spatial agnosia), 실독증/읽기 불능증(alexia), 공간분석장애(disorders of spatial analysis), 시각폐쇄(visual closure), 전경배경지각(figure/ground perception) 등이 사용되어진다. 시각인지를 가능하게 하는 가장 중요한 기술은 시각정보를 국소적 집중력(focal attention) 처리과정을 통한 선택적 집중력(selected attention)이라고 한다. 주변에 대한(ambient/peripheral) 시각처리과정은 순간적이고 큰 노력이 들지 않는데 반하여 선택적인 시각기전은 연속적인 처리과정(serial processing)과 노력이 요구되고, 시각적 배열의 탐색은 자극에서 자극으로 범위를 점차 좁혀나가는 데 달려 있다.

(3) 시 지각 손상 평가와 치료

① 전경과 배경(figure ground)은 배경(background)으로부터 형체(foreground)를 구별하는 것이다. 전경배경 신드롬(figure ground syndrome)은 배경으로부터 형체를 구별

해 내는 것에 대한 부족이다. "figure" 혹은 foreground는 주어지는 어느 때나 개체의 주의(attention)중심인 역(域)의 부분이다. 이것들은 자극을 받아들이고 희미하게 지각된 배경(background) 형태는 주의중심이 아니다. figure ground 결핍은 환자가 쉽게 산만해지기 때문에 종종 아주 짧은 주의집중을 이끌어낸다. 환자는 물건들을 발견하는 데 어려움을 갖게 될 것이다.

예를 들면, 어지럽혀진 서랍에서 목적물 찾기, 흰색셔츠에서 단추 찾기, 냉장고에서 목적물 찾기 등이 어려우므로 일상생활 활동을 수행하는 데 어려움을 겪게 된다. 손상영역은 대뇌반구의 두정엽이다.

[검사방법 1] MVPT(Motor-free Visual Perception Test)(10장 참고)

[검사방법 2] Frosting Figure Ground

ⓐ 설명 : 환자에게 색연필을 사용하여 여러 개의 겹쳐진 기하학적 형태들의 윤곽을 그리도록 한다. 겹쳐진 수는 각각의 항목에서 증가된다.

ⓑ 정상 : 환자가 다른 형태의 윤곽선을 침범하지 않고 형태의 윤곽선을 그린다. 이 검사는 눈과 손의 협응능력(eye-hand coordination), 운동행위상실증(motor praxia), 시력(visual acuity) 그리고 추상적인 개념들에 대한 결점이 있는 환자는 제외한다.

[검사방법 3] 기능적 검사

ⓐ 설명 : 치료사는 환자에게 그림에서 물체들을 식별하거나 찾아내도록 요청한다. 이 검사에 많은 변화들을 본다. 예를 들면,

- 치료사는 흰색 시트 위에 있는 흰 타월이나 수건을 집어 올리도록 한다.
- 옷입기(dressing) 동안, 소매, 단추구멍에 단추넣기를 요청한다.
- 부엌 조리대 위의 물체들이나 서랍 안에서 여러 형태의 식탁용 도구(나이프, 포크) 중에서 칼을 찾도록 요청한다.
- 환자에게 옷들을 포개 놓고 길고 짧은 소매를 분류하라고 요청한다.

ⓑ 점수화

정상 : 환자가 적당한 시간 내에 수행한다.

신뢰도 증진을 위해 시력장애, 시각적 실인증과 이해력이 부족한 환자는 제외한다.

㉠ **전경과 배경(Figure Ground)장애 치료**

ⓐ 한 작업에서 믿을 만한 향상이 있으면 유사한 작업들로 대체할 수 있으며 환자 전방에 혼란스러운 형식으로 10개의 물체들을 흩뜨려 놓는다. 물체의 이름과 물체를 환자에게 지적하도록 시킨다. 환자가 향상되면 물체의 수를 늘린다. 실어증(aphasia) 환자에게 사용하기 위해 확인할 물체들의 두 번째 세트를 준비해 둔다. 환자는 치료사가 환자에게 찾도록 원하는 물체를 지적한다.

ⓑ 이 결손이 기능적인 문제들을 일으킬 때, 환자는 그것들을 정확하게 자동적으로 할 때까지 문제되는 부분들을 실행하여야 한다. 예를 들면, 환자가 휠체어 브레이크를 발견하는 데 어려움이 있다면 이동을 실행하는 동안 의자의 잠금과 풀음(unlock)을 실행한다.

ⓒ 환자의 대상작용에 도움이 되기 위해, 인식력 지각의 결손을 훈련시킨다. 환자에게 매우 체계적으로 훈련시키고, 속력을 늦춤으로써 조심스럽게 각각의 적은 부분을 시험하며 충격적인 것은 안 된다. 예를 들면, 부엌에서 싱크대 위를 쳐다보고 만져보게 하여 그 위의 물체가 무엇인지 발견하게 한다.

ⓓ 환경에 적응하는 것을 간단하게 하고 혼란스럽지 않게 한다.
오른쪽 스탠드 위에 약간의 물체들을 올려놓는다.

- 옷들을 체계화하고 항목들을 분리한다.
- 식사접시를 정렬하여 단지 얼마간의 항목들만 놓는다. 만약 필요하다면 여러 코스로 식사한다.
- 붉은 테이프로 휠체어 브레이크를 표시하므로 휠체어로부터 더욱 쉽게 구별될 수 있게 한다.

② 형태 항상성(Form Constancy)

이 장애는 대부분 대뇌반구 두정엽의 손상이다. 형태 항상성의 장애는 외형상의 미묘한 변화를 주의하는데 무능력을 수반하며, 환자는 유사한 모양들로부터 자신의 물주전자와 소변기를 혼동하기까지 한다.

[검사방법 1] MVPT(Motor-free Visual Perception Test)(10장 참고)

[검사방법 2] Frosting Form Constancy

ⓐ 설명 : 환자에게 사각형과 원모양, 삼각형의 모형이 그려진 종이에서 페이지 내에서 발견할 수 있는 모든 사각형들과 원형들의 윤곽선을 따라 그리도록 요청한다. 환자에게 이해에 도움이 되는 사각형과 원형의 윤곽선 그림을 보여준다. 페이지에는 많은 혼란시키는 그림들과 유사한 모양들을 갖춘다.

ⓑ 정상 : 환자가 모든 사각형들과 원형들의 윤곽선을 정확하게 그린다.

신뢰도 증진을 위해 전경배경(figure ground) 문제와 눈과 손의 협응능력(eye hand coordination) 부족 환자는 제외한다. 만약에 오른손잡이가 오른손에 장애가 있어 왼손으로 그려야 한다면 제외한다. 그리고 시각 부족과 반맹증 환자는 제외한다.

[검사방법 3] 기능적 검사

ⓐ 설명 : 스크린 뒤에 다른 크기의 유사한 물체들 그룹을 모은다. 예를 들면, 크고 작은 빗들이나 원통형 찻잔들을 준비한다. 환자에게 한 번에 하나씩 그것들을 제공하고, 그것들을 확인하도록 요청한다. 개개의 물체들을 여러 번 제공한다면 그때마다 다른 위치와 크기에서 제공한다(예를 들면 위 아래로, 직각으로).

ⓑ 점수화

정상 : 환자가 적당한 시간 내에 대부분의 물체들을 정확하게 확인한다. 신뢰도 증진을 위해 실어증(aphasia)과 시각실인증 환자는 제외한다.

[검사방법 4] 형태보드 검사

ⓐ 설명 : 환자에게 검사접시 10개 모형들을 보여준다. 한 번에 한 모형을 주고 그에게 판 위의 각각의 모양과 맞추라고 명한다. 치료사는 실어증 환자들에게는 교수실습해 주어도 좋다. 환자가 이것을 맞춘 후에는 모형을 시야 밖으로 옮겨서 진행에서 제거된 것은 사용할 수 없게 한다.

ⓑ 지시 : "이것과 맞는 모양 위에 각각의 모형을 놓으시오" 공간에 대한 무시, 보속증(perseveration), 그리고 물체들을 다루는 데 전체적인 무능력을 관찰한다.

ⓒ 점수화

정상 : 열 개의 모양 모두를 정확하게 맞춘다.

약간 손상 : 다섯에서 아홉 개의 모양을 맞출 수 있다.

심한 손상 : 하나에서 네 개의 모양 이상을 맞출 수 없다.

신뢰도 증진을 위해 수행능력부족의 원인이 되는 시각부족, 시야부족, 색깔구별 부족, 그리고 구조적 행위상실증은 제외한다.

㉠ 형태 항상성(Form constancy) 치료

ⓐ 한 작업에서 믿을 만한 향상은 유사한 작업들로 대체될 것이며, 환자에게 그가 모양에서 미세한 변화들을 구별하도록 여러 가지의 작업들의 실행을 시작한다. 예를 들면,

- 환자에게 서로 유사한 나무쪽 세공 블록들을 맞추도록 시킨다. 그것들이 만들어졌을 때, 잘못된 것에 주의를 환기시킨다.
- 환자에게 범주에 의해 옷들의 종류를 분류하도록 시킨다. 옷 분화에 익숙해지도록 식별하는 단서들을 환자와 토론한다.
- 다양한 위치와 크기의 동일한 물체를 주고 환자에게 확인하도록 한다. 이것의 변화는 스크린 뒤에 여러 개의 유사한 모양으로 된 물체들을 보여주고, 그것들을 한 번에 하나씩 환자에게 제공하여 이것의 사용 시범을 확인한다.
- 발음이 같이 나는 문자들 중 받침이 있는 문자와 받침이 없는 문자들을 모두 적는다. 환자에게 모든 "가"로 발음되는 것을 모두 찾도록 시킨다(예를 들면, "가, 강, 갈, 간, 감....)
- 모양 식별에 초점을 맞추는 컴퓨터 활동을 활용한다.

③ 공간위치 감각(Position in Space)

손상된 공간위치감각(position in space)은 물체들의 안-밖, 위-아래, 전-후와 같은 공간적 위치의 개념들을 이해하고 다루는 데 문제가 된다. 이러한 현상은 이 무능력은 두정엽의 손상으로부터 올 수 있다. 예를 들면, 공이 책상 밑에 있었다고 말한다면, 환자는 이것을 찾을지 알지 못한다.

[검사방법 1] MVPT(Motor-free Visual Perception Test)(10장 참고)

[검사방법 2] 블록 위치시키기(Position Blocks)

ⓐ 설명 : 치료사는 환자의 전방에 2개의 작은 정육면체 블록들을 놓고, 다른 블록과

연결된 다양한 위치들에 한 블록을 놓도록 환자에게 요청한다(예를 들면, 꼭대기에, 뒤에, 전방에, 오른쪽에, 왼쪽에... 등등). 이 검사의 표준화된 형은 없다. 치료사는 스스로 검사도구를 만든다.

ⓑ 점수화

정상 : 환자가 적당한 시간 내 각각의 동작을 정확하게 한다. 신뢰도 증진을 위해 실어증과 행위상실증 환자는 제외한다.

[**검사방법 3**] 2차원 공간 그리기

ⓐ 설명 : 동일한 두 개의 물체들 그림이 그려지거나 각각의 카드에 풀로 붙인 그림이 있는 여러 장의 카드를 사용한다. 한 물체는 각각 카드 위에서 다른 카드에 관하여 다른 위치에 놓여지도록 한다. 예를 들면, 카드들은 신발이 박스 오른쪽, 왼쪽, 위, 아래에 놓인 각각의 카드로 만들어지게 되며, 카드에 따라 좌우된다. 카드들을 환자 전방에 한 줄로 놓고 환자에게 차례차례 신발이 박스의 오른쪽, 왼쪽, 위, 아래에 위치한 카드를 찾도록 한다.

ⓑ 점수화

정상 : 환자가 적당한 시간 내 요구한 각각의 카드를 정확하게 찾아낸다. 신뢰도 증진을 위해 작업수행이 어려움을 느끼는 언어적 전정배경의 문제, 반맹증(hemianopsia), 편측무시(unilateral neglect) 환자는 제외한다.

이 검사방법들은 꼭대기, 뒤, 위, 아래, 오른쪽, 왼쪽 개념들에 대한 인식을 검사하는 것이며, 이것은 공간위치감각(position in space)을 알기 위해 환자에게 필요한 것이기보다는 더욱 추상적인 개념들이다.

2) 자기 상(Body Image)과 신체도식(Body Scheme)

자기 상(body image)과 신체도식(body scheme)은 일반적으로 자기 자신의 생김을 알고 자기 자신을 스스로 이해하고 자신의 신체부위의 명칭을 아는 것이다. 그러나 두 명칭 사이에는 분명한 차이점이 존재하며, 이것의 특성을 이해하는 것은 중요하다.

자기 상(body image)은 자기 신체를 시각(visual)과 정신적 기억 이미지(mental memory image)를 만드는 과정이다. 이것은 자기 자신의 정신적인 조상(彫像)이다. 육체구조의 정확한 상이라기보다는 오히려 느낌(feeling)들과 생각(thought)으로 표현된다. 예를 들어 자기 자신이 예쁘다거나 비만하다고 느끼는 것이다.

신체도식(body scheme)은 자신의 신체 분야를 각각 다른 신체의 부분들과 서로 다른 근육들의 위치를 규정하는 것이다. 다른 한편으로, 신체도식은 자기 스스로 하나의 자세모델(postural model)을 가지고 자세 위치(body position)와 신체부분(body part)들과의 관계(relationship)를 지각하는 것이다. 신체도식은 언제 어느 때라도 각각 다른 신체의 부분들과 서로 다른 근육들의 위치를 규정한다. 또한 신체도식은 모든 동작들의 기초가 된다고 믿어지며, 신체부분과 무엇이, 어디서, 그리고 어디로 움직이는지 알기 위해 그것들의 관계들을 아는 것이 필수적이다.

자기 상(body image)과 신체도식(body scheme) 장애(disturbance)는 위의 설명들에 포함되는 것들을 이해하지 못하는 것으로 신체실인증(somatognosia), 질병부인(anosognosia), 편측무시(unilateral neglect), 좌-우구별(left-right discrimination), 그리고 손가락실인증(finger agnosia)들이다.

(1) 신체상(Body Image)

자신의 신체상을 시각적, 정신적으로 기억하는 것. 신체적 구조의 그림을 설명하는 것보다 신체에 대한 자신의 감정, 생각을 표현하는 것(mental representation)이다.

(2) 신체도식(Body Scheme)

어떠한 순간에 주어진 신체 각 부분들과 근육의 서로 다른 자세를 정리하는 것이다. 자신의 자세와 신체의 부분들과의 관계성이 있으며 자신의 신체의 부분들을 이해하고 자신이 무엇을, 어디로, 어떻게 움직일 것인가를 결정하기 위해 필요하다.

(3) 신체개념(Body Conception)

자기 자신과 주위 사물과의 관련성이다.

① 실인증(Agnosia)

실인증(agnosia)은 감각에 의해 파악되는 친숙한 물체들의 인식의 장애이다. 실인증은 종종 뇌졸중 환자들에서 발생한다. 이 장애는 시각(visual), 촉각(tactile), 고유감각(proprioceptive), 그리고 청각(auditory), 신체도식(body scheme) 장애들을 한 개 또는 모두 수반하게 될 수도 있다.

㉠ **신체실인증(Somatognosia)**

신체도식(body scheme) 장애(disturbance) 중 하나인 신체실인증(somatognosia)은 자신 또는 타인의 신체 구조(body structure)와 다른 신체 부위간의 관계에 대한 인식이 손상된 것을 말하며 신체의 지각부족과 신체의 어느 부위인지, 그리고 서로의 관계(relationship)에 대한 부족이다. 이와 같은 결손을 가진 환자는 분야 밖에서 그 자신의 신체부위를 지적하는데 어려움이 있다.

이 어려움을 갖는 환자는 자신의 반대측 사지(contralateral limb)를 사용하는 데 어려움이 있으며 신체의 측면들에 혼동이 있다. 이것은 피검사자 자신의 신체부분들과 검사자의 신체부분들이 구별이 되지 않을 것이다. 신체가 크게 또는 작게(macro, microsomatognosia) 보이는 것은 신체도식의 부조화이며 자기 신체의 신체지각(person's perception)을 왜곡시키는 것이다. 환자는 자신의 신체 전체 혹은 신체부분을 비정상적으로 작게(micro) 혹은 과장되게 크게(macro)하여 보게 된다. 공간관계(spatial relations)의 문제를 동반하지 않은 신체실인증(somatognosia) 환자에서는 일상생활의 기술들이 성공적으로 달성될 가능성이 높다.

침범부위 : 우세 뇌반구(dominant hemisphere)의 두정엽(parietal lobe)

[검사방법 1] 신체부위 지적하기

ⓐ 설명 : 검사자는 피검자에게 자신의 신체부분, 검사자, 그리고 인체도 퍼즐(puzzle) 혹은 인형의 몸체부위를 여러 가지 방법으로 지적하거나 나타내도록 요구한다. 이 검사를 위한 표준화된 형태는 없다. 치료사들이 지시문을 작성할 수 있다. 아래의 것은 지시문에서 좌측과 우측을 배제한 약간의 예들이다.

1. 당신의 무릎을 지적하시오.
2. 당신의 입을 지적하시오.
3. 당신의 복부를 지적하시오.
4. 당신의 코를 지적하시오.
5. 당신의 발을 지적하시오.
6. 당신의 어깨를 지적하시오
7. 당신의 팔꿈치를 지적하시오.

8. 당신의 머리카락을 지적하시오.
9. 당신의 등을 지적하시오.

ⓑ 점수화 : 표준 없음

정상(Intact) : 환자가 적당한 시간 안에 지정된 모든 부위들을 정확하게 지적한다. 신뢰도 증진을 위해, 수행부족(poor performance) 원인인 실어증(aphasia)은 제외한다.

[검사방법 2] 흉내내기

ⓐ 설명 : 피검자에게 검사자의 동작을 모방하며, 자기 신체의 서로 다른 부분들을 만지라고 설명한다. 거울이미지반응(mirror image response)을 사용할 수 있다.
이 검사의 표준형은 없다. 치료사들은 스스로 지시문들을 여러 가지 방법으로 작성할 수 있다. 6~10개의 신체부위들을 지적하는 것으로 충분하다. 예를 들면,

1. 당신의 왼손을 만지시오.
2. 당신의 뺨을 만지시오.
3. 당신의 오른다리를 만지시오.
4. 당신의 왼쪽 팔꿈치를 만지시오.
5. 당신의 오른쪽 손바닥을 만지시오.
6. 당신의 오른쪽 무릎을 만지시오.
7. 당신의 왼쪽 어깨를 만지시오.
8. 당신의 오른쪽 귀를 만지시오.
9. 당신의 왼쪽 전완을 만지시오.
10. 당신의 왼쪽 손목을 만지시오.

ⓑ 점수화 : 표준 없음

정상(Intact) : 바로 전 검사의 언어 문제(verbal problem)들을 가지고 있는 환자들은 대부분 이 검사를 한다.
타당도 증진을 위해 수행부족(poor performance)의 원인이 되는 행위상실증(apraxia) 환자는 제외한다.

[검사방법 3] 신체의 시각적 공간적 개념

ⓐ 설명 : 검사자는 피검자에게 아래와 같은 질문들을 읽어 준다.

"다음의 질문에 지금과 같이 앉아서 자신의 신체에 관심을 가지고 답하시오"라고 지시한다.

1. 대부분 사람의 치아는 입 안쪽에 있는가? 혹은 바깥쪽에 있는가?
2. 당신의 다리는 당신의 복부 아래에 있는가?
3. 당신의 코로부터 보다 멀리 떨어져 있는 것은? – 당신의 발 혹은 복부?
4. 당신의 입은 눈 위에 있는가?
5. 당신의 입에 더 밀접해 있는 것은 – 당신의 목 혹은 어깨?
5. 당신의 어깨는 목과 팔꿈치 사이에 있는가?
7. 손가락들이 팔꿈치와 손 사이에 있는가?
8. 당신의 발가락들로부터 더 멀리 있는 것은 발뒤꿈치인가 다리인가?
9. 당신의 머리 근처에 있는 것은 당신의 팔인가 다리인가?
10. 당신의 신체에서 가장 위에 있는 것이 당신 머리카락인가 눈인가?
11. 당신의 등은 뒤에 있는가? 혹은 앞쪽에 있는가?
12. 당신의 복부는 당신 뒤에 있는가? 혹은 앞쪽에 있는가?
13. 당신의 팔꿈치는 어깨 위인가? 아니면 아래인가?

ⓑ 정상(Intact) : 검사자는 적당한 시간대에 모든 질문에 정확하게 답한다.

타당도 증진을 위해 수행부족(poor performance)의 원인이 되는 행위상실증(apraxia) 환자는 제외한다.

[검사방법 4] 신체의 시각적 공간적 검사의 다른 방법

단지 '예'와 '아니오'만으로 대답하도록 간결하게 고안했다. 표현성 실어증(expressive aphasia) 환자에게 '예'와 '아니오'가 쓰여 있는 두 카드 중 하나를 지적함으로써 '예' 혹은 '아니오'를 나타낼 수 있다.

ⓐ 설명 : 이들 말들이 '예'인지 '아니오'인지 환자에게 묻는다.

1. 당신의 입은 당신 턱 아래에 있다.
2. 당신의 눈은 당신 이마 위에 있다.
3. 당신의 무릎은 당신 히프 아래에 있다.
4. 당신 손은 당신 팔 끝에 있다.
5. 당신은 한 개의 턱, 한 개의 코, 그리고 한 개의 입을 가지고 있다.

ⓑ 점수화 : 표준 없음

정상(Intact) : 적당한 시간 안에 모든 것을 정확히 한다.

신뢰도 증진을 위해, 수용성(receptive aphasia)은 제외한다.

[검사방법 5] 사람 그림 그리기(Draw –A– man)

ⓐ 설명 : 환자에게 백지종이 한 장과 연필을 주고 사람을 그리도록 한다.

ⓑ 점수화 : 표준 없음

[방법 A]

1. 몸의 각 부분에서 4점으로 한다.
   1점 – 머리(head)
   1점 – 몸통(trunk)
   1점 – 두 팔, 한 팔
   1점 – 두쪽 다리, 한쪽 다리
2. 체간에서 신체부위들을 전체 3점으로 정확히 할당한다.
   1점 – 체간길이의 1/2보다 더 많거나 적지 않은 머리
   1점 – 체간길이의 2배보다 길거나 적지 않은 한팔
   1점 – 체간길이의 2배보다 길거나 적지 않은 한팔
3. 정확한 자세배열에 1점을 준다(예를 들면, 정상적인 기립 혹은 앉은 자세).
4. 체간과 함께 사지들의 정확한 병렬
   1점 – 팔이 체간 상부 1/2에 나타나게
   1점 – 다리가 체간 하부 1/2에 나타나게

정상 – 전체수의 10점

[방법 B]

전체 10부분(10점)

머리	오른쪽 손
체간	왼쪽 손
오른쪽 팔	오른쪽 발
왼쪽 팔	왼쪽 발
오른쪽 다리	왼쪽 다리

정상 – 10점

약간의 손상(minimally impaired) – 6점~9점

심한 손상(severely impaired) – 5점이나 그 이하

이 검사는 편측무시(unilateral neglect)와 질병무시(anosognosia) 진단과 확인의 방법으로도 사용된다.

[검사방법 6] 사람퍼즐 맞추기

ⓐ 도구 : 판자나 두꺼운 종이에 사람 그림을 그리고 그 그림을 적당하게 머리, 팔, 체간, 다리를 배경에서부터 조각으로 자른다.

ⓑ 설명 : 배경으로부터 조각낸 개개의 부위들을 처음에 환자에게 확인시킨 후 환자에게 사람형태와 닮게 "여기 사람의 팔들, 다리들, 머리, 그리고 체간이 있어요. 자, 그것들을 모두 조립하세요."라고 설명한다. 이 검사 동안 퍼즐(puzzle)을 조립하며 간단하게 말하도록 한다.

ⓒ 점수화 : 표준화 없음

정상 : 실수 없이 1.5분 안에 퍼즐을 조립할 수 있다.

약간의 손상 : 4개에서 10개의 조각들을 모두 조립할 수 있으나 1.5분 이상 걸린다.

심한 손상 : 1~3 조각들을 정확하게 조립할 수 있다.

신뢰도를 증진을 위해 수행 저하 원인이 되는 공간 구조손상과 전정배경에 손상이 있는 환자는 제외한다.

이 검사는 편측무시(unilateral neglect)와 질병무시(anosognosia) 진단과 확인 방법으로도 사용되어진다.

▪ 신체실인증 치료

- 적당한 운동반응과 함께 감각입력을 연합시키도록 시도하고, 특별한 자극을 시도한다. 예를 들면,
  - 환자의 손이나 신체부위에 거친 천을 사용하여 환자는 지정된 신체부위를 문지른다.
  - 환자는 치료사의 신체동작을 모방한다. 즉, 왼쪽 손으로 오른쪽 귀, 오른쪽 무릎 위에 왼쪽 손
- 한 작업에서의 향상은 유사한 작업으로 대체될 수 있을 것이다. 신체부위들과 서로 간의 관련성을 상호하는 특별한 일들을 실행한다. 예를 들면,

– 환자는 치료사에 의해 촉지된 신체부위를 확인한다.
– 환자에게 신체부위들을 테스트를 한다 ; 예를 들면 "당신의 무릎을 만지거나 나에게 지적하세요."
– 환자는 신체 형태 퍼즐을 조립한다.

• 신경발달적 치료접근(Neurodevelopmental treatment approach)
  – 정상적으로 촉각 움직임과 신체도식을 증진시킬 수 있는 활동(actvities)의 통합된 치료를 한다.
  – 정상적으로 움직이는 것 같이 느끼는 것이 무엇인지 환자에게 교육시키기 위해 적당한 핸드링 치료(handling technique)를 한다.

㉡ 시각실인증(Visual Agnosia)

시각실인증(visual agnosia)은 대뇌피질의 시각연합(visual association) 안의 장애에 의한 결과이다. 이것은 visual object agnosia 모두를 포함한다.

ⓐ 시각물체실인증(visual object agnosia)

visual object agnosia는 visual acuity(시력)와 touch에 의해 물체를 인지하는 능력은 손상되지 않았지만 물체들을 인지하는 데 무능력한 것이다. 시각 자극은 정상적으로 눈과 시각로(optic tracts)를 통해 통과한다. 그러나 후두쪽 피질에서 정확하게 해석되지 못한다. 이들 환자들은 자신의 물건이나 그들의 소유물을 인지하는 데 실패할 수 있다.

다음은 visual object agnosia의 타입들로 개별적 또는 모두 함께 발생할 수 있다.

ⓑ 동시실인증(simultanognosia)

한 장면에서 한 부분 이상을 동시에 보지 못하거나 각 부분을 전체로 통합하여 보지 못하는 상태를 동시실인증이라고 하는데, 이 장애(disorder)는 전체적인 시각의 자극을 해석하는데 손상을 수반한다. 이것은 "시각 전장(全長)의 극단적인 감소" 결과로 일어나는 것으로 보인다. 완전한 그림이 주어졌을 때, 환자는 동시에 단지 한 면이나 부분만을 받아들인다. 예를 들면, 환자는 독특한 개개의 문자들이나 특징들을 지적할 수 있으나, 완전한 낱말의 정확한 설명을 말할 수는 없다. 동측의 뇌반구의 후두두정엽에의 손상의 결과로부터 올 수 있다.

ⓒ 상모실인증(prosopagnosia)

타인의 얼굴이나 거울에 비친 자기 자신의 얼굴마저 인지하지 못하는 것을 특징으로 하는 실인증이다. 보통 이 증세는 색채와 물체가 장소에 관한 실인증을 수반한다. prosopagnosia는 둘의 차이를 인지하는 데 무능력하다. 우뇌반구에 손상을 갖은 환자들은 좌뇌반구 손상 환자들에 비해 잘 알고 있는 얼굴들을 인지하는 것과 알지 못하는 얼굴을 즉시 기억하는 것을 손상당하게 된다.

ⓓ 변시증(變視症)(metamorphopsia)

변시증(metamorphopsia)은 물체가 정확하게 인식될 수는 있지만 물체들이 시각적으로 삐뚤어져 보이는 시각장애, 즉 망막 질환이다. 이것은 후두두정엽의 손상의 결과로 올 수 있다. 예를 들면, 의자가 실제의 크기보다 크거나 작게 보이게 된다. 그러므로 일상생활의 수행에서 어려움을 겪게 된다.

ⓔ 색깔실인증(color agnosia)

색깔실인증(color agnosia)은 다음과 같이 색깔들을 인지하는 데 무능력하다. 환자는 지시에 의해 색깔을 집거나 호칭할 수 없는 것이다. 환자가 시감각(visual sensation)이 손상되지 않았다면 두 색상이 동일한지 다른지 알 수 있다. 색깔실인증(color agnosia)은 후두엽의 손상 후 이러한 장애가 나타나며 특히 좌측 반구의 손상 후 일반적으로 더 빈번히 발생하는 것으로 나타난다.

■ 시각실인증 평가

[방법 1] LOTCA 검사(10장 참고)

[방법 2] 시각적으로 물체의 이름을 알아 맞추기

- 설명 : 환자 전방에 여러 개의 일상적인 물체를 놓는다. 예를 들면 빗, 컵, 열쇠, 연필, 동전, 칫솔 등 피검자에게 호명한 물체를 잡도록 요청하고 이것의 기능적인 사용 방법을 말하라고 한다. 이 검사의 표준화된 것은 없다.
- 점수화

정상 : 환자가 정상적인 시간에 모든 물체를 정확하게 확인한다.

타당도 증진을 위해 수용성실어증(receptive aphasia)과 행위상실증(apraxia) 환자는 제외한다.

■ 시각실인증 치료

- 물체의 인식과 사용하는 방법을 인지하는 재교육받을 수 있다면, 환자에게 구별하는 연습을 시킨다.
  1) 사진을 사용한다.
  환자 자신에게 중요한 사람들의 얼굴의 이름을 기억하도록 훈련시킨다. 예를 들면 그의 가족, 친구 의사와 치료사 이름에 관련된 얼굴을 집도록 도움을 준다.
  2) 색깔 카드를 사용한다.
  환자에게 색상들의 이름을 연습시킨다. 혼란을 피하기 위하여 두 개의 색상만으로 그 차이와 이름을 구별하는 것으로부터 시작한다. 그리고 진전되면 숫자를 점차적으로 늘린다.
- 환자에게 보상하는 데 도움이 되기 위해, 아직까지 손상되지 않은 어떤 감각 기능을 사용한다. 환자가 촉각에 의해 물체들을 인지할 수 있으나 시각에 의해서는 할 수 없다면, 물체들을 만져보도록 하여 연습을 시킨다.

① 시공간실인증(Visual Spatial Agnosia)

시공간실인증(visual spatial agnosia)은 물체들간의 혹은 물체들과 자기 자신 사이의 공간적 연관성을 지각하는 데 결함이 있으며, 시각물체실인증(visual object agnosia)과는 차이가 있다. 공간관계장애(spatial relations syndrome)를 가지고 있는 것과 유사하며 환자가 공간에서 자기 자신이나 물체의 위치를 똑바로 알 수 없는 공간적인 방위 측정 결손이므로 종종 주위 환경 안에서 공간에 대한 개념이 상실될 수 있다. 이 장애가 있으면 지리적 지남력(Geographical orientation) 장애를 가져 올 수 있다. 이 장애는 자신과 장소에 대하여 서로의 연관성을 이해할 수 없는 것이다. 예를 들어 환자가 한 장소에서 다른 장소로의 친숙한 통로를 기억할 수 없는 것과 같은 지리적인 기억이 소실된 것이다. 시공간실인증(visual spatial agnosia)이 있으면 거리를 판단하는 것의 어려움으로 환자가 의자에 앉으려 할 때 판단 착오로 그는 의자를 잡지 못한다. 예를 들어 환자가 컵에 물을 가득 채운 후에도 계속해서 물을 붓는 것과 같은 깊이 지각(depth perception)의 어려움이 있다. 두정엽(pariental lobe) 기능이다.

㉢ **촉각실인증(Tactile Agnosia)**

촉각실인증(tactile agnosia), 혹은 astereognosia는 tactile, thermal, 그리고 proprioceptive function은 아직까지는 손상되지 않았지만 손의 움직임에 의해 모형들이나 물체들을 인지하는 데 무능력하다. 시각 차단(visual occluded)과 함께, 환자는 촉각에 의해 열쇠나 바늘과 실 등을 인지할 수 없다. 촉각실인증(tactile agnosia)은 형태실인증(morphognosia)과 관련 있으며, 시각 차단과 함께 2차원적인 형태들을 촉각으로 인지하는데 무능력하다.

촉각실인증과 관련된 물질실인증(ahylognosia)이 있으며, 이것은 물체들의 질감의 차이를 구별하는데 무능력하다. 예를 들면 거친 천과 부드러운 천 사이의 차이를 구별하지 못한다. 치료사는 촉각실인증을 위한 평가를 알아야 하며, 검사들은 다양한 양식의 입력과 이해, 추상적인 심상화, 그리고 언어 기능을 위한 환자의 능력에 활용한다.

㉣ **손가락실인증(Finger Agnosia)**

손가락실인증 평가는 손가락의 위치 측정(localization), 명령에 따라 이름 말하기, 치료사가 손가락 움직이는 대로 따라하기를 통해 수행된다. 검사자가 만지거나 지적한 자신의 손가락 이름을 혼동하는 경우가 많으며 손가락의 민첩성이 감소한다. 자신의 신체는 인식하나 다른 부분과의 관련성을 받아들이지 못해 운동 과제 수행 시 손가락의 사용에 주저하고 매우 조심스러워 민첩성이 감소한다. 손상부위는 우세반구의 두정엽(parietal lobe)이다.

■ **검사방법**

[방법 1] Finger localization(손가락 이름 맞추기)

ⓐ 설명 : 환자는 책상 위에 손바닥을 아래로 하여 손을 놓는다. 검사자가 환자의 손가락과 같은 방향으로 손 그림을 놓고 환자의 손가락을 만진 후 “제가 지금 만진 손가락과 같은 손가락을 그림에서 지적하거나 이름을 말하세요.” 5개의 항목은 환자가 눈을 뜬 상태에서, 그리고 나머지 5개의 항목은 눈을 가린 상태에서 실시한다. 이때 연필의 뒤쪽을 이용하여 손가락을 가볍게 누른다.

1. 오른쪽 두 번째 손가락
2. 왼쪽 세 번째 손가락
3. 오른쪽 엄지손가락

4. 왼쪽 네 번째 손가락
5. 오른쪽 첫 번째 손가락
6. 왼쪽 두 번째 손가락
7. 오른쪽 네 번째 손가락
8. 왼쪽 첫 번째 손가락
9. 오른쪽 세 번째 손가락
10. 왼쪽 첫 번째 손가락

[방법 2] Finger identification

ⓐ 설명 : 검사자가 말하는 손가락을 지적하거나 움직이도록 한다. 손 그림에서 치료사가 지적한 손가락과 같은 자신의 손가락을 찾도록 한다.

[방법 3] 따라하기

ⓐ 설명 : 치료사의 손가락 움직임을 환자가 따라하도록 한다.
1. 오른쪽 두 번째 손가락을 앞으로 구부린다.
2. 왼쪽 엄지와 다섯 번째 손가락의 끝이 만나도록 한다.
3. 오른쪽 검지의 끝과 왼쪽 세 번째 손가락의 끝이 맞닿도록 한다.
4. 왼손의 두 번째와 세 번째 손가락을 바깥쪽으로 움직인다.
5. 오른쪽 엄지를 돌린다.

[방법 4] 모방하기(Imitation)

ⓐ 설명 : 환자는 치료사가 하는 손가락 동작들을 모방하도록 명령받는다. 이 검사에는 표준이 없다. 치료사가 스스로 동작을 만들 수 있다. 예를 들면,
1. 치료사는 오른쪽 index finger를 앞으로 만다.
2. 치료사는 left little finger 끝을 사용하여 left middle finger를 touch한다.
4. 치료사는 left index와 middle finger를 함께 외측으로 가게 한다.
5. 치료사는 right thumb를 회전시킨다.

ⓑ 점수화 : 정상(Intact) : 환자는 적당한 시간 내에 정확하게 모든 동작들을 흉내낸다. 타당도 증진을 위해 환측 손의 마비(paralysis/parasis)와 행위상실증(apraxia) 환자는 제외한다.

■ 손가락실인증 치료

1. 감각통합(sensory-integration), 감각운동(sensorimotor) 접근방법
   1) 촉진(touch)과 압박(pressure)을 통해 수용기들을 자극하여 환자의 촉감 구별을 자극하게 한다.
   2) 환측 전완, 손, 그리고 손가락들의 배측면과 환측 손가락의 바닥면을 거친 천을 사용하여 강하게 문지른다.
   3) 능동적으로든 수동적으로든 환자에게 판지의 모서리를 쥐도록 요청함으로써 손의 바닥면에 압력을 공급한다. 각각의 타입의 자극은 교대로 할지라도 최소한 2분 동안 자극되어져야 한다 : 30초 문지르기, 30초 압력
      환자는 치료사가 너무 강하게 자극을 주는지 주의하고 불쾌한 느낌일 때에는 치료사에게 말하게 한다. 손가락들을 쓰다듬을 때 가벼운 굴곡반사(flexor withdrawal response)와 같은 불쾌한 신호를 경계한다. 이것이 일어날 때는 보호반사(protective response)의 촉진을 피하기 위해 새로운 부위로 자극을 변경시킨다.
2. 손가락 맞추기 게임 : "right index finger를 나에게 지적하거나 만져 보시오"

ⓜ 형태실인증(Morphognosis)

ⓐ 설명 : 3차원의 물체들 대신에 0.8㎜ 두께의 뻣뻣한 종이를 잘라 만든 기하학적 모양들을 사용하는 것을 제외하고는 입체인지(stereognosis)의 검사와 동일하다. 일반적인 모양들은 마름모꼴, 원, 삼각형, 팔각형, 사각형, 그리고 타원형들이 사용된다.

ⓑ 점수화 : 표준화 없음
정상(Intact) : 환자가 적당한 시간 내에 모든 물체를 정확하게 확인한다. 타당도를 손상측 손에 마비와 촉각 감각(tactile sensation) 결핍은 제외한다.

ⓑ 물질실인증(Ahylognosia)

ⓐ 설명 : 다른 직물들(textures)의 재료를 사용하는 것을 제외하고는 입체인지(stereognosis)의 검사와 동일하다. 대체로 사용되는 일반적인 재료는 거친 사포와 부드러운 사포, 비단, 플라스틱 포장 재료(wrap), 테리 천(보풀 일게 짠 두꺼운 직물), 골덴(corduroy)이다.

ⓑ 점수화 : 표준화 없음

정상(Intact) : 환자가 적당한 시간 내에 모든 물체를 정확하게 확인한다. 타당도 증진을 위해 손상측 손에 마비(paresis)와 촉각 감각(tactile sensation) 결핍, 비손상측 손(nonaflectied hand)의 감각 손상은 제외한다.

■ 촉각실인증(Tactile Agnosia) 치료

1. 감각통합(sensory integration) 접근

촉각 기관의 자극과 압각 수용기들을 자극하는 것을 촉진했다.

1) 거친 천을 사용하여 affected forearm, hand, figure의 dorsal surface, 그리고 affected figure의 ventral surface를 강하게 문지른다.

2) 능동적으로든 수동적으로든 원뿔모양의 판을 쥠으로써 손바닥에 압박을 공급한다.

① 자극의 각각 타입은 30초 문지르기와 30초 압력을 교대로 할 수 있을지라도 최소한 2분 동안 실행하여야 한다.

② 환자는 느낌이 좋은지 말해야 하며, 불쾌한 느낌이 있을 때는 치료사에게 말해야 한다. 환자는 치료사가 너무 강하게 자극을 주는지 주의하고 불쾌한 느낌일 때에는 치료사에게 말하게 한다. 손가락들을 쓰다듬을 때 가벼운 굴곡 반사(flexor withdrawal response)와 같은 불쾌한 신호를 경계한다. 이것이 일어날 때는 보호반사(protective response)의 촉진을 피하기 위해 새로운 부위로 자극을 변경시킨다.

2. 밑바닥과 삼면이 유리로 되어 있는 상자의 끝을 열어놓고 그 안에서 손으로 물체들을 만지는 동안 서로 다른 물체를 구별하는 것을 실행한다. 환자들은 처음에는 눈으로 보면서 실행하고 그 다음에는 시각을 가리고 실행한다.

3. 한 작업에서 믿을만한 향상이 있으면 유사한 작업으로 옮긴다. 시각을 차단하고, texture board 위의 서로 다른 직물들을 구별하도록 환자에게 시킨다. 예를 들면, 다양한 직물들과 함께 나무판자, 사포(sandpaper), 비단(silk), 테리 천(terry cloth)들을 책상 위에 놓고 압정으로 고정한다.

ⓢ 청각실인증(Auditory Agnosia)

청각실인증(auditory agnosia)은 단어와 다른 단어의 소리를 양쪽을 포함하여 소리

의 차이를 인지하는 데 무능력하다. 예를 들면, 차 엔진 돌아가는 소리(car engine running)와 진공청소기 소리(vacuum cleaner) 사이의 차이를 구별할 수 없다. 우세반구의 측두엽(temporal lobe)의 손상의 결과이다.

■ **청각실인증(Auditory Agnosia) 평가와 치료**

청각실인증(auditory agnosia)의 평가와 치료는 일반적으로 언어치료사(speech therapist)에 의해 행해진다. 그러나 만약 언어치료사가 이용하지 못한다면 환자에게 눈을 가리도록 요청하고 서로 다른 소리를 들려준다. 그 다음에 그것들을 확인시킨다. 예를 들면, 종을 울리고 환자에게 소리의 출처를 확인하도록 한다. 혹은 환자가 서로 다른 신체 부위의 소리들 사이의 차이를 구별할 수 있는지 어떤지를 보기 위해 환자에게 호명한 신체부위를 가르키도록 한다. 환자들은 언어적 이해력이 일반적으로 제한되어 있기 때문에 환자에게 요청할 때 검사자는 필시 환자의 이해를 돕기 위한 몸짓(gesture)을 사용하게 될 것이다. 이 결함의 치료는 매우 효과적이지 못하다.

언어병리학자(speech pathologist)들은 때때로 청음을 훈련시키고 청각적 판별 제작, 그리고 시각적 모형들, 크기와 색깔 구별 연습과 같은 것을 절차의 훈련에 사용한다.

② 편측무시(Unilateral Neglect)

편측무시(unilateral neglect)는 주위 환경에서 오는 자극 혹은 신체의 왼쪽이나 공간 감각의 통합에 있어서 결함의 문제이다. 이 결함은 시각 손상(visual deficit)들과 별개로 발생하거나 좌측반맹증(left heminopsia)과 조합되어진다. 그러나 이것은 외관상 시야가 정상인 환자에서조차 발견되어지며 눈을 깜박이는 횟수, 암순응 그리고 동작하는 지각능력이 감소되므로, 외관상으로 정상적인 시각(visual)을 갖은 환자까지 사실상 결함을 가진다.

편측무시(unilateral neglect)를 가진 환자는 그의 신체의 왼쪽 반에 무관심하게 될 것이다. 예를 들면 환자는 자신의 얼굴 왼쪽을 면도하는 것과 혹은 왼쪽 옷입기를 잊게 된다. 편측무시는 좌측 반에서 일어나게 되므로 환자는 접시의 놓인 음식에 왼쪽을 무시하게 될 것이며 또는 책 읽을 때 좌측을 지난 중간에서 오른 쪽만 읽기 시작하게 된다.

편측무시가 있는 환자는 좌측동측성반맹증(left homonymous hemianopsia)을 가진 환자들과 신체적으로 다르기 때문에 전자는 외관상으로 시야(visual fields)의 손상이 없으며, 이에 반하여 후자는 양쪽 눈의 좌측시야에 시각장애(blindness)를 가지고 있다.

이것은 반맹증(hemianopsia)을 가진 환자는 그의 left side에서 완전한 혹은 충분한 감각을 받아들이고 그의 시각 손상(visual deficit)을 자동적으로 보상하게 될 것이라는 것을 나타낸다. 이에 반하여 편측무시(unilateral neglect)를 가진 환자는 자신의 손상 측(affected side)에 감소된 감각을 갖게 되며, 그런 까닭에 문제가 복합되고 손상 측을 잊어버리게 한다.

이러한 환자는 일반적으로 자신의 무능에 대한 보상을 익히는 데 매우 느리며, 사실상 자신의 신체의 좌측과 환경의 기능들과 완전한 협조가 이루어지지 않는다.

침범 부위 : 오른쪽 두정엽 하부(interior parietal lobe), nondominant hemisphere

㉠ **검사방법**

[방법 1] 사람그리기와 시계그리기(Draw –A– man, Draw –A– clock)

ⓐ 설명 : 피검자에게 각각의 검사를 위하여 백지를 따로 따로 주고 "사람을 그리세요"와 "시계를 그리세요." 하고 지시한다.

ⓑ 점수화

정상 : 종이 안에 적당하게 모든 부분들이 포함된 그림

손상 : 중간의 부분들에서 왼쪽이 빠졌거나 신체부위들에서 왼쪽이 기울거나 혹은 신체부위와 시계의 글자들이 오른쪽에 치우쳐 있다.

타당도 증진을 위해 구조적 행위상실증과 운동행위상실증을 가진 환자는 제외한다.

[방법 2] 꽃 그림 복사하기와 집 그림 복사하기

ⓐ 설명 : 치료사는 피검자의 앞에 간단한 꽃과 집을 그린다. 그리고 피검자에게 깨끗한 종이에 피검자는 꽃을 그리고 집을 그린다.

ⓑ 점수화

정상 : 모든 부분들을 종이 위에 적당히 그린다.

손상 : 약간의 부분들에서 왼쪽이 빠져 있거나, 혹은 그림들이 페이지의 오른쪽에서 너무 멀리 떨어져 적당한 위치에 놓일 수 없다.

이 검사는 구조적 행위상실증과 운동행위상실증에 사용될 수 있다. 만약 환자가 구조적 행위상실증은 있으나 편측무시(unilateral neglect)가 없다면, 환자는 거의 모든 부분들을 포함한 그림을 그리거나, 그것들은 뒤죽박죽 만들어질 것이며 서로 정확히 연결되지 않는다.

[방법 3] Pegboard Design 복사하기

ⓐ 설명 : 치료사는 pegboard 판자 위에 왼쪽과 오른쪽 양쪽에 peg를 꽂아 놓는다. 환자에게 정확하게 design들을 복사하도록 요청한다.

ⓑ 점수화

정상 : 모든 peg들이 적당한 시간 안에 정확하게 놓는다.

손상 : 약간의 peg들이 왼쪽의 위치에서 빠져 있다.

구조적 행위상실증과 운동행위상실증, 전정배경의 손상된 환자는 제외한다.

[방법 4] 문자에 선을 그어 지우기

ⓐ 설명 : 치료사는 백지에 여러 행을 가로질러 드문드문 문자를 타이핑한다. 환자에게 "가" 등 무엇이든지 문자를 선택하여 선을 그어 지우라고 한다.

가 라 오 우 고 가 이 아 오 가 나 다 미 오 모 가 이 미 가 이 조 무 쥬 아 가 모
고 미 거 가 노 니 가 우 가 사 히 가 우 쥬 사 가 마 푸 호 자 호 가 미 호 하 가
나 가 오 가 미 고 자 사 나 가 푸 프 가 하 노 하 고 하 니 가 하 고 히 가 하 노

[그림 8-4] 표집의 변이와 편향

ⓑ 점수화

정상 : 모든 문자들이 정확히 지워진다.

손상 : 왼쪽 문자들이 지워지지 않음

시각에 손상이 있거나 반맹증, 운동행위상실증이 있는 환자는 제외한다.

[방법 5] 읽기

ⓐ 설명 : 환자에게 문장을 소리 내어 읽도록 한다. 치료사는 반드시 복사물을 앞에 두고 환자가 읽는 것을 따라 추적한다.

ⓑ 점수화

정상 : 페이지에서 왼쪽의 단어들을 빠짐없어 정확하게 읽는다.

손상 : 페이지의 왼쪽단어들을 빠뜨리고, 다음 행을 읽기 시작할 때 주저하며, 한 줄에 있는 단어들을 빠뜨린다.

이 검사에서 손상이 심한 환자는 일반적으로 심한 편측무시에 문제가 많으며 일상생활의 여러 동작들에서 어려움이 있다.

실어증 환자에게는 적용되지 않는다. 만약 시각적으로 보는 것에 장애가 있다면 반드시 커다란 글씨로 인쇄된 것을 사용한다.

■ **편측무시(Unilateral neglect) 치료**

1. neglected side에 자극을 주는 행동을 하고 이것을 환자가 인식하도록 한다.
   - 치료사는 환자가 눈으로 보면서 비손상측 손으로 손상측 손을 거친 천, brush, 얼음 혹은 진동기(vibrator)를 사용하여 문지르게 한다. 경직(spasticity)이 있을 경우 경직이 증가되지 않도록 주의한다.
   - 환자는 눈으로 확인하며 비손상측 손으로 스스로 문지른다.
   - 환자가 근위 쪽에 기능이 있다면, 테이블 위에서 반원이나 몸의 중앙선을 가로질러 팔을 움직이는 skateboard를 할 수 있다.
2. 일상생활에서 환자에게 왼쪽을 보도록 하는 동작들을 강제로 시킴으로써 환자는 왼쪽을 인식하게 하고 스스로 왼쪽을 보게 될 것이다. 음식이나 돈과 같은 강화물을 사용하면 더 좋을 것이다.
   - 타일작업 – 왼쪽에 모든 타일을 붙인다.
   - pegboard – 왼쪽에서 모든 peg하기
   - 테이블을 가로질러 동전을 펼치기 – 환자에게 그것들을 집어올리도록 시킨다.
   - 환자 전방에 일렬로 많은 카드를 펼쳐놓는다. 오른쪽에서 왼쪽으로 그것들을 세어나가라고 한다. 그리고 실수한 것들을 교정한다. 왼쪽의 윗쪽으로 카드들을 놓고 한 번에 한 카드씩 자리 잡게 한다. 환자는 정확하게 카드들을 세어나간다. 순서에 변화를 주고, 이 활동(activity)이 기계적인 암기가 되지 않게 한다.
   - 환자에게 종이에 여러 행으로 타이프한 문자들 중 한문자를 지우는 연습을 시킨다; 예를 들면 "당신이 보는 모든 '가'를 선을 그어 지우시오" 만약 실수를 반복한다면, 천천히 내려가며 문자들을 소리 내어 읽으라고 환자에게 말한다.
3. 신경발달접근(Neurodevelopmental treatment approach)을 사용하여, 신체 전체를 인식하는 것을 촉진시키기 위해 양측 과제(bilateral task)에 환자를 참여시킨다. 체중부하 동작들을 통한 특별한 손동작 기술들과 고유수용성 촉진(proprioceptive facilitation) 기술도 역시 도움이 된다.

4. 읽는 동안 환자가 페이지의 왼쪽 반에 부주의하다면, 행을 읽기 시작하기 전에 시각적 단서를 환자에게 주어 찾게 함으로써 왼쪽을 향하게 하여 훈련시킨다.
   - 페이지 왼쪽의 '가'에 붉은 선을 긋는다.
   - '가'의 단어 위에 표식
   - 환자의 손가락으로 페이지 왼쪽을 지적하며 읽게 한다.
5. 환자가 이것을 이해하는 데 도움이 되는 문제를 인식시킨다.
   - 환자가 왼쪽으로 그의 머리를 돌리거나 눈동자를 움직이며 식사를 연습한다.
   - 식사하는 동안 인지하는 단어를 주어 실수들을 교정한다.
   - 옷입기(dressing) 동안 거울을 사용한다.
   - 마루바닥에 테이프를 수직으로 붙여 보행할 때 시각적으로 볼 수 있게 한다.
6. 무시가 기능적 문제의 원인이 될 때, 환자가 정확히 자동적으로 그것들을 할 때까지 이 문제들을 연습시킨다 ; 예를 들면 만약 환자가 왼쪽에 부주의하다면 이동하기 전에 휠체어 잠그는 것과 발판 올리는 연습을 한다.
7. 적응기술방법
   - 비손상측(unaffected side)에 음식을 놓는다.
   - 비손상측에 전화나 스위치를 놓는다.
   - 항상 비손상측에서 환자에게 말하고 비손상측에 위치한다.

③ 질병부인(Anosognosia)

질병부인(anosognosia)은 신경학적 손상으로 특히 신체 한쪽의 마비에 대한 지각이 부족하고, 인식하는 능력의 결여이다. 일반적으로 뇌의 오른쪽 측두엽의 손상으로 발생한다. 환자가 자신의 마비의 심각성 존재를 인지하지 못할 만큼 무시가 심한상태이다.

질병부인은 전혀 자신의 마비(paralysis)에 무관심하거나 극단적으로, 마비를 완전한 거부를 하게 된다. 어떤 일을 요청했을 때 어떤 것에 실수하든지 실수하지 않든지, 환자는 자신의 병을 부인한다.

뇌졸중 환자들은 "마비된 사지가 없다" 혹은 신체에 속하지 않는다라는 느낌으로 사지를 묘사한다. 그러므로, 팔이 그의 신체부분으로 느낄 수 없거나 탐색되지 않는다면 환자는 이것에 대한 분별있는 판단을 할 수 없다. 환자는 항상 상태가 좋지 않은 위기나 혼란한 사건이라 할지라도 언어적으로 부정을 통해 처리해 나가게 된다. 예를 들어 휠체어에서 한 팔이 바퀴 옆에 내려져 있음을 간호사나 의사가 지적할 때, 이렇게 이야기 할 것이다. "이것이 나의 팔이라고 생각하나 그렇지 않다. 그것은 내가 여기에 휠체어에 앉을 때부터 지금까지 내밀어져 있었다." "누구의 손인가?" "나는 알 수 없다. 나는 이 손이 거기에 움직이지 않고 놓여 있었기 때문에 죽은 것 같이 생각된다."

㉠ 질병부인 검사방법

이 결손을 위한 표준화된 검사는 없다. 어떤 치료사들은 편측무시(unilateral neglect) 검사방법을 사용하여 검사하고 이들 검사들에서 심한 손상환자는 질병부인(anosognosia) 증상이 나타난다고 말한다. 예를 들면 만약 환자가 사람퍼즐 맞추기에서 board의 왼쪽 말단에서 벗어나게 사람퍼즐의 왼쪽 팔과 다리를 놓는다면, 환자는 이 사지들을 자신의 사지의 부분을 믿지 않는다는 것을 나타내는 것이다.

이 결손의 진단은 일반적으로 환자의 말에 의해 작성될 수 있다. 그는 자신의 마비된 것을 지각하는가? 그는 자신의 마비에 대해 어떻게 느끼는가? (환자가 이해하는가)? 왜 환자가 팔이 움직일 수 없는지에 대해 환자가 허물없이 이야기하고 합리적으로 생각하는가? 만약 환자가 마비를 부정하거나 그의 팔이 "아주 조금 약하다(weak)"고 말한다면 이것은 질병부인(anosognosia)을 나타낸다.

㉡ 질병부인 치료

환자가 자신의 질병을 부인하는 동안, 이것을 이해하도록 그에게 가르치는 것은 거의 불가능하다. 일반적으로 환자가 회복이 되기 시작하는 때와 동시에 부정은 사라진다.

④ 좌우구별(Right-Left Discrimination)

좌우구별(right-left discrimination)의 결손은 오른쪽과 왼쪽의 개념들을 이해하고 사용하는 데 무능력의 원인이 된다. 이것이 개체의 혼란을 야기하게 되므로 처음에 환자는 명령에 의해 그 자신의 오른쪽이나 왼쪽 부분들을 호칭하거나 지적할 수 없으며, 환자는 검사자의 오른쪽과 왼쪽을 구별할 수 없게 될 수 있다. 두정엽((parietal lobe)의 어느 한쪽의 반구가 손상되었을 때 나타난다.

㉠ **좌우구별 검사방법**

[방법 1] 에이얼스 좌우구별 검사(Ayres' Right – Left Discrimination Test)

(subtest of the southern California Sensory Integration Tests)

ⓐ 설명 : 치료사는 환자와 얼굴을 맞대고 앉아 환자에게 잇달은 명령들을 한다.

1. 나에게 당신의 오른손을 보여 주시오.
2. 당신의 왼쪽 귀를 만져보시오.
3. 당신의 오른손으로 이 연필을 쥐시오.
   (양손으로 연필을 쥐시오, 연필 잡은 손들은 무릎 위에 놓으세요)
4. 나의 오른손에 연필을 놓으시오.
   (손들은 무릎 위에서 손바닥을 위로 한 상태로 유지하라)
5. 이 연필이 당신의 오른쪽에 있습니까? 혹은 왼쪽에 있습니까?
   (환자의 오른쪽 어깨의 한 발짝 앞에서 연필 쥔 왼손을 놓는다)
6. 당신의 오른쪽 귀를 만지시오.
7. 나에게 당신의 왼쪽 발을 지적해보시오.
8. 연필이 당신의 오른쪽에 있습니까? 혹은 왼쪽에 있습니까?
   (환자의 왼쪽 어깨의 전방에 오른손에 연필 쥔 손을 놓는다)
9. 당신의 왼손을 사용하여 연필을 쥐시오.
   (양손으로 연필을 쥐어라 손들은 무릎 위에 놓여 있다)
10. 자, 나의 왼손에 이것을 놓으시오.
    (손들은 무릎 위에서 손바닥을 위로한 상태로 유지하라)

ⓑ 점수화 : 3초 안에 정확히 수행하면 2점을 주고, 4초에서 10초 안에 정확히 수행하면 1점을 준다. 만약 환자가 처음에는 잘못된 반응을 보이다 그 다음에 스스로 교정한다면 점수는 교정된 반응의 시간으로 한다. 명령이 반복된다면, 점수는 1점을 줄 수 있다. 신뢰도 증진을 위해 실어증(aphasia) 환자와 행위상실증(apraxia) 환자는 제외한다.

[방법 2] 신체부위 지적하기

ⓐ 설명 : 치료사는 환자에게 환자자신, 치료사 혹은 사람모양의 인형이나 퍼즐에서 호명된 신체부위를 지적하거나 나타내도록 요청한다. 이 검사는 표준화된 것은 없다. 치료사가 스스로 질문을 만들 수 있다. 예를 들면,

1. 당신의 왼손을 지적하시오.
2. 당신의 오른쪽 눈을 지적하시오.
3. 당신의 왼쪽 발을 지적하시오.
4. 당신의 왼쪽 어깨를 지적하시오.
5. 당신의 오른쪽 팔꿈치를 지적하시오.
6. 당신의 왼쪽 무릎을 지적하시오.
7. 당신의 오른쪽 귀를 지적하시오.
8. 당신의 왼쪽 손목을 지적하시오.
9. 당신의 오른쪽 발목을 지적하시오.
10. 당신의 오른쪽 엄지손가락을 지적하시오.

ⓑ 점수화 : 표준 없음

정상 : 환자는 적당한 시간 내에 호칭된 모든 부분들을 정확하게 지적한다.

신뢰도 증진을 위해 수행불능의 원인이 되는 실어증(aphasia)과 행위상실증(apraxia)은 제외한다. 이것은 명령에 포함된 '왼쪽'과 '오른쪽' 단어들을 제외시키면 somatognosia 검사와 유사하다. 두 검사들은 그것들에서 '왼쪽'과 '오른쪽' 명령들에 넣지 않고 사용함으로써 연합할 수 있다. 환자가 '왼쪽'과 '오른쪽'을 생략한 명령을 더 잘 행하는가? 그가 정확한 신체부위를 가르키는가? 반대편을 가르키는가? 예를 들면, "당신의 오른손을 지적하시오"라는 명령에 왼손을 지적하는가. 그렇다면 이것은 좌우구별(left-right discrimination) 장애이다. 환자가 전체적으로 혼란스럽고 전혀 그릇된 신체부위를 나타낸다면 somatognosia의 장애일 수 있다.

[방법 3] 왼쪽 오른쪽 지남력

ⓐ 설명 : 치료사는 환자 전방에 앉는다.

환자는 검사자의 사지 모두를 볼 수 있는 위치에 있어야만 한다. 치료사는 묻는다. "내가 당신의 오른쪽을 만지고 있습니까, 왼쪽을 만지고 있습니까?" 표현성 실어증(expressive aphasia) 환자는 사전에 만들어진 '오른쪽'과 '왼쪽'이 그려진 카드를 사용하여 그의 대답을 나타낼 수 있다.

1. 환자의 왼쪽 뺨을 만져라.
2. 환자의 오른쪽 팔꿈치를 만져라.

3. 환자의 오른쪽 엄지손가락을 만져라.
4. 환자의 왼쪽 어깨를 만져라.
5. 환자의 왼쪽 발목을 만져라.

ⓑ 점수화 : 표준 없음

정상 : 환자가 모두 정확하고 상당히 빠르게 대답한다.

신뢰도 증진을 위해 실어증(aphasia)과 감각장애가 있는 환자는 제외한다.

ⓛ 좌우구별 장애의 치료

1. 감각통합접근(sensory integrative approach) 방법을 사용한다.
   선택된 손에 환자가 구별하는 데 도움이 되는 외적인 촉각 자극과 고유수용성 자극(proprioceptive stimulation)을 준다. 예를 들면 오른쪽 손목에 무거운 cuff를 달아준다. 이것은 일관성이 있어야 한다. 손을 변경해서는 안 된다.
2. 반복적으로 왼쪽과 오른쪽 차이를 강조하는 행동들을 하고, 환자가 체험을 전승할 것을 기대한다.
   - 오른쪽과 왼쪽에 대한 테스트를 한다. 예를 들면 당신의 왼쪽 팔꿈치를 지적하시오. 나에게 오른쪽 신을 주시오.
   - 환자가 일상생활활동을 수행하는 동안 구두적으로 오른쪽과 왼쪽을 강조한다.
3. 환자에게 보상하는데 도움이 되는 인지적 단서를 준다.
   - 환자가 시계를 보기 위해 왼쪽에 시계를 찰 때 오른쪽과 왼쪽을 구별하는 데 도움이 되는 실마리를 준다.
   - 옷, 신발 등등…, 오른쪽을 색깔테이프 혹은 핀을 사용하여 왼쪽과 다르게 표시한다.
4. 인간 환경 적응을 위해 명령에서 '왼쪽'과 '오른쪽' 단어를 사용하지 않는다. 그것이 위치한 장소에 의해 부위를 지적하거나 참조한다. 예를 들면 환측 발이 침대 옆의 발이다.

⑤ 행위상실증(Apraxis)

실행(praxis)은 목적 있는 움직임을 계획하고 수행하는 능력이다. 근력, 감각, 협응능력의 손상이 없고 정상적인 이해력이 있어도 정확히 숙련된 목적 있는 움직임들을 수행하는 능력의 손상을 행위상실증(apraxia)라고 한다.

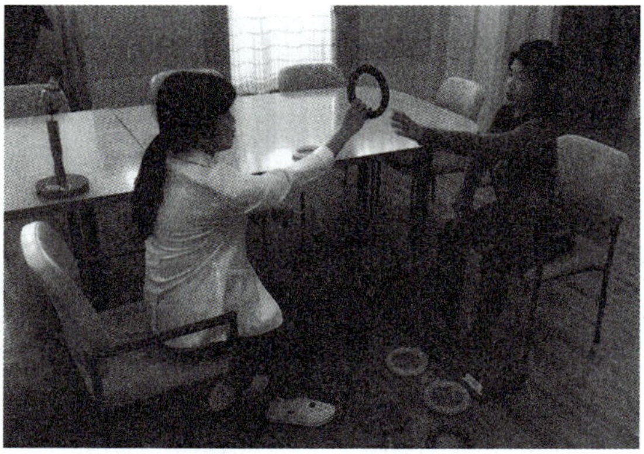

일반적으로 CVA의 결과로, 뇌의 한쪽이나 양쪽 뇌반구(hemisphere)의 손상의 결과로 초래되며, 다양한 형태를 갖는다. 행위상실증의 형태는 관념적 행위상실증(ideational apraxia), 관념운동행위상실증(ideomotor apraxia), 구조적 행위상실증(constructional apraxia), 그리고 언어적 행위상실증(verbal apraxia), 옷입기 행위상실증(dressing apraxia)을 포함한다. 행위상실증(apraxia)은 둘 또는 더 많은 형태들이 복합적으로 함께 발생한다. 아주 드물게 하나의 형태가 분리되어 발견된다.

㉠ **운동행위상실증**(Motor Apraxia)

운동행위상실증(motor apraxia)은 운동기억 형태(kinesthetic memory pattern)들의 상실된 것으로 그것은 명령된 목적 있는 운동 수행에 대한 환자의 무능력의 결과이다. 이 증상은 대부분 뇌반구 한쪽의 전두엽(frontal lobe) 손상의 결과이다. 비록 환자가 개념과 일의 목적을 이해한다 할지라도 이것은 나타난다. 운동행위상실증(motor apraxia)은 실행에 결함을 나타낸다. 이러한 환자는 자동적으로 간단한 운동 업무들은 수행할 수 있으나 복잡하고 연속적인 것은 완벽하게 수행할 수 없다. 환자 관찰시, 운동행위상실증(motor apraxia)과 관념운동행위상실증(ideomotor apraxia)은 동일하게 나타난다. 그러나 일반적으로 두 행위상실증(apraxia)은 손상영역 부위는 위치가 다르다.

㉡ **관념운동행위상실증**(Ideomotor apraxia)

관념운동행위상실증(ideomotor apraxia)은 비록 환자가 완벽하게 일의 생각이나 개념을 이해한다 할지라도 몸동작을 모방하기(흉내 내기) 혹은 목적 있는 운동수행에 대해 무능력하다. 이 증상을 가진 환자들은 자동적으로 활동을 수행할 수 있다. 그러나 언어로 명령을 했을 때 수행할 수는 없다. 그러나 운동기억형상(kinesthetic memory pattern)들이 존속되며 오래되고 습관화되어 있는 운동수행들은 자동적으로 수행할 수 있는 능력이 있다. 그러나 세밀한 운동의 순서의 기억들은 상실되므로 운동계획에 문제를 가지며 특징적인 환자만이 운동을 갖는다. 활동시 환자를 관찰하는 것은 이러한 결함을 구해 내는 데 중요하다. 이것은 뇌반구의 두정엽(parietal lobe)의 손상의 결과이다.

예를 들면 연필로 글씨를 쓰도록 요청한다면 환자는 행동을 묘사하고 이것을 인지할 수 있다. 이때 연필을 집어들지 않고 글을 쓰기 시작한다. 그러나 어떤 때는 종이와 연필을 집고 자발적으로 글씨를 쓰기 시작한다.

ⓒ **관념행위상실증**(Ideational Apraxia)

관념행위상실증(ideational apraxia)은 환자가 행동의 개념을 오랫동안 이해할 수 없기 때문에 무의식적으로 혹은 언어적 명령에 의한 동작들을 수행하는 데 무능력하다. 개념상을 이해하고 연속을 이끌어내는 정신적 과정은 운동수행 상실과 관련이 있고, 물체 이름들의 상징성과 시각적 심상에 관련이 있다. 종종 복합적인 행동들은 수행할 수 없게 되는 반면 간단하고 분리된 행동들이나 부분적인 행동들은 남아있다. 이것은 뇌반구의 두정엽(parietal lobe)의 손상의 결과이다. 환자가 더욱 어려워하는 것, 명령에 대한 요구 시 환자는 동작의 실행이나 물체의 기능을 묘사하는 흉내를 내지 못한다.

예를 들면 담배와 성냥을 주고 담배에 불을 붙이라고 지시하면 환자는 성냥을 입 안에 넣거나 혹은 불을 켜지 않은 성냥을 담배에 댄다. 그리고 성냥의 기능을 서술할 수 없다.

ⓐ 관념운동행위상실증과 관념행위상실증의 평가

이들 행위상실증(apraxia)들을 매우 유사하고 구별하기가 어렵다. 두 검사는 동일하다. 단지 반응의 질이 약간 다르다. 과제를 요구했을 때 운동행위상실증(motor apraxia)이나 관념운동행위상실증(idedmotor apraxia) 환자는 지시에 따라 이것을 할 수 없다. 그러나 어떤 때에는 자동적으로는 이것을 할 수 있다.

관념적 행위상실증(ideactional apraxia) 환자는 이것을 수행하는 운동 수용능력을 가지고 있다 할지라도 자동적으로조차 이것을 수행할 수 없다.

[평가방법]

- 설명 : 이 검사는 치료사가 환자에게 실행을 요구하는 업무의 시리즈들로 이루어져 있다. 만일 환자가 지시를 이루지 못한다면, 치료사는 환자에게 자신이 업무 수행하는 것을 모방하도록 요청한다. 환자가 여전히 실패한다면 적용할 수 있는 곳에서 치료사는 실제 대상들을 사용하여 수행하도록 환자에게 요청한다. 아래의 순서로 내려갈수록 행위상실증 환자들은 어려움을 느낀다. 종종 환자는 자신의 신체 일부를 물체처럼 사용한다.

  예를 들면 망치로 못을 박으라고 할 때 환자의 주먹을 망치처럼 사용한다. "망치를 잡는 흉내"를 나타낸다. 만약 환자가 언어적 명령에 이것을 정확하게 할 수 있다면 검사를 할 수 없다. 다음은 업무를 수행하는가 하는 평가 목록이다.

  〈구강 – 얼굴〉

  1. 기침
  2. 코를 킁킁거리기
  3. 입으로 불어 성냥불 끄기
  4. 스트로우로 빨기
  5. 입을 다물고 뺨을 부풀리기

  〈사지〉

  1. 안녕, 손 흔들기
  2. "이리로 와"의 손짓(고갯짓, 몸짓)
  3. "쉬쉬"를 위해 입술 위에 손 놓기
  4. 경례, 인사, 키스
  5. "정지"신호
  6. 칫솔질
  7. 면도
  8. 게시판 보기
  9. 망치질
  10. 나사 돌리기

- 점수화

  정상 : 실제 목적물을 주지 않고 말로 요구하는 업무의 대부분을 정확히 수행

  약간 손상 : 실제 목적물이 주어졌을 때만 업무의 대부분을 정확하게 수행

심한 손상 : 실제 목적물이 주어졌을 때조차 업무를 수행하지 못함
신뢰도 증진을 위해 지시를 이해하지 못하는 경우는 제외한다.

ⓑ 운동행위상실증, 관념운동행위상실증, 관념행위상실증 치료

1. 일(업무)을 하기 전과 수행하는 동안 고유수용성, 촉각, 운동감각들을 입력시키는 감각을 준다. 예를 들어 휠체어를 추진하기 전에 수행하는 방법을 위한 동작들을 훈련한다.
2. 일의 활동을 하기 위해 언어적으로 가볍게 지시를 한다. 예를 들어 "브레이크가 풀려 있어요. 브레이크를 잠그세요."
3. 이러한 활동들은 가능한 정상에 가까운 환경에서 수행되어져야 한다. 예를 들면 몸치장하기(grooming), 옷입기(dressing)는 한낮에 하는 것보다는 침상(bedside)에서 아침에 수행하게 한다. 가능하다면 음식만들기(cooking) 활동들은 가정에서 수행하거나 적어도 일상용품들을 사용한다.
4. 환자에게 눈을 감고 업무를 수행 시도 전에 필요한 동작을 형상화하도록 시킨다.
5. 환자가 실패하게 되었을 때 환자를 지시하도록 대비한다. 그가 비협조적이지 않아야 하며 어떤 동작들은 환자에게 어렵다는 것을 설명한다. 치료하는 동안 환자에게 필요한 활동(activity)들을 준비한다.

㉣ **구조적 행위상실증**(Constructional Apraxia)

구조적 행위상실증(constructional apraxia)은 명령으로든 자발적으로든 복사(copying), 그리기(drawing)와 그림이 대각선 방향으로 그려지거나 왼쪽의 물건을 무시하는 경향이 있거나 2차, 3차원적 설계에 손상이 있으며 시각적 기억이 짧다. 구조적 행위상실증(constructional apraxia)은 뇌반구의 두정엽 어느 한쪽에서 오는 결과이며, 명령이나 자발에 의해 디자인을 복사(copy)하고, 그림그리기, 구성(construct)하는 능력의 장애와 혼자 환경에서 옷입기, 장난감을 모으는 명령따르기, 그릇쌓기와 같은 구성하는 능력이 필요한 ADL시 현저한 장애를 야기시킨다.

[방법 1] 2차원 디자인 복사하기

ⓐ 설명 : 치료사는 환자에게 종이와 연필을 주고 검사하고자 하는 카드를 복사하도

록 요구한다.

한장의 종이는 각각의 검사카드에 사용한다. 이 검사에 다양한 변화를 주고, 이것들의 기준은 없다. 예를 들어,

1. 사전에 그려진 집, 꽃과 시계의 그림을 복사한다.
2. 기하학적 디자인들을 복사한다.

ⓑ 점수화

정상 : 그림이 아주 정확하고 선들의 생략이나 덧붙임이 없다.

약간 손상 : 그림이 어떤 라인들의 생략이나 굴리는 선들간의 불균형으로 인한 부분적의 결함이 있으나 그림의 판정을 방해받을 정도는 아니다.

심한 손상 : 그림을 알아볼 수 없음

타당도 증진을 위해 협응능력이 부족한(incoordination) 환자나 비우세 손과 편측무시의 경우에는 제외한다.

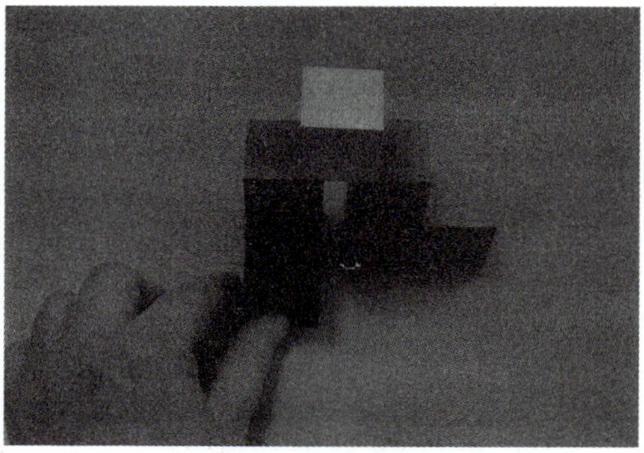

[방법 2]

ⓐ 설명 : 치료사는 환자 전방에서 직경 1인치의 직사각형의 블록 3개를 준비하고 다리모양을 만들고 이것을 환자에게 복사하도록 요청한다. 만약 환자가 이것을 정확하게 한다면 치료사는 5개의 블록으로 다리를 만들고 환자에게 이것을 복사시킨다.

ⓑ 점수화

정상 : 정확히 복사한다.

손상 : 복사가 정확하지 않다.

운동행위상실증(motor apraxia)과 협응능력 부족(incoordination)인 환자는 제외

한다.

[방법 3] Graphic designs– Santa Clara Valley Medical Center

ⓐ 설명 : 평행선, 수직선, 원, 네모, 세모, 다이아몬드, 정사면체, 집, 시계를 따라 그리도록 한다.

ⓑ 점수화

정상(Intect) : 정확하게 그림을 그린다.

약간 손상(Impaired) : 전체적 균형이 결핍된 디자인이지만 부분적으로 알아볼 수 있다.

손상(Absent) : 대부분 알아볼 수 없음

[방법 4] 성냥개비(Matchstick) 디자인

ⓐ 설명 : 성냥개비를 이용하여 모델을 따라 만들도록 지시한다. 디자인은 반드시 복잡해야 하며 2~9개의 나무로 된 나무 성냥을 이용한다. 이 검사는 표준화되어 있지 않으므로 검사자가 디자인한다.

ⓑ 점수화

정상 : 정확하게 디자인한다.

약간 손상 : 전체적 균형이 결핍된 디자인이지만 부분적으로 알아볼 수 있다.

손상 : 디자인을 하지 못함

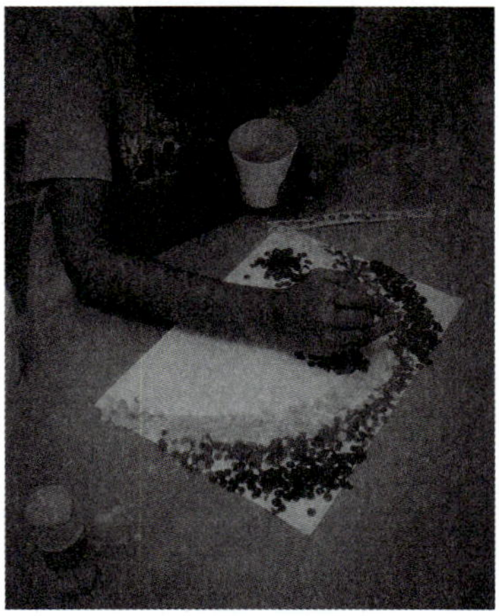

■ 구조적 행위상실증 치료

1. 환자는 간단한 복사와 구성적인 과제를 연습한다. guidance, demonstration, 3

차원 모델이 응용된 디자인을 연습한다.

2. 간단한 디자인에서 경계표(landmark)를 사용하는 것이 도움이 된다.
3. 점차 과제를 복잡한 것(예, 모으는 조각의 수)으로 수준을 높인다.
4. 고유수용성감각의 입력을 부가적으로 얻기 위해, 종이보다는 흙이나 모래판에 그림을 그린다.

ⓜ 옷입기 행위상실증(Dressing Apraxia)

옷입기(dressing apraxia)는 신체도식(body scheme)과 공간관계 장애로 스스로 옷입기 디자인하는 데 무능력한 것이다. 이 행위상실증은 옷입는 운동 수행의 어려움보다는 신체도식(body scheme) 및 공간의 결핍과 보다 많은 관계가 있다. 환자는 등 뒤, 옆, 아래 혹은 옷을 겹쳐 놓을 때 방위측정 실수를 저지른다. 종종 오른쪽 대뇌 반구에 손상을 입은 환자들은 신체의 왼쪽 옷입는 것에 무시를 하거나 바지 오른쪽에 같은 바지에 양쪽 다리를 넣게 될 것이다. 예를 들어 – 좌측 편마비

- 환자는 옷을 잡고 어디에 좌측 팔을 넣어야 할지 모른다.
- 환자는 정확하게 소매를 찾을 수 없다,
  환자는 당황하는 태도로 셔츠를 보고 결국에는 그의 손상된 쪽 소매 속에 넣거나 잘못된 소매에 넣었다.
- 환자는 그 다음에 손상된 쪽 소매를 약간 어렵게 매만진다.
  그러나 그는 결국에는 어떻게 해서 손상된 팔꿈치를 지나 어깨를 넣는다.
- 그런 다음 등 뒤로 옷을 돌리고 다른 쪽 소매를 찾는 정상 반응을 보인다.
  정확한 소매 사용을 처음부터 할 수 없으며, 두 번째 소매는 뒤쪽에 있지 않고 앞쪽에 남아 있게 된다.

■ 옷입기 행위상실증의 평가

옷입기 평가는 모두 기능적으로 옷을 입을 수 있는가 평가하는 것이다.

1. 환자에게 셔츠를 입거나 벗는 것을 시키고 그의 행동을 지켜본다.
2. 환자가 어디에서 시작할 것인지 혹은 올바른 소매 구멍을 어디에서 발견할 것인지 결정하는 데 문제를 가지는가?
3. 환자는 그의 신체 좌측에 옷입기 무시가 있는가?
   (unilateral neglect의 지적)

4. 환자는 소매에 팔을 집어 넣는가 등 뒤로 셔츠를 놓을 수 있는가?
5. 환자가 정확하게 단추(button)들을 일직선으로 잠그지 못하는가?

이것들 모두가 옷입기 행위상실증(dressing apraxia)을 갖고 있는 환자들의 어려움이며 운동기능의 마비 때문에 무능력한 것은 아니다. 옷입기와 구조적 행위상실증(constructional apraxia) 사이에는 고도의 상관관계가 있기 때문에 사람들은 옷입기 행위상실증(dressing apraxia) 평가에 구조적 행위상실증(contructional apraxia) 검사를 사용하기도 한다.

■ 옷입기 행위상실증 치료

1. 옷입기 위한 완전한 모형(set pattern)으로 훈련한다.
2. 왼쪽과 오른쪽 · 앞과 뒤를 구별하는 데 도움이 되도록 단서를 준다.
3. 버튼이 달린 셔츠 표면이 위로 가게 하고 지퍼 달린 바지 표면이 위로 가게 하는 것과 같은 방법으로 환자가 입을 때마다 같은 방법으로 하고 옷의 위치를 같게 한다.
4. 옷의 앞과 뒤를 구별하는 데 도움이 되도록 상표를 사용할 수 있다.
5. 앞과 뒤나 왼쪽과 오른쪽에 작은 단추나 리본을 달아 색깔로 정보를 줄 수 있다.

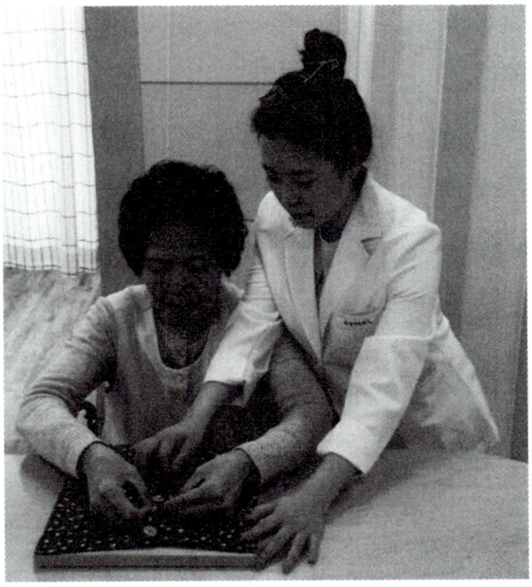

ⓗ 언어 행위상실증(Verbal Apraxia)

언어 행위상실증(verbal apraxia)은 알기 쉬운 단어들을 조직하고 형성하는 데 어려움이 있다. 뿐만 아니라 근육에는 손상되지 않은 상태이다. 이것은 근육들이 손상되고 발화(speech)가 똑똑하지 않게 빨리 발음하는(slurred), 구음장애(dysarthria : 중추 또는 말초신경의 손상으로 언어 근육의 조절에 문제가 생겨 발음을 어렵게 하거나 잘못하는 상태)와의 차이점이 있다. 언어적 행위상실증 환자들은 씹기(chewing)와 삼키기(swallowing)와 같은 자동적인 운동에 혀를 사용할 수 있다. 그러나 요청시 혀를 내밀 수 없다. 이것은 운동계획(motor planning) 문제로 인한 것으로 생각된다. 이는 왼쪽 뇌반구의 전두엽의 손상으로부터 오는 결과이다.

■ 언어 행위상실증 평가

언어 행위상실증(verbal apraxia)의 평가와 치료는 언어병리학자에 의해 일반적으로 수행된다. 그러나 만약 언어병리학자가 실행하기 적절치 못할 때에 간단한 스크리닝 검사를 사용할 수 있다. 먼저 환자에게 입맛을 다시도록 요청한다. 만약 그가 명령을 수행할 수 없다면 꿀과 땅콩버터를 환자의 입술 위에 놓고 그가 이것을 자동적으로 핥는지 관찰한다.

만약 환자가 자동적으로 입맛을 다실 수는 있으나 명령에는 수행할 수 없다면 그는 필시 언어적 행위상실증이다. 행위상실증(apraxia)을 위한 구강/얼굴(buccal/facial) 검사를 언어적 행위상실증(verbal apraxia) 검사에 사용할 수도 있다. 이러한 문제는 환자가 근육을 의도적으로 사용하려고 시도할 때에만 발생한다.

㉦ 발달 관련 행위상실증(Developmental Apraxia)

아동에 있어서 소동작과 대동작의 수행이 어렵다.

㉧ 운동불능(Akinesia or Dyskinesia)

감소된 운동과 정신적 자발성의 병적인 상태이다. 이러한 환자는 조용히 앉아 있을 수 없을 정도로 불안정하고 초조한 병적인 상태이다.

㉨ 순서 행위상실증(Sequential Apraxia)

일을 수행할 때 필요한 행동의 순서를 체계화하는 능력이 결손된 것이다.

㉩ 운동성 행위상실증(Kinetic Apraxia)

손목이나 손가락과 같은 지절의 한 부분을 협응하는 능력이 결손된 것이다(대부분 2

가지가 함께 일어날 수 있다).

■ **행위상실증 검사도구**

- Test of Visual-Motor Skills,
- Benton Visual Retention Test의 복사하기(copy administration)
- Rey Complex Figure
- Three-Dimensional Block Construction : 3차원의 구조적 행위상실증을 검사
- 비표준화된 검사 : 그림그리기, 성냥개비 디자인 구성하기, 블록 디자인을 맞추거나 모델과 같은 구조물을 세우기

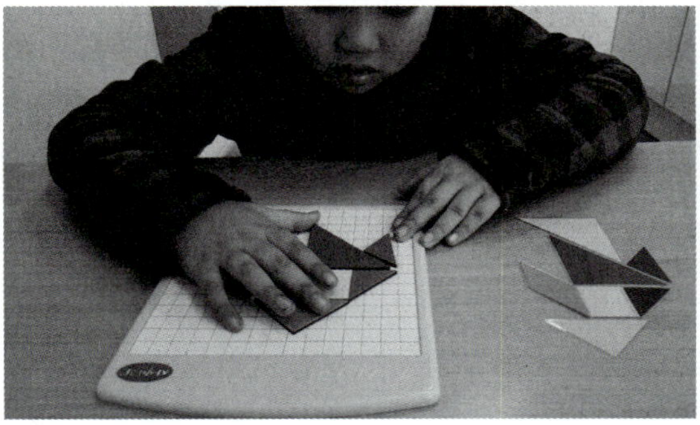

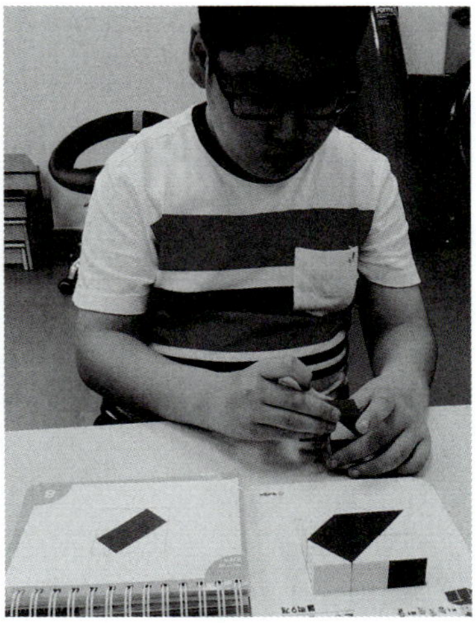

3 인지(cognition)

지적, 인지적 능력은 뇌의 통합적 기능에 의하여 나타난다. 인지(cognition)의 손상은 CVA(Cerebral Vascular Accident), TBI(Taumatic Brain Injury), 뇌손상 결과로 인한 질병에 따라서 대부분 파괴된 것이다.

인지력은 이해와 지식(knowing)의 기술, 판단하는 능력, 결정을 내리는 것, 일반적 환경의 지각과 관련된 기술 등을 포함한다. 인지 과정은 넓은 연속성의 과정이다. 이것은 외부에서 오는 다양한 감각입력을 받아들여 인지과정을 실행하는 것이다. 인지력은 개인이 사고하고 행동하기 위해 정보를 처리하고 사용하는 것이다.

많은 임상의학자들은 "cognition/perception"을 단일적 존재의 결손으로 생각하는 경향이

있으나 좀더 정확한 이 분야로 세분화될 필요가 있다. 전 장에서 설명된 지각(perception)은 주변 사물의 인식과 신체적 감각(physical sensation)과 정신과정(mental process)을 통해서 발전된 경험으로 보여질 수 있었다. 인지(cognition)는 다른 편으로는 알고 이해하는 기술과 결정을 판단하고 내리는 능력, 전체의 보편적인 주변 환경의 인식을 포함한다. 인지(cognition)는 생각과 행동을 위해 수용된 정보를 개별적으로 처리하고 이용하게 되는 것이다.

인지(cognition)의 결손의 증명과 임상적인 평가는 시행하기에 그다지 쉽지 않고 시행자의 주관적 개입이 있을 수 있다. 손상 범위는 광범위할 수도 있고 환자 행동의 해석이 어렵다. 인지(cognition) 손상 범위가 많을지라도 재활전문가들과 관련 있는 사람, 그리고 작업치료사에 의해 평가되고 치료되어야만 한다. 이 범위는 주의(attention), 기억(memory), 초기화(initiation), 계획(planning), 조직(organization), 정신적 적응력, 상상력, 통찰력, 문제해결, 계산능력 등을 포함한다. 이 장에서는 이런 결손범위에서의 대략적인 평가와 관련된 치료적 원리와 인지기능(cognitive function)과 치료적응에 영향을 준 부가된 요소설명을 한다.

인지 평가와 원리

인지기능(cognitive function)은 지각(perception)과 감각(sensation)과 같이 임상적 분야에서 서로 의존적이다. 예를 들어 개인은 모든 사람이 특별한 업무를 기억하거나 주목할 수 없을 때 효과적으로 문제풀이 기술을 나타낼 수 없을 것이다. 그런 까닭에 특별한 검사계획은 인지기술(cognitive skill)의 계급 조직을 표시하는 것으로 채택된다.

인지평가에서 첫째로 인지과정(cognition process)의 기술은 완전한 환자의 감각, 언어, 시각, 지각에 의존한다. 예를 들어 환자는 어느 특정한 일에서 우선적으로 대충 훑어보는 시력결손이 주원인이 되면 주목하고 주의집중을 할 수 없다. 이런 상호관계 때문에 인지가 되지 않을 때 작업치료사가 감각, 시각, 지각 평가(evaluation)의 해석은 적절하지 못하고 유용하지 않다. 치료사가 환자의 행동을 해석할 때는 항상 종합적으로 환자의 행동을 지켜봐야 한다. 검사의 두 번째 원리는 환경과 관련되어 있다. 환경간의 개념 뿐만 아니라 많은 구조와 검사자에 의한 피드백(feedback) 공급도 포함한다.

인지평가는 종합적인 평가과정으로 이루어진다. 인지평가(cognitive evaluation)는 뇌손상(brain damage)을 받은 환자에게 관련이 있으며 이것은 정상적으로 기억(memory), 추상(abstraction), 정신세계의 유연성 결과 같은 나이든 사람이 좀더 쉽게 나이 어린 사람보다 특성이 넓다. 그런 까닭에 뇌손상을 가진 나이 많은 환자는 검사하기 전에 치료사가 환자의 인지기능(cognitive function)의 명백한 도해를 가지고 있는 것이 중요하다. 이 정보는 평소에 환자의 가족이나 친구로부터 제공받는다.

1) 지남력(Orientation)

(1) 방법. MMSE(Mini Mental State Examination) (10장 참고)

상황, 환경, 시간의 흐름을 아는 개인의 진행적 지각능력이다.

① **사람에 대한 지남력** : 나는 누구인가?(가족, 치료사 등을 알아보는것)

② **장소에 대한 지남력** : 나는 어디에 있는가?(자신이 살고 있는 지역, 도시 나라 등)

③ **시간에 대한 지남력** : 오늘은 몇 년, 몇 월, 며칠인가?

④ **지형적 지남력(Geographical orientation)** : 한 장소에서 다른 장소로 이동하는 장소 등을 아는 것, 장소와 환경과의 관계(집, 방, 치료 장소 등을 평면도로 그려 보게 하고 가족과 맞추어 봄)

(2) 치료

① 모든 스탭과 가족은 환자의 지남력을 재확립하기 위해 가능한 자주 접촉하도록 노력해야 한다.

② 관계있는 정보들을 담고 있는 정보(치료실 이름, 날짜, 계절, 현재 사건)들을 캘린더, 게시판, "지남력 판(orientation board)"에 기록하고 종종 확인하게 한다.

③ 지남력 그룹은 하루 시작의 초기에 만나도록 계획되어져서 전날 일어났던 사건들을 돌아보고 오늘 하루 다가올 사건들을 돌아본다.

2) 집중(Attention)

집중(attention)은 개인이 환경적 정보와 감각(sensation)이 특정한 시간과 밀접한 관계가 있는지 판단하는 것을 돕는다. 개인으로 하여금 특별한 시간에 발현되는 환경적 정보나 감각에 초점을 맞출 수 있도록 하는 능동적 과정이다. 새로운 정보나 새로운 절차를 배우려고 할 때 각성되어지고, 선택하는 능력과 일에 있어서 노력을 유지하는 것, 정신적 추적 능력 등이 동시에 일어나는 것을 포함한다. 집중과 밀접한 관계가 있는 정보활동의 2가지

형태는 자동적인 활동과 조절되는 활동이 있다.

자동적인 활동은 대뇌피질하(subcortical) 레벨의 단계로 개인에 의해 스스로, 저절로 사용되어지는 것이며, 조절되는 활동은 새로운 정보가 주어질 때 고려되어진다. 집중(attention)의 결핍은 자동적인 반응이 조절되는 반응으로 대치되어질 때 발생한다. 많은 임상의학자에게 잘 알려진 이러한 결손의 예는 뇌졸중(stroke) 환자에게 많이 일어난다. 작업치료사의 집중에 대한 평가는 구조적 임상 관찰과 기능적인 임무동안의 행동적용을 포함하여 확인할 수 있다. 다음은 평가를 위한 안내와 설명이다.

(1) 집중평가를 위한 일반적인 안내

- 일반적으로 각성수준의 명료(alertness), 선택적 집중(selectivity), 노력하는 집중 요소가 정상(intact)인지 손상(impaired)인지를 인식한다.
- 하루 동안에 많은 환경 속에서 환자의 행동을 시간마다 관찰한다. 위치의 변화 역시 집중하는 데 영향을 미칠 수 있다.
- 기능적 기초선 측정을 확립한다. 문제의 빈도와 어려움을 고려한다. 평가(evaluation)와 재평가(reassessment)를 위한 바탕으로 관계가 있는 기능적 업무를 선택한다.

(2) 평가에서 고려되어야 할 특별한 사항

- 감각기관에 영향을 받았는가? visual? auditory?
- 환자의 attention능력의 강도와 횟수는 어떤가?
- 환경의 조건 아래 환자가 작업에 집중할 수 있는가?
  언제부터 attention이 흩어지기 시작하는가?
- 환자의 inattention에 습관적 적용은 무엇인가?
- 환자가 문제를 기억하는가? 문제를 푸는 데 어려워 하는가? 진보가 감소되는가? 그것들과 문제들이 부분적으로 attention 감소로 인한 이유 때문인가?
- 어떤 분야나 작업에 대해 환자가 부분적인 흥미와 attention을 보이는가?
- 무의식의 단계와 의식이 있는 단계의 정상적 협동을 비교해서 오직 의식의 단계에서 전진이 발생하는가?

① 선택적 집중(Selective attention)

1) 외부에서 오는 여러 자극 중 원하는 한 가지 자극에 집중하는 능력이다.

2) 낯선 환경 또는 여러 정보가 제공될 때 필요하다.

■ 평가

- 빨간, 파란, 노란색의 적목들 중에서 파란색 적목만을 골라내도록 한다.
- 복잡하고 시끄러운 치료실에서 여러 개의 그림 카드 중 어느 특정한 카드만을 찾도록 한다.

■ 치료

- 음악을 틀어놓은 상태에서 동그라미와 네모 모양들을 섞어 놓고 동그라미를 찾아내게 한다.
- 여러 가지 양말 중에서 양말 짝 맞추기
- 다양한 적목(3가지 색깔 이상) 가운데에서 목적한 색깔을 찾아내게 한다.
- 음악을 틀어놓거나 앞에서 이야기를 하면서 많은 글자 가운데 A를 찾게 한다.
- 뒤죽박죽된 서랍에서 볼펜을 찾게 한다.

② 지속적 집중력(Sustain attention)

1) 작업을 일정기간 유지하는 능력이다.
2) 일상생활의 많은 부분에서 지속적 집중력을 필요로 한다.
3) 반복적인 일상생활보다 새롭고 어려운 일을 수행할 때 지속적 집중이 필요하다.

■ 평가

- 고리끼우기, 물건 옮겨 담기 등의 활동을 60초 이상 수행할 수 있는지 관찰한다.

■ 치료

- 눈을 감고 마음 속으로 60까지 센다.
- 60까지 세면서 타월을 접는다.
- 60까지 세면서 pegboard에 같은 색깔의 peg를 꽂는다.

③ 변화적 집중력(Shift attention)

1) 상황에 따라 주의집중을 바꾸는 능력
2) 자극의 변화가 빈번하고 여러 단계를 지닌 경우 더 많은 집중력이 요구된다.

■ 평가

- 양쪽 자극에 교대로 집중할 수 있는 활동을 실시한다.
  예를 들어 빨간색 peg, 흰색 peg를 번갈아 끼우게 한다.

■ 치료

• 다양한 무게와 크기의 공을 던졌을 때 그것에 적응하는 정도를 관찰한다.
• 2가지 색깔의 구슬을 순서대로 끼우기
• 숫자와 글자 사이를 순서대로 찾아내기

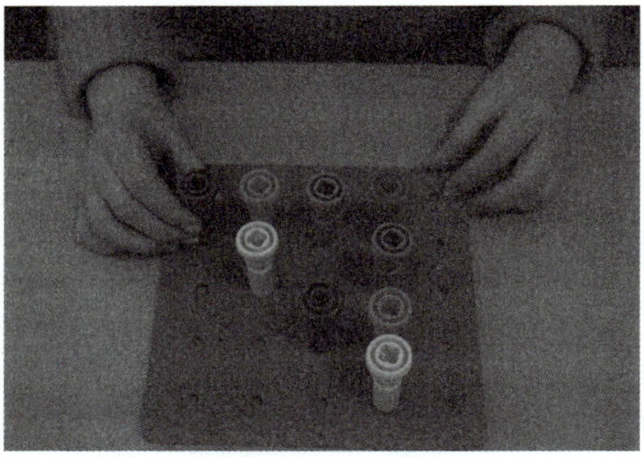

④ 분리 집중력(Divided attention)

1) 2가지 또는 그 이상의 비슷한 자극에 대하여 유지 집중하는 능력이다.
2) 과제를 수행하기 위해서 필요한 정보를 나누는 것이다.

■ 평가

• 퍼즐을 맞추면서 동시에 치료사가 읽어주는 책의 내용을 이해하는가를 평가한다.

■ 치료

• 요리를 하면서 TV뉴스를 듣는다.
• 전화를 받으면서 수첩에 주소를 적어 넣는다.

■ 주의집중 평가 활동분석

• 감각체계에 문제가 있는가?(시각적, 청각적)
• 환자의 집중력의 빈도와 기간
• 환자가 집중할 수 있는 환경은 어떠한 환경이며 집중력이 흐트러지기 시작하는 때는 언제인가?
• 환자가 집중력이 떨어질 때 나타나는 행동적인 양상은 어떤 것이 있는가?
• 기억력에 문제는 없는가?
• 문제해결 능력이 있는가?

- 집중력 감소로 인해 야기되는 문제들은 없는가?
- 환자가 흥미를 지니고 참여하는 활동은 어떤 것이 있는가?

■ 주의집중 치료

- 환자가 최대한 긴 시간 동안 집중할 수 있도록 최적의 환경을 만들어 준다.
- 주의집중과 집중력이 개선되면 활동의 복잡성과 시간을 증가시킨다.
- 인내력이 증가되면 낮은 자극의 환경에서 벗어나게 된다.
- 적절한 외부환경의 자극을 준다.
- 천천히 단계별로 말로 표현하고 과제를 수행하도록 한다.
- 내적 집중력을 최대한 발휘할 수 있도록 환자를 돕는다.
- 천천히 단계별로 언어적으로 표현하며 과제를 수행하도록 하고, 점차적으로 소리를 줄여가며 혼잣말로 중얼거리도록 한다.
- 과제 수행과 관련된 지적 능력의 치료는 집중력 치료를 우선으로 한다.

3) 기억(Memory)

기억(memory)은 학습과 지각과 관련된 여러 가지를 구성하고 있는 것을 포함하는 동적인 진행이다. 또한 지각은 환경적인 입력, CNS 변화, 그러한 변화의 유지, 관련된 행동이나 정보의 출력을 요구한다. 기억은 시간적 요소를 포함하는 능동적 개념으로 주의과정(attentional process)과 연속선상의 개념이다. 기억을 위한 요소는 주의(attention)와 지각능력(perception)이 필요하며 모든 감각 수단들을 통해 저장된 특정한 감각 또는 다양한 감각을 통해 회생된다.

CVA 환자는 언어장애, 시 지각 문제, 민첩성, 동기, 정신적인 지구력과 같은 요인에 의해서 정보수용, 등록, 통합 및 회상을 하는 것의 적어도 일부분이 방해를 받는다. 불안감, 우울증과 같은 뇌졸중의 심리적 반응 또한 기억에 영향을 끼칠 수 있다. 기억장애는 재활에 좋지 않은 영향을 끼친다. 환자는 사람, 물체 및 배워온 과정을 회상할 수 없다. 정보를 회상하는 능력은 감소되고 학습능력도 손상받을 수 있다. 매일매일 습득하는 재활 기능에도 영향을 끼칠 수 있다. 기억력 감퇴의 증상을 가지고 있는 환자들의 경우 어떤 과제를 학습하기 전에 상당한 반복 훈련이 필요하다. 치료사는 각각의 환자들에게 어떤 학습 방법이 적합한지를 발견해내야 하며, 각각의 환자들이 최상의 학습 기회를 가질 수 있는 학습 방법을 제공하고 감각적, 그리고 지각적인 면에서의 도움을 주어야 한다.

기억의 진행은 다음 도표에서와 같은 과정으로 진행된다. 치료사는 기억 평가(memory evaluation)를 하기 전에 기억을 구성하는 요소와 여러 가지 형태를 이해해야만 한다.

기억은 시간의 요소를 포함하는 주의집중 과정의 역동적 연속체계이다. 개인이 과제에 초점(focus)을 유지할 수 있다면 정보는 기억처리과정에 저장되기 시작한다. 그리고 기억은 환경적 입력(input), 중추신경계(CNS)의 변화, 이러한 변화를 유지하는 것과 관련되어 나타나는 행동적 또는 정보적 출력(output)이다. 기억 처리과정의 손상은 어떠한 단계에서도 일어날 수 있다. 만약 환자가 집중할 수 없다면 정보는 절대로 이 체계 안으로 들어올 수 없다. 환자가 단기기억 또는 활동기억에서 정보를 처리할 수 있다 해도 장기기억으로 저장하기 위해 기억 재료를 부호화하지 못한다. 기억 손상을 가진 환자는 새로운 것을 배우기 위해서는 더 많은 부수적인 노력을 필요로 하고 더 이상 필요치 않은 정보를 잊지 못하는 어려움을 가진다. 치료사는 환자에게 새로운 정보를 가르치기 위한 계획을 잘 준비해야 하며 새로운 정보와 절차를 재학습할 때 잊은 것에 대한 것을 강요하지 말아야 한다.

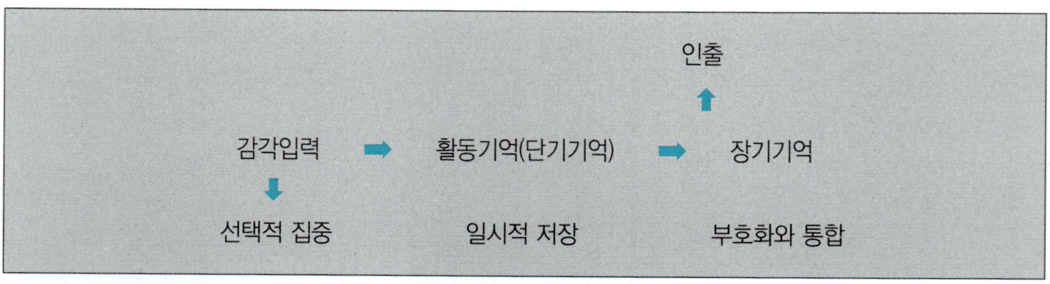

[그림 8-5] 기억과정

다음은 기억 평가와 관련된 행동적용과 구조화된 임상적 관찰을 위한 질문과 안내이다(그림 8-5).

(1) 기억의 종류

① 단기기억(short term memory)

㉠ 다양한 감각자극, 학습된 것, 인지적 작업 수행을 위한 정보들을 일시적으로 저장하는 것

㉡ 환자의 이름, 주소 등을 묻고 5분 후에 다시 물어본다(5분 동안 기다림).

② 순간기억(immediate memory)

㉠ 15초~20초 안에 주어진 정보를 다시 상기시키는 단계

③ 장기기억(long term memory)

㉠ 일화기억(episodic memory) : 개인적 역사나 삶의 경험들과 같은 기억

㉡ 의미기억(sementic memory) : 사람들이 공유하는 일반적 지식, 즉 언어나 사회규범 등과 같은 기억

㉢ 환자의 과거 기억에 대해서 물어본다.

(2) 기억 평가를 위한 일반적인 안내

① 기억의 특정부분이 손상되었는지 비교적 완전한지를 인식한다.

② 많은 환경에서 환자를 관찰한다.

③ 자극과 기억력 사이의 간격을 조절한다.

④ 환경에서의 많은 구조 대 비구조를 고려한다.

⑤ 기능적 기초선 단위를 설립한다. 기능과 관련되어진 문제의 어려움과 빈도를 고려한다. 평가(evaluation)와 재평가(reassessment)를 위한 기초로서 관련된 기능적 범위와 업무를 선택한다.

(3) 평가에서 고려되어야 할 특별한 사항

① 감각기관이 손상을 받았는가? 예를 들어 아래와 같은 감각기관 차이를 위한 검사를 즉시 기억할 수 있는가?

㉠ visual : 환자에게 기하학적인 그림을 5~10초 정도 보여준 뒤 곧 덮은 뒤에 재현하도록 한다.

㉡ kinesthetic : 환자에게 관절의 움직임을 나타내도록 재현하게 한다.

② 비언어적 기억(nonverbal memory)이 손상됐는가? 언어적 기억(verbal memory)이 손상됐는가?

③ 기억의 상실이 광범위한가? 특정 부위인가?

④ 학습이나 수행에 문제가 있는가?

⑤ 새로운 정보의 학습이나 과거의 정보를 기억할 수 있는가?

⑥ 기억 과정(memory processes)에 영향을 받았는가? 환자가 인식하거나 재현하는 데

문제가 있는가?(회상과 재인)

⑦ 의미론적인 기억 상실은? 산발적인가?

⑧ 환자가 자유롭게 기억하는 데 어려움이 있는가?

⑨ 계속되는 학습을 하는 데 환자에게 문제가 있는가?(지속적인 기억을 하는 데 문제가 있는가?)

⑩ 환자에게 한 쌍을 조합하는데에 어려움이 있는가?(관계성에 대한 기억은 어려움이 없는가?)

■ 기억의 단계

sensory reception → encoding(기호화하는 것) → storge(저장) → retrieval(회복)

(4) 기억 기능의 평가 종류

① **표준화 검사**

㉠ Benton Visual Retention Test

㉡ Rey Complex Figure

㉢ Test of Visual Perceptual Skill(TVPS)

㉣ **학습효율성 검사**(The Learning Efficiency Test) : 시각적 회상과 청각적 회상능력을 비교

㉤ Rivermead Behavioral Memory Test

㉥ 매일 기억(everyday memory)

㉦ Contextual Memory Test : 환자가 결합을 인식하는지, 전략을 사용하는지에 대한 정보

㉧ **주제기억 질문지**(Subjective memory Questionnaire) : 환자 또는 가족에 의해 평가되며 환자 본인이 기억장애 인식에 대한 자각정도를 결정하는 평가이다.

(5) 기억장애의 치료

① 언어병리학자, 그리고 다른 팀원들과 협의하여 환자의 최상의 학습스타일을 찾아낸다.

② 다양한 교수(teaching)방법을 환자에 맞게 유동성을 가지고 적용시킨다.

③ 환자에게 가장 효율적인 새로운 정보를 제공한다.

④ 표준화 기억 검사로 획득한 데이터를 분석한다.

⑤ 표준화검사와 기능적 활동을 평가할 때에 환자가 지시(언어적, 글, 실제 예를 보여주

는 것, 도표)에 어떻게 반응하는지 관찰한다.

⑥ 주의집중과 집중력이 부족한 환자는 내적인 기억전략을 사용할 수 없을 것이나 환경적 단서를 전략적으로 사용하는 것은 도움이 될 것이다.

4) 초기화(Initiation)

대부분의 치료사는 종종 감소된 초기화(initiation)와 연결되어진 행동의 표명을 쉽게 관찰할 수 있다. 예를 들면 환자는 무관심하거나, 흥미가 없다든지, 자발적 행동의 감소이다. 또한 환자는 진취성이 없거나 대답을 느리게 나타낼 수 있다. 치료사는 유사한 행동이 행위상실증(apraxia)이나 낮은 이해도와 같은 다른 임상적 손상과 관련이 있을지라도 기억을 해 두어야만 한다. 관찰이나 평가를 시작할 때 환자의 행동에 대한 해석을 바르고 확실하게 해야만 한다. 초기화(initiation)는 아래와 같은 임상적 관찰과 행동 적용을 통해 평가되어질 수 있다.

(1) 초기화 평가를 위한 일반적인 안내

① 많은 환경에서 환자를 관찰한다.

② 많은 구조와 환자에 의한 initiation 행동을 위한 암시를 고려한다.

③ 기능적 기초선 단위를 정한다. 기능과 관련되어진 어려운 문제나 빈도를 고려한다. 평가(evaluation)와 재평가(reassessment)를 위한 기초로서 관련되어진 기능적 범위나 작업을 선택한다.

(2) 평가에서 고려되어야 할 특별한 사항

① 영향과 관련된 행동적 문제가 있는가? 폭발적인 행동이 있는가? 자제력이 없지 않는가?

② 환자 행동이 보편적으로 능동적인가? 능동적으로 질문에 대한 대답을 하는가?

③ 하루 종일 환자는 무얼 하는가? 누군가가 그들을 위해 행동의 계획을 만들어 줘야 하는가?

④ 무엇이든 어떠하든 암시나 구조화 없이 그들 자신 스스로 능동적인 행동을 할 수 있는가?

⑤ 가장 효과적으로 나타나는 암시 방법이나 감각 양식은 무엇인가? 예를 들어 촉각이나 운동 감각적으로 암시를 주는 작업은 시각적 청각적 암시보다 나은가?

⑥ 그들이 initiation에 문제를 가졌는지에 대해 환자 자신이 알아챘는가? 그것을 지적했을 때 수용할 수 있는가?

⑦ 연관된 attention과 memory 문제가 initiation 능력에 영향을 미치는가?

5) 실행능력(Executive Function)

뇌의 전두엽의 손상의 결과로 실행능력의 부족이 나타날 수 있다. 실행능력이 결핍된 환자는 무관심해 보이거나 냉담해 보이며 자발적 행동이 감소됨을 볼 수 있다. 반응이 느리고 특별한 지시나 과제를 수행하는 데에 행동의 초기화(initiative)가 결여된다.

실행기능의 구성요소로는 목표 형성(goal formation), 계획(planning), 계획 수행(carring out the plan)과 효과적 수행(effective performance)으로 이루어진다.

(1) 실행기능의 평가

① 실행 통제 시스템의 프로파일(Profile of Executive Control System : PRO-EX)

② 가사활동 평가(Homemaking Evaluation)

(2) 실행기능의 치료

① **초인지적 기술을 가진 환자** : 의식적으로 단서를 하고 인식하게 한다.

② **이해하고 인식하는 환자** : 환경적 단서나 자기-관찰(self-monitoring) 전략을 사용한다.

③ 가족구성원이나 환자를 돌보는 사람은 하루 일과를 규칙적으로 계획하고 이행한다.

④ 필요시 언어적으로 칭찬을 제공하거나, 환경적 단서를 유지하는 것을 훈련받아야 한다.

6) 추리(Reasoning)

어떠한 사실들에 대하여 결론을 유추해 내는 것

(1) **연역적 추리(deductive reasoning)** : 결론에 도달하는 능력

(2) **귀납적 추리(inductive thinking)** : 특별한 경험들로부터 귀납적 결과 또는 종합적 결과를 끌어낼 수 있는 능력

■ **치료** : 논리적으로 풀 수 있는 퍼즐게임

7) 계획과 조직화(Planning and organization)

전두엽 손상의 결과로 일에 대한 문제들을 계획과 조직을 위한 환자의 능력이 약해지는 것이다. 이런 약해진 계획 능력이나 불충분한 조직의 기술은 환자가 특별한 목표를 성취하려는 것을 막는다. 계획이나 조직의 결손은 단계별로 변할 것이며 구성하고 있는 한 가지 또는 그 이상의 일을 포함할 수 있다. 특별히 구성된 계획이나 조직의 기술은 평가하기 위한 특별한 질문이나 범위에서의 요소로 묘사되어진다.

(1) 평가를 위한 활동 분석에 대한 임상적 관찰

① 그들이 계획하는 것에 결손이 있는지를 환자들 자신이 알고 있는지를 고려하시오.

② 많은 환경과 하룻동안의 행동에 대해 환자를 관찰한다. 환자는 두 단계의 작용을 요구하는 행동을 계획할 수 있는가? 3단계 작용은? 좀더 복잡한 작용은?

③ 기능적 기초선 단계를 정한다. 문제의 빈도와 간격을 고려한다. 평가(evaluation)와 재평가(reassessment)의 기초를 위해 관계된 기능적 작업을 선택한다.

④ 환자는 현 상태에서 언어나 다른 방법의 대화를 통해 증명된 것과 같은 개념화된 변화를 관찰한다.

⑤ 환자가 현재 세워진 계획에서 양자 중 택할 수 있는가?

⑥ 환자가 그들 자신의 판단에 근거를 두고 선택할 수 있고 두 개 중 중요한 것을 선택할 수 있는가?

⑦ 환자는 계획 또는 그들이 작업완성을 위한 시범을 보인 방향을 갈게 하기 위해 조직을 가진 것은 나타낼 수 있는가?

8) 정신적 유연성과 추상적 개념(Mental flexibility and Abstraction)

구체적인 사물이나 상황에 직면해 일을 처리할 수 있고, 사물이나 상황에 대한 개념들과 추리에 대해서 아는 능력이다. 주어진 상황으로부터 일반화시켜 낼 수 있는 능력. 구상적인 생각은 생활에 있어서 대부분의 기본적인 기능적인 업무를 위해 필요하다.

사람이 불합리한 것을 인식하고, 관련 없는 세부사항과 관련 있는 것을 구별하고, 아이디어나 사건들, 사물들 사이의 관계성을 보는 능력을 말한다. 전두엽의 손상을 입은 환자는 종종 이러한 생각을 잊고 오직 굳어진 생각과 상상력이 없는 태도를 보인다. 이런 상상력이 없는 생각은 종종 약해진 정신적 유연성과 자극-제한된 행동 또는 참을성의 결여의 한 쌍으로 나타난다. 이런 지각의 결손은 보편적인 지식과 문제해결에 어려움을 준다. 인지결함과 이러한 결과로 나타나는 행동들은 새로운 상황과 문제해결을 할 때 지식의 전이에 어려움을 갖고 매우 고착적이고 문자 그대로의 답답한 방법으로 사고를 가진 것으로서 심리적인 융통성이 없는 상태이다.

정신적 유연성은 작업에서 또 다른 작업으로 움직이는 환자의 능력이 검사된 간단히 교차된 작업에 의해 평가될 수 있다. 분리와 개념적인 생각은 많은 방법으로 평가될 수 있다. 검사는 제한, 사물비교, 부분적인 관계, 제한, 범주, 속담의 이해를 포함한다. 치료사는 역시 임상적 관찰을 통해서 정신적 유연성과 추상적 개념을 평가할 수 있다.

(1) 평가

① 비언어적 지능검사(Test of nonverbal intelligence : TONI)
② Employee Aptitude Series : 공간 시각적 하위검사
③ Minnesota Paper form-board test : 복잡한 공간적 추리
④ 대상분류과제(Object sorting task) : 언어적 기술에 한계가 있는 환자에게 유용
⑤ 유사점과 차이점 찾기
⑥ 관계성에 대한 그림 찾기

9) 문제해결(Problem solving)

문제해결 능력에는 여러 가지 인지기능의 통합과정이 포함된다. 작업에 대한 집중력, 기억력, 조직화, 계획, 판단력 등은 환자들의 문제해결 능력에서 아주 중요한 역할을 한다.

많은 인지적 기술을 포함하는 복잡한 과정이다. 주의 집중, 기억, 계획, 조직, 추리능력과 판단력을 필요로 한다. 추리의 다양한 형태가 문제해결과정에 사용될 수 있다.

(1) 이해되지 못하는 문제 분석

① 환자가 문제의 요소를 인식할 수 있는가?
② 해답의 기준을 이해하는가?
③ 문제해결의 잠재적인 시도와 연관된 제한성을 이해하는가?

④ 환자들이 이전에 풀었던 것과 비교하여 표현할 수 있는가?
⑤ 문제를 수직적으로 부분적으로 나눌 수 있는가?

(2) 문제해결 과정

① 장기기억(long-term memory)에서 만족된 행동을 할 수 있는가?
② 유용한 정보를 위해 환경을 세심히 살피는가?
③ 단기기억(short-term memory)에서 만족된 행동을 할 수 있는가?
④ 나중에 사용하기 위해 long-term memory에 정보를 저장할 수 있는가?
⑤ 환자가 보편적으로 문제를 해결할 수 있는가?

(3) 판단

① 환자가 해답을 처음의 답과 비교할 수 있는가?
② 환자가 문제를 해결하거나 좀더 작업을 필요로 하는지를 결정할 수 있는가?

10) 통찰력과 인식력(Insight and awareness)

뇌졸중을 일으킨 환자들은 종종 신체적 장애에서 오는 통찰력 감퇴(decrease insight)를 경험하게 된다. 환자들은 뚜렷한 증거에도 불구하고 이 같은 신체장애를 부인하려 하기도 한다. 어떤 환자들은 장애에 대해 관심을 갖지 않거나 무관심한 척하면서 오히려 그 점을 부각시키려 하는 사람들에게 화를 내기도 한다.

통찰력 감퇴는 흔히 충동과 안전 불감증으로 이어지곤 한다. 환자들은 행동에 대한 정확한 판단이나 원인과 결과를 분석하는 것이 불가능하게 된다. 예를 들면, 충동적 성향을 띤 환자들은 신체 마비 상태 때문에 도움 없이 일어나는 것이 불가능하다는 사실에도 불구하고 휠체어에서 스스로 일어나려고 애쓰기도 한다.

(1) 통찰력(Insight)

자신의 행동을 모니터하고 수정하고 조절하는 것이다. 통찰력에 문제가 생기면 충동적이고 불안전한 행동을 하게 된다. 비억제 행동(disinhibited behavior : 자신의 부적절한 행동을 인식 및 통제의 곤란)이 나타나기 쉽다.

(2) 인식력(awareness)

행동의 관찰이나 가족 인터뷰로 평가한다. 주제 질문지로 인식력을 평가할 수 있으며 가족, 환자 모두 질문지에 답할 수 있으며 두 가지 결과를 비교한다.

(3) 인식력 결함의 치료

① **자기판단(self-estimation)** : 한 가지 과제 수행의 예견성을 요구하는 질문을 주어 용기를 북돋아 주는 방법
② **역할 바꾸기** : 치료사와 환자가 서로 역할을 바꾸어 보는 것
③ 활동을 하는 동안에 자기 질문을 하고 과제를 마친 후에 자기 평가를 한다.
④ **행동관리 전략(behavior management strategy)** : 환자의 행동을 제한하는 방법이다.

대뇌병변의 환자는 장애를 가지고 침실에서 걸어서 욕실로 가고자 하는 시도에 어려움을 느낀다. 이러한 것들은 순간적인 이해의 충동적 결과와 안전하지 못한 행동으로 제한을 초래한다. 이런 결손을 가진 환자는 그 자신의 행동을 모니터하고 바로잡는 것과 자신의 통제를 할 수 없다. 순간적인 이해의 어려움에 대한 평가는 아래와 같은 구조화된 임상적 관찰에 의해 쉽게 정해질 수 있다.

(4) 통찰력 평가를 위한 일반적인 안내

① 환자들이 자신의 환경에 대해 반응을 하고 인식하는지를 염두에 둔다. 환자의 인식에 대한 측정은 feedback을 사용하는 능력이다.
② 환자를 많은 환경에서 하룻동안의 행동을 관찰한다. 순간적인 이해와 충동성에 대한 인식은 약화된 환경에 의해 변화되어질 수 있다.
③ 기능적 기초선 단계를 정한다. 문제의 정도와 빈도를 고려한다. 평가(evaluation)와 재평가(reassessment)의 기초로 하는 관계된 기능적 업무를 선택한다.

(5) 평가에서 고려되어야 할 특별한 사항

① 자신들이 가진 문제의 형태와 크기를 환자들이 지각하고 말로 할 수 있는가?
② 문제를 지적했을 때 환자들이 의지로 그것들을 이해하고 수용하는가?
③ 환자들이 특별한 문제를 시인한다면 그들은 특별한 작업 이하를 포함한 일체의 기능에 어떻게 영향을 받았는지 알 수 있는가?

④ 환자의 행동이나 인식이 어떻게 영향을 받는가? 감소되어지는 충동과 증가하는 순간적인 판단은 구조화된 환경인가? 환경은 안전이 주제로 되는가? 예를 들어 부엌에서, 공동체내에서?

⑤ 언어, 시각, 촉각 암시는 증가된 순간적인 판단인가? 아니면 감소된 충동인가?

⑥ 환자의 충동과 감소된 판단 또는 안전에 대한 인식의 빈도와 강도는?

⑦ 업무가 환자의 설명되어진 문제에 있어서 부분적으로나마 문제를 해결할 수 있는가?

11) 계산장애(Acalculia, Dyscalculia)

간단한 계산의 무능력한 수행은 오른쪽, 왼쪽의 편마비와 관련이 있다. 그것은 부분적으로, 시간적으로 후두쪽의 병변으로 다른 결손과 연관되거나 유리된 것처럼 보일 수 있다. 다수의 규격화된 수 능력의 검사는 Arithmetic Subscale of Wechsler Adult Intelligence Scale(WAIS)를 한다. 이 검사는 간단한 단어 검사로 구성된다. 이것은 숫자의 인식을 포함한 발전과 복잡한 작용의 감소화로 쉽게 성취되어질 수 있다. 기능적으로 방향이 맞게 포함되어지는 주제는 수의 변화, 돈의 인식, 예산 세우기 등을 포함한다.

(1) **난독증(alexia)** : 숫자를 읽지 못한다.

(2) **난서증(agraphia)** : 숫자를 쓰지 못한다.

(3) **공간적 계산장애(spatial dyscalculia)** : 숫자를 공간적으로 배열하는 것에 대한 문제가 있다.

(4) **계산불능증(acalculia)** : 숫자를 읽거나 쓰는 것에 문제가 없으면서도 계산시 숫자의 공간적 배열에도 문제가 없는 사람이 계산을 못한다.

■ **평가**

- 숫자인식하기, 동전인식하기
- 간단한 것에서 복잡한 수학적 문제계산하기
- 기능적인 것에 초점을 맞춘 항목을 계산해서 돈 거슬러 주는 것
- 예산세우기
- 인지재활 연습책(cognitive rehabilitation workbook) : 매일 해야 하는 계산 문제 과제, 평가전과 평가 후를 측정할 수 있도록 되어 있으며 연습훈련을 할 수 있게 되어 있다.

12) 판단(Judgement)

불완전한 판단 능력은 쉽게 드러날 수도 있고, 또는 능숙한 사회적 능력이나 언어 능력에 의해 쉽게 파악되지 않을 수도 있다. 환자는 미래를 예측할 수 없을 것이며, 특정 행동의 결과를 판단할 수 없다. 예를 들어, 환자는 휠체어를 고정시켜 놓지 않는 것이 얼마나 심각한 결과를 초래할 것인가에 대한 판단도 하지 못할 것이다.

13) 순서화(Sequencing)

배열 능력은 주어진 임무의 각 단계들을 계획하고 조직하고 수행하는 능력을 포함하고 있다. 이 능력은 첫째, 둘째, 셋째와 같은 시간적 개념과 위/아래, 왼쪽/오른쪽, 둘레 등과 같은 공간적 개념도 포함한다. 이 배열 능력에 장애를 가지고 있는 환자들은 사물들의 질서를 파악하고 몇 개의 단계들로 구성된 절차를 요하는 임무나 작업의 각 단계를 계획하고 조직화하고, 시작하고 수행하는 능력, 환자들이 일상적인 ADL을 수행하기 위해서는 우선 단계별로 도움이 필요하다. 환자들에게 활동에 필요한 정보를 제공하기 위해서 언어 혹은 촉각과 관련된 과정이 필요할 수도 있다. 시작 능력이 향상될수록 단계별 절차들이 줄어들 수 있다.

(1) 인지손상 치료

지각 결손의 치료는 위에서 언급한 내용과 같은 원리이다.

① 다른 결손 부위와 관련되어진 지각의 고려

② 환자의 수행에 대한 환경적 영향

③ 부분적인 계획에서의 지각결손의 평가와 치료

그것은 물리적인 창조뿐만 아니라 구조와 반복을 포함한 지각과 관련되어진 환경의 개념이다. 조용히 주목하지 못하는 환자, 삭제되지 않는 환경 또는 매일의 같은 환경에서 좋지 못한 기억력을 가진 환자의 치료에서 그 예로 물리적인 환경을 사용한다. 환경적 feedback이나 암시는 특별한 소개의 변화 또는 기술과 수행을 용이하게 증진시키기 위한 작업의 면으로 언급되어진다. feedback이나 암시는 어떤 sensory mode 방법으로 행동적 접근을 사용하기 ; 또는 토론이나 보답의 방법으로 치료사에 의해 정보를 반복할 때 총연습의 기술로 사용되어진다.

외적인 예로는 같은 환자에게 일기를 쓰거나, 시계알람, 목록으로 암시를 준다. 치료사는 치료의 목표를 성공적으로 수행하는 동안 환경적 암시를 위한 교육의 욕구 또는 내면의 암시로 항상 인식하여야만 한다. 나이가 들면서 개인적인 인지능력에 영향을 받는다. 대뇌병변을 가진 환자를 치료하는 데 치료사가 기억해야 하는 것은 반복과 연습뿐만 아니라 외부의 정보나 주의산만이 제한되어야 한다. 치료사는 항상 환자가 가능할 때마다 적절한 감각 암시와 반응을 위해 충분히 시간을 허락해야 한다.

(2) 컴퓨터 인지치료(computers in cognitive retraining)

작업치료사에 의한 컴퓨터 사용은 최근에 인지 재활을 위해 증가되는 추세이다. 새로운 치료양식으로써 인지의 효능은 문서화된 학회연구는 아주 적지만 다양한 program 종류를 통하여 환자는 다양한 인지와 지각을 구성할 수 있다. 제한된 연구에도 불구하고 많은 임상학자들은 컴퓨터 사용이 지각 재활의 치료도구로서 한정된 유용성을 제공한다고 믿는다. 성공적인 적용을 위해 치료사는 state-of-the-art-software에 뒤떨어지지 않아야 하고 비판적으로 유용한 것을 분석해야만 한다. 임상학자들이 컴퓨터를 선택하기 전에 부분적인 system을 위해 유용한 software를 발견하여야만 한다. 유용한 software는 게임과 교육적 program과 지각 재활을 위해 특별하게 고안된 software를 포함한다. 대뇌병변을 갖는 환자는 큰 크기의 joystick, light pen 또는 specific motor deficits를 위한 보상으로 touch screen을 사용하여만 한다. 이런 것들과 다른 적절한 입력장치는 작업치료사에 의해 적절한 방법으로 부가되어져야만 한다.

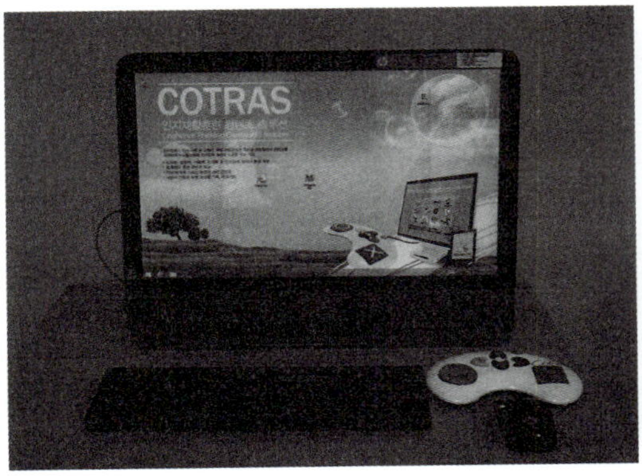

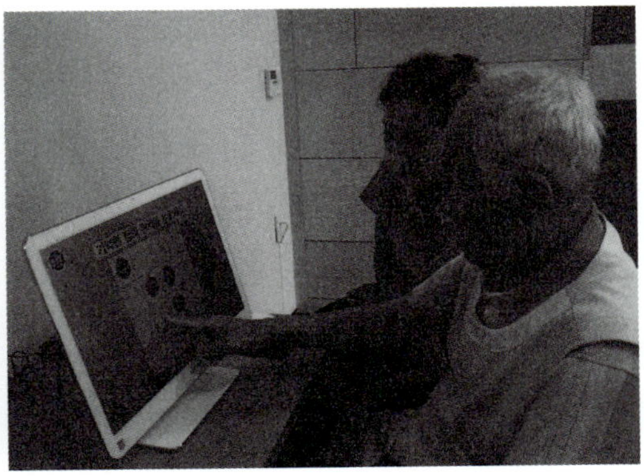

제**9**장

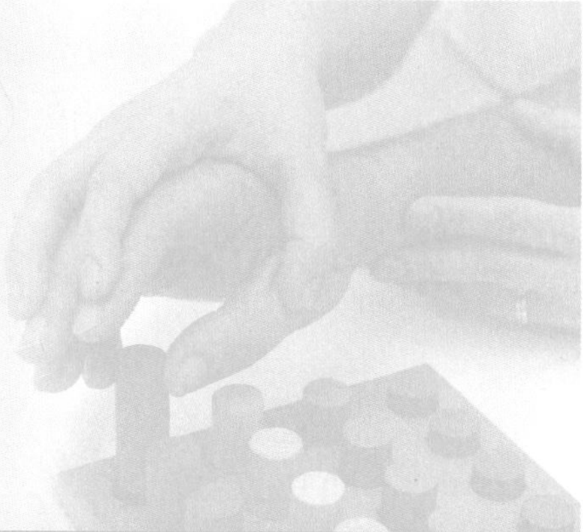

9 현재 임상분야의 이슈와 경향

OCCUPATIONAL THERAPY

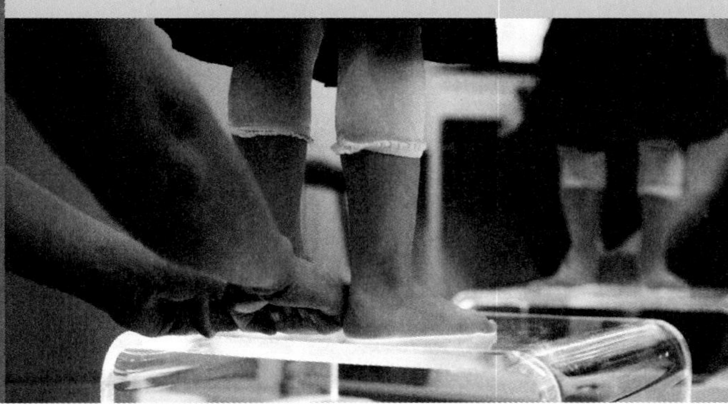

제 9 장

현재 임상분야의 이슈와 경향

1 감각통합(Sensory Integration)

1) 정의

(1) 두뇌 – 행동 가설

(2) 적응반응을 만드는 감각정보의 조직화(Ayres, 1972)

(3) 감각통합이란?

자신의 신체와 환경으로부터 주어지는 감각들을 조직화하고 그 환경 속에서 신체를 효과적으로 사용할 수 있도록 하는 신경학적 과정(neurological process)이다(Ayres, 1998).

2) 목적

감각통합 과정에 문제를 가진 아동들에게 감각통합 치료를 제공하는 의미는 조절된 감각자극을 제공하기 위한 기회를 제시하고, 적응반응을 계획, 조직화하고 의미 있는 활동들을 이끌어낼 수 있는 환경을 준비함으로써 감각자극들을 처리하고 통합하는 중추신경계의 능력을 향상시키는 것이다.

3) 감각통합 이론

(1) 학습은 뇌의 기능이다(Learning is a function of the brain).

(2) 중추신경계는 계층적으로 조직화된다.

(3) 하나의 감각체계에서의 입력은 다른 체계와 모든 상태에 영향을 미칠 수 있다.
(4) 중추신경계에는 가소성(plasticity)이 있다.
(5) **적응 반응(Adaptive behavior)** : 여러 가지 감각자극에 대하여 목적 있고 의미 있는 행동이다.
(6) 감각통합은 학습과 감정상태에 영향을 미친다.
(7) 감각통합은 연속적인 발달과정이다.
(8) 내적 동기를 가진다.

4) 감각통합의 과정

(1) 감각등록(sensory register)

① 처음 감각자극을 인식하게 될 때 발생
② **감각역치와 관련**(과반응과 저반응)
예 : 매우 각성되거나 긴장 불안할 때는 감각역치가 낮아 감각입력이 과하게 됨
㉠ **과반응**(over-responsivity) **행동**
ⓐ 어떤 소리가 괴롭다.
ⓑ 불빛에 대한 민감성
ⓒ 어떤 재질로 인한 불안감
ⓓ 놀이와 움직임의 높이에 대한 비이성적 공포
ⓔ 깜짝 놀라는 행동
㉡ **저반응**(under-responsivity) **행동**
ⓐ 갑작스럽거나 큰 소리를 인식 못함
ⓑ 아픈 타박상, 찰과상을 인식하지 못함
ⓒ 깜짝 놀라는 반응 없음
ⓓ 환경, 사람이나 물건에 부주의
ⓔ 과도한 빙빙 돌림에서 어지럽지 않음
ⓕ 반응 지연

(2) 오리엔테이션(orientation)

① 받아들여진 새로운 감각정보에 집중

② 감각정보에 집중이 필요한지 무시할 것인지 결정
(감각조절과 기능의 억제 & 촉진)

③ 예를 들어, 모기가 내 팔 어디엔가 있다. 내 머리 주위에 어떤 윙윙거리는 소리가 들린다. 전화 통화 시 – 소리에만 집중 주변 환경 무시

(3) 해석(interpretation)

① 감각정보를 해석 반응에 대한 것을 결정하고 예측한다.

② Fight, flight response – 무의식적인 위험으로부터 신체 보호

③ feedback & feedforward – 과거의 경험과 새로운 경험을 비교

■ 감각방어(sensory defensiveness)

감각방어라는 용어는 일반적으로 해롭지 않은 감각에 대해 경고반응이나 부정적으로 반응하는 경향을 설명하는 것이다(Wilbarger & Wilbarger, 1991).

(4) 반응의 조직화(organization of a response)

① 감각정보에 대해 반응이 필요한지, 그 반응을 선택할 것인지 결정

② **신체적, 정서적, 인지적 반응**

예를 들어, 모기

신체적 반응 – 나는 모기를 칠 것이다.

정서적 반응 – 나는 불안하다. 모기가 무는 것을 원하지 않는다.

인지적 반응 – 나는 모기를 무시할 것을 선택한다.

③ 등록, 오리엔테이션, 해석의 어려움은 감각정보에 대한 반응을 조직화하는 능력에 영향을 미친다.

(5) 반응의 실행(execution of a response)

① 감각정보에 대한 운동, 인지, 정서적 반응의 실행

② 감각통합전달의 마지막 단계

③ 적절한 반응을 실행하는 것은 이전의 경험과 적절한 운동 계획 능력에 기초한다.

5) 감각통합의 결과

(1) 자기-조절(self-regulation)

① 각성(arousal)이나 깨어있음(alertness)의 수준을 수용, 유지, 변화시키는 신경계의 능력

② 각성 수준의 변화는 특별한 상황과 활동들의 욕구에 기초한다.

㉠ 각성(arousal) : 깨어있음의 수준

ⓐ 환경으로부터 감각입력을 균형잡는(통제 또는 조정) 능력을 발달시킨다.

ⓑ 각성의 정상 수준은 작업의 집중, 충동 통제, 좌절에 대한 내성, 정서적 반응 행동의 균형 능력들의 발달에 중요하다.

ⓒ 각성 수준은 하루에 여러 번 변화한다.

ⓓ 어떤 형태의 감각이 신경계를 흥분시키는지 이완시키는지 알아야 한다.

ⓔ 각성의 수준(높은 수준, 적정 수준, 낮은 수준)

(2) 운동 계획(motor plan)

① 운동 계획 혹은 실행(praxis)은 신체가 해야만 하는 것이 무엇인지 결정하고 그 다음 이것을 실행하는 과정이다.

② 생후 7~8개월경에 관찰 가능

③ 구상(conceiving), 계획(planning), 순서(sequencing), 실행(executing actions)을 포함한다.

④ 감각입력으로 반응을 조직화하고 실행하는 감각통합 과정을 도와준다.

⑤ 언어, 기억, 인지, 사고기술, 신체와 환경으로부터의 감각 피드백에 의존한다.

(3) 편안함(comfort)

(4) 운동기술(motor skills)

(5) 주의력(attention)

(6) 학습을 위한 준비(readiness to learn)

6) 감각통합장애(Sensory integration dysfunction)

(1) 감각자극에 부적절하고 불규칙한 반응

(2) 감각정보를 조직화하고 분석하는데 어려움
(3) 감각정보를 연결하거나 통합하는 능력의 감소
(4) 의미 있고 적절한 방법으로 감각정보에 반응하는 능력의 제한
(5) 운동을 계획하고 실행하기 위해 감각정보를 사용하는 것이 어려움

7) 감각통합의 기능

(1) 촉각의 조직화 및 전정감각과 고유수용성 감각의 통합
(생후 2개월경 완성)
(2) 촉각, 전정감각과 고유수용성 감각의 통합으로 안정
(생후 1년경 활발해지며 만 6세에 완성)
(3) 청각과 전정감각의 통합과 기본 감각들과 시각의 통합
(생후 1년이 되면 가능 만 3세에 활발해짐)
(4) 전체 뇌의 기능을 형성하기 위해 모든 감각이 함께 기능함

8) 감각통합장애의 종류

초기에 Ayres(1972) 감각통합장애는 감각조절장애와 실행장애로 분류하였다.

감각통합이론이 발전하고 작업치료 임상이 확대 됨에 따라 새용어와 분류체계를 개발하려는 노력이 이루어 졌다.

(1) 감각조절장애(sensory modulation disorder)

Dunn의 모델은 감각을 등록하는데 신경계의 역치와 개인의 감각입력에 대한 자신의 반응을 관리하기 위해 사용하는 자기조절 전략을 중점에 둔다.

Dunn Model	
저 반응/ 높은 역치 • 낮은 감각등록 • 감각 추구	과 반응/ 낮은 역치 • 감각 예민 • 감각 회피

높은 역치를 가지면 더 강한 자극을 요구하므로, 대부분 다른 사람들이 즉시 등록하는

입력에 저-반응을 보인다. "감각 추구"를 하는 것은 능동적인 전략을 사용하는 것으로 추가적인 감각입력을 찾으려 하는 것이고, 수동적인 반응을 하는 사람들은 추가적인 감각입력을 요구하지 않으며 "낮은 등록"을 하게 된다.

낮은 역치를 가진 아동은 매우 작은 감각에도 반응하고 감각입력에 과민반응을 나타낸다. 감각에 대해 회피하는 능동적인 행동을 취하는 경우 "감각 회피"로 분류하고 수동적인 행동으로 과민함을 보이는 경우 "감각 예민"으로 볼 수 있다.

(2) 감각처리장애(sensory processing disorder)

Mller와 Lane(2007)은 "감각통합장애"라는 이전의 명칭대신 "감각처리장애"라는 용어를 사용하여 분류하였다.

① 감각조절장애(sensory modulation disorder)

㉠ 감각 과반응

㉡ 감각 저반응

㉢ 감각추구

감각조절장애는 신체 또는 외부로부터 들어오는 감각정보를 올바르게 해석하지 못하고, 일반적인 감각자극에 대해서도 과소 또는 과민한 반응을 보인다.

② 감각구별장애(sensory discrimination disorder)

감각구별장애란 감각자극에 대한 해석에 어려움을 갖는 것이며, 감각자극간의 유사점이나 차이점을 지각하지 못해 감각이 있는 것을 알지만 정확히 알지 못한다.

③ 감각에 기반한 운동장애(sensory – based motor disorder)

㉠ 자세조절장애

전정감각, 고유감각, 시각의 통합으로 자세조절이 시작되며, 몸의 안정성을 제공한다. 자세조절장애는 움직이거나 운동과제를 수행하는 동안 신체를 안정화 하는데 어려움이 있는 경우를 말한다.

㉡ 실행장애

새로운 활동을 생각하고 계획을 세워 순서대로 시행할 수 있는 능력에 어려움이 있는 것을 말한다.

9) 감각통합기능의 장애 원인

정확한 원인은 아직 규명되지 않았다.

(1) 두뇌 구조는 손상되지 않았다. 두뇌 손상이 감각처리장애를 가져오는 조건이 되기도 하지만 감각통합기능 불량을 가진 대부분의 아동은 두뇌 구조가 손상되지 않았다.
(2) 감각통합기능 장애는 유전적 성향이나 환경적 원인, 또는 이들의 조합에 의해 생긴다.
(3) 출생시 산소 결핍
(4) 빈약한 환경 – 빈약한 환경에서 자란 아이, 즉 사람이나 물건과 거의 접촉하지 않고 자란 아이도 감각, 운동, 혹은 지적 기능을 개발시키지 못한다.
(5) 감각자극의 박탈

10) 감각통합 훈련대상 아동

(1) 언어장애가 있는 아동
(2) 유아 자폐스펙트럼장애 아동
(3) 운동기능 장애 아동
  ① 미세 운동기능이 결핍된 아동
  ② 구르기와 한 발로 서서 균형잡기 같은 자세반응이 안 되는 아동
  ③ 생득적으로 중추신경계에 프로그램화된 운동이 부자연스러운 아동
  ④ 운동계획이 잘 안 되는 아동
(4) 과잉행동과 산만한 아동
(5) 정서적 문제가 있는 아동
(6) 근육 상태의 조정이 잘 안 되는 아동
(7) 학교에서의 학습에 문제가 있는 아동
(8) 불량 청소년

11) 평가

(1) 발달력
(2) 놀이 환경, 학교, 집 등의 환경에서 아동 행동 : 설문, 면접

아동의 문제 행동에 관한 정보

관계된 환경에 관한 정보

(3) **임상 관찰**

신경계 통합의 증후, 자세와 눈의 반응, 반사 등을 포함

(4) **표준화된 검사**

① Sensory Integration and Praxias Test, 1985

② Southern California Sensory Integration Test, 1972

③ Southern California Postrotary Nystagmus Test (Vestibulo-Occular function), 1975

④ Miller Assessment for Preschoolers, 1982
입체인지지각, 촉각지각, 약간의 전정감각 기능의 검사 포함

⑤ Test of Sensory Functions in Infants(TSFI), 1989

⑥ Bruininks – Oseretsky Test of Motor Proficiency, 1978
감각통합과 관련된 영역으로는 양측 협응과 같은 대·소운동의 측면 평가

⑦ DeGangi – Berk Test of Sensory Integration, 1983
취학 전 아동을 대상으로 감각통합을 측정하고 조기감각 통합장애를 알아내기 위하여 만들어졌다.

⑧ Test of Attention in Infants

12) 치료

감각통합훈련의 주요내용은 감각 투입, 특히 전정체계, 근육과 관절들, 그리고 피부로부터 오는 투입들, 또 그러한 감각들을 통합해 주는 적응반응들을 아동이 자발적으로 형성하도록 하는 방법을 사용해서 공급하고 조절하는 것이다. 감각통합훈련은 숙달된 치료사와 여러 가지의 단순하면서도 특수한 장비를 갖춘 넓은 방이 필요하다(그림 9-1, 9-2).

(1) 치료 목적

① 뇌의 처리과정의 조직화를 증진하기 위한 것이다.

② 특별한 기술을 가르치는 것이 아니다.

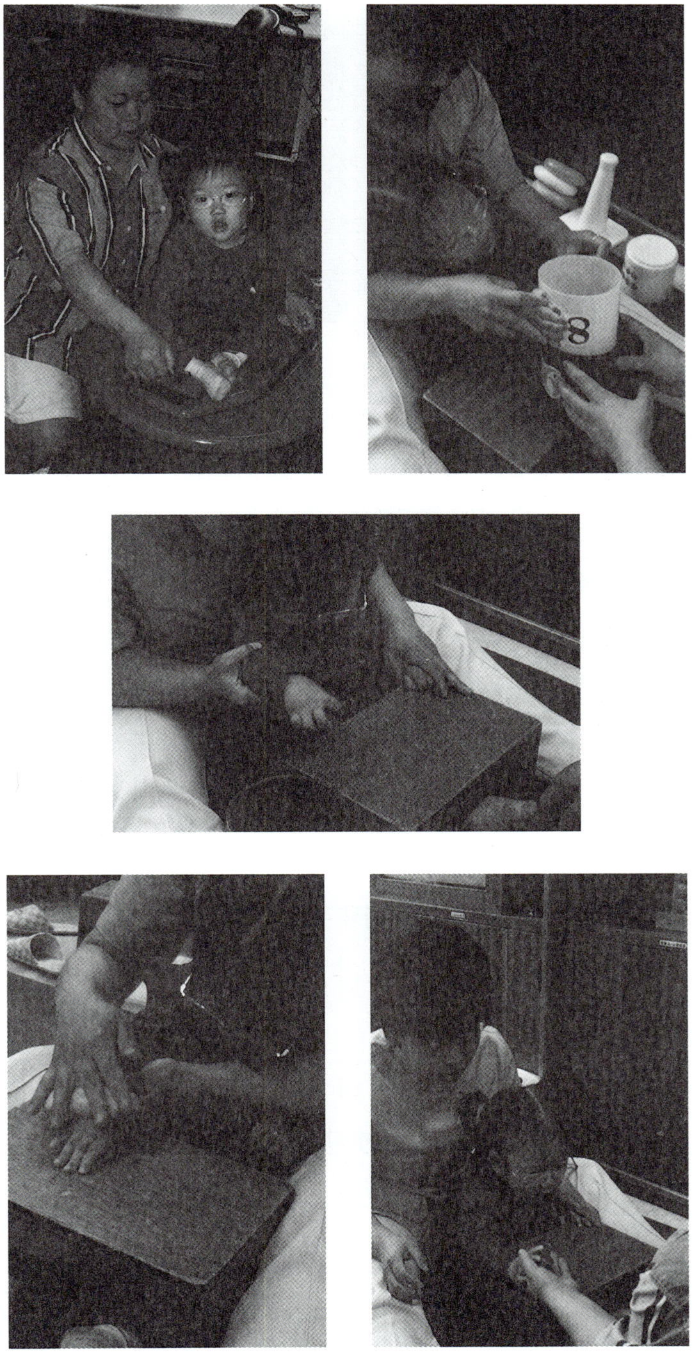

[그림 9-1] 감각자극치료

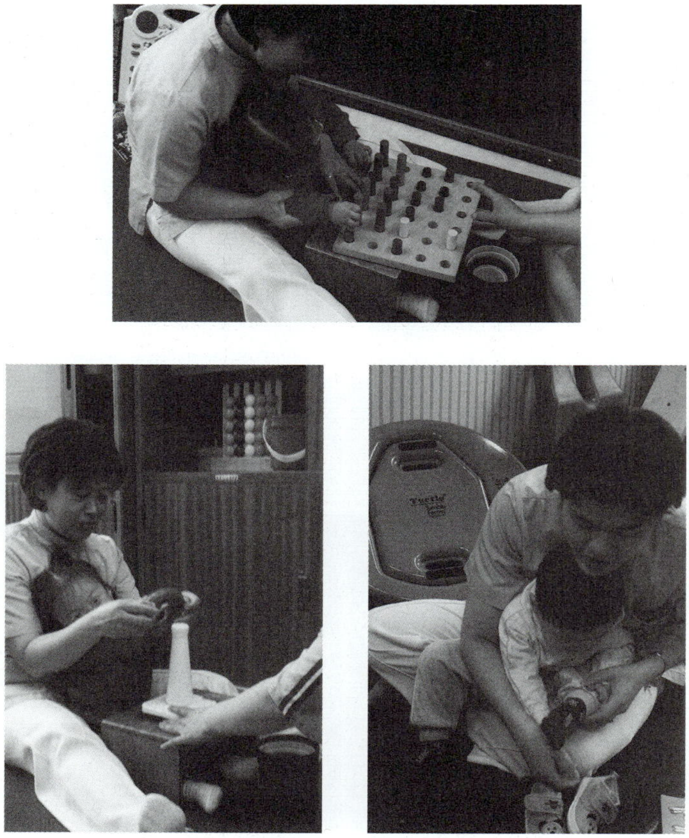

[그림 9-2] 감각자극 주며 일상생활훈련

(2) 치료에 중점

비인지적인 것임에도 불구하고 짧은 시간 내에 학습에 도움이 된다 : 아동이 행하는 행동 혹은 그외 다른 운동기술들을 가르치려는 것이 아니라, 아동이 신체적, 정서적, 학문적으로 좀더 낫게 기능하도록 도와주는 것이다.

(3) 치료 방법

① 아동 중심, 어른의 지시나 지도, 프로그램이 중심이 아니다. 치료환경에서 아동에게 활동을 강요하지 않으며, 아동이 자발적으로 활동에 참여하고, 계획하고, 주도해 나가게 한다. 활동에 순서를 정하지 않고, 적절히 조성된 환경에서 아동 스스로 활동을

선택 수행한다.

② **동적인**(1 : 1 [성인 : 아동] 혹은 1 : 2(성인:아동들)) **상호작용**

개개의 아동에게 적절한 활동을 주기 위해 개별적 치료가 중요하다. 때때로 2~3명의 그룹치료가 수행되기도 하는 데 아동간의 상호작용과 도전의지를 유발해야 한다.

그룹치료시는 동일한 활동을 수행하게 되므로, 각 아동마다 도전의지를 충족시키는 어려움이 있다. 그러므로 그룹치료 시에는 목적과 효과를 정확히 설정하여 실시한다.

③ **탐험과 창의적 활동을 지지한다.**

반복된 활동을 훈련하는 것이 아니라, 아동의 발달과정과 반응을 고려하여 감각자극의 종류와 강도를 선택하고, 놀이를 창조해간다.

④ **활동 순서는 유동적으로 한다.**

사전에 순서와 활동을 결정하지 않고 아동이 실패하지 않을 정도의 도전할 만한 놀이를 제시하고, 자발적으로 선택하도록 한다. 아동의 내적 욕구를 중시한다.

⑤ **주로 치료도구는 공중에 매달린 도구나 움직이는 도구를 사용한다.**

아동에게 적합한 최적의 감각입력을 집중적으로 제공하도록 sensory diet를 각 아동마다 설계하여 제공한다. 치료자극에 적합한 도구를 사용한다.

그네, 그물망, 스쿠터보드, 흔들 말, 매달린 튜브 등으로 스윙을 주고, 전방-후방의 선형 움직임, 사물 주변을 돌거나 올라가기, 시소나 평균대를 이용한 균형 잡기 등, 자극에 적합한 도구를 사용한다(그림 9-3).

㉠ 감각방어가 있을 경우 윌버거프로토콜(Wilbarger protocol)을 사용 감각방어를 우선 치료한 후 감각통합 훈련을 실시한다.

㉡ 볼풀을 이용하여 촉각자극을 준다.

㉢ 모포 · 매트 등을 사용하여 압박자극을 준다.

㉣ 드라이기, 수건, 찰흙, 손가락 페인팅 등을 사용한다.

㉤ 그네, 트랜블린, 모포, 해먹, 흔들목마, 스케이트 보드, 굴곡위 스윙판, 고무튜브, 치료용 큰공 등의 놀이기구나 용구를 사용한 다양한 내용을 적용한다.

㉥ 언어발달 기초 행동 증진을 위해 적목 넘어뜨리기, 공 주고받기, 표적 맞추기, 끌어당기기 등 타인과 주고받는 놀이를 한다.

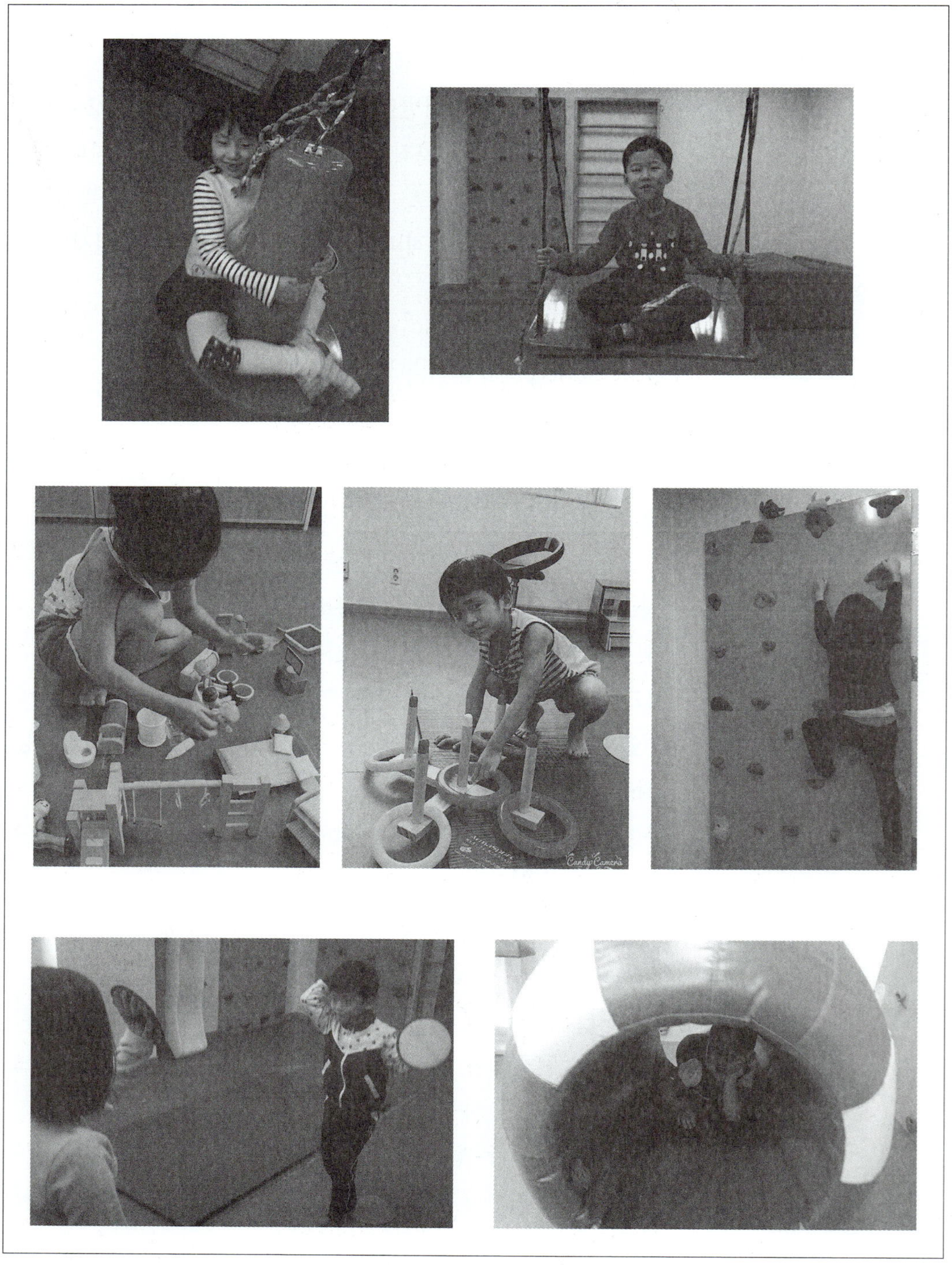

[그림 9-3] 감각통합치료

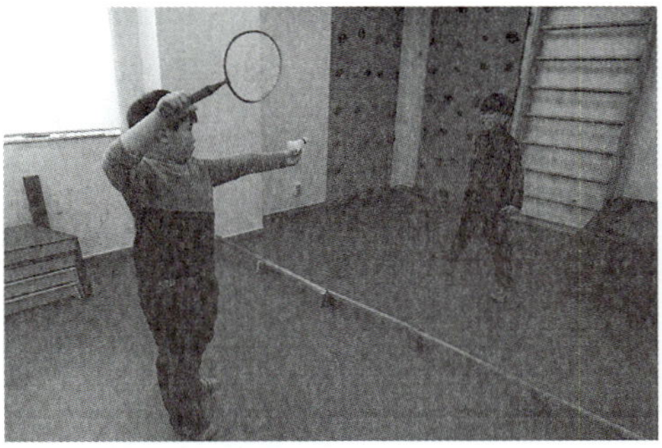
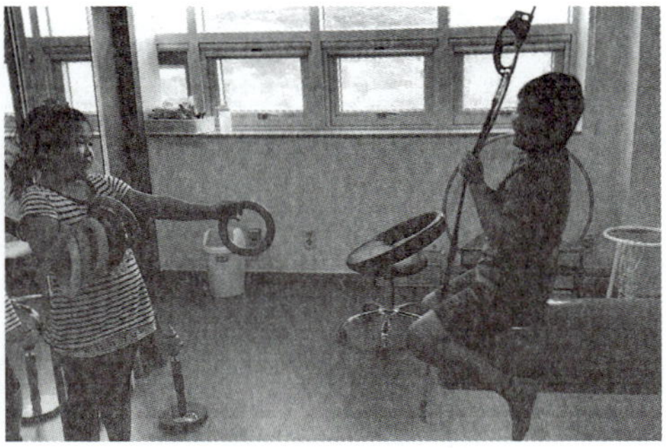

[그림 9-3] 감각통합치료(계속)

13) 예후

(1) 적응 반응들의 빈도 또는 기간이 증가한다.
(2) 더욱 복잡한 적응반응들이 점진적으로 발달한다.
(3) 자신감과 자아 존중감이 증가한다.
(4) 대근육과 소근육 운동 기술이 증진된다.
(5) 일상생활과 대인 – 사회적 기술들이 증진된다.
(6) 인지, 언어, 그리고 학습 수행이 증진된다.

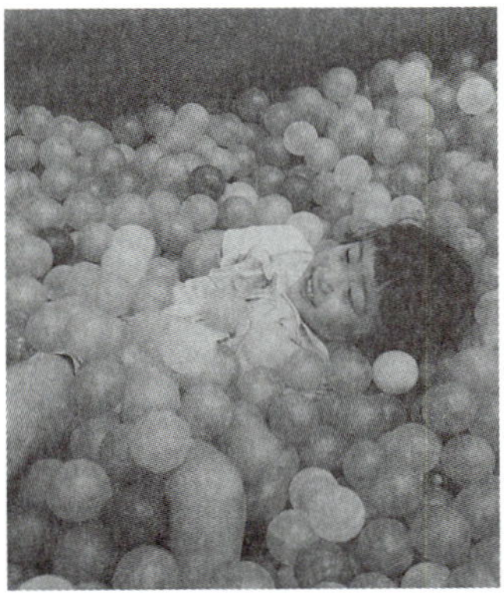
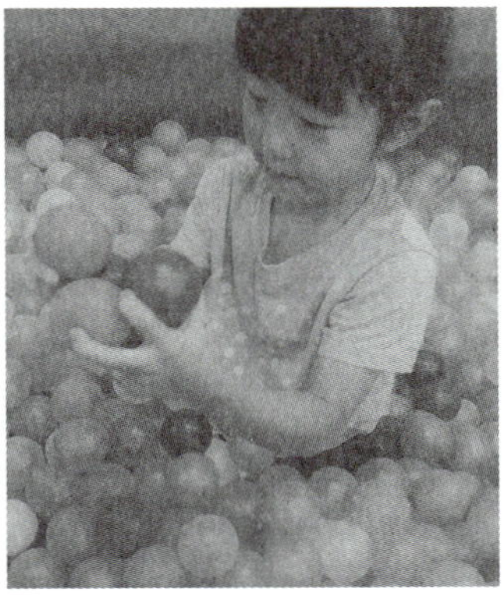

[그림 9-4] 볼풀(Ball pool)

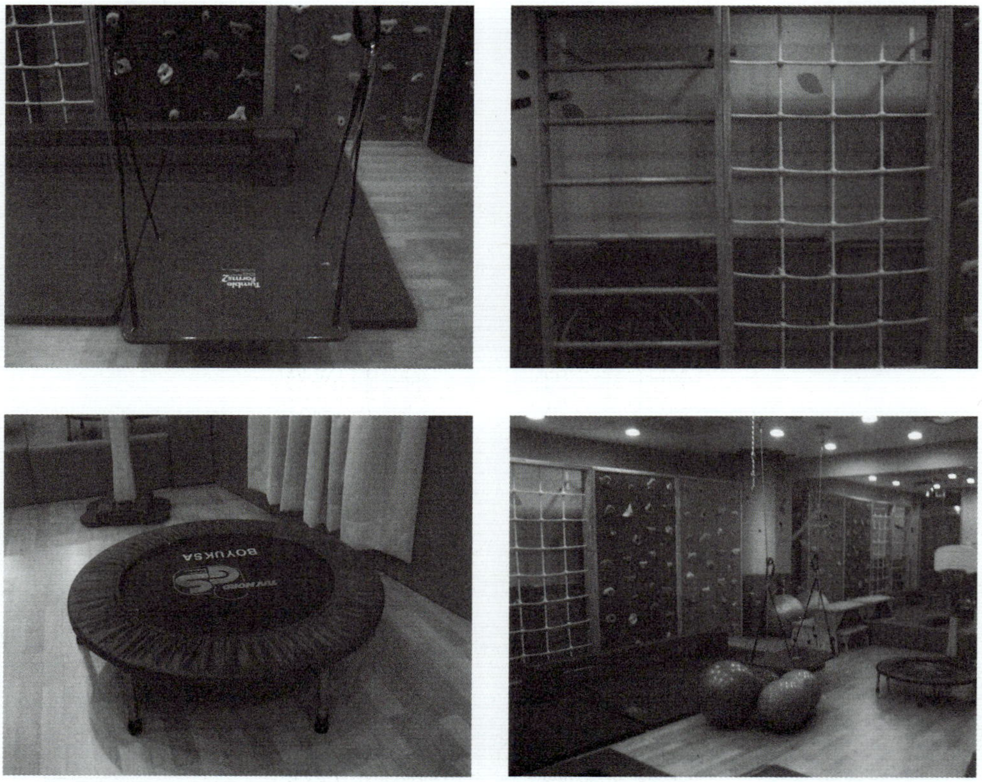

[그림 9-5] 감각통합실 도구들

2 감각방어(Sensory Defensiveness)

1) 감각방어의 정의

하나 또는 그 이상의 무해한 감각자극에 대하여 방어 또는 회피의 반응을 나타내는 증후이며, 보호 감각(protective sense)의 과민 반응에 의해 나타난다. 감각방어를 가진 사람들은 개인에 따라 자신만의 반응 스타일을 가지고 있다. 반응의 스타일에는 회피, 공포, 불안, 과잉행동 또는 다른 감각을 찾는 행동(sensory seeking) 등이 있을 수 있다.

[표 9-1] 감각통합의 수준별 표출행동

감각기관	감각투입의 통합			표출행동
청각(듣기)			*담화 *언어	
전정감각 (중력과 운동)	*눈의 움직임 *자세 *균형	*신체지각 *신체양쪽 협응	*눈과 손의 협응	*집중능력 *조직능력 *자아존중감
고유수용감각 (근육과 관절)	*근육의 긴장 *중력적 안정	*운동계획 *활동수준 조정 *주의집중 *정서적 안정	*시각적 지각 *목적적 활동	*자아통제 *자신감 *학문적 능력 *추상적 사고와 추리능력 *신체와 두뇌의 양쪽분화
촉각(만지기)	*빨기 *먹기			
시각(보기)	*모자관계 형성 *감촉적 편안함			
	1차수준	2차수준	3차수준	4차수준

2) 감각방어의 유형

(1) 촉각방어(tactile defensiveness)

접촉이나 촉각 경험에 대하여 과민반응을 나타내는 것이다. 촉각방어를 가진 사람들은 다른 사람과의 접촉을 피하거나, 백화점이나 음식점 등 사람이 많은 장소를 싫어하며, 머리를 감기거나 자를 때 싫어하며, 특정한 옷을 싫어하는 등의 많은 반응을 보인다.

(2) 구강방어(oral defensiveness)

음식의 특정 느낌을 회피하며, 입으로 하는 일반적인 활동들에 대하여 과민반응을 보이는 것이다. 회피의 방법은 부드러운 음식을 회피하는 경우가 있는가 하면 거친 음식을 싫어하는 경우도 있으며, 특정 감각을 찾는 행동으로 입 안에 물건을 넣어 씹거나 빠는 행동을 하는 등 개인에 따라 차이가 있으며 그 정도도 다양하다.

(3) 중력불안(gravitational insecurity)

머리 위치 또는 머리 움직임의 변화에 대하여 부적절한 공포를 나타낸다. 중력불안을 가진 경우는 바닥에서 발이 떨어질 때 또는 머리가 뒤쪽으로 또는 아래로 될 때 공포를 느낀다. 그러므로 자전거를 타거나, 계단을 내려오거나, 놀이도구에 올라가는 것과 같은 특정 움직임을 경험할 때 공포를 느낄 것이다.

(4) 고유수용성 감각방어(proprioceptive defensiveness)

고유수용성 감각방어(proprioceptive defensiveness)는 주어지는 자극에 저항하는 것이다. 서 있거나 물건을 밀거나 제자리 뛰기 등과 같이 관절에 무게가 가해지는 것을 피하는 아동들도 있다. 고유수용성 감각방어는 드물고 찾기 어렵지만, 이런 장애를 가지고 있다면 심각하다.

(5) 청각방어(auditory defensiveness)

특정 소리에 과민 반응을 보이는 것이다. 청소기 소리, 화재 경보 등 환경적인 소리들로 인해 어려움을 겪음. 어떤 사람은 사람들이 펜으로 쓰거나 혀를 움직이는 소리 등까지도 신경을 쓰기 때문에 집중하기 어려움. 이런 능력 장애를 가지고 있는 사람들은 적절하게 능력을 발휘하지 못하고, 무슨 일이 일어나고 있고 무엇을 하고 있는지에 집중하지 못함

(6) 시각방어(visual defensiveness)

빛에 과민 반응을 보여 선글라스 또는 모자를 착용하며, 시각적 산만, 눈 맞추기를 피하는 등의 행동을 보인다. 시각체계는 복잡한 것을 볼 때 보아야 하는 것을 보는 것과 주변에 있는 것을 보는 2가지 체계가 있으나, 시각방어를 가진 경우는 마주보고 이야기하면서도 눈은 옆을 보고 있는데 이것은 외부의 자극으로부터 자신을 보호하는 것이 더 중요하기 때문에 주변만을 보게 된다.

그 밖에 후각, 미각, 온도감각, 진동감각 등을 포함하는 감각방어가 있다.

3) 원인

(1) 대부분 규명되지 않음
(2) 50% 아동에서 가족력을 나타내 유전적 소견 추측
(3) 감각 박탈
(4) 신체적 학대
(5) 성적 학대

4) 감각장애의 정도

(1) 수준 I : MILD

다소의 감각 경험들에 과도한 반응을 보이나 거의 정상적으로 행동한다. 사소한 것에 불편을 느끼는 정도(옷의 상표를 떼어내는 정도)로 사람 많은 곳에 가기 싫어하거나 모르는 사람이 부딪치는 것을 싫어하고 정상적인 생활을 영위하면서 일하고 타인과 긴밀한 관계를 맺기도 한다.

(2) 수준 II : MODERATE

개인의 삶에서 두 개 혹은 그 이상의 부분에 영향을 미치는 감각장애를 가진다. 사회적 관계, 스트레스, 불안 반응들, 자조활동들의 편집성을 나타냄. 변화에 직면하면 무질서하고, 충동적 경향을 가진다.

(3) 수준 III : SEVERE

감각방어가 삶의 모든 부분을 방해한다. 감각장애 외의 또 다른 진단명을 가지고 있기도 하므로 자폐증을 포함한다. 대다수 학습이나 발달장애를 가지고 있고 정신병적인 장애를 가지고 있는 경우도 많이 있다. 아기들 중에서도 계속 우는 아동, 많지는 않지만 뇌성마비 아동에서도 나타난다.

5) 평가

감각방어를 확인하기 위한 기초도구는 Clinical History Interview이다(Wilbarger and

Wilbarger, 1999). 평가를 하는 목적은 감각방어의 진단, 환자와 가족의 교육, 치료 계획을 세우는 데 있다. 평가의 접근은,

(1) 다양한 감각에 대한 반응에 관하여 질문한다. 이때 어떤 감각에 대하여 회피 반응을 보이는지 또한 찾는 반응을 보이는지 알아낸다.
(2) 감각방어 행동이 발달과정의 특정 연령에 국한된 것인지, 전 과정에 걸쳐 나타나는지 알아본다.
(3) 일반적인 각성수준(arousal level)과 활동수준에 관한 정보를 얻는다. 하루 중 특정 시간 또는 환경적 감각자극과 관련된 각성수준의 변화를 알아본다.
(4) 주중과 주말의 상황, 생일 파티와 같은 특정 상황, 음식점 또는 시장 등의 특정 장소에서의 행동에 관한 정보를 얻는다.

평가시 감각력을 완전히 알아야 하고 감각방어의 경우 모든 영역에 대하여 주의깊게 관찰한다. 평가 후 증상 목록을 작성한다. 개인적으로 주의할 사항과 의학적, 신체적, 정서적 상황에 대하여 알아야 하며, 감각방어의 치료효과를 지연시키는 요소, 즉 호흡기 장애, 근 긴장도, 가족의 스트레스, 그 밖의 질병 등의 요소를 찾아야 한다.

6) 치료

감각방어 치료를 실시하는 사람은 신경학에 기초한 감각처리 이론, 감각방어가 무엇인지, 감각통합 이론에 대하여 알아야 하며, 치료 경험과 지식이 있는 사람에게 지도를 받아야 한다. 치료계획은 부모, 환자, 그 밖의 전문가들의 도움으로 실행될 수 있는 프로그램을 세워야 한다. 치료는 종합적이고 집중적인 개별 치료를 필요로 한다. 치료의 단계는,

(1) 인식과정(recognition and awareness)으로 감각방어의 증상을 알아내어 목록을 작성하며, 왜 이러한 증상이 일어나는지 밝혀야 함. 그리고 당사자 뿐만 아니라 가족들, 주변인들에게 감각방어에 관하여 교육하는 것이 중요하다.
(2) 감각식이(sensory diet)를 제공하는 과정이다. 일정한 간격을 두고 음식물을 섭취함으로 인해 효과적인 활동을 하는 것과 같이 감각식이 또한 일정한 시간에 주어져야 하며, 경우에 따라 감각간식(sensory snack)을 제공해야 한다. 감각식이를 제공할 때는 전체적인 시간과 비용, 힘에 대한 효과를 분석하는 것이 중요하다. 어린 아동들은 조심해서 주의 깊게 놀이활동을 구성해야 한다.

(3) 전문가에 의한 치료과정(professionally guided treatment)으로 Wilbarger Protocol을 사용하여 집중적으로 치료하는 것이다. 치료 이전에 모든 정보를 확실히 한다. 신체적, 신경학적 정보를 의사 및 팀 구성원들로부터 개인에 대한 정보를 수집한다. 치료는 환자의 흥미와 믿음을 존중하며 실시한다. 치료과정에서 부모와 계속적으로 연락하고 치료의 진행 상황을 지속적으로 기록하며 monitor 한다. 치료목표에 도달하면 치료를 중단한다.

감각방어로 인하여 발달에 어려움을 갖게 되는 아동을 이해하고, 보호자를 교육시키고 치료하는 것은 감각방어로 인하여 감추어져 있던 아동의 기능을 효과적으로 사용할 수 있도록 도와 줄 수 있다. 만약 감각방어를 가지고 있다면 어떤 치료보다도 이에 대한 치료가 선행되어야 한다. 왜냐하면 아동이 생활하는 데 필요한 발달과 기능의 가장 기초가 되기 때문이다.

3 발달장애(Developmental Disability)

예전에는 뇌성마비, 중복장애 등으로 지칭하였다. 이는 일생을 살아가면서 오랜동안 장애를 갖게 되는 것(lifelong disability)으로 이제는 일반적으로 발달장애(developmental disability)라는 용어를 사용한다. 1990년의 AOTA보고에 따르면 정식 자격증을 소지한 작업치료사(OTR)의 34.7%, 보조작업치료사(COTA)의 25.5%가 이들을 위해 일한다. 발달장애는 뇌성마비, 정신지체, 다운 증후군, 발달지체, 신경근 질환, 성장장애, 선천적 질환, 뇌손상과 중복장애 등이 있다.

1) 발달장애의 정의

1975년 발달장애 Assistance와 빌(Bill)의 권리장전에서 정한 정의를 오늘날까지 사용하고 있다. 발달장애는 심하고, 만성질환을 가진 다음과 같은 이를 말한다.

(1) Mental과 Physical 손상, 또는 이 두 가지가 같이 손상된 경우

(2) 22살 전에 질환을 갖게 되었을 때

(3) 계속되는 장애

(4) 다음 영역의 3개 또는 그 이상에 기능적 제한을 갖게 될 때 : 자기관리, 수용/표현성

언어, 학습, 이동, 자기 지시, 독립적 생활, 경제적 독립

(5) 특별하고 영역간의 총괄적 간호나 치료가 개인적으로 필요하다.

이 법은 장애진단명을 언급하지 않았다. 그 이유는 의뢰인에게 label을 붙이는 것을 피하기 위해서다. 장애의 원인에 초점을 맞추기보다 장애로 인해 영향을 받게 되는 것에 초점을 맞춘다. 기능적 수행과 적응생활기술의 제한에 대한 훈련이 필요하며 연방정부는 발달장애인의 만족스런 삶을 목표로 한 최대한의 잠재력을 발달시키기 위해 재정적 지원을 하였다. 발달장애는 발병시기(onset)가 삶의 초기에 일어나며, 만성적이고 치유가 되지 않는다. 이런 이유로 그들은 기본적인 삶의 기술을 획득하고 수행하는 것들을 배워야 하며 따라서 많은 치료서비스와 케어를 필요로 한다.

2) 임상 장소

(1) NICU(신생아 집중 치료실)

(2) 장애가 확인되면 부모들은 Infant intervention program(보통 0~3세) 서비스를 받아야 한다. 또는 Home care program도 받아야 한다. 이 프로그램은 학령기 전까지 아동이 최적의 성장과 발달을 하도록 돕는다.

(3) 아동이 학령기가 되면 공립, 사립학교 작업치료 서비스를 받게 된다.

(4) 그 이후에 보호작업장, 직업훈련이 필요. 최근에 발달장애를 위한 Work-related program이 새로 부상하였다.

(5) Early Intervention Program : infant와 young child를 대상으로 한다. 37% 정도가 학교에서 일하고, 병원 22%, 지역사회 프로그램 17%, 퇴원환자 프로그램 12.75%, 사설작업치료소 5.1%, 4.2%가 그 외이다. 치료사의 절반 이상이 아동의 집에서 서비스를 제공하며 직접 치료와 상담을 주로 한다.

3) 치료팀

발달장애는 복잡한 문제들을 가지고 있으므로 다영역 접근(multidiscplinary approach)을 필요로 한다.

(1) 치료팀원

의사, 간호사, 심리학자, 교육자, 학교 경영자, 작업치료사, 물리치료사, 언어병리사, 사회사업가, 직업재활전문가 등이다.

(2) 작업치료 서비스

특별히 작업치료사가 다른 팀과 차별되게 고유하게 할 수 있는 서비스는 다음과 같다.

① 먹이기 지도 및 구강-운동치료(Feeding & Oral-Motor Intervention)

② Adaptive equipment

③ ADL 증진

④ 감각통합 훈련

⑤ 부모훈련

⑥ 보조기 만들어 주기(Splinting)

⑦ 소동작 증진(fine motor development)

⑧ 자세취하기(Positioning)

4) 주요 개념(Key concepts)

(1) 서비스의 기초 모델

① **의학모델(Medical Model)** : 가장 전통적인 모델이며, 신체적 문제로 인한 장애를 주로 담당한다. 장애 원인에 대한 정보를 주며, 평가에 기여하는 모델이다. 그러나 정신지체와 같은 장애의 중재전략을 제공하지는 못한다.

② **아동 발달 모델** : 교육적인 면과 치료를 제공. 발달이정표의 발달을 실패하는 것은 더 나은 기술의 발달을 방해하는 것으로 본다. 이 모델은 서비스를 제공받는 사람, 자신의 발달단계에 따라 발전하는 것에 초점을 두었다. 기능적인 능력을 얻도록 하는 현실적인 FOR이라 할 수 있다.

③ **사회-생태학적 모델** : 이 모델은 장애를 가진 개인의 습관, 삶의 방식, 주변 환경과의 관계를 고려하는 것이다. 'Normalization'은 이 모델에서 파생되었다. 이것은 장애를 가진 개인에게 정상인과 유사한 삶의 방식(lifestyle)을 제공하자는 것이다. 이 모델은 장애보다는 한 개인으로서의 만족스런 삶의 방식에 초점을 두었다.

④ **행동적 모델** : 이 모델은 스키너(Skinner)나 다른 행동주의자들의 개념에 기초한다.

인간행동은 학습된다는 것이고 비정상적 행동은 체계화된 기본 학습원리에 이해 변화한다는 것으로 자동적 조건 방법이 사용된다(강화, 소거 절차, 행동형성법, 모델링 등). 이 모델은 정신지체에게 새로운 기술을 가르치고 원치 않는 행동을 소거하는 데 효과적이다. 이것은 개인의 내적 동기의식과 발전하고자 하는 자기 욕구를 무시한다는 비평을 받는다. 그러나 낮은 지능을 가진 의뢰인에게 도움이 되어 널리 쓰이고 있다.

⑤ **정신교육적 모델** : 이것은 이전 모델들을 합친 것. 학습에 초점을 두어 개인의 약점을 평가하고 그것을 목표로 세운다. 목표에 도달하도록 체계적으로 계획된 과정을 따르게 된다. 이 모델은 조기개입과 예방에 효과적이다.

이러한 모델 중 어느 것을 선택하는 것은 스탭들의 철학에 따른다. 작업치료 자체의 이론의 틀은 발달, 신경발달, 신경생리, 감각통합, 생체역학, 정신분석, 작업행동 등이 있다.

(2) Practice의 원리

① Habilitation과 Rehabilitation

㉠ Habilitation : 이 전에는 존재하지 않았던 능력을 획득하는 것이다. 치료사는 클라이언트에게 정상적 움직임 양상을 경험하고 느낄 수 있는 기회를 제공해 주어야 한다.

㉡ Rehabilitation : 재활은 라틴어 habilitas 또는 habilitare에서 기원된 용어로서 '적합하게 만들다'라는 의미가 있다. 인간이 태어난 후 스스로 어떤 것도 못하는 무능력 상태(inability)에서 스스로 식사하고, 말하고, 걷는 능력상태(ability)로 학습하고 훈련되는 과정을 기능의 활성화(habilitation)라 한다. 능력이 있는 상태(ability)에서 질병이나 외상에 의해 정상기능의 일부를 상실하게 되는 것을 기능장애(disability)라 한다. 이러한 기능장애(disability)에서 능력의 상태(ability)를 향해 다시(re) 활성화(habilitation)시키는 과정이 재활(rehabilitation)이다.

㉢ Normalization : 중요한 개념. 삶의 질에 초점. 이것은 탈 시설(deinstitutionalization)과 관련이 있다. 이것은 장애를 가진 사람들을 시설에 따로 가두지 말자는 것이다. 이 두 가지 개념은 장애인과 비장애인의 통합(integration)을 장려한다.

탈 시설을 위해 필요한 3가지 일들 :

ⓐ 지역사회 care와 훈련 프로그램의 변화

ⓑ 지역사회 생활을 위한 퇴원 전 준비 필요

ⓒ 장애인 권리를 보호하는 지역사회환경

5) 현재 임상분야 이슈와 경향

(1) NICU

의학진보로 고위험 출산이 가능해지고 경도에서 중증의 발달장애를 가진채 살아남는 아기가 증가한다. 이곳에서 일하는 작업치료사 수가 증가하며 다양한 문제의 아동들을 많이 볼 수 있다. 신생아의 Feeding 문제, 감각 환경 등에 기여하며 부모들에게 아이들을 어떻게 다룰 것(Handling)인지, 어떻게 유대관계를 가질 것인지를 가르치며 신생아의 신경운동계를 평가한다.

(2) 약물노출아동

조기개입치료가 확대되면서 작업치료사들은 코카인, 알코올, 다른 약물들에 노출된 아기들을 많이 보게 되었다. 이들 아동들은 흔히 발달지연을 가지며 환경적인 위험과 부모들의 무시 속에 자란다. 이것은 작업치료의 새로운 분야이며 치료는 부모들을 다루는 좋은 기술, 비판적이지 않은 태도, 삶의 스타일을 이해하고, 약물에 대한 문화적 영향에 대한 자각을 요구한다.

(3) Case management

발달장애 아동과 가족들 위해 중요한 서비스로 되고 있다. 가족들의 필요에 대한 우선순위를 정해 주고 적절한 서비스를 찾아주며 여러 가지 에이젼시에서 제공하는 care를 coordination시켜 준다. 이것은 작업치료사의 새로운 역할이다.

(4) 발달장애를 위한 장기 care

삶의 질이 개선되고 치료의 질도 개선되면서 발달장애를 가진 사람들은 수명이 길어지게 되었다. 대부분이 nursing home이나 그룹 홈에 들어가기 위해 오래 기다려야 하기 때문에 주정부는 다른 방법을 모색하게 되었다. 이들을 가족들과 함께 살게 하는 것과 같은 (home sharing, family foster care) 프로그램을 내놓았다. 또 장애인과 비장애인의 통합을 꾀하며 다양한 지역사회 프로그램들을 제공하였다.

(5) 새로운 Technology

최근 새로운 기술적 보조도구들이 개발되면서 장애아동과 성인들은 독립성을 더 많이 획득하게 되었다. 전동 휠체어, 마이크로 컴퓨터 등은 이들을 지역사회에서 생활할 수 있는 사람들로 적응시켜 주었고 환경을 조절할 수 있고 교육활동과 직업활동에 참여할 수 있게 하였다. 이 비용은 여전히 비싸지만 사적, 공적인 재정지원이 기본비용을 부담한다. 기술력은 많은 장애인들이 고용의 문에 들어서게 하였으며 이들 시스템을 사용하기 위한 초기 훈련을 작업치료사들이 수행한다. 이러한 장비의 선택과 적용에 대한 상담과 자문도 한다.

4 전산화 인지치료

최근 노인인구가 늘어나고 그에 따라 치매 추정인구도 증가하는 추세이다. 그러므로 최근 이슈가 되고 있는 전산화 인지훈련 프로그램 내용을 소개한다.

1) 전산화 인지훈련 시스템[CoTras-D Lite (Cognitive Training System-Dynamic)]

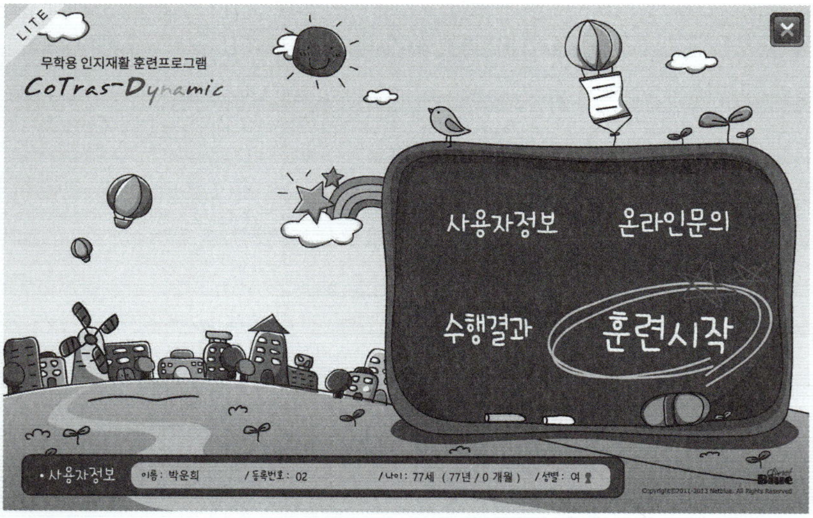

(1) 사용자 정보

- 사용자 리스트에서 선택된 사용자의 이름, 등록번호, 나이, 성별을 볼 수 있다.
- 사용자가 선택되어 있지 않으면 "사용자 정보에서 사용자를 선택해 주세요"라는 문구가 나온다.

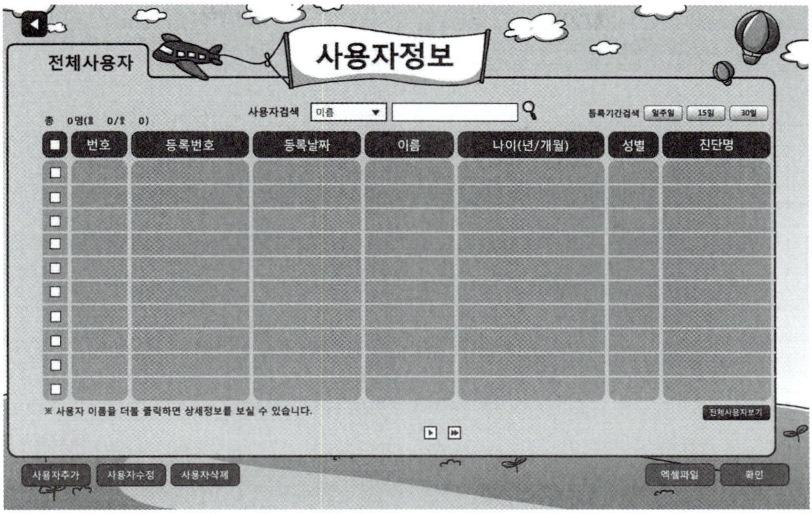

① 사용자 리스트

- 등록된 사용자를 모두 볼 수 있다.
- 사용자를 두 번 터치하면 사용자의 상세정보를 볼 수 있다.
- 한 페이지당 10명의 사용자를 리스팅한다.
- 사용자가 10명 이상이 되면 페이지를 넘겨 볼 수 있다.
- 전체 사용자 보기 버튼을 누르면 전체 사용자가 리스팅 된다.

② 체크박스

- 1명을 체크하고 확인 버튼을 누르면 메인의 사용자 정보에 체크된 사용자의 정보가 나타난다. 체크를 하지 않고 확인을 누르면 메인의 사용자 정보에 “사용자 정보에서 사용자를 선택해 주세요”라는 문구가 나온다.
- 1명씩 체크하고 사용자수정 버튼을 누르면 수정페이지 팝업 창이 뜬다.
- 삭제하고자 하는 사용자를 체크하고 사용자삭제 버튼을 누르면 삭제확인창이 뜬다.

③ 사용자 검색

- 이름, 등록번호, 나이, 진단명, 등록기간으로 사용자를 검색할 수 있다.
- 검색어가 포함된 단어 모두 리스팅 된다.

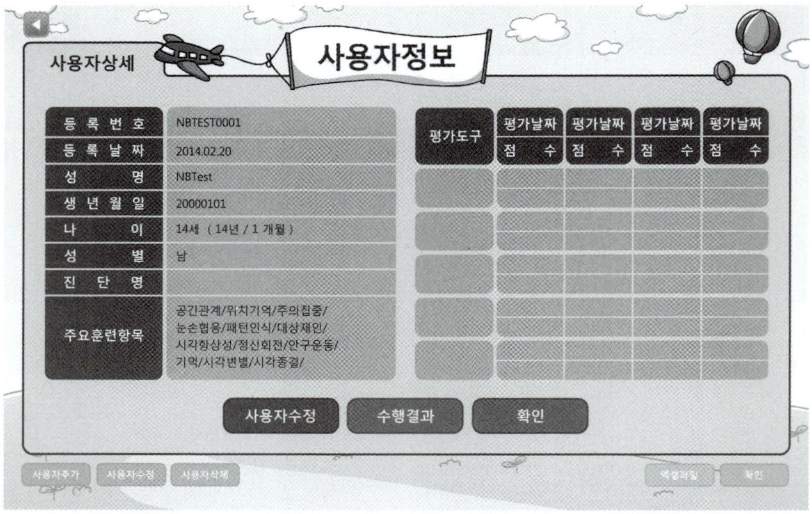

④ 사용자 상세정보

- 등록번호, 등록날짜, 이름, 나이, 성별, 진단명, 주요훈련항목, 평가도구를 볼 수 있다.
- 상세정보를 수정할 수 있으면 해당 사용자의 수행결과를 수행결과 페이지로 바로 이동하여 볼 수 있다.
- 확인버튼을 누르면 사용자 전체 리스트로 돌아간다.

⑤ 사용자 추가

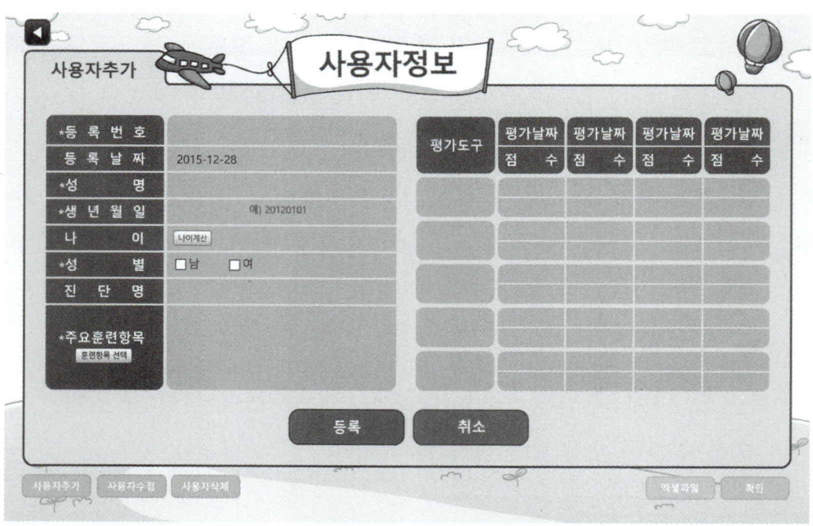

- **등록번호** : 번호로 15자까지 입력할 수 있다.
- **등록날짜** : 자동으로 당일 날짜 입력된다.
- **성명** : 최대 10자까지 입력할 수 있다.
- **생년월일** : 예제와 같은 형식으로 8자리를 입력한다.
- **나이** : 나이계산 버튼을 누르면 자동으로 나이계산이 된다.
- **성별** : 해당 성별에 체크한다.
- **진단명** : 사용자의 진단명을 직접 입력한다. 최대 15까지 입력할 수 있다.
- **주요훈련항목** : 훈련항목 선택 버튼을 누르면 주요훈련항목 리스트가 팝업으로 뜬다. 훈련할 항목을 체크하고 확인을 누르면 자동으로 입력되고, 수행할 문제들과 연동된다.

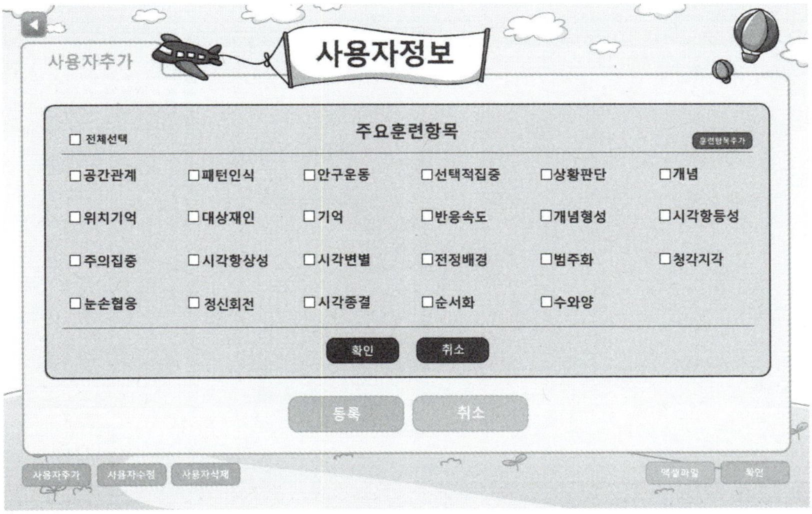

- **평가도구** : 최대 5자까지 입력 가능하고, 해당 평가도구 시행일과 점수 입력이 가능하다.

(2) 수행결과

① 수행결과 통계

- **훈련기간** : 환자의 첫 훈련 날짜부터 마지막 훈련 날짜까지의 훈련기간을 나타내준다.
- **일자별 총 훈련시간** : 최근 10회 훈련에 해당하는 각 일자별 총 훈련시간 결과치를 보여준다.
- **날짜 선택** : 최근 10회 훈련에 대한 날짜가 나타나며, 날짜를 누르면 그 날짜에 해당하

는 결과수치를 문제별, 주요훈련항목별, 시간별 훈련으로 나누어 확인할 수 있다.

- **조회날짜 설정** : 훈련한 날짜를 선택하여 결과를 볼 수 있다.
- 저장 : 수행결과 창에 보이는 문제 수, 정확도, 반응시간을 최근 10회에 대한 데이터를 이미지 파일로 저장한다(설정된 폴더가 자동으로 생성된 후 파일을 저장하고 그 폴더를 열어 준다).
- 인쇄 : 수행결과 창에 보이는 문제 수, 정확도, 반응시간을 최근 10회에 대한 데이터를 출력한다(인쇄방향을 기본설정에서 '가로 인쇄'로 설정 후 인쇄해야 한다).

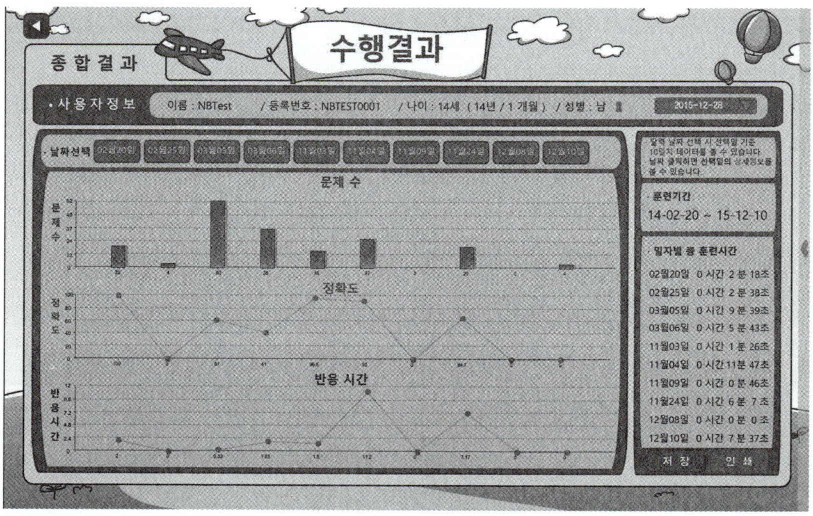

② 문항별 결과 추이

- 환자의 수행훈련에 해당하는 각각의 훈련에 대해 최근 10회에 해당하는 각 일자별 총 훈련시간 결과치를 보여준다.
- 날짜를 누르면 그 날짜에 해당하는 결과수치를 문제별, 주요훈련항목별, 기간별 훈련으로 나누어 확인할 수 있다.
- 드래그를 통하여 위, 아래로 움직이고 문제 아이콘을 누르면 결과데이터가 나타난다.

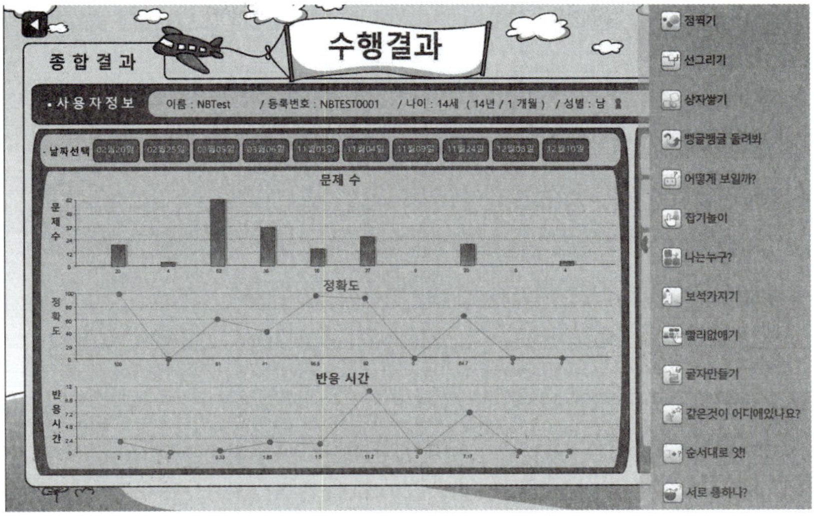

③ 주요훈련항목별/문제별 수행결과

- 수행한 문제의 수, 정답 수, 정확도, 평균 반응시간을 보여준다.
- 다른 사용자 보기 버튼을 누르면 사용자 전체 리스트 페이지로 이동한다.
- 엑셀파일 버튼을 누르면 수행결과를 엑셀파일로 저장할 수 있다.
- 확인 버튼을 누르면 메인페이지로 이동한다.

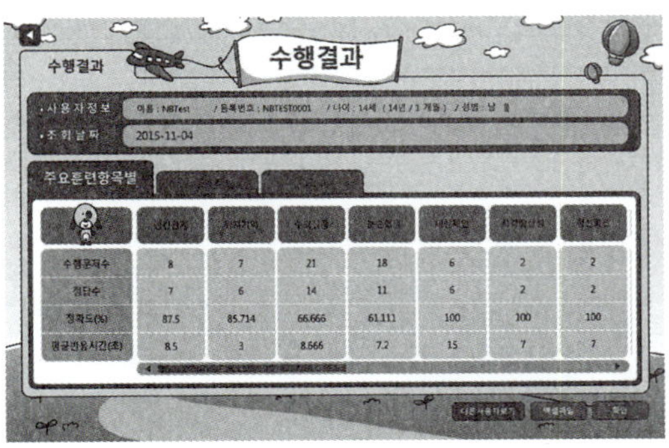

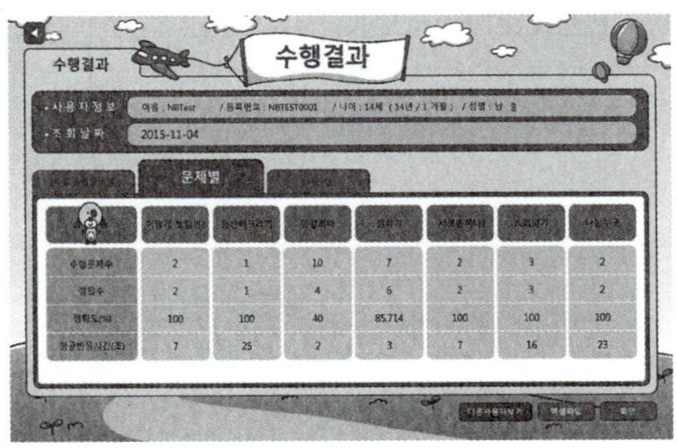

④ 기간별 수행결과

- 조회기간을 2개월, 6개월, 8개월, 10개월, 12개월 단위로 설정할 수 있다.
- 기간별로 수행한 문제의 수, 정답 수, 정확도, 평균 반응시간을 월별 평균치로 보여준다.
- 다른 사용자 보기 버튼을 누르면 사용자 전체 리스트 페이지로 이동한다.
- 엑셀파일 버튼을 누르면 수행결과를 엑셀파일로 저장할 수 있다.
- 확인 버튼을 누르면 메인페이지로 이동한다.

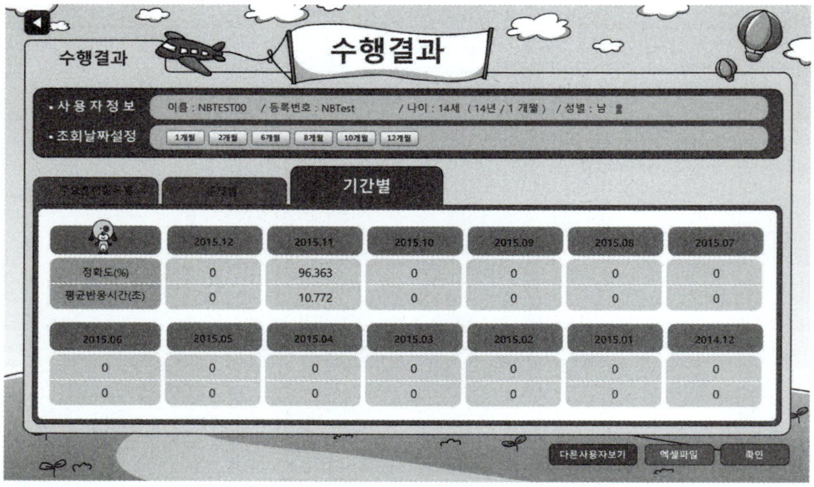

(3) 훈련시작

① 수행할 문제

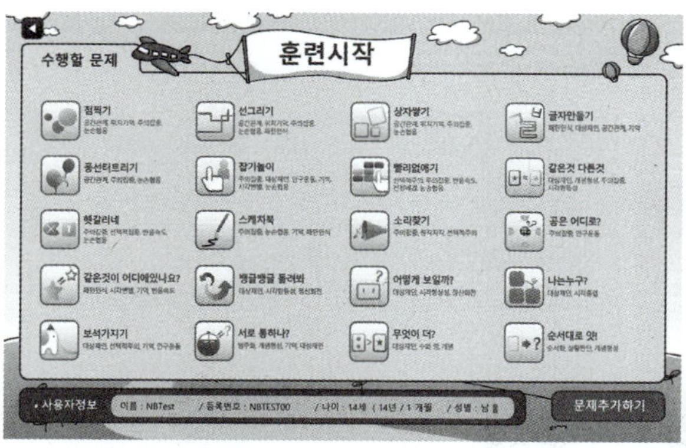

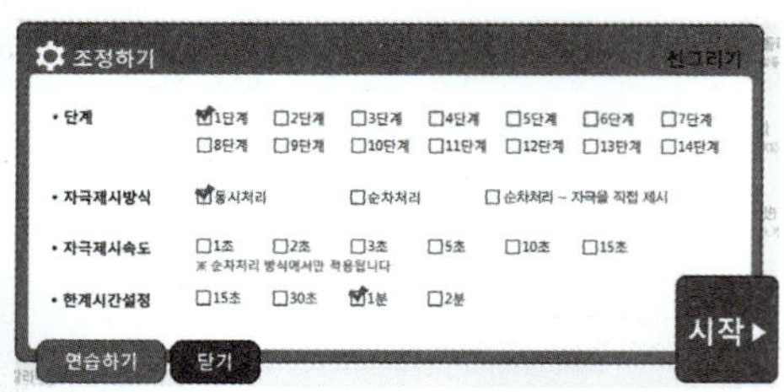

- 사용자 추가 시 입력하는 주요훈련항목에서 체크된 항목들에 대한 문제들이 나타난다.
- **조정하기** : 문제 아이콘을 누르면 문제 환경설정 창인 조정하기가 나온다. 조정 설정값은 자동으로 저장되어 차후에 해당 훈련 시작 시 사용자에 대한 이전 설정값을 불러올 수 있다.
- **연습하기** : 문제를 수행하기 전 연습문제를 수행해 볼 수 있다. 연습문제는 각 문제별 1단계 문제이고, 점수에 포함되지 않는다.
- **시작하기** : 조정하기 창에서 환경설정 적용 후 시작을 누르면 문제를 수행한다.

② 문제추가하기

- 주요훈련항목에 포함된 문제 이외의 문제를 수행하고 할 때는 문제추가하기 버튼을 누르면 다른 문제들이 나오는 팝업창이 뜬다. 체크를 하면 수행 문제 리스트에 포함된다.
- 추가했던 문제를 삭제하고자 할 때는 문제추가하기 버튼을 누르면 체크했던 문제들이 나오는데 체크를 풀어주면 수행할 문제에서 삭제된다. 단, 주요훈련항목에 포함된 문제들은 삭제 불가하다.

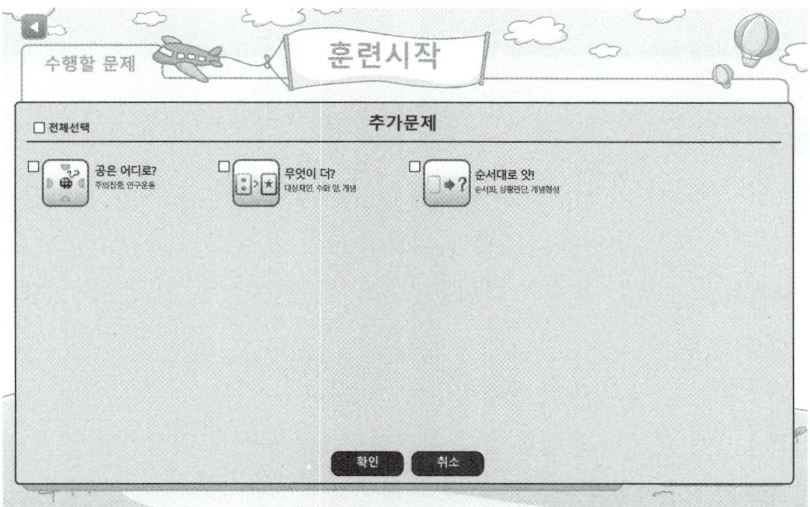

③ 문제 수행

- 조정하기에서 적용된 환경설정을 바탕으로 문제를 수행한다.
- 한 단계당 문제는 전체 30문제 중 무작위로 20문제가 나오며, Lite 버전의 경우 전체 15개 문제가 무작위 순서로 나온다.
- 문제를 그만하고 싶거나 다른 환경설정을 원할 경우 왼쪽 아래에 있는 X버튼을 누르면 결과 창이 나타나고 그 안에서 조정 가능하다.

④ 피드백

- 문제를 수행하고 자동으로 정오답이 카운팅되는 문제도 있으며 치료사가 직접 정오답을 가려줘야 하는 문제도 있다.
- 왼쪽 아래 초록색과 주황색 사각형이 있는 문제는 치료사가 직접 정오답을 가려줘야 하는 문제이다. 초록색은 정답, 주황색은 오답이다.

- 정답일 때는 기뻐하는 캐릭터가, 오답일 때는 시무룩한 표정의 캐릭터가 나온다.

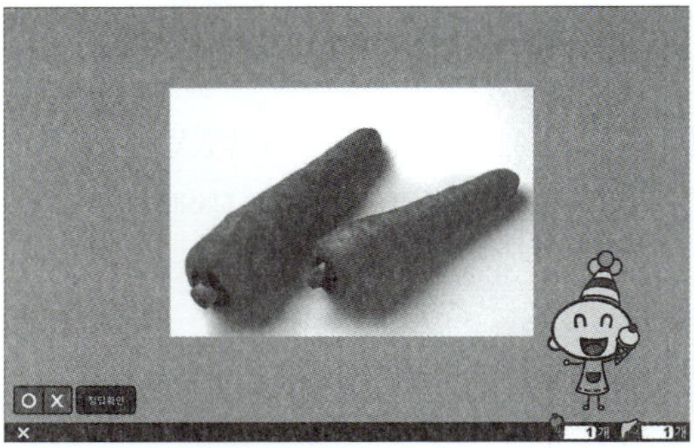

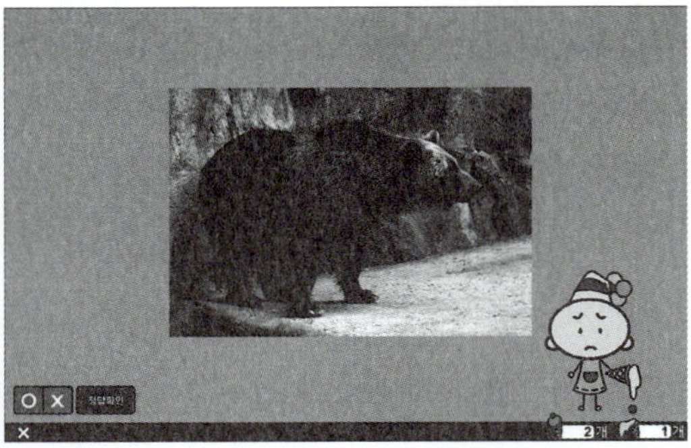

⑤ 문제결과

- 문제를 수행하다가 사용자에게 맞지 않는 환경설정이나, 문제를 그만하고 싶을 때, 한단계 문제를 모두 수행했을 경우 문제를 수행한 결과 창이 뜬다.
- 결과 창에서는 수행한 문제의 타이틀, 단계, 수행문제 수, 정답 수, 정확도, 반응시간, 별 점수를 볼 수 있다.
- 조정하기 : 같은 문제의 다른 환경설정을 조정한다.
- 다시하기 : 같은 단계의 문제를 같은 환경설정으로 문제를 시작한다.
- 다른문제보기 : 수행할 문제 리스트로 이동한다.
- 메인으로 : 메인 화면으로 이동한다.
- 다음단계 시작 : 다음 단계를 같은 설정으로 문제를 시작한다. 마지막 단계 완료 후 결과보기 창에서는 다음단계 시작 버튼을 누르면 마지막 단계를 알리는 알림창이 뜬다.

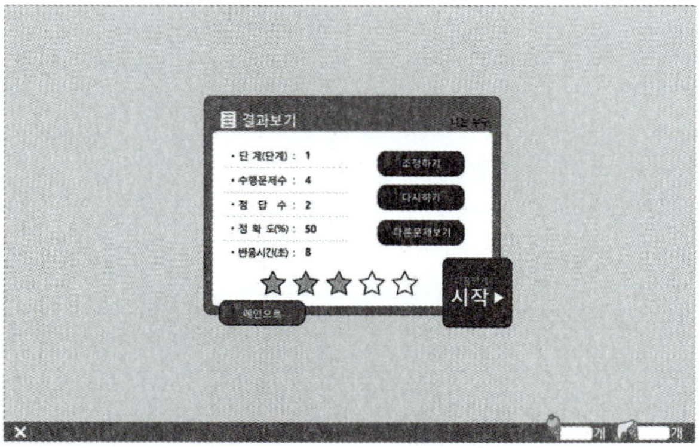

(4) 훈련목록

① 어떻게 보일까? (대상재인, 시각항상성, 정신회전)

- 캐릭터가 보는 방향으로 상자가 어떻게 보일지 알아맞히는 훈련 (4지선다형)
- 마우스 및 모니터 터치를 이용
- 훈련단계 : 1-7단계
- 한계시간 : 15초, 30초, 1분, 2분

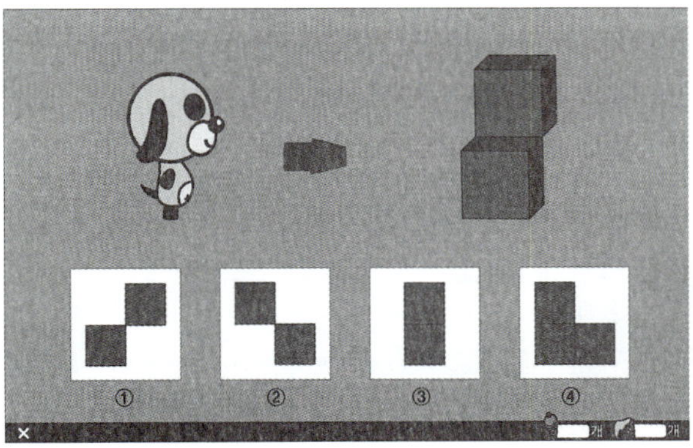

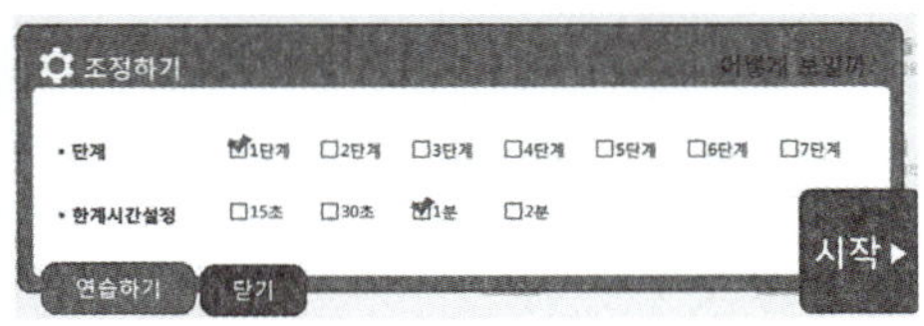

② 공은 어디로 (주의집중, 안구운동)

- 공이 굴러가는 것을 끝까지 보고 어디로 들어갔는지 알아맞히는 훈련
- 훈련단계 : 1-7단계
- 한계시간 : 10초, 30초, 1분
- 공 속도 : 1-3단
- 마우스 및 모니터 터치를 이용

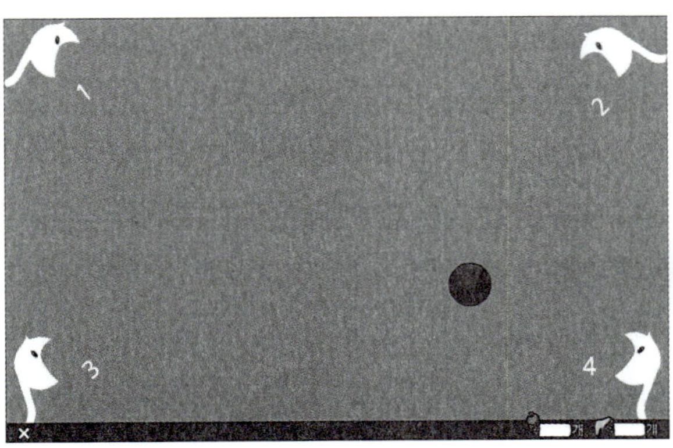

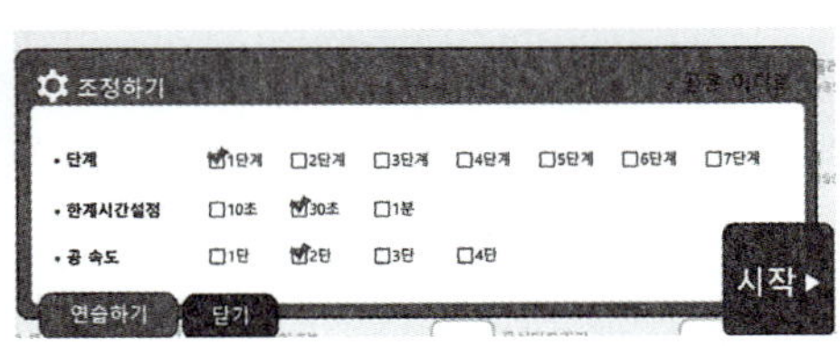

③ 풍선터트리기 (공간관계, 주의집중, 눈손협응)

- 날아다니는 풍선을 새의 부리로 터트리는 훈련
- **훈련단계** : 1–5단계
- **한계시간** : 10초, 30초, 1분, 2분
- **풍선속도** : 1–3단까지 선택(단, 4단계부터 속도 설정이 가능)
- 전용 컨트롤러(숫자 방향키) 이용

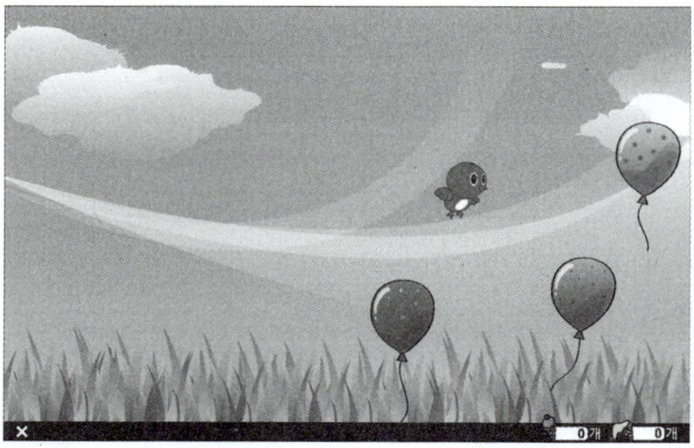

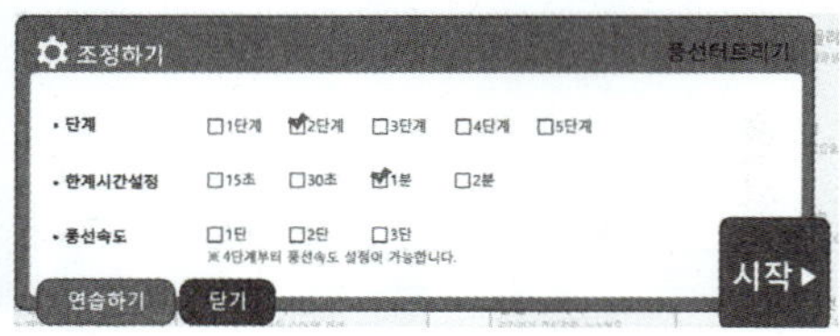

④ 같은 것 다른 것 (대상재인, 개념형성, 주의집중, 시각항등성)

- 두 카드를 잘 보고 색깔, 크기, 개수별로 같은지 다른지 알아맞히는 훈련
- **훈련단계** : 1단계
- **한계시간** : 3초, 5초, 10초
- 전용 컨트롤러 O, X 이용

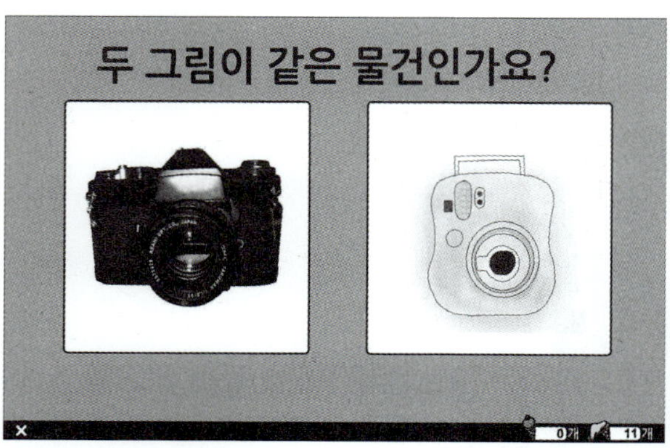

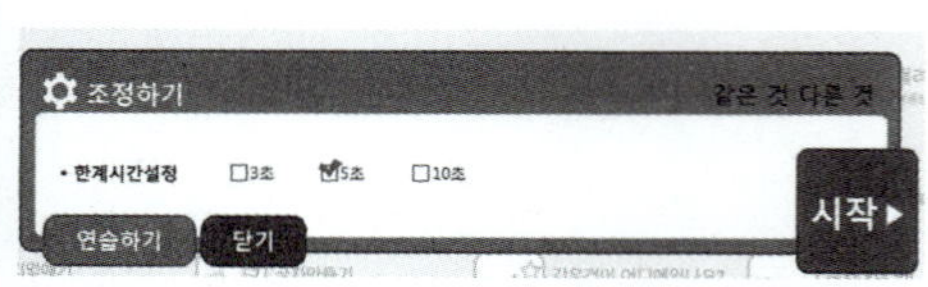

⑤ 무엇이 더? (대상재인, 수와 양, 개념)

- 두 장의 카드를 보고 수와 양 무엇이 더 큰지 알아맞히는 훈련
- **훈련단계** : 1–2단계
- **한계시간** : 15초, 30초, 1분, 2분
- 마우스 및 모니터 터치를 이용

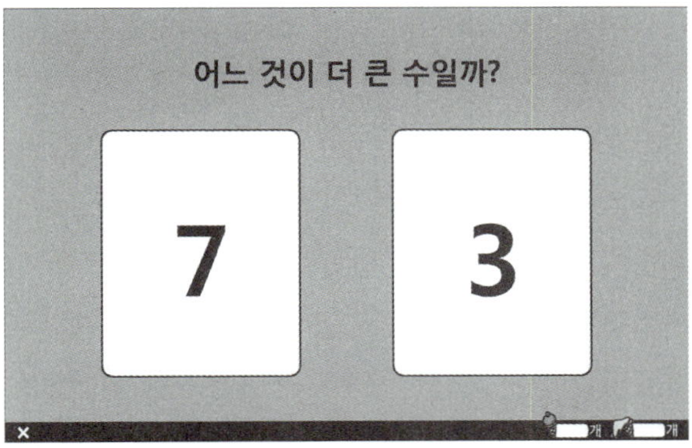

⑥ 헷갈리네(주의집중, 선택적 집중, 반응속도, 눈손협응)

- 제시되는 버튼의 기호, 색깔, 모양을 맞히는 훈련
- **훈련단계** : 1–5단계
- **자극제시방법** : 동시처리 / 순차처리
- **자극제시속도** : 1초, 2초, 3초, 5초
- **한계시간** : 3초, 5초, 10초
- 전용 콘트롤러 사용

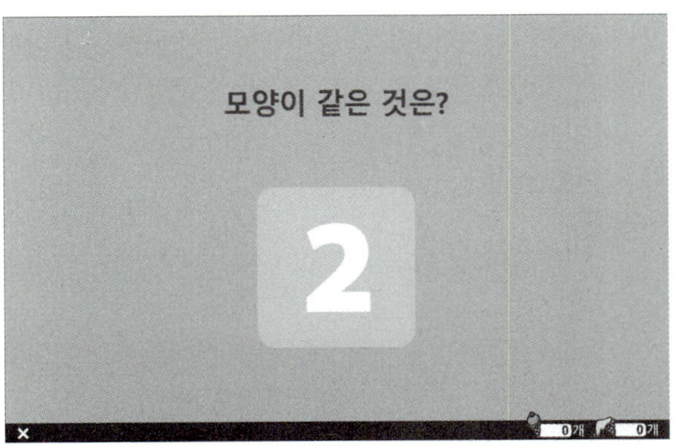

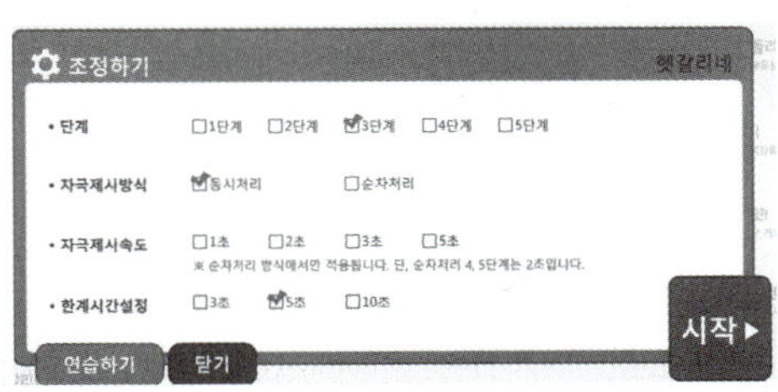

⑦ 선그리기 (공간관계, 위치기억, 주의집중, 눈손협응, 패턴인식)

- 제시되는 문제를 보고 똑같은 위치에 선을 따라 그리는 훈련
- 피드백은 문제를 풀고 종을 치면 치료사가 O, X를 눌러 피드백을 주는 방식
- 레일속도 : 1-14단계
- 자극제시 방식 : 동시처리 / 순차처리 / 순차처리-직접제시
- 자극제시 속도 : 1초, 2초, 3초, 5초, 10초, 15초
- 한계시간 : 15초, 30초, 1분, 2분
- 마우스 및 모니터 터치를 이용

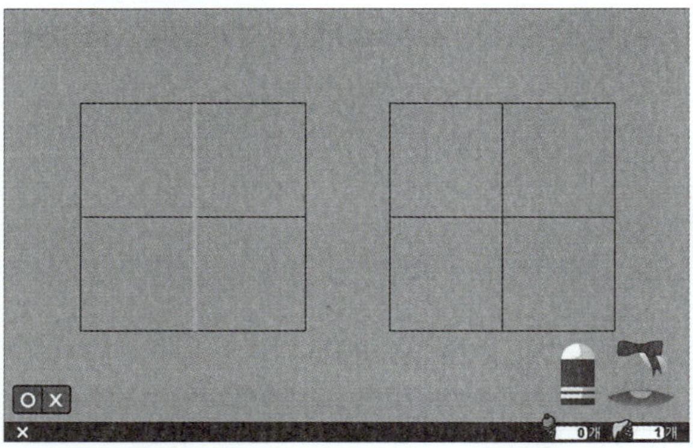

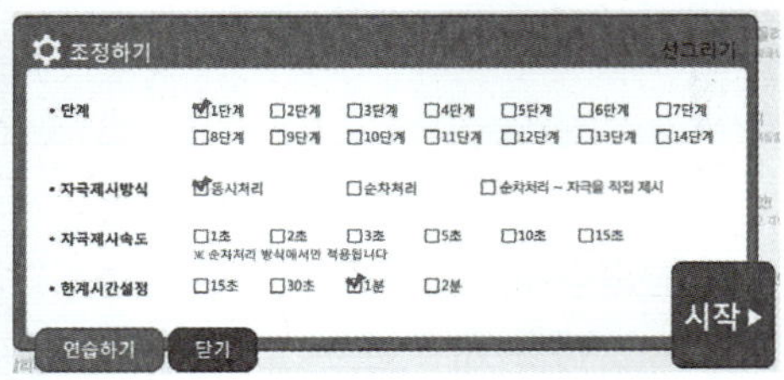

⑧ 점찍기 (공간관계, 위치기억, 주의집중, 눈손협응)

- 제시되는 문제를 보고 같은 위치에 점을 찍어 맞히는 훈련
- 훈련단계 : 1-14단계
- 자극제시 방식 : 동시처리 / 순차처리 / 순차처리-직접제시
- 자극제시 속도 : 1초, 2초, 3초, 5초, 10초, 15초
- 한계시간 : 15초, 30초, 1분, 2분
- 마우스 및 모니터 터치를 이용

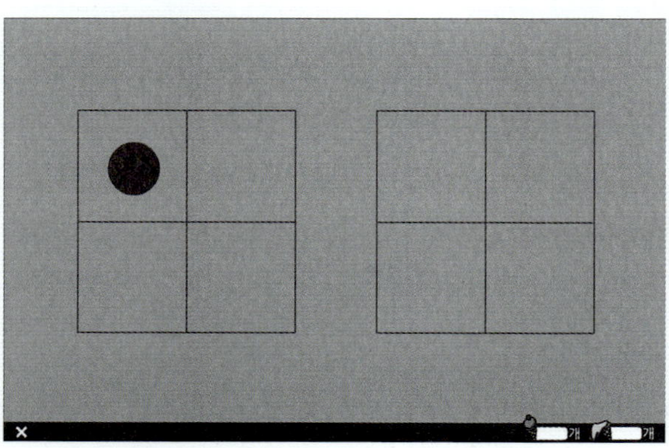

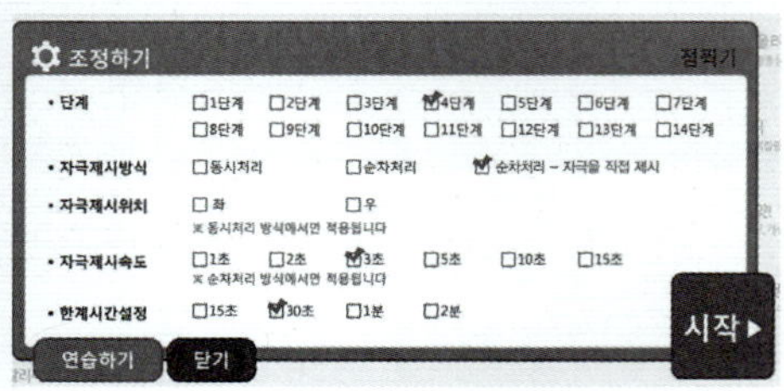

⑨ 같은 것이 어디에 있나요? (패턴인식, 시각변별, 기억, 반응속도)

- 위의 제시되는 문제를 보고 같은 것을 찾는 훈련
- 훈련단계 : 1–5단계
- 자극제시 방식 : 동시처리 / 순차처리
- 자극제시 속도 : 1초, 2초, 3초, 5초, 10초, 15초
- 한계시간 : 15초, 30초, 1분, 2분
- 마우스 및 모니터 터치를 이용

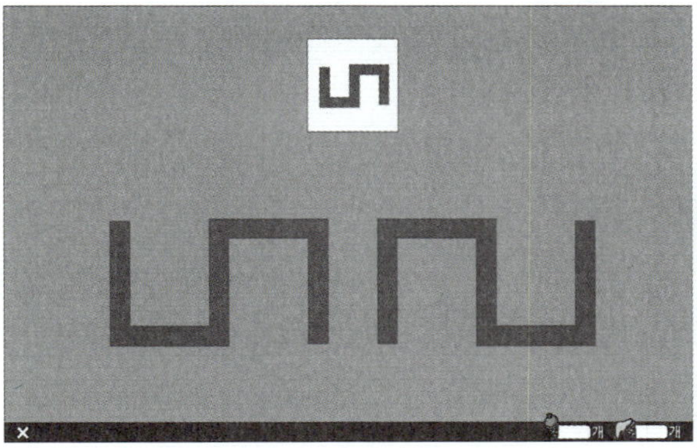

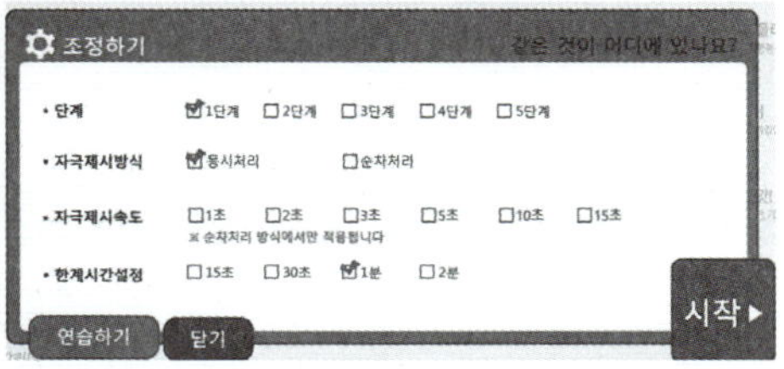

⑩ 소리 찾기 (주의집중, 청각지각, 선택적 주의)

- 강아지 버튼을 누른 후 제시되는 소리와 제시된 카드를 알아맞히는 훈련
- 호랑이 버튼을 눌러 방해소리를 제시 혹은 제거 가능 (방해 소리 제시 : 난이도 상승)
- 훈련단계 : 1–6단계
- 한계시간 : 10초, 30초, 1분
- 마우스 및 모니터 터치를 이용

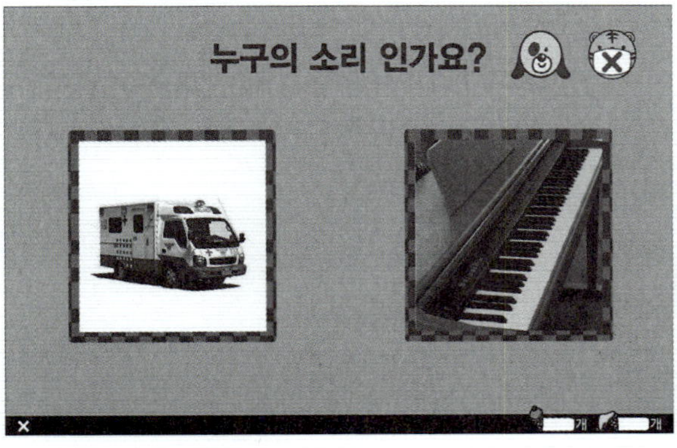

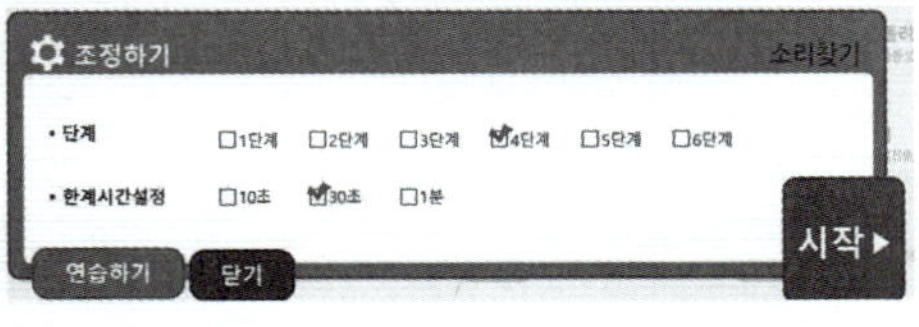

⑪ 잡기놀이 (주의집중, 대상재인, 안구운동, 기억, 시각변별, 눈손협응)

- 캐릭터들이 정지해 있거나 돌아다니는 상태에서 캐릭터의 색깔이나 얼굴 등 모습이 이전과 바뀌었을 때 빠르게 터치하여 정답을 맞히는 훈련
- 훈련단계 : 1–9단계
- 한계시간 : 5초, 15초, 30초, 1분, 2분
- 마우스 및 모니터 터치를 이용

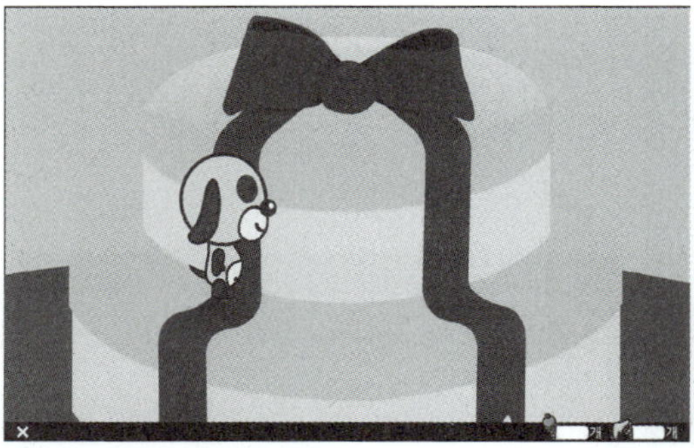

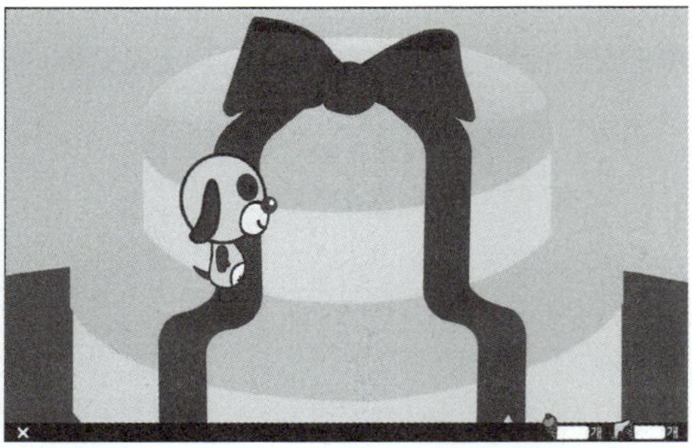

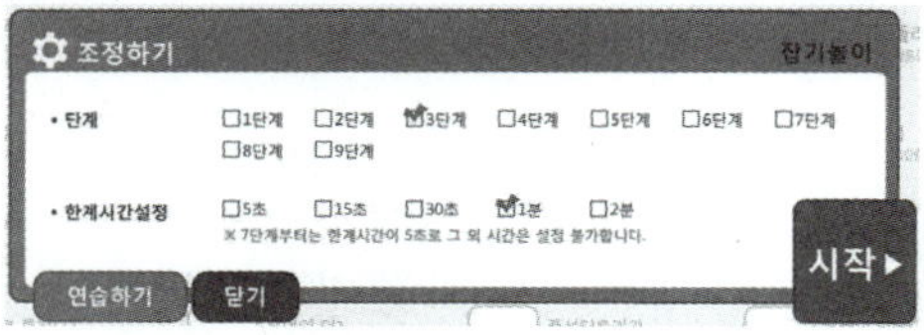

⑫ 빨리없애기 (선택적 주의, 주의집중, 반응속도, 전정배경, 눈손협응)

- 제시되는 문제의 색깔을 기억한 후 제시된 색깔을 빨리 없애는 시합형 훈련(일정 시간이 지나면 컴퓨터가 자동으로 삭제하여 사용자와 없앤 개수를 비교하여 피드백 제시)
- 훈련단계 : 1–12단계
- 컴퓨터 삭제 속도 : 1–3단
- 마우스 및 모니터 터치를 이용

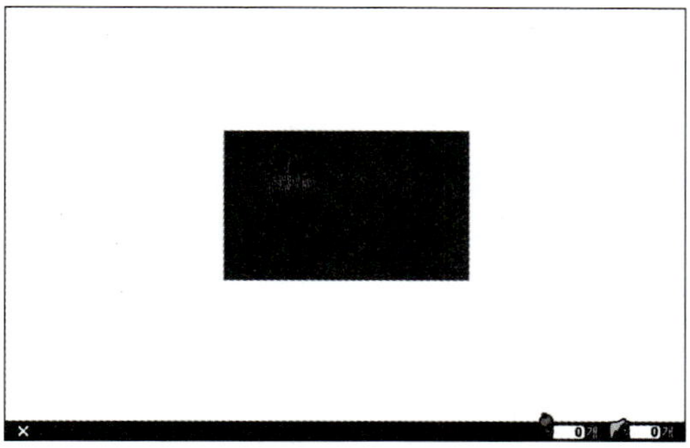

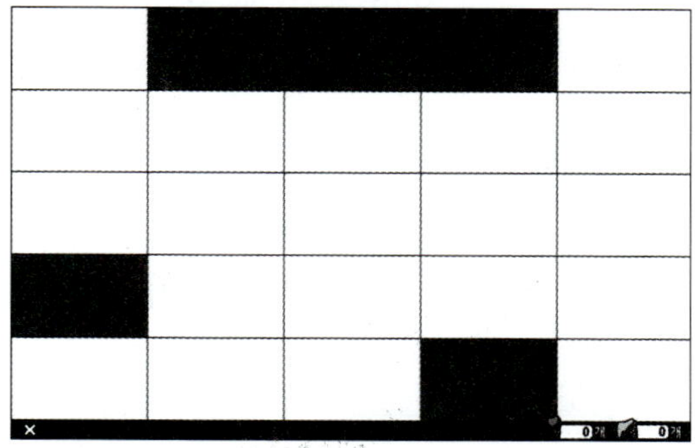

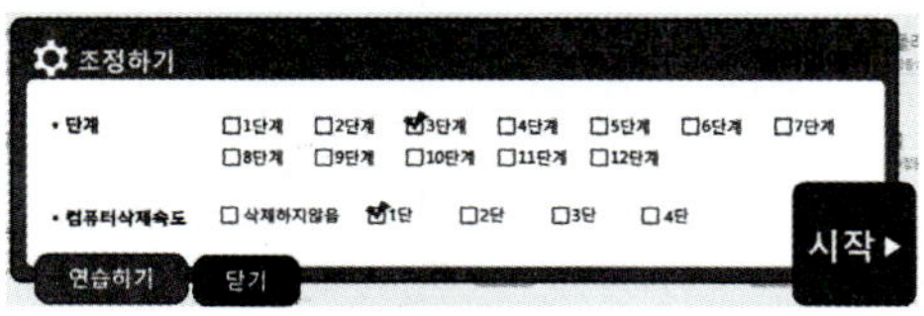

⑬ 나는 누구? (대상재인, 시각종결)

- 문제의 한 부분을 숨긴 다음 그 문제의 정답이 무엇인지 맞히는 훈련
- 파란 사각형 부분을 클릭하면 이미지의 숨겨진 부분이 나타남
- **훈련단계** : 1–7단계
- **한계시간** : 15초, 30초, 1분, 2분
- **문제유형** : 주관식(대답형) – 치료사가 대답을 듣고 O, X 피드백을 주는 방식
  객관식(4지선다형) – 보기를 클릭하는 즉시 피드백이 나옴
- 마우스 및 모니터 터치를 이용

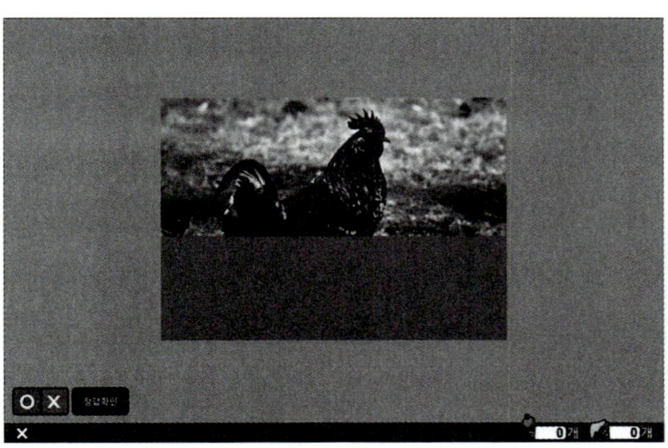

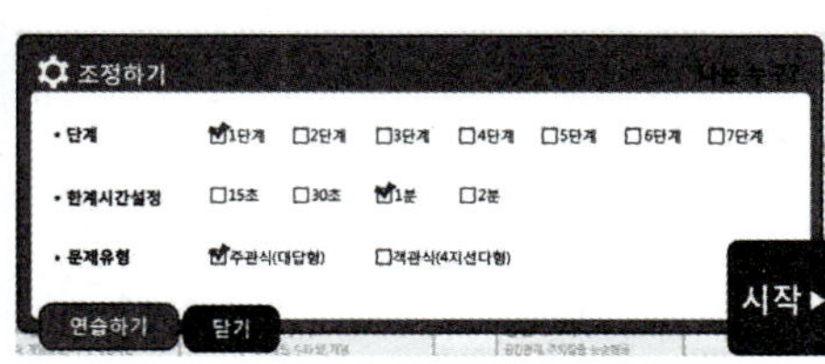

⑭ 서로 통하나? (범주화, 개념형성, 기억, 대상재인)

- 관람차의 가운데 대상을 보고 돌아가는 관람차에서 연관된 이미지나 텍스트를 선택하는 훈련
- **훈련단계** : 1–5단계
- **한계시간** : 15초, 30초, 1분, 2분
- **대상보기** : 감추기 / 보이기 (관람차 안의 대상을 보여준 후 보이기 여부)
- **회전속도** : 1–3단
- **단계** : 초급 / 고급 (대상의 난이도를 조절)
- **예제보기** : 그림 / 텍스트 (대상을 그림, 텍스트로 선택이 가능)
- 마우스 및 모니터 터치를 이용

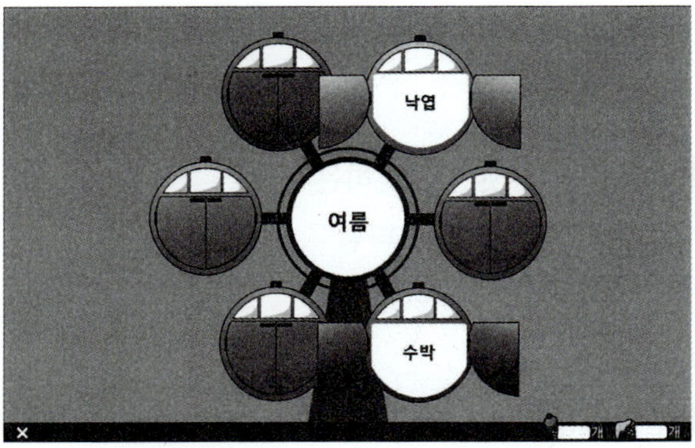

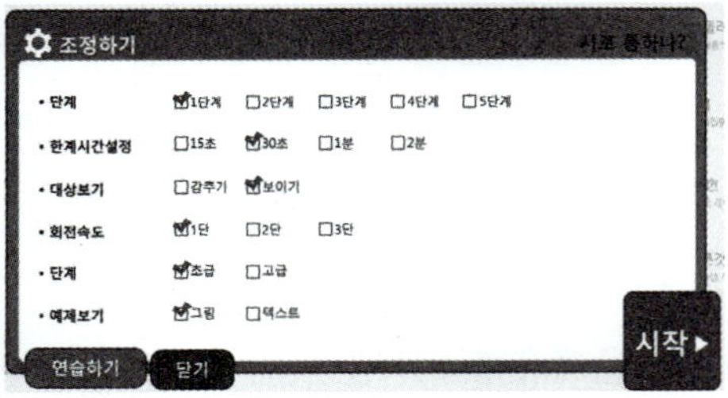

⑮ 글자 만들기 (패턴인식, 대상재인, 공간관계, 기억)

- 문제의 사진을 본 후 글자를 만드는 훈련
- 글자를 만든 후 종을 누르면 치료사가 O, X 피드백 제시
- **훈련단계** : 1–4단계
- **자극제시 방식** : 동시처리 / 순차처리
- **한계시간** : 30초, 1분, 2분
- 마우스 및 모니터 터치를 이용

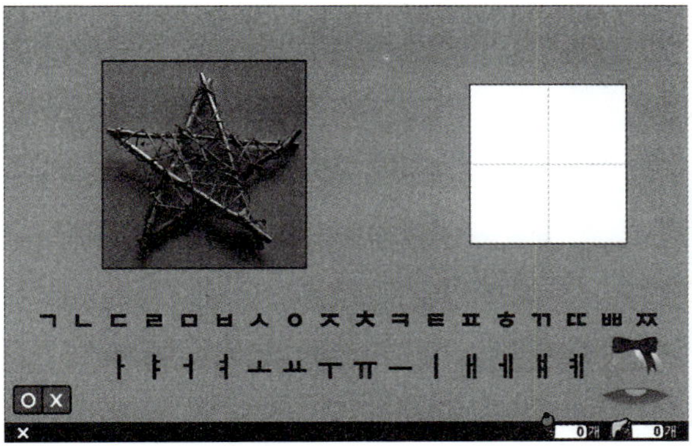

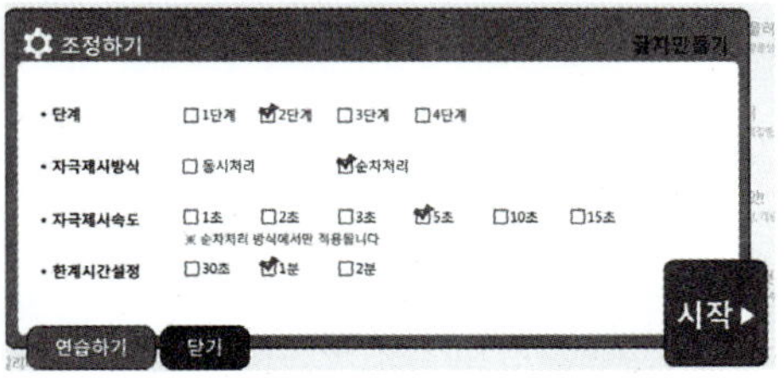

⑯ 순서대로 얏! (순서화, 상황판단, 개념형성)

- 지시문에 맞게 그림을 순서대로 배열시킨 후 종을 누르면 자동으로 O, X 피드백 제시
- 훈련단계 : 1-3단계
- 한계시간 : 15초, 30초, 1분, 2분
- 마우스 및 모니터 터치를 이용

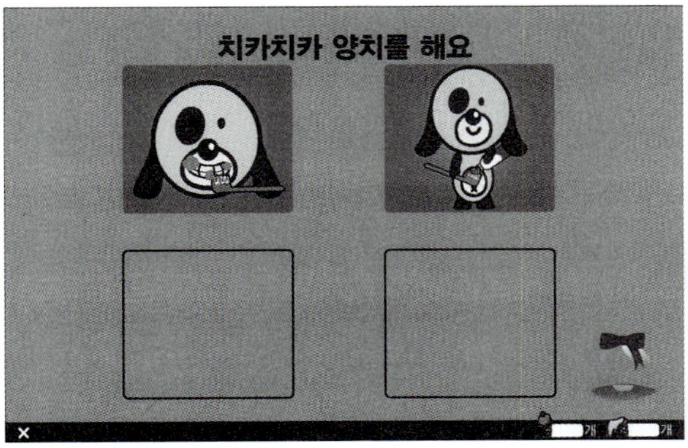

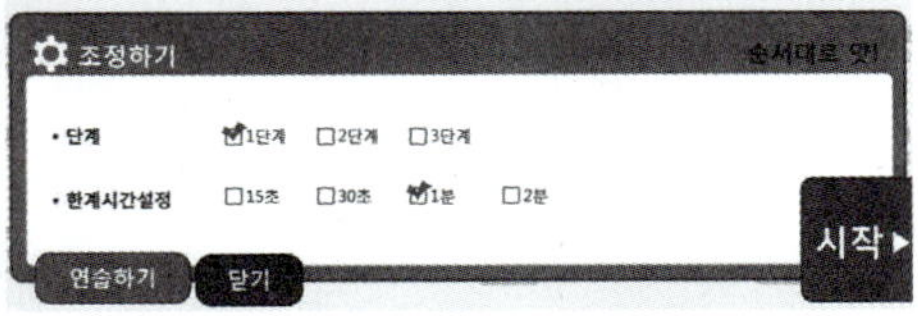

⑰ 보석가지기 (대상재인, 선택적 주의, 기억, 안구운동)

- 보석이 레일을 타고 내려오는 동안 위에 제시되는 문제의 모양과 색을 보고 동일한 색, 모양의 도형을 찾아 정답을 맞히는 훈련
- 훈련단계 : 1-5단계
- 자극제시 방식 : 동시처리 / 순차처리
- 레일속도 : 1-3단 (레일에서 보석이 내려오는 속도를 조절)
- 마우스 및 모니터 터치를 이용

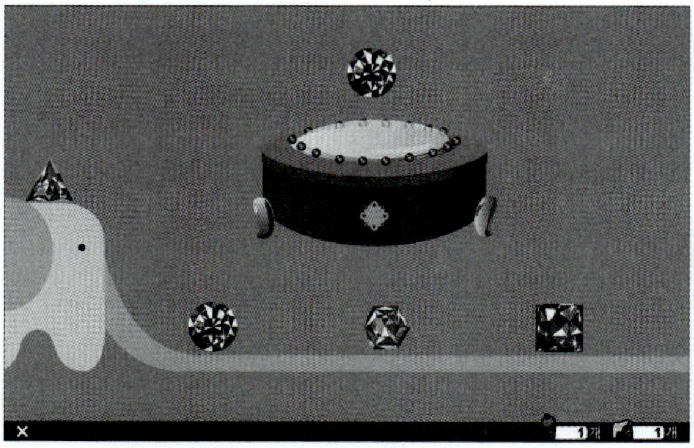

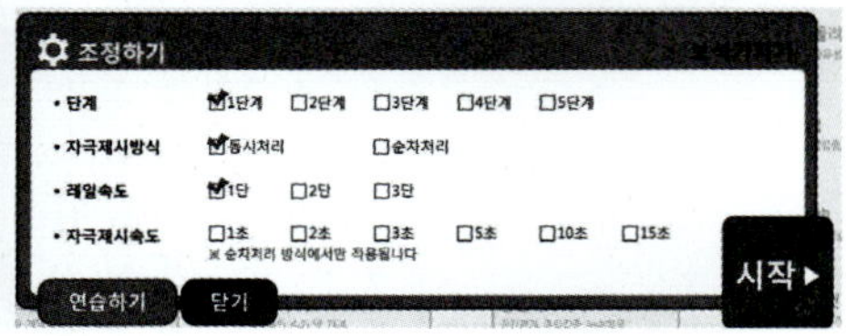

⑱ 뱅글뱅글 돌려봐 (대상재인, 시각항등성, 정신회전)

- 제시된 예제를 보고 문제 대상이 어떻게 회전하는지 맞히는 훈련
- **훈련단계** : 1–7단계 (1–3단계 : 2D 이미지, 회전축 1개 / 4–7단계 : 3D 이미지, 회전축 1개 이상)
- **한계시간** : 15초, 30초, 1분, 2분
- 마우스 및 모니터 터치를 이용

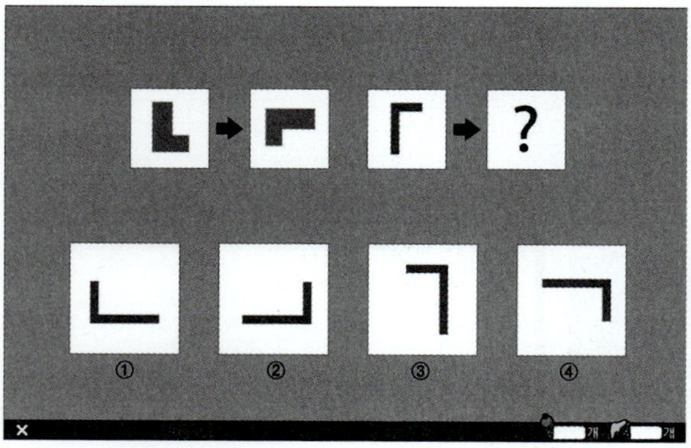

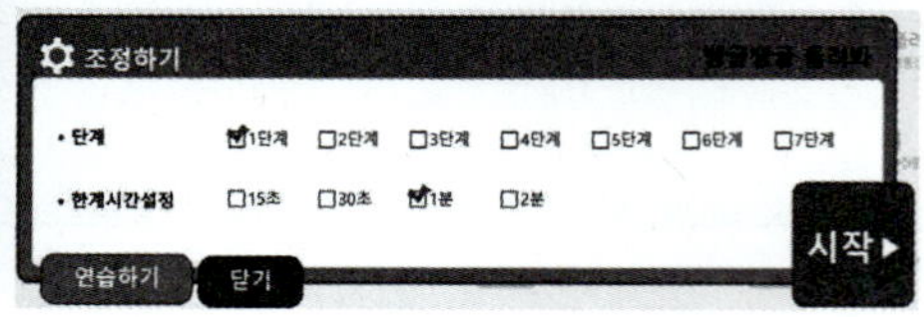

⑲ 상자 쌓기 (공간관계, 위치기억, 주의집중, 눈손협응)

- 제시되는 예제를 보고 똑같이 상자를 쌓는 훈련
- 순차처리는 치료사가 정답확인 가능
- 피드백은 아동이 문제를 풀면 O, X를 눌러 피드백을 주는 형식(컨트롤러 O, X 사용 가능)
- **훈련단계** : 1–6단계

- 자극제시 방식 : 동시처리 / 순차처리
- 자극제시 속도 : 1초, 2초, 3초, 5초, 10초, 15초
- 한계시간 : 15초, 30초, 1분, 2분
- 마우스 및 모니터 터치를 이용

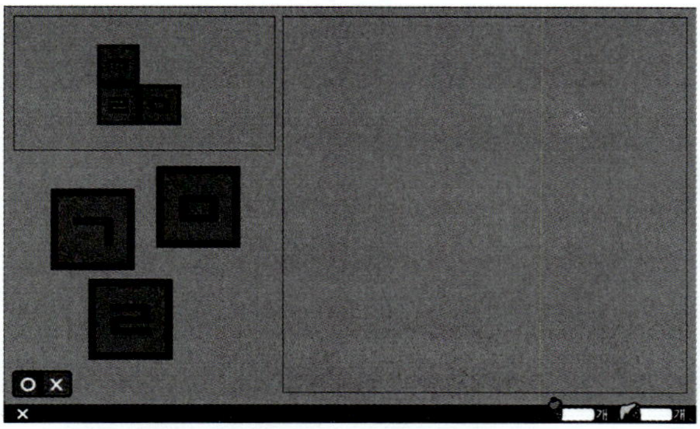

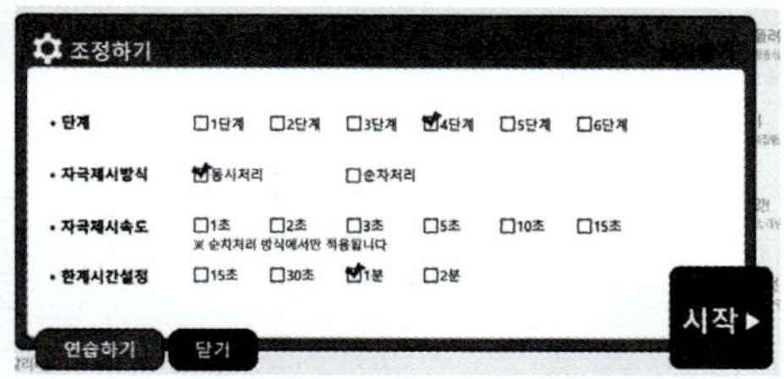

⑳ 스케치북 (주의집중, 눈손협응, 기억, 패턴인식)

- 스케치북 안에서 따라그리기, 글자쓰기, 색칠하기, 그림그리기 훈련이 가능
- 따라그리기와 글자쓰기는 자극제시가 순차와 동시 두 가지 훈련이 가능

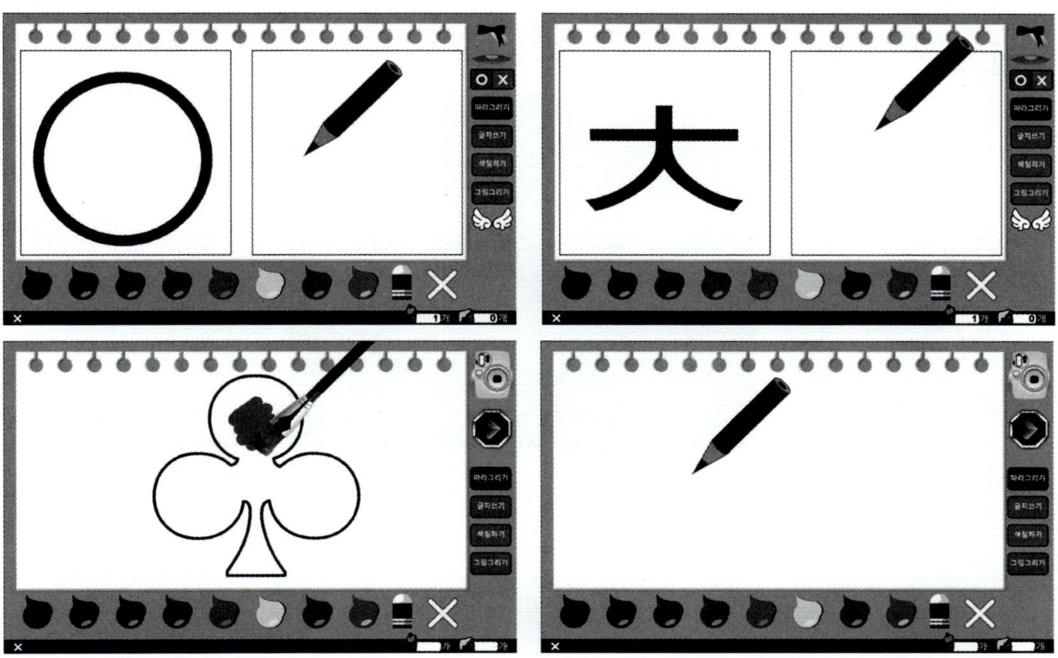

- 색칠하기는 밑그림에 색칠을 하는 훈련
- 종 아이콘을 누르게 되면 반응시간을 멈추게 하여 훈련 대상자가 이용한 시간을 결정
- O, X 버튼이 있는 경우 치료사가 판단하여 피드백 제시
- 좌, 우 날개 모양 아이콘으로 글자, 도형이 제시되는 위치를 변경
- 마우스 및 모니터 터치를 이용
- 카메라 모양의 아이콘을 이용하여 스크린샷 형태로 저장 후 출력이 가능

2) CoTras-G, 치매 인지치료 시스템 – 그룹

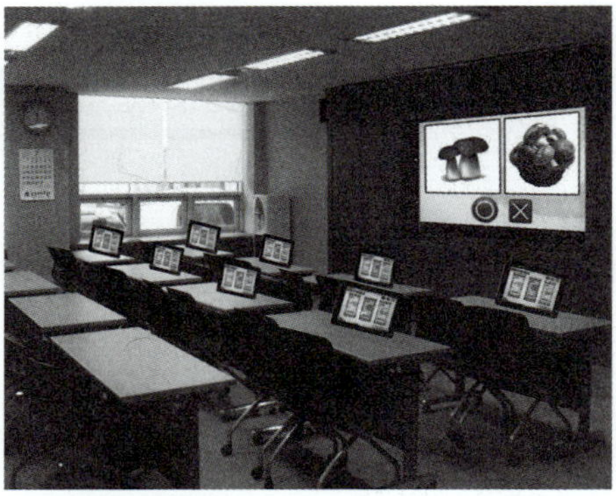

① 메인화면과 연동된 그룹인지재활시스템

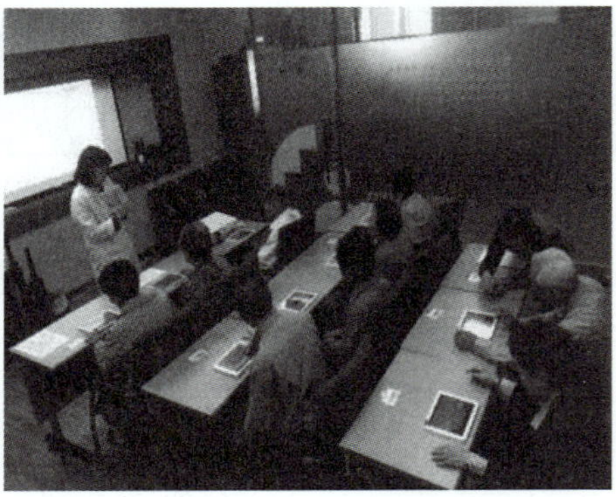

② 치매지원센터에 단체적용사례

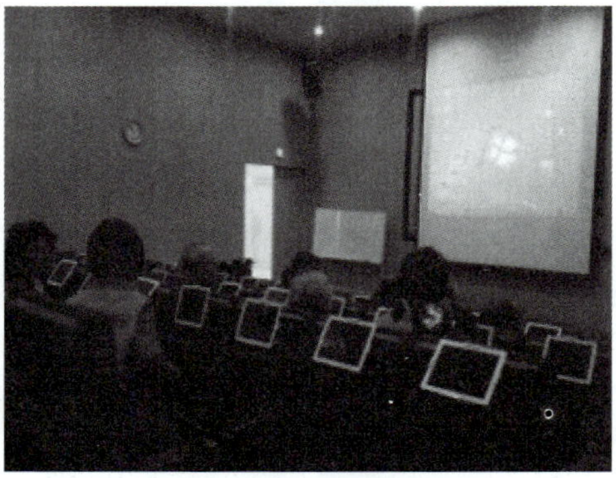

③ 경기도운영중 치매체험관

[그림 9-6] 임상기관 적용사례

(1) 1명의 치료사가 치매 인지치료와 예방이 필요한 다수의 경도인지장애자를 대상으로 인지재활훈련을 할 수 있는 국내 최초의 그룹인지재활시스템(CoTras-G.)이다. 인지기능이 저하된 초기 인지손상자, 노인전문병원이나 주간보호센터, 치매거점병원, 입원환자 등에서 경도인지장애에 이르는 정상고령자까지 그룹 단위로 인지기능검사(신경)에서 회상 훈련, 인지치료, 재활시스템까지 폭넓게 사용할 수 있는 그룹 단위의 인지재활훈련시스템이다.

(2) 구성

① 회상훈련 콘텐츠(과거 50-60년대의 실사 사진으로 구성)

② 인지재활훈련 콘텐츠(경쟁, 협동)

③ 인지기능 평가, 검사 기능

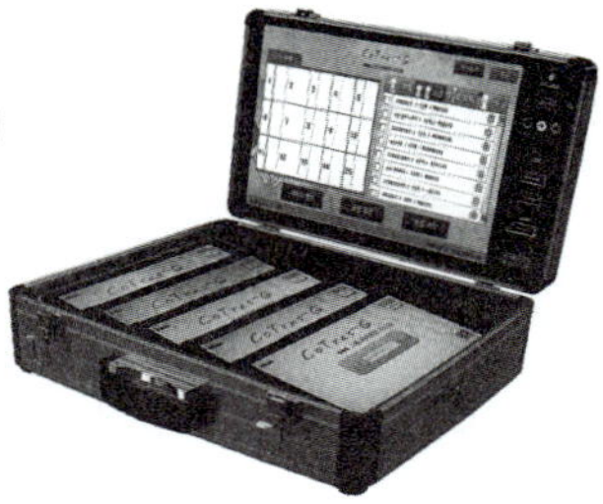

(3) 특징

① 고령자 및 경도인지장애 환자를 인지영역별, 그룹별로 특화하여 경쟁훈련 및 협동훈련 진행

② 그룹 단위로 훈련 시 무선으로 훈련

③ 개인별 태블릿 PC를 이용하여 최대 총 50대까지 동시 접속 훈련

④ 메인훈련상황 모니터링을 통해 실시간 접속 상황, 훈련 상황, 통계 기능 제공

⑤ 치료사용 중앙 태블릿 PC에서 훈련환경설정, 난이도, 훈련모드 등의 설정 기능

⑥ 1,500여 개의 국내 최대 콘텐츠 확보

⑦ DB에 구축된 자료를 통계화 하여 치료사 및 의료진의 실시간 환자관리가 가능

⑧ 경도인지장애자들을 대상으로 주단위 정기적, 반복적 인지관리를 통한 치매예방교실이 가능함

5 지역사회 작업치료

1) 지역사회 중심재활의 배경

(1) 1977년 WHO 시작으로 현재 전 세계 90개국 이상 채택

(2) 2000년에는 '전 인류에게 건강을'이라는 슬로건 하에 건강증진, 예방, 치료 및 재활을 평등하게 적용하려는 전략과 함께 CBR사업 제안

2) 한국의 지역사회 중심재활의 역사

(1) 정부주도형 사업

1985년 보건사회부 재정지원 하에 '한국장애자 재활협회'에서 관악구 신림동, 충북 청원군에서 4년간 첫 시범사업

① **내용** : 지역사회 CBR관리자 육성, 지역사회 기초자원활용, 지역사회 기초전달체계의 통합

② **결과** : CBR 원칙이 지켜지지 않고 외부사업단이 투입되어 실시됨으로 시범사업기간이 끝나면서 종결

③ **의의** : 진정한 CBR 사업이라고 보기 어려움

(2) 민간주도형 사업

1987년~1995년 전형적인 농촌지역 시범사업으로 전주예수병원에서 전북 완주군 '북완주 장애인 재활사업'

① **재정지원** : 독일 기독교 재단, 전주예수병원

② **효과** : 지역사회 주민과 지도자의 인식 고취, 방문치료를 통한 장애인 각자의 기능증진, 재활의료 후송체계의 확립, 장애인 조직을 통한 사회활동의 촉진

③ **중단사유** : 재정지원의 중단

(3) 행정기관

1987년 저소득 밀집지역에서 읍, 면, 동사무소에 사회복지전문요원들이 장애인을 비롯한 저소득 사회취약 계층에게 전문적인 복지서비스를 제공

(4) 복지기관

보건복지부에서 전국에 장애인 종합복지관을 설치하여 관련기관, 주민과 함께 장애인 종합복지관 내에 '재가장애인 순회 서비스센터'를 둠

(5) 사회복지관 설립

1983년 장애인, 저소득층에게 지역사회 복지서비스를 실시하고 이러한 사업에 주민참여를 높이고자 1992년 재가복지봉사센터 설치운영

(6) 관련법규 및 추진사업

① 1995년 개정된 지역보건법 제9조 보건소 업무

"장애인의 재활사업, 기타 보건복지부령이 정하는 사회복지사업"이 16개 업무 중 하나로 명시되어 보건소에서 지역사회 재활업무수행 –재가장애인에 대한 방문보건사업 실시–

② 보건복지부

2000년부터 16개 지역사회 중심거점 보건소를 지정하여 시범사업을 추진하고 전국 보건소에서 재활업무를 효율적으로 추진하도록 확대방침

3) 지역사회(Community)

(1) 어원

공통(Commons), 친교(Fellowship)를 의미하는 라틴어 → Communite, Communis

(2) 지역과 지역사회의 구분

① 지역(district)

㉠ 완전한 조직구조를 구비한 지방행정구역 중 가장 작은 단위

㉡ 보건 및 그에 관련된 사회경제적 문제를 올바로 이해하고 이에 대한 적절한 대책을 시행할 수 있을 만큼 작고 사업의 기획 관리를 위한 기술적, 관리적 기술을 시행할 수 있을 만큼은 큰 공간

② 지역사회(Community)

㉠ 단순한 공간적 속성만을 내포한 지역(District)과 다름

㉡ 한정된 지역 내에서 상호 연관된 여러 가지 기능을 수행함으로써 그 성원들의 최소

한의 생물학적 사회적 기본 욕구를 충족시키는 여러 상호 의존적인 사회집단들의 비교적 자기 충족적 집합체

(3) WHO의 지역사회(1978년) 정의

지역사회란 지리적 경계 또는 공동가치와 관심에 의해 구분되는 사회집단으로 특정사회 구조 내에서 기능하며 규범, 가치, 사회제도를 창출한다.

(4) 지역사회의 기본 성격

① 구성요소 : 토지, 인구

② 인간의 기본적인 욕구 충족을 위한 특정한 사회조직을 가짐 : 사회적 상호작용

③ 구성원은 동질감, 소속감을 가짐 : 한정된 공간 내에 인구가 모여 살면서 지속적인 상호작용을 한 자연스러운 결과

④ 지역사회의 4가지 기본 요소 : 인구, 조직, 생활공간, 동질감

(5) 과학적인 정의

① 물리적, 지리적인 의미의 지역사회 : 특수성(Uniqueness), 분리성(Separatedness)

② 사회적 의미의 지역사회 : 동질성(Homogeneity), 합의성(Consensus), 자조성(Self-help)

③ 지리적 한계가 없음

④ 민주주의의 이상 실현 수단으로 작은 지역사회에 대한 신념에서 비롯됨

⑤ 사회적 상호작용의 역동성 강조

(6) 지역사회의 기능

① 경제적 기능 : 생산, 분배, 소비의 기능

② 사회화(Socialization) 기능 : 지식, 가치, 행동양태 전달

③ 사회 통제(Social Control) 기능 : 규범에 순응

④ 사회 통합(Social Integration), 참여 기능(워렌)

⑤ 상부상조(Mutual Support) 기능: 친목단체, 자선단체

(7) 지역사회의 형태

① 구조적 특성에 의한 지역사회

㉠ 집합체 ㉡ 대면 공동체 ㉢ 생태학적 공동체
㉣ 지정학적 공동체 ㉤ 조직 ㉥ 해결 공동체

② 감정적 지역사회

㉠ 소속 공동체 ㉡ 특수흥미 공동체

③ 기능적 지역사회

㉠ 요구 공동체 ㉡ 자원 공동체

*Ross의 기능적인 지역사회

(1) 복지, 농업, 교육, 종교 등에 있어서 공동의 관심과 기능을 함께하는 사람들의 집단

(2) 문제점

① 지역적인 경계가 없기 때문에 다른 기능집단인 위원회, 협회, 협의회 등과 구별이 용이하지 않다.

② 지리적인 토대를 중심으로 하여 추진되는 복지활동의 경우 적용이 애매함

③ 구성원이 반드시 지역사회에 거주하는 경우가 아니므로 활동 및 역할이 특정 지역의 지역사회 복지증진의 목표와 부합하는지의 여부

4) 지역사회 중심재활(Community-Based Rehabilitation, CBR)의 개념

(1) CBR개념의 시작

WHO가 1976년 World Health Assembly(WHA)에서 1차 의료를 포함한 보건프로그램에 장애 예방, 재활 통합을 위한 효과적인 기술 권고

(2) CBR의 정의

1981년 WHO 재활전문위원회에서 공식 권고

지역사회 중심재활(CBR)이란 장애인의 재활과 사회통합을 달성하기 위하여 장애인 자

신과 그 가족 및 지역사회의 인적, 물적 자원을 가동, 활용하고 지역사회를 기초로 하여 채택되는 모든 방법을 포함하는 것

(3) 지역사회 중심재활의 개념 특성

① 지역사회 참여

㉠ 장애인과 가족의 참여로 존엄성 복구

㉡ 지역사회 주민은 장애인 재활에 스스로 책임

㉢ 지역자원을 동원하여 최고의 자립과 독립 달성시도

② 간소화된 재활기술의 사용

㉠ 서비스 전달체계나 시설의 업무상황에 맞는 기술

㉡ 필수적이며 효과적인 기술

㉢ 정상적인 가족과 지역사회 생활에서 활용되는 기술

③ 서비스 전달체계(공제체계)

㉠ 장애인의 가족 자원에 우선 의존

㉡ 대상자 선정 → 가족이나 이웃을 통한 재활훈련 → 평가

㉢ 기존 공공 서비스 체계통합

5) 지역사회 중심재활(Community-Based Rehabilitation, CBR)의 역할

(1) CBR의 원칙

① 지역사회가 1차적 책임 하에 정부차원 재활서비스 연계

② **재활의 주체는 장애인 자신과 가족** : 자발적 참여 프로그램

③ 기존의 재활서비스의 전달체계에 통합, 개선

④ **지역사회내의 기존 자원 활용** : 유관기관, 일차의료체계와 통합

⑤ 지역사회의 경제적, 사회적 수준에 적합하고 쉽고 저렴하며 효과적인 기술 활용

⑥ 지역사회내의 보건, 사회복지, 교육, 직업훈련, 취업서비스를 위한 관련기관 협력

⑦ 2, 3차 의료기관으로의 후송체계

(2) CBR 재활교육의 대상

① 전국 지방자치단체, 보건소, 복지기관의 관리자 및 실무자

② **교육 목적** : 장애인의 재활의 중요성 인식, 지역사회 중심의 재활보건 전달체계, 보건 · 복지기관간의 재활 연계 활동체계 구축

③ 장애인 재활의 지역주민 인식 개선 및 참여활동 증진

④ 장애인의 삶의 질 향상 및 사회 통합에 연계 및 활용

(3) CBR의 장점

① 지역사회 주민에게 재활에 대한 이해와 책임 의식 고취 및 자조, 자립의지 강화

② 치료, 교육 및 직업훈련과 관련된 기술과 방법을 전수시켜 자립적 문제해결의 기회제공

③ 지역사회 인적자원 활용하여 재활에 참여시키고 기관 및 단체의 하위체계를 프로그램

(4) CBR의 역할

① 지역사회 중심재활의 지역선정

2000년부터 전국 246개 기초자치 단체 중 16개 거점보건소 선정하고, 2004년 20개로 확대(대도시:8지역, 도농복합지역:6지역, 농촌:6지역)하여 지역의 특성을 고려한 고유한 모델을 개발 중(2000년 등록장애인 97,000명:인구대비 3.08%이나 지역사회 중심재활 관리대상은 전체장애인 중 7.3% 차지)

② 지역사회 중심재활의 대상

재가중증지체장애인으로 의료서비스를 충분히 받기 어려운 장애인(즉, 주간병인의 부재, 기본적 재활지식의 결여, 의료접근성의 제약, 재활의 의지가 결여된 장애인들에게 재활관리, 건강증진과 예방 및 교육을 통한 포괄적인 서비스제공)을 비롯하여 나아가서는 지역사회 전체 주민

<table>
<tr><td rowspan="4">지역사회재활사업대상자
(지역사회 전체 주민)</td><td rowspan="2">장애인</td><td>등록장애인</td></tr>
<tr><td>비등록장애인</td></tr>
<tr><td rowspan="2">비장애인</td><td>장애발생 고위험군</td></tr>
<tr><td>일반지역주민</td></tr>
</table>

③ 지역사회 중심재활의 인적 자원

지역사회 중심재활의 큰 특징은 사람을 교육시켜 자발적으로 참여시키는 것으로 즉, 장애인과 가족의 교육, 지역재활요원(CBR worker)의 사업계획, 중간관리자(Mid-level rehabilitation worker)의 양성

㉠ 지역재활요원 : 보건간호사, 물리치료사, 작업치료사 등

㉡ 중간관리자 : 의사, 재활보건기획자(현, 국립재활원에서 2주 교육, WHO, UNDP는 2년간 교육권고, 국제지역사회 중심재활 관리자 지침에 의한 중간관리자는 최소 6개월 교육지침)

④ 지역사회 중심재활의 서비스 내용

요구도 : 건강관리, 일상생활, 재활치료, 기타(외출, 보장구, 주택개조 등)의 순이고 지역별특성에 따라 농촌지역에서 재활치료 일상생활도움, 주택개조, 외출의 요구도가 높아 농촌지역일수록 다양한 서비스의 내용이 포함되어야 함

6) 장애인 재활사업의 주체에 따른 분류

(1) 시설 중심재활(Institution-Based Rehabilitation : IBR)

① 전통적 접근방법 : 병원, 특수센터, Nursing Home

② 비싸고 재활욕구의 2~3%만 충족

③ 도시화, 노인 인구의 증가, 의학의 발달, 서비스시설 부족, 재가 장애인 방치

④ 장애인 수용시설, 순회 재활서비스

(2) 지역사회 중심재활(Community-Based Rehabilitation : CBR)

① IBR의 한계점 극복 방안

7) 지역사회 중심재활(Community-Based Rehabilitation, CBR)의 필요성

① 2014년 우리나라 전체 장애인 수 약 4.85%

② 등록 장애인 약 2,494,460명과 미등록 장애인, 노인 인구 등 대상자가 많음

③ 의료서비스의 욕구 강함

④ 현실적인 의료서비스 접근의 어려움
⑤ 의료 재활이 대도시 중심 : 퇴원 후 집에서 생활
⑥ 중소도시 장애인을 위한 서비스 열악. 예) 상주시
⑦ 1차 의료기관인 보건소에서 재활치료 불가한 곳이 많음
※ CBR의 중증 재가 장애인에 대한 1차적인 의료 접근의 목적
(1) 통증 완화, 신체적 기능 증진
(2) 2차 합병증 예방과 기형 방지
(3) 독립적 일상생활 수행
(4) 건강한 사회생활

8) 지역사회 중심재활(Community-Based Rehabilitation, CBR)의 현재

(1) 장애인 사업에 대한 정부의 역할분담

정부부처	역 할	기관	기관수
보건복지부	의료재활	보건소	250
		재활병원	16
	재정지원	지방자치 행정기관	250
	협동적 지역사회 서비스	장애인종합복지관	80
노동부	장애인 구직 지원	장애인을 위한 구직센터	센터 1, 지부 12
교육부	장애인 특수교육	재활학교, 일반교육	

(2) 지역사회재활사업의 역할분담

중앙조직		지방조직	
보건복지부	□ 기본계획을 수립하고 시달 □ 예산보조 □ 사업 전반에 대한 지도감독	지방자치단체	□ 해당지역의 지역사회재활사업 지원 □ 지방비 보조
국립재활원	□ 지역사회재활사업의 총괄 □ 사업기획, 교육훈련 □ 보건소별 사업계획 내용에 대한 총괄 조정 □ 사업수행에 관한 지침 및 모형개발 □ 지역사회재활사업의 전국적 네트워크 구축	보건소	□ 지역여건에 맞는 자체 모형 개발 및 세부계획 수립 □ 장애인에 대한 재활 서비스, 지역자원 개발 및 연계 □ 지역사회재활사업 전담자 지정, 책임 운영 조치

(3) 지역사회 중심재활 사업추진체계(자료출처 : 국립재활원)

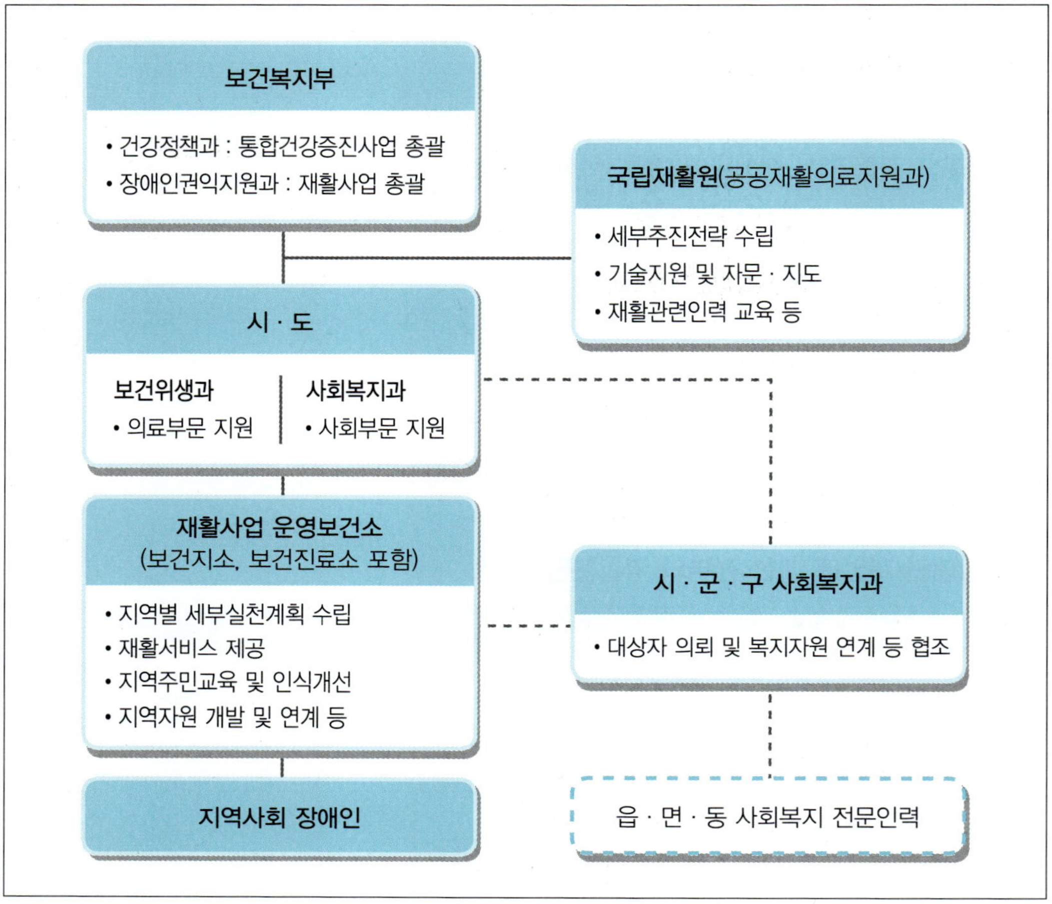

(4) 우리나라 지역사회 재활 중심 기관

① 보건소 : 1995년 법 개정에 의한 사업

② 시, 군, 구청, 읍, 면, 동사무소 : 사회복지전문요원

③ 장애인 복지시설

④ 사회복지관, 재가복지봉사센타

⑤ 장애인 교육시설

⑥ 장애인 고용기관

※ 우리나라 지역사회 중심재활이 1차 보건의료체계와 통합되어 발전할 가능성이 크다.

① 거점 보건소 :

대도시 6지역(서울 도봉구, 서울 양천구, 대전 서구, 광주 동구, 대구 동구, 부산 동구 보건소), 도농복합 5지역(경기 의왕시, 강원 원주시, 충북 제천시, 전북 군산시, 경남 양산시)와 농촌지역 5지역(경기 화성군, 경북 청도군, 전남 담양군, 충남 연기군, 제주 북제주군 보건소)에서 실시

② **2004년 20개 지역으로 확대** : 대도시형 8지역, 도농 복합형 6지역, 농촌지역 6지역

③ 2005년 25개 거점보건소

④ 2006년 45개 거점보건소

⑤ 2011년 60개 거점보건소

⑥ 2013년부터 거점보건소를 통합건강증진사업에 포함하여 재활사업운영보건소로 개명

⑦ 2013년 86개 재활사업운영보건소

⑧ 2014년 113개 재활사업운영보건소

⑨ 2015년 142개 재활사업운영보건소

⑩ **주된 사업**

- 방문 재활 치료 사업
- 장애인 건강검진
- 자원봉사자 연계
- 재활기구 무료대여 및 대여
- 재활교육상담
- 물리치료 및 재활자조교실
- 이동 목욕 서비스
- 이 미용 서비스
- 장애인 무료 진료
- 재활 운동실 운영
- 부식지원
- 가옥구조 개선 사업
- 만성질환 예방 프로그램
- 장애예방 교육
- 장애인 외출 프로그램
- 장애인 증진대회
- 장애인 및 가족 모임

• 정보교실 운영
• 의료기관 연계
• 사회복지기관연계
• 교육기관, 행정기관 연계사업

⑪ **국립재활원 장애인재활사업**(자료출처: 국립재활원)

• **장애인 재활사업**

재활치료 프로그램	건강증진 프로그램
일상생활동작 관리, 욕창/피부관리, 삼킴장애 관리, 배뇨 · 배변관리, 호흡재활 등	직접검진 · 이동검진, 검진지원: 수검독려 전화 및 홍보, 이동차량 지원, 검진기관 정보제공 및 연계
관절운동, 작업치료, 기능평가, 근력증진, 보행 및 이동동작 관리, 통증치료 등	영양상담 및 식이지도, 운동관리, 혈액검사/구강검진 및 치료, 교육
삼킴장애 관리, 감각운동, 미술 · 놀이 · 음악치료 등	알콜중독, 약물중독, 인터넷중독 등 교육 및 상담/금연상담 및 관리, 교육, 금연침 시술
보조기구 대여 및 사용법 교육, 정보제공 및 추후관리, 보장구 세척 및 수리 등	고혈압 · 당뇨 등 만성질환 교육, 혈압 · 혈당체크, 투약관리, 자기관리 교육

9) CBR-matrix(자료출처: WHO)

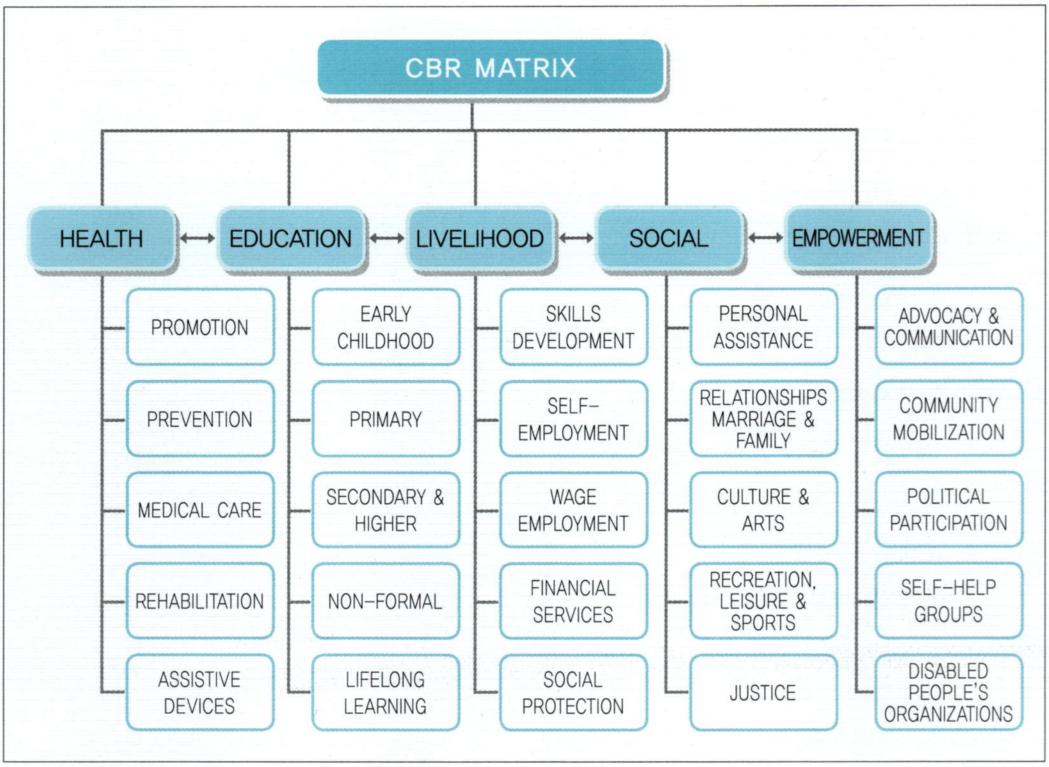

(1) 정의

① 지역사회의 욕구, 우선순위 그리고 자원을 가장 잘 충족하는 CBR 프로그램을 선택할 수 있도록 설계된 가이드라인(Matrix)

② 2004년 11월에 ILO(국제노동기구), UNESCO(국제연합교육과학문화기구), 그리고 WHO는 CBR 가이드라인 개발을 추진하였고, 가이드라인의 범위와 구조를 제공하는 CBR Matrix 초안을 만들어냈다.

(2) 목표

① CBR 공동 보고서와 장애인권리협약에 따라 CBR을 발전시키고 강화시키는 방법을 제공한다.

② 이해당사자들이 보건, 교육, 생계, 각 사회영역 접근을 촉진하여 장애인과 그 가족들의 삶의 질이 향상되도록 지원한다.

③ 이해당사자들이 개발 및 의사결정 과정에 장애인들과 그 가족들을 더 포함하고 참여시켜 그들의 역량을 강화시키도록 권장한다.

6 운전재활

1) 운전재활이란?

장애인에게 지역사회를 이동할 수 있는 수단으로 대중교통이 있으나 이용하기에 많은 어려움이 있어 자가운전 장애인이 점점 증가하고 있다. 자가운전은 장애인들의 자립에 매우 중요하다. 하지만 장애인들의 운전면허 취득부터 취득 후 자동차를 구입하는 일, 필요한 운전보조 도구를 파악하고 장착하는 과정이 매우 어렵다. 따라서 장애인과 노인들에게 운전면허를 취득하도록 돕거나 안전한 운전이 가능한지 평가하는 일 등은 작업치료사의 중요한 임무이다.

2) 운전재활의 범위

(1) 임상적 판별(clinical screen) : 운전에 필요한 기초적인 평가로 신체, 지각, 인지 기능

을 간략하게 평가하는 과정

(2) **임상평가(clinical evaluations)** : 신체적인 측면, 관절가동범위, 근력, 감각, 협응, 근긴장도, 지구력, 반응시간 검사, 시력, 균형 등을 평가함

(3) **주행평가(on–road evaluations)** : 다양한 운전과제를 수행함으로써 운전능력을 결정함

(4) **비주행평가(off–road evaluations)** : 차를 타고 내리는 능력, 조절장치 작동 능력을 평가함

(5) **주행능력(on–road training)** : 운전기술 향상과 운전기술 습득을 위해 주행훈련을 시행함

(6) **차량 개조를 위한 제안** : 클라이언트 필요에 따라 세부적인 개조사항과 적절한 운전장치 등 정보 제공

(7) **운전중단 계획하기(driving cessation planning)** : 지역사회 이동을 위한 대체 이동수단에 대해 상담과 훈련을 시행함

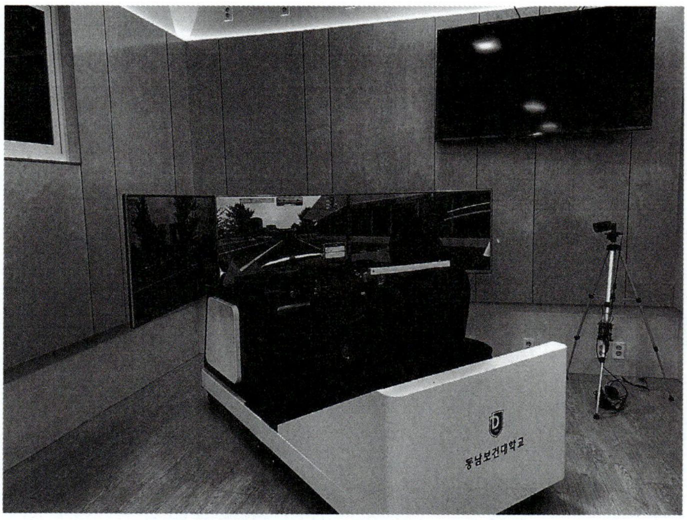

〈출처 : 동남보건대학교 운전재활 실습실 : 가상현실 운전 시뮬레이터〉

3) 우리나라 운전재활 서비스

(1) 국립재활원 장애인 운전교육

국립재활원은 장애인의 사회복귀와 재활자립을 위한 운전교육 재활 프로그램을 실시하고 있다. 운전교육 프로그램은 운전면허 취득희망자 과정(장내기능교육, 도로주행교육), 운전면허 소지자 과정(중도 장애인 운전적응 교육 : 운전면허증 취득 후 장애를 입은 장애인), 운전체험교육 및 장애인자동차 보조기기 상담으로 구성되어 있다. 교육비는 무료이며, 신청방법은 국립재활원 장애예방운전지원과(운전교육) 내원 또는 전화, 온라인 상담

후 신청서류나 전자우편으로 접수 가능하다.

(2) 국립재활원 장애인 자동차 운전평가 클리닉

국립재활원에서는 운전평가 클리닉을 개설하여 전문의에 의한 의학적 평가와 자체 개발한 인지지각 평가를 통한 운전능력 평가를 시행하고 있다. 또한 한양대학교 의공학 교실과 함께 장애인 자동차 운전능력 평가 및 훈련시스템 개발 연구를 수행한 결과 『뇌손상 장애인의 인지 및 지각능력평가도구(Cognitive Perceptual Assessment for Driving : CPAD)』와 『자동차 가상 운전 시뮬레이터』를 개발하여 자동차 운전을 원하는 환자들에게 전문적인 평가와 훈련을 시행한다.

장애인 자동차 운전 평가 클리닉	전문의에 의한 의학적 기능평가	장애의 종류나 병력, 환자의 신체 상태와 기능은 기본적으로 운전에 중요한 요소로 이에 대한 평가를 기본적으로 시행함
	CPAD 검사를 통한 인지 지각 능력 평가	• 거리지각 능력(Distance perception) 검사 • 주의 지속력(Sustained Attention) 검사 • 주의 분할능력(Divided attention) 검사 • 스트룹 검사(Stroop test) • 숫자 따라 말하기 검사(Digit span test) • 장의존성 검사(Field dependency test) • 트레일 메이킹 검사 A, B(Trail making test A, B)
	보고서 작성 및 결과 설명	운전가능성에 대한 결과를 설명하고 보고서를 작성함
가상 현실 운전 시뮬레이터를 이용한 평가 및 훈련	구성 : 시판중인 차량을 일부 개조하여 시뮬레이터에 탑승하여 실제도로에서 시나리오에 따라 운전하도록 구성됨	

(3) 국립교통재활병원, 근로복지공단 산재병원 운전재활 치료

운전을 위한 인지 및 신체기능의 회복, 장애인용 운전보조기구를 활용한 운전 적응, 독립적인 이동능력 회복을 위한 준비를 위해 운전재활 치료를 시행함

(4) 운전면허시험장의 운전교육 프로그램

2013년 경찰청과 도로교통공단이 중증장애인의 운전면허 취득을 지원하기 위해 처음으로 부산 남부 운전면허 시험장 내 부산 장애인 운전지원센터를 개설하였다. 부산을 시작으로 전남, 용인, 서울에 장애인 운전지원센터가 개설되었으며, 운전교육이 실시되고 있다. 신청대상은 장애인복지법 제32조 제1항에 따른 장애인 등록증을 받은 장애인으로 1~4급

상이등급 판정을 받은 사람이다. 교육은 무료로 실시하며, 1일 1회 2시간을 기준으로 진행된다. 교육내용은 다음과 같다.

교육 과목	세부 교육 내용	교육 시간	
학과(필기)교육	• 교통사고 실태 및 교통사고 발생 시 조치 • 최근 개정된 교통관련 법령 및 기타 안전운전 방법 등	2시간(1일)	
장내기능 교육	• 기능시험의 진행순서 및 채점 항목 설명 • 차량 기기 조작 방법 • 장내기능 교육용 차량을 이용한 실제 기능 연습	30분 30분 7시간	8시간 (4일)
도로주행 교육	• 홍보 동영상을 이용한 전자채점 기준 및 코스설명 • 전자채점시스템 운영방법 및 시험코스 안내 등 • 도로주행 교육	30분 30분 9시간	10시간 (5일)

7 미국의 작업치료 임상분야

→ Acute care hospital, Adult Rehabilitation Practice,
Adult Psychosocial practice
Developmental Disability, Public School, Elderly Populations
Community-Based Programs

1) Acute Care Hospital

(1) short-term hospital care(30일 이내)
(2) 팀간의 상호작용 중요
(3) **주요 대상질환** : CVA, TBI, CP, DD, hand injury, SCI, BURN

2) Adult Rehabilitation Practice

(1) 신체적 장애의 장기적 재활. 현재 가장 전통적 분야이며 Common Speciality area
(2) 더욱 특수화되기를 요구받는 분야 - Hand therapy Burn, Work - Related

Program

(3) Practice Site - Acute Care Hospital, Rehab. center, Nursing Home Community Based programe 등

(4) 신체장애는 가족들과, 주변인들과의 사회적 관계의 변화, 직업 역할 변화, 기본적인 일상생활의 어려움 등으로 신체적 손상자체뿐 아니라 심각한 정신적 파괴를 가져올 수 있다는 것을 염두에 두어야 한다. 따라서 가족의 참여로서 클라이언트를 장려하고 정서적 지지를 해 주는 것이 중요하다.

3) Adult Psychosocial Practice

Practice Site - Large Public institution, Acute Care Hospital, Community Mental Health Center, Day Hospital(Day Care program), Single Problem Program, Correctional institution, Nursing Home

→ 현재의 경향

(1) 병원의 의학적 모델에서 지역사회를 기초로 한 모델로 변화한다.

(2) 클라이언트의 직접적 생활에 관련된 과제를 중심으로 - Activities Health Approach

(3) 지역사회를 기초로 한 정신사회 재활모델 : 직업재활 등

(4) 스트레스 관리 프로그램

(5) 약물 중독

(6) Florey - 소아정신과 분야개발

4) Developmental Disability

*** 발달장애의 정의(1975)**

(1) 정신과 신체 또는 이 두 가지가 같이 손상된 경우

(2) 22살 전에 질환을 가지게 되었을 때

(3) 계속되는 장애

(4) 다음 영역의 3개 또는 그 이상의 기능적 제한을 갖게 될 때 - 자기관리, 언어, 학습, 이동, 독립적 생활, 경제적 독립 등

(5) 특별한 총괄적 관리나 치료가 필요하다.

: Practice Site – NICU, Home care Program, Infant intervention Program, Early Intervention Program, 학교, 보호작업장, 사설작업치료소

: 현재의 경향

① NICU 발달

② 약물노출로 인한 고위험아동을 위한 프로그램

③ Case Management

④ 새로운 Technology

5) Public School

(1) 작업치료사가 두 번째로 취업을 많이 하는 분야

(2) 독립된 방, 교실, 체육실 등

(3) Medical Model과 Educational Model

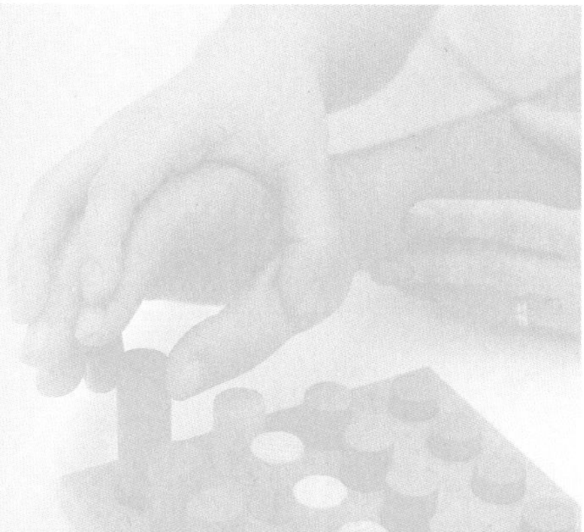

10 주요 영역에 대한 평가

1. 장악력(Hand Power)
2. Jebsen Hand Function Test
3. Box and Block Test
4. Purdue Pegboard Test
5. Pennsylvania Bi-manual Worksample
6. O'connor Finger Dexterity Test
7. Minnesota Spatial Relations Test(MSRT)
8. Lowenstein Occupational Therapy Cognitive Assessment(LOTCA)
9. Motor-free Visual Perception Test-R (MVPT-R)
10. Allen Cognitive Level Test-90 (ACLS-90)
11. Mini-Mental State Examination(MMSE)
12. Denver Development Screening Test II(DDST II)
13. Gesell Developmental Scale
14. Bayley Scale of Infant Development-III (BSID III)
15. DeGangi-Berk Test of Sensory Integration
16. Bruininks-Oseretsky Test of Motor Proficiency-2(BOT-2)
17. Peabody Developmental motor Scales-2(PDMS-2)
18. Canadian Occupational Performance Measure(COPM)
19. Functional Independence Measure(FIM)

제 10 장

주요 영역에 대한 평가

1 장악력(Hand Power)

1) **방법** : 앉은 자세에서 elbow 90° flexion 자세에서 편안하게 자세를 취한다.

2) **평가도구** : 악력계(Hand Dynamometer), pinchgage

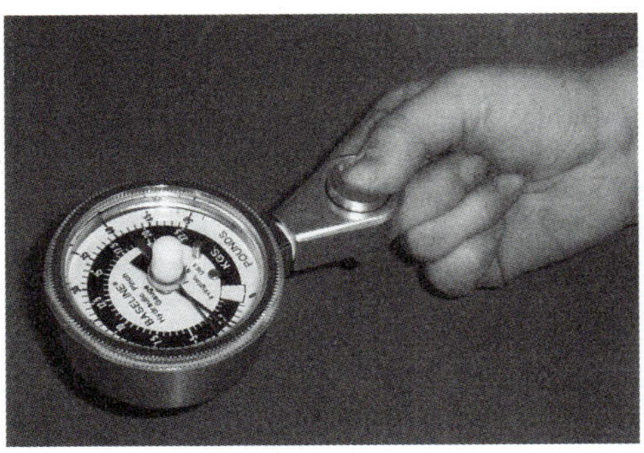

Finger tip pinch

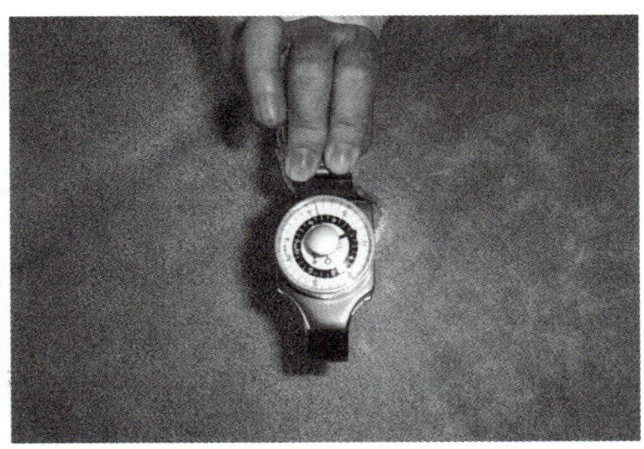

3–jaw pinch

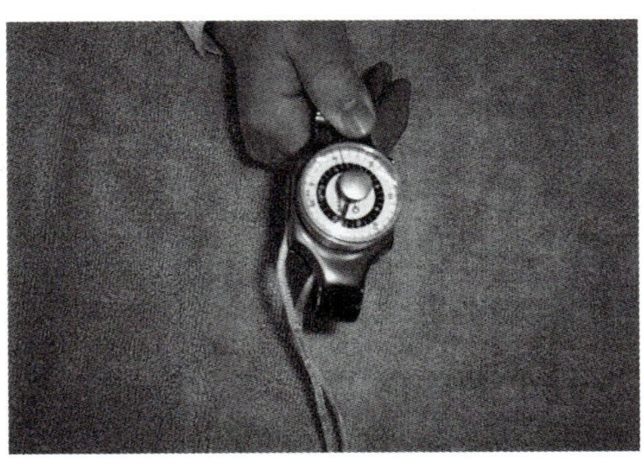

Lateral pinch

[그림 10-1] 장악력 검사(Hand Power Test)

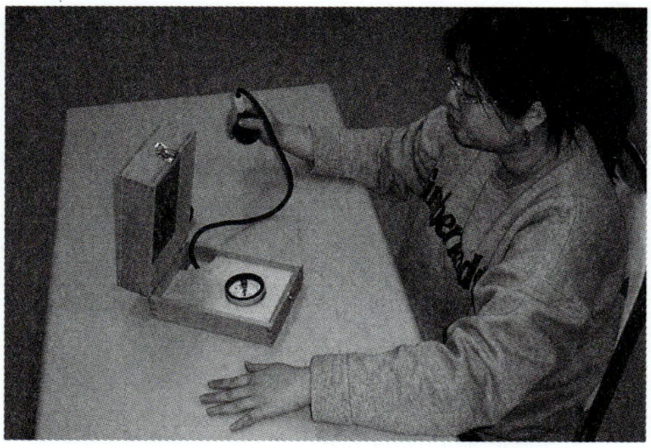
grip

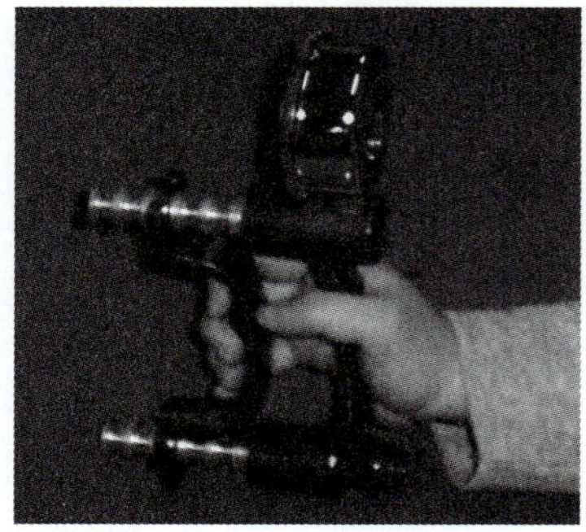
grip

[그림 10-1] 계속

〈검사표〉

단위 :

검사일	pattern	Lt. hand	Rt. hand
200 . . .	Grip		
	Finger tip pinch		
	Lateral pinch		
	Palmar pinch		

2 Jebsen Hand Function Test

3) **목적** : 신체기능 중 상지 및 손의 기능은 일상생활동작의 수행 및 작업능력을 위해 가장 중요한 부분의 하나이다. Jebsen Hand Function Test는 7가지 검사도구를 이용하여 평가하는 방법이다. 각종 사고나 뇌졸중, 근육, 신경계 질환, 류마치스성 관절염 등에 의해 초래된 손기능 장애정도의 측정과 수술 및 의수의 착용, 그리고 각종 보조기의 사용 효과를 판정하기 위하여 사용한다. 이 평가도구는 손의 기능과 협응능력을 평가하고 아동(5세 이상) 및 성인에게 모두 적용된다.

4) **검사방법** : 양손을 모두 검사하는 방법이며, 비우세손(nondominant hand)부터 시작한다.

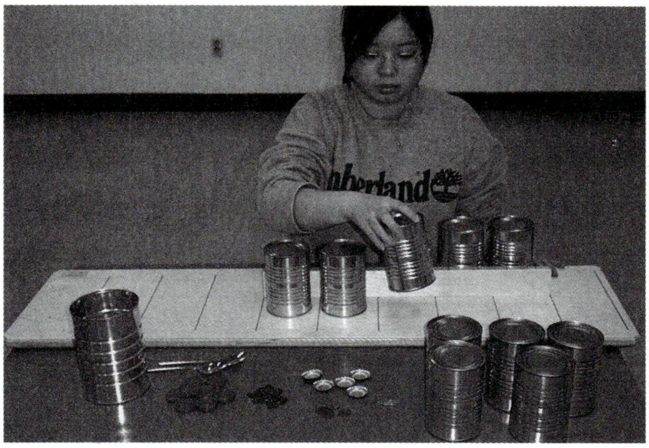

[그림 10-2] Jebsen Hand Function Test

■ 검사 1. 간단한 문장 쓰기(writing a short sentence)

- 준비 : 피검자에게 검은색 볼펜과 8×11인치의 줄이 쳐 있지 않은 하얀 종이를 clip board에 묶어서 준다. 한글로 타이프 쳐진 24개의 단음으로 구성된 4개의 문장을 5×8인치의 카드에 각각 준비한다. 각 문장은 다음과 같다.

  1) 저 노인은 피곤해 보인다.
  2) 영수는 빨간 차를 본다.
  3) 고래는 푸른 대양에 산다.
  4) 붕어는 아가미로 숨쉰다.

  네 장의 카드 중 검사자가 임의로 한 장을 선정하여 뒤집어 놓고 있다가 앞면을 보이면서 '시작'이라 말하고 이때부터 시간을 잰다.
- 지시 : "책을 읽을 때 안경이 필요합니까? 필요하면 안경을 쓰세요. 비우세손(Non-dominant hand)으로 이 펜을 쥐고 쓰기 편하도록 모든 것들을 준비하세요. 이 카드의 뒷면에 글이 있습니다. 제가 이 카드를 뒤집으면서 '시작'이라고 하면 이 글을 가능한 빠르고 분명하게 쓰세요. 자, 시작!"
- 우세손(dominant hand) : "자, 됐어요. 이번엔 우세손(dominant hand)으로 똑같은 것을 다시 하세요. 이번엔 다른 글을 드립니다. 준비되셨어요? 자, 시작!"

■ 검사 2. 카드 뒤집기(card turning)

- 준비 : 다섯 장의 3×5인치 카드를 2인치 간격으로 책상 끝에서 5인치 떨어진 곳에

횡렬로 놓되, 카드는 세로로 놓이게 한다. '시작'이라고 말하는 순간부터 마지막 카드가 뒤집혀지는 시간까지를 측정한다.

- 지시 : "비우세손(non-dominant hand)을 책상 위에 놓고 제가 '시작'이라고 하면 이 카드를 가능한 빨리 뒤집으세요. 비우세손(non-dominant hand) 쪽 카드(가장 먼 쪽에 있는 카드를 가리킴)부터 시작하세요. 원하시는 방법대로 뒤집으시고 끝났을 때 정돈이 되어 있지 않아도 됩니다. 자, 시작!"
- 우세손(dominant hand) : "이번엔 우세손(dominant hand)으로 똑같은 것을 하시는데, 우세손(dominant hand) 쪽 카드부터 시작하세요. 자, 시작!"

■ 검사 3. 작은 물건들 집어 들기(picking up small common objects)

- 준비 : 속이 빈 1파운드 커피 깡통을 피검자의 중앙에 책상 끝에서 5인치 떨어진 곳에 놓은 후 1인치 크기의 종이 클립 2개(세로로), 보통 크기의 병뚜껑 2개(각각 지름은 1인치이며 뚜껑의 안쪽이 위로 향하게 놓음), 2개의 동전을 횡렬로 각각 2인치씩 떼어서 놓는다. 종이 클립을 깡통에서 가장 먼 쪽에 놓고 동전을 가장 가까운 쪽에 놓는다. '시작'한 순간부터 마지막 물건이 깡통에 떨어지는 소리가 날 때까지의 시간을 잰다.
- 지시 : "비우세손(non-dominant hand)을 책상 위에 놓으세요. 제가 '시작'이라고 하면 여기서(종이 클립)부터 시작해서 비우세손(non-dominant hand)으로 이 물건들을 한 번에 한 개씩 집어서 가능한 빨리 깡통에 넣으세요. 자, 시작!"
- 우세손(dominant hand) : "자, 이제 여기서(종이 클립)부터 시작해서 우세손(dominant hand)으로 똑같이 하세요. 자, 시작!"

■ 검사 4. 먹기 흉내내기(simulated feeding)

- 준비 : 약 5/8인치 길이의 강낭콩 다섯 개를 책상 끝에서 5인치 떨어진 곳에 위치해 둔 test board 위에 2인치 간격을 두고 놓는다. 속이 빈 1파운드 커피 깡통을 중앙에 놓고 콩은 검사받는 손 쪽으로 놓는다. 보통 크기의 찻숟가락을 사용하고 시간은 '시작'하는 순간부터 마지막 콩이 깡통 바닥에 떨어지는 소리가 들릴 때까지를 잰다.
- 지시 : "비우세손(non-dominant hand)으로 찻숟가락을 잡으세요. 제가 '시작'이라고 하면 비우세손(non-dominant hand)으로 여기서(깡통으로부터 멀리 있는 것)부터 시작해서 숟가락으로 이 콩들을 한 번에 하나씩 집어서 가능한 빨리 깡통 속에 집어넣으세요. 자, 시작!"

- 우세손(dominant hand) : "자, 이제 여기서(종이 클립)부터 시작해서 우세손(dominant hand)으로 똑같이 하세요. 자, 시작!"

■ 검사 5. 장기말 쌓기(stacking checkers)

- 준비 : 1¼인치 직경의 나무로 된 장기 말(checker) 4개를 test board 끝에 닿게 각각 2인치 간격으로 놓으며 test board는 책상 끝에서 5인치 떨어진 곳에 위치하게 한다. 장기 말은 횡렬로 놓고 중앙에서 양측에 2개씩 위치되게 한다. '시작' 하는 순간부터 네 번째 장기 말이 세 번째 장기 말에 닿는 순간까지의 시간을 재며 네 번째 장기 말은 그 후 세번째 장기 말로부터 떨어져도 좋다.
- 지시 : "비우세손(non-dominant hand)을 책상 위에 놓으세요. 제가 '시작'이라고 하면 비우세손(non-dominant hand)으로 앞에 있는 판 위에 이렇게 위로(시범을 보인다) 가능한 빨리 쌓으세요. 어느 것부터 시작해도 좋습니다. 자, 시작!"
- 우세손(dominant hand) : "이젠 우세손(dominant hand)으로 똑같이 하세요. 자, 시작!"

■ 검사 6. 크고 가벼운 물건 들어올리기(picking up light large objects)

- 준비 : 다섯 개의 속이 빈 직경 8㎝, 높이 11㎝ 정도의 깡통(무게 70g)을 책상 끝에서 5인치 떨어진 곳에 위치해 둔 test board 앞에 닿도록 하여 2인치 간격으로 놓는다. 깡통의 열려진 부위가 밑으로 가게 한다. '시작' 하는 순간부터 마지막 깡통이 손에서 놓이는 순간까지의 시간을 잰다.
- 지시 : "비우세손(non-dominant hand)을 책상 위에 놓으세요. 제가 '시작'이라고 하면 비우세손(non-dominant hand)으로 이 깡통들을 앞에 있는 판에 이렇게 (시범을 보인다) 세우세요. 비우세손(non-dominant hand) 쪽(가장 먼 쪽을 가리킴)부터 시작하세요. 자, 시작!"
- 우세손(dominant hand) : "이젠 우세손(dominant hand)으로 똑같이 하세요. 자, 시작!"

■ 검사 7. 크고 무거운 물건 들어올리기(picking up heavy large objects)

- 준비 : 다섯 개의 1파운드 무게를 가진 검사 6과 같은 크기의 깡통을 책상 끝에서 5인치 떨어진 곳에 위치해 둔 test board 앞에 닿도록 하여 2인치 간격으로 놓는다.

'시작' 하는 순간부터 마지막 깡통이 손에서 놓이는 순간까지의 시간을 잰다.

- 지시 : "이제는 같은 것을 이 무거운 깡통들로 하세요. 비우세손(non-dominant hand)을 책상 위에 놓으세요. 제가 '시작'이라고 하면 비우세손(non-dominant hand)으로 가능한 빨리 이 깡통들을 판 위에 올려 놓으세요. 비우세손(non-dominant hand) 쪽(가장 먼 쪽을 가리킴)부터 시작하세요. 자, 시작!"
- 우세손(dominant hand) : "이젠 같은 것을 여기서 시작해서 우세손(dominant hand)으로 하세요. 자, 시작!"

〈검사표〉

단위 : 초

항 목		200 . . .	200 . . .	200 . . .
짧은 문장 쓰기	1. 저 노인은 피곤해 보인다.			
	2. 영수는 빨간 차를 본다.			
	3. 고래는 푸른 대양에서 산다.			
	4. 붕어는 아가미로 숨을 쉰다.			
	계			
카드 뒤집기				
작은 물건 잡기				
먹는 동작 하기				
장기 말 쌓기				
가볍고 큰 물건 잡기				
무겁고 큰 물건 잡기				
Total(sec)				

3 Box and Block Test

Test of Manual Dexterity

150개의 지름 2.5cm 정육면체 나무토막을 피험자의 우세손(dominant hand) 쪽 test box의 칸막이통 속에 있다. 블록을 반대쪽 칸막이에 넣는 방법이다. 처음에 우세손(dominant hand)을 검사하고, 비우세손(non-dominant hand)을 검사한다.

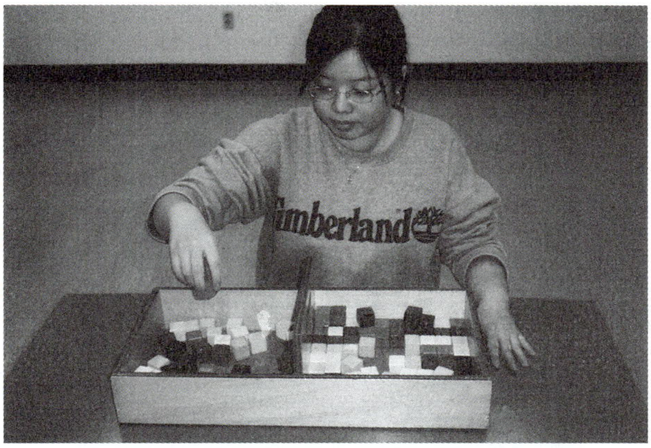

[그림 10-3] Box and Block Test

1) **검사방법**(검사하기 전에 3개를 옮기는 시범을 보이고 따라 하게 한다)

(1) 우세손(dominant hand)으로 시간 내에 block을 잡고 칸막이 너머로 block을 옮기고, 다시 원위치로 오게 한다. 1분 후에 stop한다(갯수를 센다).

(2) 비우세손(non-dominant hand)으로 같은 방법으로 검사한다.

〈검사표〉 단위 : 개

날 짜	Lt. hand	Rt. hand
200 . . .	/ 1분	/ 1분
	/ 1분	/ 1분

4 Purdue Pegboard Test

성인의 손가락 기민성을 간편한 방법으로 평가할 수 있는 도구로서 작업고용을 위한 평가자료로 활용할 수 있다.

1) 검사과정

(1) 판의 위쪽 cup에 바늘(pins), 이음고리(collars), 나사받이(washers) 등이 놓여 있다.

(2) 약 30inch 높이의 정상높이 테이블, 편안하게 앉는다.

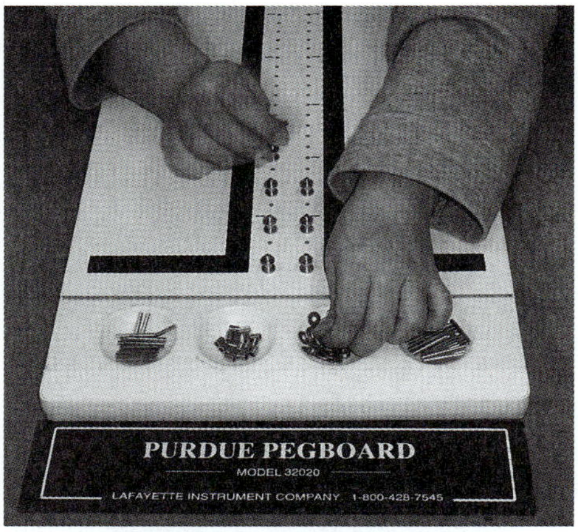

[그림 10-4] Purdue Pegboard Test

(3) peg board는 검사 대상자의 정면에 위치한다.

(4) 좌, 우의 맨 끝 cup에는 각각 25개의 바늘을 놓음. 중앙의 우측 cup에는 20개의 이음고리를 넣고, 중앙의 좌측 cup에는 40개의 나사받이를 놓는다.

(5) 검사자는 검사에 대해서 충분히 알고 있어야 하고 다양한 검사과정을 시험보일 수 있어야 한다.

(6) 자주 쓰는 손을 prefered hand로 하여 점수를 계산, 예를 들어 대부분의 사람들이 오른손잡이이나 왼손잡이의 경우 왼손을 prefered hand로 하여 계산한다.

(7) **환자교육 :**

① 검사는 빠르고 정확하게 시행한다.

② 매 검사과정마다 시작하라는 지시에 따라 시작한다.

③ 무엇을 하는지 확실히 알고 시작한다.

2) 검사방법

(1) 오른손

① 검사 직전 시범을 보인다.

② 먼저 대상자가 pin 3~4개를 오른쪽 구멍의 위쪽부터 끼워 넣게 하여 검사 과정을 이해시키고, 잘못을 교정, 다시 pin을 제자리에 갖다 놓게 한다.

③ 하다가 떨어뜨린 바늘을 집으려고 시간을 지체하지 말고 그대로 둔 채 다른 바늘을 끼

내서 계속한다.

④ "시작"과 함께 30초 동안 실시 "그만" 지시와 함께 끝낸다.

⑤ 오른쪽 구멍에 들어간 바늘의 수를 Rt. hand score로 한다.

⑥ 바늘을 구멍에 그대로 남겨놓는다.

(2) 왼손

① 오른쪽 손의 검사시와 동일과정 반복한다.

② 왼쪽 구멍에 들어간 바늘의 수를 Lt. hand score로 한다.

③ 모든 바늘을 구멍에서 치워 원래 위치로 갖다 놓는다.

(3) 양손

① 양손을 동시에 쓰는 검사한다.

② 검사시 작전 시범을 보인다.

③ 먼저 대상자가 양손을 사용하여 동시에 오른쪽, 왼쪽의 cup에서 바늘을 집어 각각에 줄의 구멍에 끼워 넣는 것을 3~4개 될 때까지 시켜서 검사과정을 이해시키고 바늘을 도로 원래 자리에 갖다 놓고 검사준비를 한다.

④ "시작"과 함께 30초 동안 실시 "그만" 지시와 함께 끝낸다.

⑤ Both. hand score는 구멍에 들어간 바늘의 총수를 세는 것이 아니라, 오른쪽, 왼쪽 줄의 바늘 한 쌍(pair of pins)을 하나로 하여 수를 센다.

(4) 오른손 + 왼손 + 양손

① 따로 검사가 있는 것이 아니라 위 3가지 검사의 Rt. hand score, Lt. hand score, Both. hand score를 더하여 구한다.

(5) 조립(Assembly)

① 이 과정은 바늘(pins), 이음고리(collars), 나사 받이(washers) 순으로 조립한다.

② 오른쪽 끝의 cup에서 바늘을 집어 오른쪽 줄의 맨 위의 구멍에 넣음과 동시에 왼손으로 나사받이를 집어 바늘 위에 떨어뜨린 후, 오른손으로 이음고리를 집어 그 위에 떨어뜨린다. 그 순간에 곧장 왼손으로 다른 나사받이를 집어 이음고리 위에 떨어뜨린다. 이 과정이 끝나면 첫번째 조립품이 바늘, 나사받이, 이음고리, 나사받이 순으로 만들어진다.

③ 첫번째 조립품이 완성되자마자 곧장 오른손으로 다음 과정을 시작한다.

④ 검사대상자로 하여금 이 일련의 과정을 충분히 이해시켜야 하고 검사 시작 전 4~5개의 assembly를 만들어 보게 하여 충분히 과정을 습득케 해야 한다.

⑤ 두 손을 동시에 쓰는 것을 강조한다.

⑥ "시작"과 함께 60초 동안 실시 "그만" 지시와 함께 끝낸다.

⑦ 점수는 assembly의 각 부분품을 세어 계산한다. 즉 assembly가 8개 만들어졌으면 점수는 8×4 = 32점으로 계산한다.

⑧ 마지막에 pin, washer로만 assembly를 만들다 말았으면 2점만 더한다.

〈검사표〉 단위 : 개

검사일	Rt. hand score	Lt. hand score	Both. hand score	assembly

5 Pennsylvania Bi-manual Worksample

이 평가도는 양손의 손가락의 기민도와 양팔의 대근육 운동성, 눈-손의 협응력 및 양손의 조작 협응력을 평가할 수 있다.

- 자세 : 19 inchs 높이의 의자에 앉아 30 inchs 높이의 table에서 작업한다.
- 검사자는 검사대상자의 앞쪽에 앉는다.
- 105개의 볼트와 105개의 넛트가 트레이에 놓여 있다.
- 검사 대상자는 각 기구들을 다룰 수 있어야 하고 이해하고 있어야 한다.

1) 조립(assembly)

(1) 교육 – 질문

① 오른손잡이인지 왼손잡이인지 여부를 묻는다.

② 오른손잡이이면 너트는 왼쪽, 볼트는 오른쪽에 놓음. 왼손잡이는 반대로 한다.

③ 만약 왼손잡이로 볼트를 돌리기보다 너트를 돌리는 사람이라면 오른손잡이로 취급한다.

④ 검사자가 몇 번 해 보여서 작업 과정을 이해시킨다.

(2) 오른손잡이의 검사

① 이 검사는 수행속도를 재는 것이다.

② 작업판에는 100개의 구멍이 있다.

③ 가능한 한 빠르게 볼트를 너트에 끼우는 작업이다.

④ 과정–동작의 순서

오른손	왼 손
1. 볼트를 엄지와 검지로 집음 2. 볼트를 들어올려 작업위치로 3. 엄지와 검지를 돌려 볼트를 너트 속으로 끼움 – 한 번만 4. 볼트에서 손을 놓음 5. 다음 볼트를 집고 준비	1. 너트를 엄지와 검지로 집음 2. 너트를 들어올려 작업위치로 3. 오른손으로 볼트를 돌리는 동안 너트를 고정 4. 잡은 채로 볼트의 머리가 밑으로 가도록 하여 구멍에 넣음 5. 구멍에서 손을 떼고 다음 작업으로

⑤ 방법

㉠ 연습으로 위의 두 줄만 채워 넣도록 한다.

㉡ "시작"과 동시에 실시. "끝" 구령과 동시에 끝난다.

㉢ 두 줄을 채워 넣고나면 "끝"이라고 말한다.

㉣ 위 검사는 위의 동작순서를 익히는 과정이며 검사대상자는 이 과정을 통해 충분히 동작순서를 인식하여야 한다.

㉤ 그 다음 나머지 80구멍에 최대한 빠른 속도로 실시하고, 시간을 잰다.

(3) 왼손잡이의 검사

① 오른손잡이와는 달리 오른쪽, 왼쪽을 바꾸어 실시한다.

② 같은 동작순서로 실시한다.

2) 해체(Disassembly)

30초 동안 쉰 다음에 이 과정을 실시한다.

(1) 오른손잡이의 검사

① 최대한 빠르게 볼트와 너트를 해체하여 원래의 자리에 둔다.

② 왼손으로 너트를 쥐고 너트와 볼트의 조립품을 구멍에서 꺼낸다.

③ 오른손으로 볼트를 쥐고 돌려 풀고 각각의 볼트와 너트를 원래 자리에 갖다 놓는다.

④ 첫줄의 왼쪽 끝에서부터 시작한다.

⑤ **과정 – 동작의 순서**

오른손	왼 손
1. 대기	1. 너트를 엄지와 검지로 집음
2. 작업판의 뒷줄의 중간으로 손을 이동	2. 볼트와 너트의 조립품을 들어올려 작업판 뒷줄의 중간에 위치시킴(볼트의 머리가 오른손쪽으로 가도록 함)
3. 볼트를 쥐고 돌려서 너트에서 해체	3. 쥐고 있음
4. 볼트를 볼트 있던 자리로 이동	4. 너트를 너트 있던 자리로 이동
5. 볼트를 놓음	5. 너트를 놓음
6. 대기	6. 다음으로 손을 이동

(2) 왼손잡이의 검사

① 오른쪽, 왼쪽을 바꾸어 실시한다.

② 동일과정

〈검사표〉 단위 : 개

날짜		Assembly(A)	Dissembly(D)
200 . . .	Raw score		
	Transmuled score		
	Total score (A+D)		

검사일	Rt. hand score	Lt. hand score	Both. hand score	assembly

6 O'connor Finger Dexterity Test

1) 소개

O'Conor Finger Dexterity Test는 물체(특히, 작은 물체)를 얼마나 빨리, 그리고 정확

하게 잡고, 배열하느냐를 보여주는 가장 확실한 검사로 사용되어 왔다.

이 검사는 중심축을 정하는 일, 기차식 조립라인, 혹은 단위를 필요로 하는 작업 등에서 잘 보여진다. 도구를 이용한 작업, 예를 들어 보호 장비의 조립이 필요하든지 세밀한 부분, 시계의 조립, 병에 물 채우기, 작은 가죽 작업, 기계식 포장(binding) 등의 일에 적합한지를 보여주는 데 사용되어 왔다.

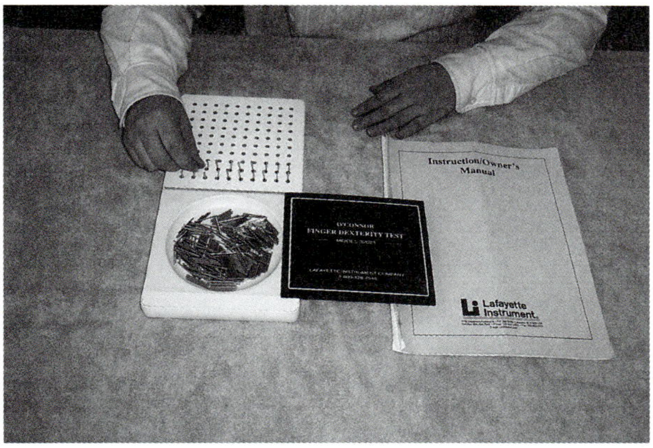

[그림 10-5] O'connor Finger Dexterity Test

2) 구성

1) 11×5 1/2 크기의 가열 경화성 합성수지 섬유판
2) 직경 3/16 inch, 100개의 구멍이 10열의 각 10개씩
3) 각 구멍은 1/2 inch 간격으로 떨어져 있다.
4) 핀의 길이 1 inch, 직경 1/16 inch, 한 구멍에 3개까지 핀이 들어갈 수 있다.

3) 실험방법

(1) 피검사자

피검사자(testee) : 피검사자는 30 inch 높이가 되도록 편하게 자리한다. 실험판은 피실험자가 오기 전에 탁자끝에서 12 inch 정도 되는 곳에 두며, 피검사자가 오른손잡이인 경우에, 오른손 쪽에, 왼손잡이인 경우에는 왼손 쪽에 놓는다.

Note(주의) : 핀 바꾸기의 신속성은 손톱의 상태에 영향을 받으므로 피실험자는 손톱을 깔끔하게 정리하기 바란다.

(2) 검사자

검사자는 다음의 지시사항을 잘 읽도록 한다. "당신 밑에 있는 나무판에는 100개의 구멍이 있고, 각 구멍에 핀을 세 개까지 넣을 수 있습니다. 한 번에 세 개의 핀을 집고 구멍을 채우세요. 가능한 빠르게 하여야 합니다. 한 손만을 사용하여야 합니다. 왼쪽에서 오른쪽으로 가장 먼 쪽 코너부터 시작해서 당신 가까이로 채워나가세요(왼손잡이면 오른쪽에서 왼쪽으로). 이렇게 하세요(시범을 보인다). 만일 가장 가까운 곳에서부터 시작한다면 옷소매나 손가락이 기 핀들을 건드려 빠뜨릴 수 있습니다. 각 줄을 완전하게 채우신 다음, 그 다음 줄을 채우기 시작하세요. 그냥 뛰어넘으시면 안됩니다. 핀은 충분히 있으므로 핀을 바닥에 떨어뜨린다 하더라도 그냥 놔두세요. 핀 잡는 것은 멈추지 마십시오. 제가 "시작" 하면 시작하시고, 나무판이 완전히 채워질 때까지 멈추지 마세요."

(3) 연습

연습으로 30개의 핀으로 가장 윗줄, 10개의 구멍을 채운다. 검사진행에 영향을 미치므로 이 이상 또는 이하의 연습을 허용하지 않는다. 핀을 뒤집어 끼우거나 순간적인 휴식 등을 허용한다.

4) 측정과 결과

(1) 시간을 초시계로 정확하게 측정한다. 처음 다섯 줄을 채운 시간과 두 번째 다섯 줄을 채운 시간을 따로 기록한다.
(2) 시간은 개인속도에 따라 다양하며 8~16분 정도 소요된다.
(3) Finger Dexterity Test의 점수 계산 방법은 다음과 같다.
→ 두 번째 다섯줄을 채운 시간에 1.1을 곱하여 첫 번째 다섯 줄을 채운 시간과 평균을 낸다. 즉,
Raw Score = {첫번째 다섯 줄을 채운 시간 + (1.1 * 두 번째 다섯 줄을 채운 시간)}/2
예를 들어, 피검사자가 첫 번째 다섯 줄을 243초에, 두 번째 다섯 줄을 225초에 핀 모두를 채웠다면 점수는

RS = {243 + (1.1 * 225)}/2 = 245.25가 된다.

7 Minnesota Spatial Relations Test(MSRT)

이 평가도구는 1993년 미국 미네소타 고용안정연구센타에서 개발된 것으로 성인의 눈-손 협응력, 속도, 손동작을 평가한다.

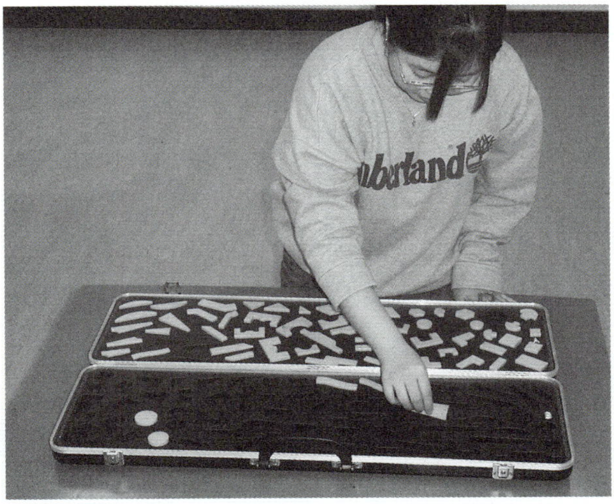

[그림 10-6] Minnesota Spatial Relations Test(MSRT)

- 개인별 검사로써, educational, industrial, business organization 목적으로 사용한다.
- 기하학적 입체 모양의 구별 시 정확성과 속도를 측정한다(보통 소요시간은 10~20분 정도).

1) Uses

(1) employee selection & placement

(2) vocational rehabilitation & training

(3) aptitude assessment for technical courses

(4) general occupational counseling & guidance

2) Test Materials

(1) A. B. C. D board

(2) record form

(3) manual

3) Examiner must supply

(1) stopwatch

(2) 사각 table

(3) 검사자를 위한 의자

4) General Guidelines

(1) Test 실시 전에 피검자와의 관계형성이 중요하다.

(2) 검사시에 우세손(dominant hand)을 사용하고, 다른 쪽 손은 등 뒤, 엉덩이 위쪽, 옆 등 편안한 자세로 놓으며 피검자는 테이블 앞에 약간 구부린 자세로 검사한다.

(3) 평가의 신뢰성을 위해 4개의 board를 사용함을 말해 준다.

(4) Test는 다음 순서로 실시한다.

① Board A : 빈 A board가 피검자 앞에 가도록 위치시킨다(B에서 A로 block 옮기기).

② Board B : 빈 B board가 피검자 앞쪽으로 가도록 위치시킨다(A에서 B로 block 옮기기).

③ Board C : 빈 C board가 피검자 앞쪽으로 가도록 위치시킨다(D에서 C로 block 옮기기).

④ Board D : 빈 D board가 피검자 앞쪽으로 가도록 위치시킨다(C에서 D로 block 옮기기).

5) 연습 기회가 없이 한 번의 기회만을 준다.

6) "준비, 시작" 구령부터 board에 block을 완전히 끼운 때까지의 시간을 잰다(1/10초 단위까지 측정). stopwatch의 숫자가 변하는 중간에 끝난 경우에는 큰 숫자를 기록한다.

7) 피검자는 전체 Test에 있어 같은 손을 사용한다(검사 전에 지시할 것). block을 떨어

뜨리거나, 양손을 사용하거나, 손 움직임을 멈추는 경우, 그 block을 제자리에 놓은 후 다시 시간 측정에 들어간다.

8) Error는 record form 공간에 짧은 막대기로 표시한다(/).

■ 검사시 주의사항

1. Board의 위치가 정확해야 하며, 설명할 때는 피검자 옆쪽에 서서 하며, 검사자는 연필을 준비해 놓는다.
2. 맞는 자리에 block을 옮겨 꽂는다. block을 돌려서 꽂을 수 있으나, block의 모양에서 돌려서는 안 되며 반드시 동일한 한쪽 손을 사용한다. block의 노란면이 위쪽으로 오도록 한다. 가능한 한 빨리 실시한다.
3. "시작" 구령 후에야 block을 잡을 수 있다.
4. Error → • 다른 shape에 block을 넣으려 한 경우
   • 같은 모양이나 다른 크기에 block을 넣으려 한 경우
   • 제자리에 넣었다가 다시 꺼낸 경우
5. 한 block의 자리를 찾지 못하면 그 block을 옆에 두고 다른 block, 하나를 꽂은 후 다시 그전 block을 시도한다.
6. Board에 touch가 없이 틀린 자리 위에 block을 가져간 것은 error가 아니다.
7. 한 block을 60초 이상 지체하면 그것을 옆에 두고 다른 것들을 먼저 하라고 지시하나 다른 것도 60초 이상 걸리는 경우, 그러한 지시를 반복하지 않는다.
8. 완전히 집어넣지 못하는 경우에는 모든 방법을 다 사용하라고 지시하며 이것은 error로 치지 않거나 시간을 측정하지 않는다.
9. 제자리를 찾지 못한 경우 마지막 block을 잘 보고, 자리를 바꿔 꽂으라고 지시한다.
10. 시간 측정이 끝나면 board를 돌려놓고 가능한 한 빨리 한 손만을 사용해 board를 채우라고 말한 후 "시작" 하여 시간을 측정한다. → D board까지 모두 동일하다.

■ Score Recording

1. 각 board시 걸린 시간을 초로써 나타낸다.
2. Table 1을 이용해 Time scored standard score를 찾는다.
3. Table 2를 이용해 Time scored standard score를 Percentile rank로 고친다.
4. A+B, C+D의 standard score, Percentile rank를 table 1, 2를 이용해 구한다.

5. Error의 숫자로 table 3, 4, 5를 이용해 Percentile rank를 구한다.
6. standard score의 Percentile rank가 높을수록 피검자의 수준이 높다는 것을 의미하고, error score의 Percentile rank가 낮을수록 피검자의 수준이 높다는 것을 의미한다.

8 Lowenstein Occupational Therapy Cognitive Assessment(LOTCA)

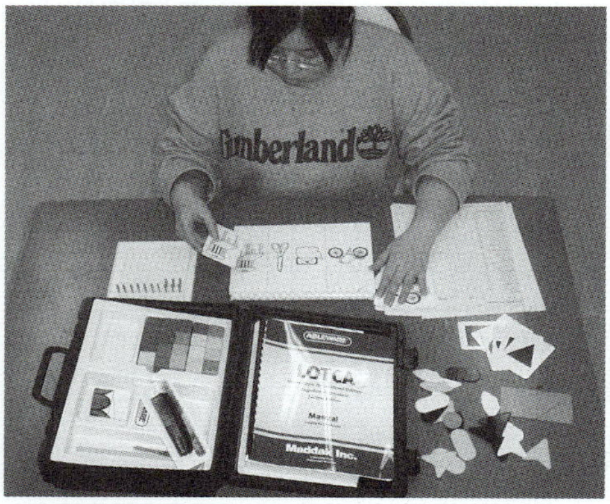

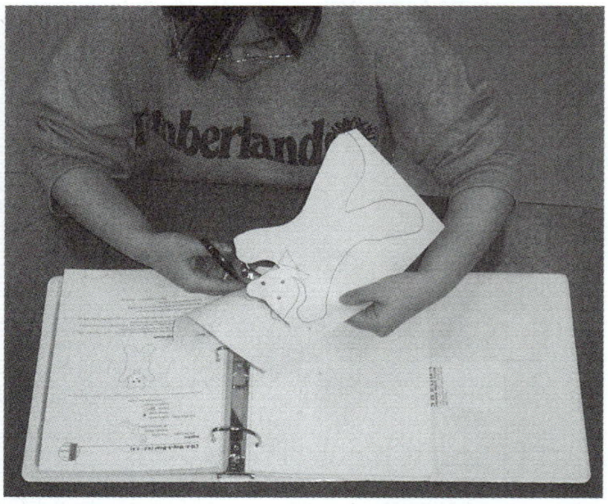

[그림 10-7] Lowenstein Occupational Therapy Cognitive Assessment(LOTCA)

1) **목적** : LOTCA는 인지와 지각능력을 측정하기 위한 간단하고 일상에서 가장 많이 알려진 검사도구이다. 환자의 변화를 측정하고 중재 계획을 위한 기준(baseline)을 제공한다. 1990년 이스라엘의 작업치료사 Itzkovitch, Elazar, Averbuch, & Katz이 개발하였다.

2) **내용** : 4개의 범주 안에 20개의 하부검사 그룹이 있다 : 지남력(orientation), 지각(perception), 시각 운동 조직(visuomotor organization), 사고조작력 범주(thinking operation category)의 4영역으로 구성되어 있다. 사고조작력 범주(thinking operation category) 중에 3개의 분류(categorization)검사는 1점[수행할 수 없음(unable to perform)]에서 5점[좋은 수행 ; 수행할 수 있고 분류를 이야기할 수 있다(good perfor-mance ; can perform and verbalize criterion)]의 척도로 측정된다. 다른 모든 검사는 1점에서(수행할 수 없음 ; unable to perform), 4점(좋은 수행 ; good

performance)까지 척도로 측정한다. 주의집중(attention)과 집중(concentration)은 검사하는 동안 관찰되고 1에서(매우 짧은 집중 : 환자가 5분 이상 집중할 수 없고 지시 사항의 반복을 계속적으로 필요로 한다) 4점까지(주의집중 혹은 집중에 문제가 없다)로 채점한다. LOTCA는 30~40분 정도 소요될 수 있다 : 그러나 시간이 더 걸릴 수도 있다.

3) **방법** : LOTCA는 치료사가 시행하는 도구이다.

4) **심리 측정학적 특성** : 표준점수(normative score)는 성인 20~70세를 위해서 사용될 수 있고, 대뇌손상(cranio-cerebral injury(CCI)) 환자 20명과 뇌졸중 환자 28명, 건강한 노인 55명의 표본을 기초로 하였다. 하부검사간에 일치율은 한 연구에서 86~100% 범위였고, 검사자간 신뢰도는 또 다른 연구에서(Itzkovitch, Elazar, Averbuch, & Katz, 1990) 0.82~0.97의 범위였다. 높은 내적 일치 계수를 보인 항목은 도구의 지각(perception)(0.87), 시각 운동 조직(visuomotor organization)(0.95), 사고력 범주(thinking operation category) (0.85)였다 ; 이 자료는 도구의 구조를 뒷받침한다. 구성 타당도는 뇌손상을 가진 사람과 건강한 노인들을 비교했을 때 노인의 점수가 유의하게 높았다. 동시 타당도를 LOTCA 시각운동조직(visuomotor organization)영역과 Wechsler Adult Intelligence Scale를 CCI환자에게 적용했을 때 block design 하부 항목과 WAIS block design test(Itzkovitch, Elazar, Averbuch, & Katz, 1990)의 time(r=0.68)과 untimed(r=0.77) 버전(version) 사이의 상관 관계로부터 구했다.

9 Motor-free Visual Perception Test-R(MVPT-R)

MVPT를 1996년 Colarusso를 비롯한 몇몇이 개정한 검사도구로 운동기능장애 아동의 시지각 기능을 평가할 수 있다. 아동의 대상연령은 4~11세이며 5영역에 걸쳐 40문항으로 구성되어 있다. 성인 뇌손상환자에게도 적용할 수 있다.

1) **검사내용** :

- 시각구별(visual discrimination)

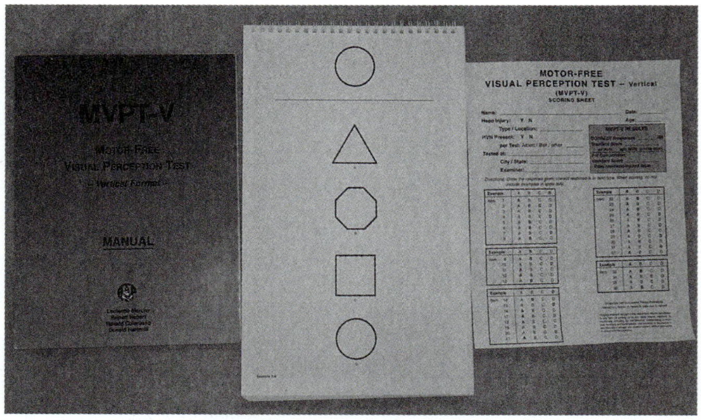

[그림 10-8] Motor-free Visual Perception Test(MVPT) – vertical(검사용지)

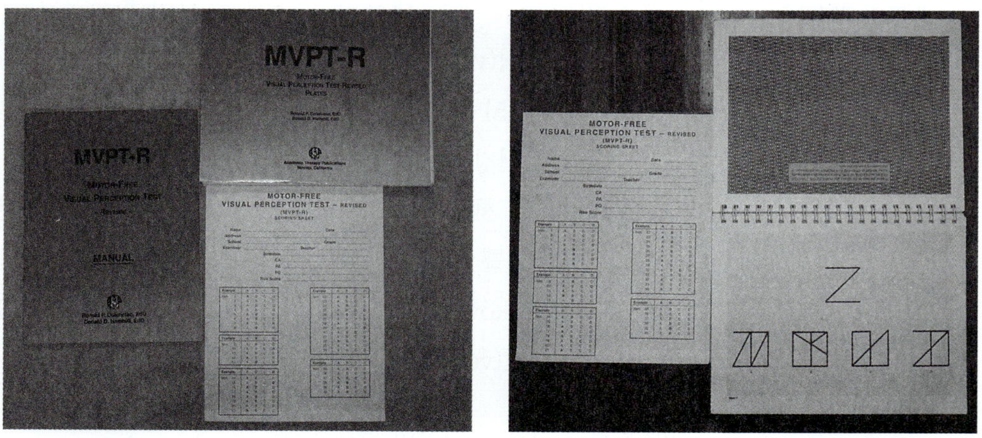

[그림 10-9] Motor-free Visual Perception Test(MVPT) – Revised

- 전정-배경(figure-ground)
- 형태의 항상성(form constancy)
- 시각기억(visual memory)
- 시각완성(visual closure)
- 시공간관계(spatial relationship)

2) **검사방법** : 운동협응능력을 요하지 않으므로 손으로 지적하거나 언어적 표현으로 평가

할 수 있다.

3) **소요시간** : 15분 내외이다.

10 Allen Cognitive Level Test-90(ACLS-90)

1) **목적** : ACLS-90(Allen, 1996)은 Allen Cognitive Level Test(ACL)의 최근 버전이다. ACLS-90은 인지장애모델(Cognitive Disabnilities Model : CDM)에 따라 환자의 인지수준을 결정하도록 디자인되었다. 인지장애모델은 정상(6단계)에서 혼수상태(coma)(10단계)까지 인지능력의 7단계로 나누어져 있다. 0단계에서 5단계와 관계된 행동(behavior)들은 십진법(decimal) 세부단계로 서술된다 ; 1단계(식물인간)는 오직 1세부단계만 있고 2단계에서 5단계는 각 5세부단계가 있다. ACLS-90은 3단계에서 5단계의 인지장애가 있는 환자의 선별에 가장 적당하다(Allen, 1990).

2) **내용** : ACLS-90은 가죽 수예 과제(task)로 되어 있다. 환자는 난이도가 더해지는 3종류의 수예 기법-재봉(sewing), 솔기 감치기(whip), 단수 코도반(single cor-dovan)을 수행하는 능력에 기초하여 3.0~5.8까지 인지수준 점수가 분류된다(Henry 등, 1998 ; Allen, 1992). 큰 버전은 시각장애환자에게도 가능하다(Allen, 1998).

3) **심리 측정학적 특성** : 많은 연구에서 인지수준평가는 높은 평가자간 신뢰도를 보인다. 최근의 연구에서 ACLS-90은 0.92의 신뢰도를 나타냈다(Henry, 1998). 또한 여러 연구에서 인지수준 평가 점수가 다른 인지능력, 사회 기술, 증후학(symptomatology)의 측정과 유의한 관계를 나타낼 뿐 아니라 정신질환이 없는 경우에도 인지수준평가의 타당도가 높은 것으로 증명됐다. 더 최근의 연구에 의하면 ACLS-90의 점수는 퇴원 상황과 더 높은 상관 관계가 있고 정신병(psychosis)이 있는 환자와 없는 환자를 구별할 수 있다(Henry 등, 1998).

11 Mini-Mental State Examination(MMSE)

1. Unit. No.
2. Reh. No.
3. Name
4. Sex / Age
5. Dx.
6. Examiner

	Date		
의식수준			
Alert			
Drowsy			
Stupor			
Coma			

	Items	Date		MS
Orientation	몇 년, 몇 월, 며칠, 계절, 요일			5
	병원, 몇 층, 주소 ; 도(시), 군(구), 면(동)			5
Resistration	3가지 사물이름(사과, 책상, 모자) 시도 기억등록			3
Attention& Calculation	"무궁화동산"을 거꾸로 말하기 또는, 100-7=( ) 93-7=( ) 86-7=( ) 79-7=( ) 72-7=( )			5
Recall	기억시킨 3가지 사물이름 말하기 Hint를 주어서 맞추면 0.5점			3
Language	물건이름 맞추기(시계, 볼펜)			2
	문장 따라하기 ; 들에 콩깍지가 깐 콩깍지인가 안 깐 콩깍지인가			1
	3단계 명령 ; 이 종이를 오른손으로 받아서 반으로 접어서, 책상 위에 놓으십시오.			3
	자유롭게 문장쓰기			1
Comprehension & Judgement	만약 집에 불이 났다면 어떻게 해야 합니까?			1
	도형복사			1
Total score				30

이름 나이 성별(남, 여) 교육(유학, 무학) 진찰권번호

검사일자 생년월일(음력) 생년월일(양력)

검사자

교정점수

(지남력)

1. 오늘은 년 월 일 요일 계절
2. 당신의 주소는 도(특별시 혹은 광역시)
   군(구) 면(동) 동(여기는 어떤 곳입니까?)
   (예 : 학교, 시장, 병원, 가정집 등)
3. 여기는 무엇을 하는 곳입니까?(마당, 안방, 화장실, 진찰실 등)

(기억등록)

4. 물건 이름 세 가지(예 : 나무, 자동차, 모자)

(기억회상)

5. 3분 내지 5분 뒤에 위의 물건 이름들을 회상

(주의집중 및 계산)

6. 100–7= –7= –7= –7= –7=

("삼천리강산"을 거꾸로 말하기)

(언어기능)

7. 물건 이름 맞히기(연필, 시계)
8. 오른손으로 종이를 집어서 반으로 접어서 무릎 위에 놓기(3단계 명령)
9. 5각형 2개를 겹쳐 그리기

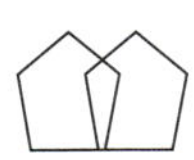

10. "간장 공장 공장장"을 따라하기

(이해 및 판단)

11. "옷은 왜 빨아(세탁)서 입습니까?"라고 질문
12. "길에서 남의 주민등록증을 주웠을 때 어떻게 하면, 쉽게 주인에게 되돌려 줄 수 있겠습니까?"라고 질문

전체점수

의식수준 : Alert, Drowsy, Stupor, Coma

해 설

(지남력)

1. 시간 : 오늘 날짜에 대해서 물으시오. 그리고 빠진 부분에 대해서 특별히 물으시오. 맞는 대답에 대해서 점수를 가산하시오.
   음력으로 대답해도 정답으로 간주하시오.
   년은 간지(예 : 갑자, 을축)로 대답해도 정답으로 간주하시오(0~5점).
2. 주소 : 주소를 물으시오. 맞는 대답에 대해서 점수를 가산하시오(0~4점). 주소가 특별시 혹은 광역시인 피검자는 시 · 구 · 동까지만 질문하고 "여기가 어떤 곳(예 : 시장, 학교, 가정집, 병원 등)입니까?" 하고 질문하시오.
3. 장소 : 이곳의 이름을 물으시오. 맞는 대답에 점수를 가산하시오(0~1점).

(기억등록)

4. 기억력을 검사한다고 피검자에게 이야기하고, 나무, 자동차, 모자와 같이 서로 관계없는 세 개의 단어를 1초 간격으로 정확하고 천천히 불러주시오. 그리고 이것을 반복하는 것에 대해서 점수를 가산하시오. 피검자가 주의를 집중하지 않아서 세 가지 모두를 반복하지 못한다고 판단될 때에는 전혀 다른 세 가지 물건 이름을 똑같이 반복하게 하시오(예 : 물, 이불, 젓가락)(0~3점). 그리고 세 개의 단어를 완전히 따라할 때까지 반복해서 이야기해 주시오. 그러나 6번까지만 반복하시오. 3개의 문항을 결국 못한다면 기억 회상은 검사하지 마시오.

(기억회상)

5. 3분 내지 5분 후에 앞에서 이야기한 3개의 단어를 기억해 보라고 하시오(0~3점).

(주의집중 및 계산)

6. 100에서 7을 빼라고 하시오. 그 수에서 다시 7을 빼라고 해서 5회까지 뺀 후 중단하시오. 만약 피검자가 하지 못하거나 하지 않으려고 할 때 "삼천리강산"을 거꾸로 이야기하게 하시오. 올바른 배열에 있는 글자의 수를 점수로 가산하시오(예:"산강천리삼"은 3점, 93-80-73-63-56은 3점).
7. 이름 : 연필과 시계를 보여 주고 무엇이냐고 물으시오(0~2점).
8. 3단계 명령 : 종이 한 장을 피검자에게 주고 정확한 발음으로 한 번만 명령하시오. 점수는 정확하게 수행한 각부분(오른손, 반, 무릎)에 1점씩 가산하시오(0~3점).
9. 복사 : 깨끗한 종이 위에 각 변이 1인치 정도 되는 5각형 두 개를 겹치도록 그린 후 피검자에게 그림을 보면서 똑같이 따라 그리라고 하시오. 10개의 각이 분명하고 2개의 5각형이 겹쳐졌을 때 1점을 주시오. 떨렸거나 돌아간 그림은 무관함

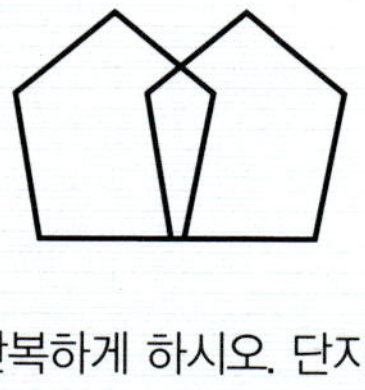

10. 반복 : "간장 공장 공장장"을 읽어준 후 반복하게 하시오. 단지 한 번만 하게 하시오(0~1점).

(이해 및 판단)

11. 이해 : "옷은 왜 빨아서 입습니까?"라고 물으시오. "깨끗하라고" "더러워서" 등 위생에 대한 대답을 할 때, 즉 문항을 이해할 경우 1점을 주시오.
12. 판단 : "길에서 남의 주민등록증을 주웠을 때 어떻게 하면 쉽게 주인에게 돌려줄 수 있겠습니까?"라고 물으시오. 우체국에 관계되는 대답에만 1점을 주시오(예:"우체국", "우편소", "우체부", "우편함", "배달부" 등은 정답이고, "동사무소", "지서", "면장" 등은 오답).

(교정방법)

무학인 경우

1. 시간에 대한 지남력에 1점
2. 주의집중 및 계산에 2점
3. 언어 기능에 1점씩 가산하시오(단, 각 부문에서 만점의 범위를 넘지 않게 하시오. 예 : 주의집중 및 계산에서 3점 이하인 경우는 2점, 4점인 경우는 1점을 가산하고 5점인 경우에는 가산점을 주지 않음)

[그림 10-10] Mini-Mental State Examination(MMSE)

12 Denver Development Screening Test II(DDST II)

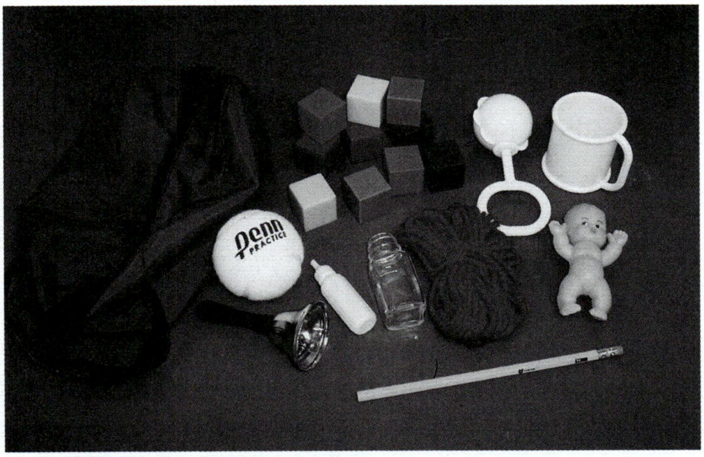

[그림 10-11] Denver Development Screening Test II(DDST II)

1) **개발자** : William Frankenberg , Joseph Doodds, Alma Fandal(1990)
2) **목적** : 발달장애가 의심되는 아동을 조기판별하기 위하여 사용한다.
3) **대상** : 신생아 – 만 6세까지의 아동

4) **도구** : 검사지침서, 결과 기록용지, 딸랑이, 적목, 유리병, 건포도 등

5) **신뢰도** : 검사-재검사의 신뢰도는 .95이고 검사자간 신뢰도도 .95이다.

6) 검사도구의 특징과 DDST와의 차이점 :

DDST II는 현재 가장 넓게 많이 사용하는 검사도구이다. 이것은 DDST, DDST-R을 다시 개정하고 재표준화한 것이다. DDST II(이하 II)는 검사항목, 검사형식, 해석, 의뢰가 I과는 다르다. I은 105항목이었고 II는 125로 증가하였으며 특히 언어영역이 21개에서 39로 증가하였다. 시행이나 해설이 어려운 항목은 변형되거나 제거되었으며, 특히 이전의 많은 항목이 부모의 보고에 의해 검사되었으나 II는 검사자가 직접 관찰하는 항목이 늘었다. 또한 검사결과지에 아동의 행동 특징을 평가하는 표(검사에 잘 응하는지, 주변환경에 관심이 있는지, 두려움, 주의집중범위)가 삽입되었다.

7) 결과에 대한 논의 :

발달문제가 없는 아동이 의심점수를 받아 overeferral되는 일이 있다. 이러한 결과를 최소화하기 위하여 평가 후 의심으로 refer하기 이전에 아동의 발달력, 일반적 건강상태, 사회, 문화, 정서적 환경 등을 충분히 고려하여야 한다.

8) 검사 전 시행사항 :

(1) 아동의 정확한 연령계산이 필요함 - 조산아로 태어났는지 질문하고 연령계산. 24개월까지는 미숙아로 태어난 경우 현재의 나이에서 일찍 출생한 개월수를 빼야 함(ex ; 18개월 아동, 8개월째 출산했다면 16개월로 계산).

(2) **부모와 아동에게 설명** : 이것은 지능검사가 아니고 특정연령에서 아동이 무엇을 할 수 있는지 보여주는 방법이라는 것과, 제시되는 각 항목을 아동이 전부 수행할 것으로 기대하지 않는다는 것을 설명한다. 또한 결과는 모든 항목의 수행이 다 끝난 후에 설명할 것이라고 말한다. 부모가 대신해 주거나 아동의 수행에 대해 간섭하고 참견하는 일이 없도록 주의한다.

9) 검사시 주의사항 :

(1) 절차를 놀이하듯이 게임하듯이 보여준다. II의 장점을 검사상황이 고통스럽거나 낯설지 않고 아동의 자연스런 놀이활동으로 되어 있다는 것이다.

(2) 각 항목을 빠르게 수행하고 한번에 한통에서 하나씩 장난감을 꺼내어 보여준다. 예를 들어 블록쌓기를 했으면 모두 치운 후 다른 것을 꺼내야 한다. 이유는 아동이 쉽게 산만해지기 때문이다.

(3) **수행을 방해하는 요소** : 피로, 질병, 두려움, 부모와의 떨어짐, 정신지체, 청력 및 시력에 문제, 신경장애, 또는 familial pattern of slow develop

10) 검사 후 주의 및 시행사항 :

(1) 아동의 수행이 평상시와 같이 전형적인 행동이었는지 부모에게 물어본다. 이때 부모가 긍정적으로 대답하고 아동의 협조가 만족스러우면 결과를 설명한다.

(2) 성공한 항목을 먼저 강조한다.

(3) 실패한 항목 – 그러나 통과할 것이라고 기대하지 않았던 항목

(4) 지연된 항목순으로 설명한다.

(5) 만약, 부모가 아동의 수행이 평소와 같지 않았다고 대답하면, 특히 거절항목이 의심점수에 해당될 때는 결과를 매기는 것을 연기하고 재검사 일정을 잡는다.

(6) **정상점수를 받은 경우** : 아동이 얼마나 수행을 잘 하였는지에 초점을 두고 설명하고 부모가 아동의 발달을 자극하는 노력을 강화시킨다. 이때 II의 장점 : 아동의 연령에 맞는 적합한 활동을 소개할 때 사용이 가능하다. 연령선 오른 쪽에 있는 항목을 알려준다. 오른쪽을 통과하면 발달수준이 높은 아이이다.

(7) **지연을 설명시** : 부모의 반응에 조심스럽게 주목한다. 일부러 안심을 주는 말은 금물이다. 적절한 융통성과 관심을 가지고 정직하게 반응할 것과 더 상세한 발달검사를 받아볼 것을 제안한다.

11) 검사방법 :

(1) 먼저 연령선을 긋는다.

(2) 연령선에 해당하는 모든 항목을 시행(R은 부모에게 물어보고)한다.

(3) 발달지연을 선별하기 위해 아동의 연령선 왼쪽에 위치한 항목을 시행한다.

(4) 각 항목은 통과(pass), 실패(fail), 거절(refusal), 기회가 없음(no opportunity)으로 평가하여 항목 위에 기입한다.

12) 점수해석 :

(1) Advanced – 연령선 오른쪽 모든 항목을 통과(아동보다 나이 많은 아동의 25% 미만이 통과)

(2) OK – 연령선이 항목의 25%~75% 사이에 걸리면 그 항목에서의 통과, 실패 또는 거절일 때

(3) Caution – 연령선이 75%~90% 사이에 결렸거나 그 위에 있는 경우 실패, 거절일 때

(4) Delay – 연령선 왼쪽의 항목을 모두 실패, 지연으로 간주되는 연령선 왼쪽 항목을 거절하고 그 이유가 과업을 수행할 능력이 없기 때문이면 지연

13) 검사해석 :

(1) Normal(정상) – 지연이 없고 주의가 하나 정도

(2) Suspect(의심) – 하나 또는 이상의 지연, 그리고 또는 두 개, 그 이상의 주의

(3) Untestable(검사불가) – 연령선 왼쪽의 하나 또는 이상의 항목을 거절, 또는 연령선이 75%에서 90% 사이에 걸리는 하나 이상의 항목을 거절

의심, 검사 불가의 경우 1~2주 후 재검사 필요. 재검사로도 같은 결과면 다음을 기초로 임상판단 : 주의와 지연의 항목과 그 숫자를 파악. 과거 발달 속도, 임상검사와 히스토리 의뢰한다.

14) 문항의 지시사항 :

(1) 아동을 touch하여 웃게 하면 안 된다. 미소나 말하고 흔들어 주는 것에 반응하여 웃도록 하라.

(2) 손을 몇 초간 응시한다.

(3) 부모가 아동의 칫솔에 치약을 얹어 주고 이닦는 것을 알려준다.

(4) 도움 없이 옷을 입는다. 이때 등 뒤의 지퍼나 단추 또는 신발끈은 매지 못해도 상관없다.

(5) 실뭉치를 아동의 얼굴 앞 약 8인치 정도 떨어진 거리에서 한쪽에서 다른 한쪽으로 천천히 움직인다.

(6) 아동의 손가락 끝이나 손등을 딸랑이로 터치했을 때 아동이 잡으면 패스

(7) 털뭉치가 가는 방향을 따라 보면 패스, 검사자가 팔을 움직이지 않고 털뭉치를 빨

리 떨어뜨려야 한다.
(8) 몸, 입, 테이블을 이용하지 않고 큐브를 손에서 손으로 이동했을 때 패스
(9) 손가락과 엄지로 건포도를 집어 올렸을 때
(10) 검사자가 그린 수직선과 비교했을시 30도 이상 벗어나면 안 된다.
(11) 주먹을 쥔 상태에서 엄지를 위로 올려 엄지만을 흔든다. 다른 손가락의 움직임 없이 엄지만을 움직인다면 패스
(12) 원이 어떻게든 닫히면 패스. 원을 계속 그리면 안 됨
(13) 어느 선이 더 기니?(크니?라고 물으면 안 됨). 종이를 돌려서 반복해 물어보아서 6중에 5, 3중에 3을 맞히면 패스
(14) 중심 가까이 교차하면 패스
(15) 아동이 copy하고 실패하면 시범을 보여 주라.
(16) 점수매길 때 쌍(팔 두 개 등)은 한 부분으로 계산하여라.
(17) 딸랑이나 컵에 블록 하나를 넣고 아동의 귀 가까이에서 흔들어라. 보여주면 안 됨. 다른 귀에도 실시
(18) 다음 그림을 보고 그림을 지적하고 이름을 말하도록 하라. 소리를 내는 것은 안 됨
(19) 인형을 사용하여 말하도록 하라. 코는 어디 있니, 눈은? 귀는? 입은? 손은? 발은? 배는? 머리카락은? 8개 중 6개 패스
(20) 그림을 사용하여 아동에게 물어라. 날아다니는 것은? 야옹하는 것은? 짖는 것은? 질주하는 것은?(아주 빠르게 뛰는 것은?) 5중의 2, 또는 4개 맞추면 패스
(21) 아동에게 질문하라 : 추우면 어떻게 하니? 피곤하면? 배고프면? 3주의 2. 3중의 3이면 성공
(22) 아동에게 질문하라 : 컵으로 무얼하니? 의자는 무얼하는 거니? 연필은? action word가 답으로 나와야 한다.
(23) 5개 블록을 정확하게 놓고 몇 개인지 말하면 패스
(24) 아동에게 말하라 : 블록을 테이블 위에 놓아라. 아래에, 내 앞에, 내 뒤에. 4개 중 4개 패스(몸이나 눈짓으로 방향을 암시하면 안 된다).
(25) 아동에게 질문하라 : 공은 무엇이니? 호수는? 책상은? 집은? 바나나는? 커튼, 담장, 천장은? 이때, 아동이 사용법, 모양, 재질, 일반적인 분류를 이야기하면 패스(예, 바나나는 과일이에요, 꼭 노랗지는 않아요). 8중의 5, 7이면 패스
(26) 아동에게 질문하라. 말은 크다. 쥐는? 불은 뜨겁다. 얼음은? 햇빛은 낮에 비치고

달빛은? 3중의 2면 패스

(27) 사람을 잡지 않고 벽이나 난간을 이용하여 계단을 오른다. 기어올라가지 않는다.

(28) 검사자의 팔 범위 내에 공이 떨어지도록 overhand로 공을 던진다(3feet 범위 내).

(29) 서있는 자세에서 넓이 뛰기 해야 함. 검사지(81/2inch)를 뛰어넘어야 함

(30) 앞으로 걸으라고 말하라. 뒷꿈치와 발가락 사이가 1inch 이내라야 함. 검사자가 시범을 보여라.

(31) 2살 이내의 아동은, 정상아동의 절반정도가 검사에 순순히 응하지 않는다.

13 Gesell Developmental Scale

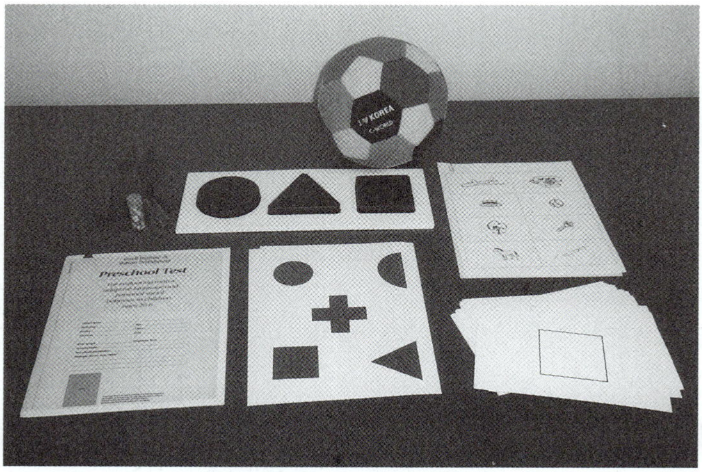

[그림 10-12] Gesell Developmental Scale

1) **개발자** : Arnold Gesell (1980)

2) **대상** : 0~3세, 2 1/2~6세, 6~10세의 아동을 평가하는 것으로 연령에 따라 3개의 평가도구로 이루어져 있으나 현재 우리나라에서 가장 많이 쓰이고 있는 것은 2 1/2~6세로 학령기전 아동 평가(preschool test) 도구이다.

3) **도구** : 빨간 적목, 미완성 인물화, 그림 및 도형카드, 계단 등

4) **평가 영역 및 방법** : 운동, 적응성, 언어, 개인-사회성 모두 4개의 영역을 평가한다. 각 영역에 따른 직접수행을 통하여 능력을 평가하며 결과는 영역에 따라 개월 수로 나타

낸다. 주로 DDST와 같은 선별평가도구로 일단 선별해낸 발달 지연이 의심되는 아동의 정밀검사 또는 추적 조사로 사용된다.

14 Bayley Scale of Infant Development-Ⅲ(BSID Ⅲ)

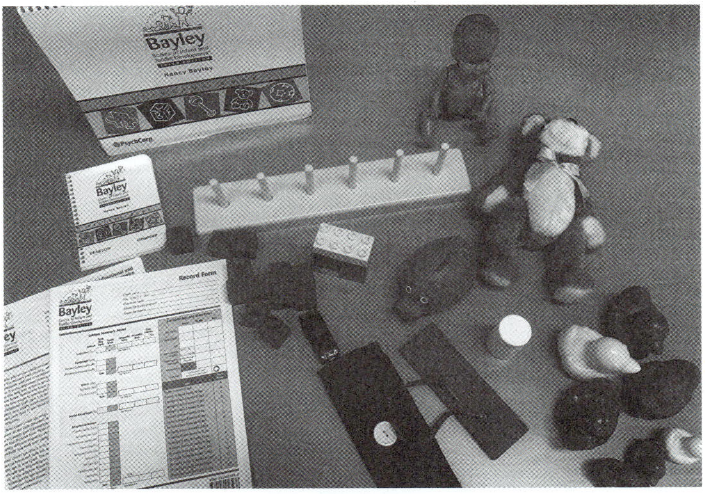

[그림 10-13] Bayley Scale of Infant Development-Ⅲ(BSID Ⅲ)

1) **개발자** : Nancy Bayley(2006)
2) **평가대상** : 1개월~42개월 아동
3) **평가도구** : 각종 다양한 장난감과 같은 도구들 – 인형, 컵, 종, 퍼즐, 거울, 적목, 계단 등
4) **평가 영역 및 방법** : 영유아를 대상으로 아동의 현재 발달을 평가하며, 발달지연을 조기에 규명하기 위한 평가임. 평가영역은 인지, 운동, 언어, 적응행동과 사회정서 5개 영역을 평가함. 인지, 언어(수용, 표현), 운동(소운동, 대운동)영역은 검사자가 실시하며, 사회정서, 적응행동 영역은 양육자가 체크함.

   검사실시는 아동의 흥미를 자극하는 상황과 과제를 제시하고, 아동의 행동 반응을 관찰하여 발달이 적절한지 결정하여 채점하게 된다. 검사자가 직접평가와 양육자의 체크된 점수를 산출하며 이 검사는 발달연령과 발달지수 두 가지를 얻을 수 있다. 장애아동에게 적용할 경우, 특히 재평가시에는 발달지수보다는 발달연령으로 이전 평가와 비교하는 것이 바람직하다.

15 DeGangi-Berk Test of Sensory Integration

1) **개발자** : Ronald A. Berk, Georgia A. DeGangi(1983)
2) **대상** : 3~5세까지의 아동
3) **도구** : 아동용 책상과 의자, 테이프, 벽에 붙이는 검사용지, 공 등
4) **평가영역 및 방법** : 자세조절, 양측운동 통합, 반사통합 3가지 영역으로 이루어져 있음 각 소검사에서 얻어진 합으로 전체점수를 산출함. 직접평가로 관찰하여 점수 산정

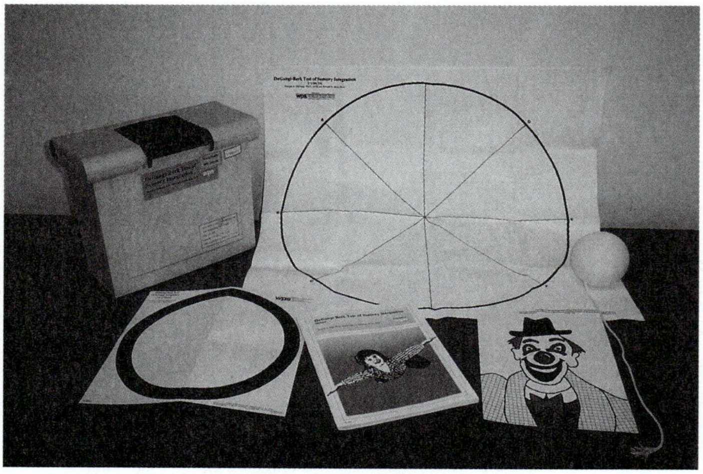

[그림 10-14] DeGangi-Berk Test of Sensory Integration

16 Bruininks-Oseretsky Test of Motor Proficiency-2(BOT-2)

1) **개발자** :
   (1) Bruininks가 2005년 개정
   (2) BOTMP의 항목, 나이 기준 확장, 항목 제시 개선, 키트 장비의 질적 개선함
2) **대상** : 만 4세 ~ 21세 소아/청소년
   (1) 심한 운동장애를 가졌거나 심한 발달지체가 있는 아동에게는 적합치 않음
   (2) 학습장애, 발달성 협응장애아동, 일반 학생들의 운동발달 능력을 알아보거나 프로그램 짜기 좋음

3) **평가영역 및 방법 :**

(1) 4개의 검사영역, 8개의 소 검사로 구성

(2) 정확도를 요하는 검사에서 시작하여 신체활동을 더 요하는 순서로 배열

(3) 검사 시행의 4가지 방법 가능 : Complete form, short form, 각 영역 검사, 소검사를 선택하여 검사 시행(각각의 목적에 맞게 선택)

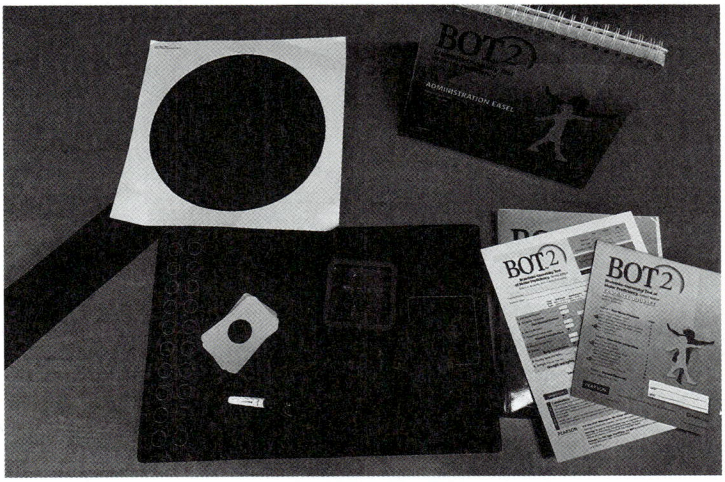

[그림 10-15] Bruininks-Oseretsky Test of Motor Proficiency-2(BOT-2)

17 Peabody Developmental Motor Scales-2(PDMS-2)

1) **목적**

(1) 아동의 전반적인 운동발달 특히 소운동과 대운동을 평가할 수 있는 표준화된 도구

(2) 운동기술의 양적인 측저과 질적인 측정 모두 포함

2) **대상 :** 출생부터 72개월 아동

3) **평가영역 및 방법 :**

(1) 아동과 치료사가 1:1로 평가 진행함 / 평가시간 : 45~60분

(2) **평가영역**

① 대운동 : 반사(reflex) 8개 항목, 고정운동(Stationary) 30개 항목, 이동(Locomotion) 89개 항목, 사물조작(Objective manipulation) 24개 항목으로 구성됨

② 소운동 : 잡기(Grasping) 26개 항목, 시각-운동통합(Visual-motor integration) 72개 항목으로 구성됨

(3) **점수** : 각 항목 당 3점 척도(0점, 1점, 2점)로 항목별 기준에 따라 점수를 부여하며 수행도가 높을수록 높은 점수를 부여함

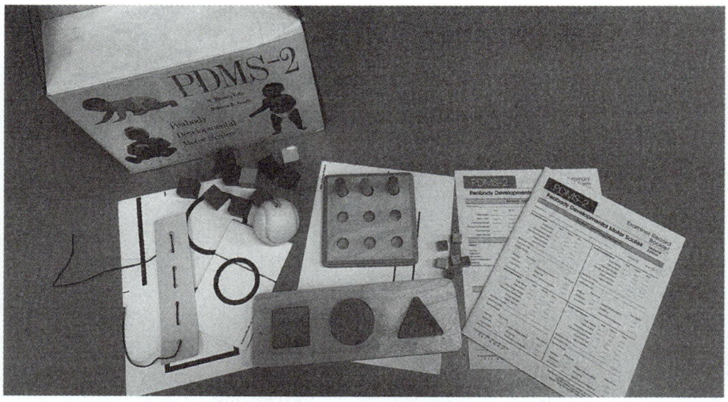

[그림 10-16] Peabody Developmental Motor Scales-2(PDMS-2)

18 Canadian Occupational Performance Measure(COPM)

1) **목적** : COPM(Law 등, 1998)은 작업치료 수행에 대한 환자의 주관적 지각 예를 들면, 환자의 자기인식(self-perception) 정도와 변화를 측정하도록 고안되었다.

2) **내용** : 초기 평가시 작업치료사는 환자의 자조생활, 생산활동, 여가생활에 대한 면담평가를 실시한 다음 환자에게 각각의 영역에 대한 환자가 느끼는 장애정도와 환자가 느끼는 중요도를 직접 평가하게 한다. 마지막으로 환자에게 각각의 장애에 있어서 가장 중요한 문제점들을 5가지 정도 선호도를 정하게 한 다음 각 환자의 영역에 대한 만족도와 실행도를 평가한다.

환자에게 있어서 활동영역에 대한 중요도와 환자의 실행수준에 대한 질적 수준과 만족도를 1~10점(1=중요하지 않다, 할 수 없다, 전혀 만족하지 못한다. 10=매우 중요하다, 매우 잘하고 있다, 매우 만족한다)까지 환자 스스로 평가하게 한다.

환자 장애에 대한 문제점을 평가하는 데 있어 COPM의 특별성은 환자와 작업치료사가 같이 의논하여 환자 치료목표를 설정하는 데 있다. 재평가시 환자는 초기 평가시 작성한 기록들을 살펴보면서 환자의 실행수준과 만족도에 대하여 재평가를 실시한다. 이러

한 평가를 통하여 환자의 지각이 변화되는 것을 알 수 있다(Law 등, 1998).

3) **방법** : 이 평가는 환자 중심의 반구조화된 면담 평가방법이다.

4) **심리 측정학적 특성** : 신체적 장애가 다양한 27명의 성인 환자들을 대상으로 실행수준과 만족도에 있어서의 검사-재검사간의 신뢰도를 평가한 결과 신뢰계수는 0.63과 0.84로 보고되었다. 최근 연구에서는 실행수준과 만족도의 신뢰도에 대한 신뢰계수는 0.80과 0.89였다. 이러한 연구결과들을 미루어볼 때 COPM이 작업치료 실행에 있어서의 환자의 지각능력에 유용하다는 것을 알 수 있다.

19 Functional Independence Measure(FIM)

1) About FIM....

(1) 최소한의 항목을 가지고 있다.
(2) 단시간에 측정할 수 있다.
(3) large group에 적응할 수 있다.
(4) 재활치료결과의 분석에 사용될 수 있다.
(5) '독립'부터 '의존'까지 7개의 수준으로 구분되어 있다.
(6) Measure of disability, not impairment.
(7) 모든 항목이 완전히 기록되어야 한다.
(8) interdisciplinary assessment가 가능하다.

2) FIM scoring과정

(1) Admission data – 입원 후 72시간 내에 수집되어야 한다.
(2) Discharge data – 퇴원 전 72시간 내에 수집되어야 한다.
(3) Follow-up data – 퇴원 후 80~180일 사이에 수집되어야 한다.
(4) 환자의 기능수준을 가장 정확히 기술하는 score를 FIM sheet에 기록한다.
(5) 환자의 실제의 활동을 직접 관찰하여 평가한다.
(6) 환경이나 시간의 차이에 의해 수행능력이 달라지는 경우 가장 낮은 수준의 score로

기록한다. 그 이유는 환자가 그 기능을 완전히 숙달하지 못했기 때문이다.

예) 피곤하거나 치료setting 때문에 동기부여가 안 되어 하지 못하는 경우

(7) setup인 경우는 균일하게 '5'를 기록한다.

(8) 손상 당할 위험이 있을 경우는 '1'을 기록한다.

(9) 환자가 과제를 수행하지 않을 경우 '1'을 기록한다.

예) 침상 위에서의 목욕을 원할 경우 '욕조/샤워실로 이동하기' 항목에는 '1'을 기록한다.

(10) 2명의 보조자가 필요할 경우 '1'로 기록한다.

(11) 빈칸으로 남겨두는 항목이 없어야 한다.

(12) N/A(Not applicable)를 기록하지 않는다.

(13) 걷기/휠체어, 의사소통 항목에서는 가장 많이 사용하는 형태에 동그라미 표시를 한다.

(14) 걷기/휠체어 사용하기 항목의 형태는 입원시와 퇴원시 항목이 같아야 한다.

이동의 형태에 변화가 있을 경우 입원시 기록을 퇴원시 가장 많이 사용하는 이동형태의 수준으로 기록한다.

LEVEL		
	7. 완전독립 6. 부분독립	NO HELPER
	5. 지도감독 4. 단순보조 3. 중간보조 2. 최대보조 1. 완전보조	HELPER

자조활동	입원	퇴원
A. 먹기		
B. 꾸미기		
C. 목욕하기		
D. 상의 입기		
E. 하의 입기		
F. 화장실 사용하기		
괄약근 조절하기		
G. 소변가리기		
H. 대변가리기		
움직이기		
이동하기		
I. 침상, 의자, 휠체어		
J. 화장실		
K. 욕조/샤워		
보행		
L. 걷기/휠체어		
M. 계단		
의사소통		
N. 이해/지각력		
O. 표현하기		
사회적응		
P. 사회생활하기		
Q. 문제해결능력		
R. 기억력		

♤ <u>전체점수(126점)</u> :

[그림 10-17] Functional Independence Measure(FIM)

독립(INDEPENDENT) 과제수행에 보조자가 필요 없다(No helper).	
7	완전독립(Complete Independence) 과제의 모든 과정을 보조기나 보조도구 없이 적정시간 내에 안전하게 수행할 수 있다.
6	부분독립(Modified Independence) 보조기구가 필요하거나 평소시간보다 오래 걸리거나 위험 요소에 대한 안전장치나 대책이 필요하다.
의존(DEPENDENT) 과제수행시 보조자의 지도감독이나 직접적 보조 등이 필요하다. 그렇지 않으면 과제를 수행할 수 없다(Requires helper).	
부분독립(Modified Independent) 과제의 50% 이상을 수행할 수 있다.	
5	지도감독(Supervision or Set up) 신체적인 접촉 없이 옆에서 지켜보며 cue를 주거나 격려해 주어야 한다. 또는 보조도구나 보조기가 필요하다.
4	최소보조(Minimal contact assistance) touching 정도의 신체적 도움이 필요하며 과제의 75% 이상을 수행할 수 있다.
3	중간보조(Moderate assistance) touching 이상의 신체적 도움이 필요하며 과제의 50~75%를 수행할 수 있다.
완전독립(Complete Dependence) 과제의 50% 미만을 수행하며 최대보조 또는 완전보조가 필요하다.	
2	최대보조(Maximal assistance) 과제의 25~50%를 수행한다.
1	완전보조(Total assistance) 과제의 25% 미만을 수행한다.

[그림 10-18] Functional Independence Measure(FIM)

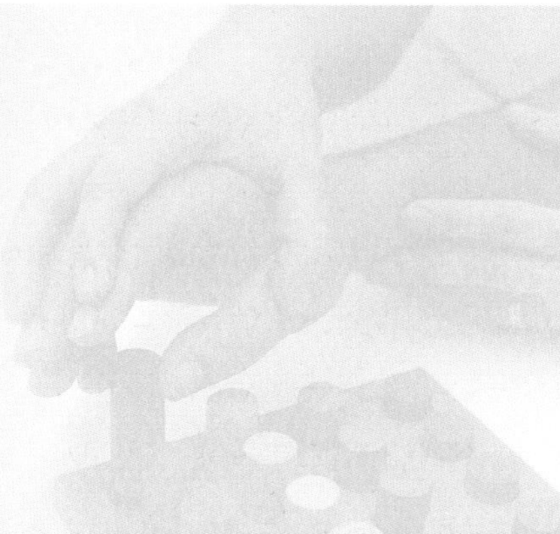

부록

OCCUPATIONAL THERAPY

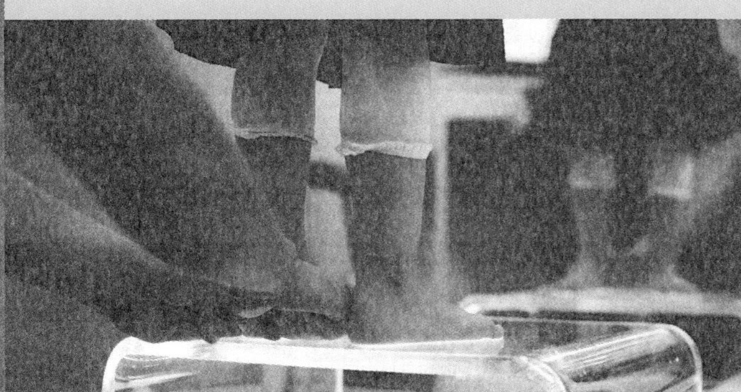

부록 1

작업치료에서 사용되는 용어

Abstract thinking 추상적 사고

Acalculia 계산불능증

Active 능동적

Activities of daily living(ADL) 일상생활 동작

Alzheimer's disease 알츠하이머 병

Activity/activities 활동

ADA Americans with Disabilities Act(ADA) 미국 장애인 법률

Adaptive treatment approach 적응치료 접근

Adiadochokinesis 변환운동곤란증

AFO. See Ankle-foot orthosis 단하지보조기

Age/aging 나이/노화

Agnosia, after cerebral vascular accident 실인증, 뇌혈관장애

Agraphesthesia 서화장애

Agraphia 실서증

Adjunctive methods 부수적(보조적) 방법들

Alexia 실독증

All fours position. See Quadruped position 네 발 기기 자세

Allen Cognitive Level Test(ACL) 알렌 인지수준 검사

AIS. Amyotrophic lateral sclerosis 근위축성측삭경화증

American Occupational Therapy Association(AOTA) 미국작업치료협회

American Occupational Therapy Foundation(AOTF) 미국작업치료재단

Americans with Disabilities Act(ADA) 미국장애인 법령

Amnesia, posttraumatic 건망증, 후외상성

Analgesia 통각결여

Anatomical snuffbox compression 해부학적 스너프 박스 압박

Anesthesia 무감각증

Ankylosing spondylitis 강직성 척수염(强直性 脊髓炎)

Angina pectoris 협심증

Anemic aphasia 허혈성 실어증

Aphasia 실어증

Apraxia 행위상실증

Arteriosclerosis 동맥경화

Asomatognosia, tests 체성인식 결여, 테스트

Associated reactions 연합반응

Associated movement 연합운동

Astereognosis 입체인지 불능

Asymmetric tonic neck reflex(ATNR) 비대칭성 긴장성 경 반사

Asymmetry 비대칭성

Atactic 실조증

Athetosis 불수의운동(不隨意運動)

Attention 집중

Attention deficit 집중력 결핍(注意力 缺乏)

Automatic reaction 자동반응(自動反應)

Automatic walking 자동보행(自動步行)

Atherosclerosis 동맥경화증

Autism 자폐증

Awareness 인식

Backward chaining 역 연쇄

Balanced forearm orthosis(BFO) (전박)아래팔균형 보조기구

Balanced suspension device 매달기 균형성을 위한 도구

Baltimore Therapeutic Equipment(BTE) 발티모어 모의실험기구

Basal metabolic equivalent(MET) 기초대사 요구량

Behavior 행동

Behavioral Inattention Test(BIT) 행동 부주의 테스트

Below-elbow prostheses(BE prostheses 주관절 아래 의수)

Below-knee prostheses(BK prostheses 슬관절 아래 의족)

Biomechanical treatment approach 생체역학적 치료접근

Bipedal stance 두발로 서기

BIT(Behavioral Inattention Test) 행동적 부주의력 테스트

Blindness 시각 장애

Blood pressure 혈압

Bobath developmental treatment(NDT) 신경발달치료

Body scheme disorder 신체도식 장애

Boutonniere deformity 보우트니어 변형

Brachial plexus injury 상완신경총 손상

Broca aphasi 브로카 실어증

Babinski reflex 바빈스키 반사(~反射)

Balance 균형, 평형(均衡, 平衡)

Behavior modification 행동수정(行動修正)

Body righting reaction 몸통 바로잡기 반응(~反應)

Bradykinesia 운동완만(運動緩慢)

Breech delivery 둔위분만(臀位分娩), 골반위분만(骨盤位分娩)

Cardiac rehabilitation 심장재활

Carpal tunnel syndrome 수근관 증후군

Central nervous system(CNS) 중추신경계

Central processing unit(CPU) 중앙처리과정 단위

Cerebral anoxia 뇌 산소 결핍증

Cerebral vascular accident(CVA) 뇌혈관장애, 뇌졸중

Cognitive rehabilitation 인지재활

Cerebral palsy 뇌성마비(腦性痲痺)

Certified occupational therapy assistant(COTA) 공인 작업치료 보조

Chaining 연쇄화

Diplegia 양지마비(兩肢痲痺), bilateral paralysis

co-contraction(co-innervation) 동시수축(同時收縮), 협력수축(協力收縮)

Cognition 인지

Cognitive Assessment of Minnesota 미네소타 인지종합평가

Colies' fractures 콜레스 골절

Commode chairs 실내용 변기 의자

Communication 의사소통

Community 지역사회

Compensatory treatment 보상치료

Concentration 집중력

Contracture 구축(構築)

Constructional apraxia 구조적 행위상실증

Contract-relax 수축-이완

Contrast baths 대조욕

Coordination 협응, 협조(協調)

Coxa valga 외반고(外反股)

Crawling 네발기기

Creeping 배밀이

Crossed extension reflex 교차성 신전반사

Cryotherapy 냉치료

CT(computerized tomography) 전산화 단층 촬영술

Cues 단서

Cylindrical grasp 원통 모양 쥐기

DeLorme progressive resistive exercise method 델롱 점진적 저항 운동 방법

Denial 거부

Desensitization 감각둔화

Developmental delay 발달지연(發達遲延)

Dexterity test 기민성 테스트

Disability/disabilities 장애

Disability Rating Scale 장애 등급 척도

Documentation Records ; Reports 문서작성 기록 ; 보고서

Domain of concern for occupational therapy 작업치료에 관련된 영역

Doorknob extension 막대 문손잡이

Double hemiparesis 중복 부전편마비(重複 不全偏痲痺)

DRG(diagnostic related group) 진단별 수가제도

Down syndrome 다운증후군(~症候群)

Dysarthria 구음장애(口音障碍)

Dyskinesia 이상운동증(異常運動症)

Dyskinetic 이상운동성(異常運動性)

Dysphasia 부전실어(不全失語)

Dystonia 근긴장이상(筋緊張異常), 디스토니아

Electrocardiogram(EGG ; EKG) 심전도

Electromyograph(EMG) 근전도

Elongation 연장(延長), 신장

Enabling activities 가능하게 하는 활동들

End-feel 끝-느낌

Energy conservation 에너지 보존

Engram 인그램(기억 심상), 잠재기억(潛在記憶)

Epilepsy 간질(癎疾)

Equilibrium 평형(상태)(平衡(狀態))

Equilibrium reaction 평형반응(平衡反應)

Equinovalgus 외반첨족(外反尖足)

Equinovarus 내반첨족(內反尖足)

Equinus 첨족(의)(尖足)

Erb's palsy 상완신경총 마비

Esophagus 식도

Evaluation 평가

Exercise, therapeutic 치료적 운동

Extension 신전

Extensor thrust 신근 밀기(伸筋~)

Facilitation 촉진

Feedback 피드백

Feedforward, sensory 피드포워드, 감각

Forward chaining 전 연쇄

Flaccid paresis 이완성 부전마비(弛緩性 不全痲痺)

Flexor withdrawal reflex 굴근 밀기 반사(屈筋後退反射)

Foot placement reaction 발끝 놓기 반사(~反射)

Frame of reference 이론의 틀

Frankel classification scale 프랑켈식 분류

Froment's sign 프로먼트 싸인

Frozen shoulder 오십견

Functional Independence Measure 기능적 독립 측정

Genurecurvatum 반장슬(反張膝)

Global aphasia 전반적 실어증

Goniometers 관절 각도기

Grading 등급매기기

Grasp 쥐기

Grasp reflex 파악반사(把握反射), 쥐기반사(~反射)

Gllitlain-Barre syndrome 길랑-바레 증후군

Head turning 머리 돌리기

Hemi-inattention 편측 무시

Hemiplegia 편마비

Homonymous hemianopsia 동측 반맹증

Hook grasp 후크 모양 쥐기

Human occupation model 인간작업모델

Hypalgesia 저통각증

Hypertonus 과긴장(증)(過緊張(症))

Hyperesthesia 촉각 과민증

Hypotonus 저긴장(低緊張), 긴장저하(緊張低下)

Hypokinesia 운동저하(증)(運動低下(증))

I-ADL. Instrumental activities of daily living(I-ADL) 일상생활의 도구적 활동들

ICU occupational therapy 중환자실 작업치료

Ideation 사고과정(思考科程), 관념작용(觀念作用)

Ideational apraxia 관념적 행위상실증

Ideomotor 관념운동, 의식운동의(意識運動~)

Ideomotor apraxia 관념운동 행위상실증

Immature 미숙, 미숙한(未熟, 未熟~)

Infant 영아(영兒)

Incoordination 비협응

Inhibition 억제(抑制)

Ischemia 허혈(虛血)

Independent living skills 독립적 생활 기술

Lateral prehension 측면쥐기, 열쇠쥐기

Labyrinthine reflex 미로 반사(迷路反射)

Labyrinthine righting reaction 미로 정위 반응(迷路~反應)

Landau reflex 란다우 반사(~反射)

Learning disability 학습장애(學習障碍)

Locomotion 이동, 보행(移動, 步行)

Long sitting 다리 뻗고 앉기

Juvenile rheumatoid arthritis 연소성 류마티스양 관절염(年少性 ~様 關節炎)

Kneel standing 무릎서기

Kneeling 무릎꿇기

Kyphoscoliosis 척추후측만증(脊椎後側彎症)

Kyphosis 척추후만증(脊椎後彎症)

Magnetic resonance imaging(MRI) 자기공명영상

Mallet deformity 망치 변형(마렛 변형)

Manual muscle test(MMT) 도수근력검사

Mass grasp test, in hemiplegia 편마비에서의 전체적인 쥐기 테스트

Mass movement 집단운동(集團運動)

Mass pattern responses(synergistic) 전체적 패턴 반응(공동운동적)

Maturation 성숙(成熟)

MET(basal metabolic equivalent) 기초대사 요구량

Metacognition 초인지

Meningitis 수막염(髓膜炎)

Microcephaly 소뇌증, 소두증(小腦症, 小頭症)

Moro reflex 모로 반사(~反射)

Motor development 운동 발달(運動發達)

Motor neuron disorder 운동 뉴우론장애(運動~障碍)

Moyamoya disease 모야모야병(~病)

Multiple sclerosis 다발성 경화증(多發性硬化症)

Myelodysplasia 척수이형성(증)(脊髓異形成(症))

Neck righting reaction 목 정위 반응(~反應)

Neurodevelopmental treatment(NDT) 신경발달치료(법)(神經發達治療(法))

Neuroplasticity 신경가소성(神經可塑性)

Nystagmus 안구진탕(眼球震盪)

Optical righting reaction 시각정위반응(視覺~反應)

Optical righting reflex 시각정위반사(視覺~反射)

Orientation 지남력

Osteoporosis 골다공증

Passive 수동적

Paraplegia 하지 마비

Peripheral nervous system(PNS) 말초신경계

Phalen's maneuver 팔렌검사

Physical agent modalities 물리치료 모달리티

Physical therapist 물리치료사

PNF(proprioceptive neuromuscular facilitation) 고유 수용성 신경근육 촉진

Poliomyelitis 소아마비(회백수염)

POMR(Problem Oriented Medical Record) 문제지향적 의학기록

Praxis 실행

PRE(progressive resistive exercise) 점진적 저항운동

Prehension 잡기

Pressure sores 욕창

PVD(geripheral vascular disease) 말초혈관 질환

Parachute reaction 낙하산반응(落下傘反應)

Pes 발

Pes equinus 첨족(尖足)

Pes planovalgus 외반편평족(外反扁平足)

Phenol block 페놀차단(~遮斷)

Phenol injection 페놀주사(~注射)

Placing reaction 발놓기 반응(~反應)

Plasticity 가소성(可塑性)

Positive supporting reaction 양성지지반응(陽性支持反應)

Postnatal 출생 후의(出生後~)

Postural reaction 자세반응(姿勢反應)

Postural tone 자세긴장(姿勢緊張)

Posture 자세(姿勢)

Premature 조숙의(早熟~)

Prematurity 조숙(早熟)

Prenatal 출생 전의(出生前~)

Primitive reflex 원시반사(原始反射)

Progressive spinal muscular atrophy 진행성 척수 근위축증(進行性 脊髓性 筋萎縮症)

Proprioception 고유수용(固有受容)

Protective reaction 방어반응(防禦反應)

Quadriplegia 사지마비

Quadruped position 네 발 기기 자세

Rancho Los Amigos Scale of Cognitive Functioning 란초 로스 아미고 인지기능 척도

Range of motion(ROM) 관절가동범위

Reevaluation 재평가

Reflex 반사

Rehabilitation 재활

Remediation 교정, 개선

Repetition 반복

Rheumatoid arthritis(RA) 류마토이드 관절염

Righting reactions 양성반응, 정위반응(~反應)

Rigidity 강직, 뻣뻣함, 고축(固縮)

Rood's treatment approach 루드 치료접근

Rooting reflex 먹이 찾기 반사(~反射)

Saccadic eye movements 안구 운동 움직임

SACH foot(solid ankle cushioned heel)

Sanding board, inclined-plane 샌딩보드, 경사진 면

Scanning, visual 탐색, 시각

Sensation 감각

Sensorimotor compqnent 감각운동 요소

Sensory-integration theory 감각통합 이론

Sliding board transfer 미끄럼판 이동

Slings, for hemiplegic arm 편마비성 팔을 위한, 슬링

Spasticity 경직성(硬直~, 硬直性)

Spatial relationship disturbances 공간관계 장애

Speech disorders 말하기 장애

Spherical or ball grasp 구형 쥐기

Stereognosis 입체인지지각

Stimulation 자극

STNR(symmetrical tonic neck reflex) 대칭성 긴장성 경 반사

Stooping 웅크리기

Suction brush 흡착식 솔

Supervision, in teaching process, 교수과정에서 감독

Swan-neck deformity 백조 목 변형

Symmetrical tonic neck reflex 대칭성 긴장성 목 반사(對稱性 緊張性 ~反射)

Symmetry 대칭성

Scoliosis 척수측만증(脊髓側彎症)

seizure 경련발작(痙攣發作)
shunting rule 단락형성법칙(短絡形成法則)
sitting tolerance 좌위내구력(坐位耐久力)
speech disturbance 언어장애(言語障碍)
spina bifida 척추이분증(脊椎二分症)
startle reflex 놀림반사(~反射)
sucking reflex 빨기반사(~反射)
Tactile sensation 촉각
Tapping 두드리기
TBI. Traumatic brain injury(TBI) 외상성 뇌손상
TENS. Transcutaneous electrical nerve stimulation(TENS) 텐스
Termination, of treatment 치료종료, 종결
Terminology 용어
Test of Visual Perceptual Skills(TVPS) 시지각 기술 테스트
Test of Visual-Motor Skills 시각-운동 기술 테스트
Therapeutic activity 치료 활동
Therapeutic intervention 치료 중재
Therapeutic modalities 치료 형식, 양식
Therapeutic relationship 치료적 관계
Thermal sensation test 온도감각 테스트
Tinel's sign 티넬 징후
Tip prehension 손가락 끝으로 집기(잡기, 쥐기 등)
TLR(tonic labyrinthine reflex) 긴장성 미로 반사
TNR(tonic neck reflex) 긴장성 경 반사
Tolerance activities, grading 지구력 활동, 등급매기기
Tonic labyrinthine reflex 긴장성 미로 반사
Tonic neck reflex(TNR) 긴장성 경 반사(緊張性~反射)
Topographical orientation 지리학적 지남력
Total hip replacement 고관절치환술
Tracheostomy tube 기관지 개구술 튜브

Triplegia 삼지마비(三肢痲痺)

Traction 트랙션(당기기)

Transient ischemic attacks(TIA) 일과성 허혈발작

Tremor 떨림, 진전

Two-joint muscles 두 관절 근육

Two-point discrimination 두점변별 테스트

Talipes equinovarus 내반첨족(內反尖足)

Tenotomy 건절단술(腱切斷術)

Uprighting 바로서기

Videofluoroscopy 비디오 투시검사

Vision 시각

Visual acuity deficits 시각적 정확도(시력) 결함

Visual attention 시각적 주의력

Visual cognition 시각적 인지

Visual field deficits 시야결함들

Visual memory 시각적 기억력

Visual perception 시지각

Visual processing 시각 과정

Visual system 시각계

Verticalization 수직화(垂直化)

Vestibular reflex 전정반사(剪定反射)

Vojta treatment 보이타 치료법(~治療法)

Vocational rehabilitation 직업재활

WCE(Work Capacity Evaluation) 작업능률 평가

Weight shifting 체중 이동

Weight-bearing 체중지지

Wheelchair 휠체어

WHO(World Health Organization) 세계보건기구

Walking reflex 보행반사(步行反射)

부록 2

사례 연구

사례 연구(CASE STUDY) 1 - [척수장애(SCI)]

J씨는 52세의 남성으로 S회사의 청원경찰이었고 사고당하기 전까지 아주 건강하고 부지런하여 부인과 함께 과수원까지 돌보며 바쁜 생활을 하였다. 1남 3녀의 자녀들을 두고 행복한 가정과 긍정적 사고와 성실하고 노력하는 성격으로 집안의 대소사도 모두 담당하였다. 바쁜 생활로 취미생활을 하는 것에 어려움이 있었지만, 가끔씩 친구들과 등산하는 것이 유일한 취미생활이었다.

어느날 J씨는 고속도로에서 교통사고로 인하여 C6-7 불안전 척수손상을 입었다. 사고를 당한 직후엔 사고를 당한 자신의 장애를 스스로도 받아들이기 힘들어 외부인과의 접촉을 피하였으나, 그 시기는 오래 가지 않았고 자신이 젊기 때문에 다시 일어서야 한다는 신념을 가지고 열심히 재활에 임하고 있다.

매일 물리치료와 작업치료를 하고 작업치료에서는 상지근력(U/E의 muscle strength) 증진과 이동(transfer)연습을 하고 있다.

다음은 위의 사례에서 SOAP 노트 쓰는 방법의 예이다.

Case Review

I. Subjective

1. Diagnosis : SCI C6- C7(S) d/t C6-7 Fx(ASIA B)
2. Date of onset : 2003년 11월 4일 PM 7시
3. Past History : 경북 문경 국도에서 시속 60~70km/h로 운전 중 추월하는 차로 인해 급제동하면서 미끄러져 중앙분리대 충돌하여 C6-7 골절(Fx)과 dislocation, C5-6

laminar 골절(Fx)로 local 경유하여 Y대병원에서 수술(11/5일) 후 연고지 관계로 본원 NS adm 후 RM치료

4. Past Illness : 고혈압이나 당뇨 없이 아주 건강하였다.

5. Patients Need : ① 앉은 자세에서 균형잡기 ② W/C에서 침대로 이동

6. Background History

- Occupation : 회사원(청원경찰), 과수원과 벼농사
- Address : 경기도 수원시 장안구 정자동 801번지
- Housing : 주택 1층 계단 6~7개
- Family :

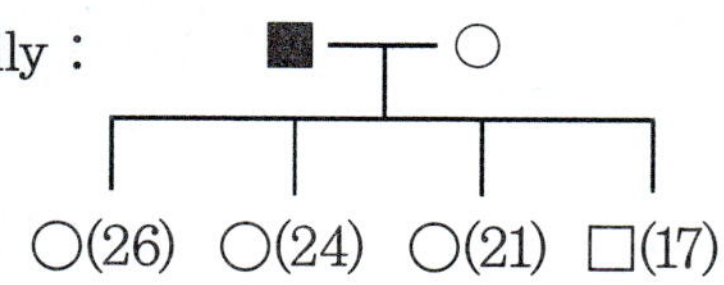

※ 환자 ■=2남 1녀 중 장남
집안의 대소사 담당

- Education : 고졸
- Religion : 無
- Hobbies : 등산, 여행

7. Psychological condition

a. Adjustment to disability :

처음엔 바뀐 환경에 적응하기 어려워하였지만, 현재는 긍정적으로 받아들여 재활치료를 열심히 하면 좋아진다는 것을 판단하여, 현재 기능으로 최대한 가능한 일을 하시고 싶어한다. 성격이 활동적이고, 성실하며 의지가 강하다.

b. Interpersonal relationship :

여러 사람들과 이야기하는 것보다 혼자 생각하는 것을 좋아한다. 그러나 대인관계는 원만하다.

II. Objective information

1. Mental status : Alert

- MMSE-K : 30점 /30점

2. Physical status

a. PROM

U/E Shoulder, Elbow, Wrist, Finger → U/E PROM full range

b. MMT

Motor Level	Muscle	Date : 2004년 1월 14일	
		Left	Right
C4	Scapula Elevator	normal	normal
C5	Shoulder Abductor	normal	normal
	Shoulder Adductor	normal	normal
	Shoulder External Rotator	good	good
	Shoulder Internal Rotator	good	good
	Forearm Supinator	normal	normal
	Elbow Flexor	good	good
C6	Shoulder Flexor	normal	normal
	Shoulder Extensor	normal	normal
	Forearm Pronator	normal	normal
	Wrist Extensor	good−	good−
C7	Elbow Extensor	good−	fair
	Wrist Flexor	good	good
	Finger Extensor	good−	fair
C8−T1	Finger Flexor	fair	fair−
	Finger Abductor	fair	poor
	Finger Adductor	fair	poor
	Thumb Flexor	fair+	fair
	Thumb Extensor	fair+	fair

☞ comment − proximal 쪽의 Shoulder, Forearm, Elbow에서는 good~normal 범위에서 나타나지만, distal쪽의 Wrist에서는 good~good−, Finger는 fair~poor. 척수손상 level이 C6−7이므로 C8−T1이 담당하는 Finger의 근력이 떨어지는 것인데 특히, 오른쪽이 왼쪽보다 더 약함.

L2~S1 level이 담당하는 하지에서는 전혀 움직임이 나오지 않음.

c. Hand Function

Dominant Hand : Rt. hand

(1) Grip Power

* Dynamometer, Pinch gauge (단위 : kg)

		Lt. hand				Rt. hand			
		Date : 2004년 1월 12일							
		1	2	3	Avr	1	2	3	Avr
Grasp Power		15	11	12	12.7	3	2	4	3
Pinch Power	Lateral Pinch	5.5	4	3.7	4.4	3	3.5	3.4	3.3
	Palmar Pinch	3.8	3.4	2.8	3.33	2	1.8	1.7	1.83
	Tip Pinch	2.2	1.5	1.8	1.83	1	1	0.8	0.93

※ 50~59세 정상 남자

grip strength DH−26.8kg(±9.6), NH−26.1kg(±8.3) / Lateral Pinch DH−9.8kg(±1.7), NH−8.9kg(±1.5) / Palmar Pinch DH−9.9kg(±1.8), NH−8.7kg(±1.8) / Tip Pinch DH−8.9kg (±2.7), NH−7.2kg(±2.3)

☞ comment – 정상 남자의 우세손의 Grip Strength와 비교했을 때 6~12배 떨어짐 Pinch Strength에서는 Lateral Pinch 〉 Palmar Pinch 〉 Tip Pinch 순으로 Tip Pinch는 정상 범위에 비해 6~11배 떨어짐. 또한, Lt. hand보다 Rt. hand Grip Power가 떨어진다.

(2) Dexterity & Coordination

* Box & Block (단위 : 개/60sec)

Lt. hand		Rt. hand	
Date : 2004년 1월 12일			
상자 개수	점 수	상자 개수	점 수
59개	− 1.95	62개	− 1.75

☞ 점수 = (옮긴 상자 개수 — 평균) / 표준편차

※ 50~54세 정상 남자

Lt. hand → (59−77)/9.2 = −1.95

Rt. hand → (62−79)/9.7 = −1.75

(comment)

Dexterity는 양호하신 편으로 Rt. hand 〉 Lt. hand

(3) Jebsen Taylor Hand Function Test

* Jebsen Taylor (단위 : 초)

항 목	Date : 2004년 1월 12일					
	Lt. hand (non-dominant)			Rt. hand (dominant)		
	소요시간	점수	정상대비 지연율(%)	소요시간	점수	정상대비 지연율(%)
1. Writing	27″69	14	63	11″10	14	71
2. Card Turning	6″22	9	115	7″37	6	150
3. Small Common Objects	12″1	7	170	70″35	0	1020
4. Stimulate Feeding	8″99	14	98	7″13	15	106
5. Checkers	5″72	10	130	8″91	9	223
6. Large Light Object	4″04	13	106	3″92	13	115
7. Large Heavy Object	4″13	12	118	4″68	11	134
Total Score		79점			68점	

☞ comment − 전체적으로 보면, Rt. hand의 기능이 Lt. hand에 비해 떨어지는 것을 알 수 있다. 각 영역별 점수를 0~15점 만점으로 보았을 때, Small Common Objects 항목에서 가장 낮은 점수를 받았고, 따라서 정상 대비 지연율도 가장 크다. 즉, Rt. finger로 클립, 병두껑, 동전을 끌지 않고 잡기에 어려움이 보인다. → Pinch Grasp에 문제가 있으며, 또한 W/C에 앉아서 한 손으로 검사를 시행할 때, 상지의 균형이 안 잡혀서 검사를 수행하는 쪽으로 기울여지는 것을 보게 됨 → W/C sitting balance에 문제가 있다.

– Hand Function

Grip Pattern	Grasp(Lt / Rt)	Release(Lt / Rt)	comment
Hook Grasp	clumsy / clumsy	clumsy / clumsy	양손에 쥐기 패턴이 나타나나 clumsy함. 특히, prehension에서 떨어짐
Spherical Grasp	clumsy / clumsy	clumsy / clumsy	
Cylindrical Grasp	clumsy / clumsy	clumsy / clumsy	
Intrinsic Plus Grasp	clumsy / clumsy	clumsy / clumsy	
Lateral Prehension	clumsy / clumsy	clumsy / clumsy	
Palmar Prehension	clumsy / clumsy	clumsy / clumsy	
Tip Prehension	clumsy / clumsy	clumsy / clumsy	

3. sensory function

a. Light touch

(intact 2점 / impaired 1점 / absent 0점)

	C4	C5	C6	C7	C8	T1	T2	T3	T4	T6	T10	T12	L1	L2	L3	L4	L5	S1
Left	2	2	2	2	2	2	2	2	2	2	2	2	2	2	2	2	2	2
Right	2	2	2	2	2	2	2	2	2	2	2	2	2	2	2	2	2	2

b. Pin-Prick Test

* Date : 2004년 1월 13일

(intact 2점 / impaired 1점 / absent 0점)

	C4	C5	C6	C7	C8	T1	T2	T3	T4	T6	T10	T12	L1	L2	L3	L4	L5	S1
Left	2	2	2	2	2	2	2	2	1	1	1	1	1	1	1	1	1	1
Right	2	2	2	2	2	2	2	2	1	1	1	1	1	1	1	1	1	1

☞ comment – 위치 감각은 있지만, T4부터 그 이하에서는 pain을 느끼지 못함

4. ADL Performance

a. ADL Assessment

– FIM

Date 1월 12일		점 수	comment
항 목			
Self-Care	Eating	7	
	Grooming	5	set-up시 독립적 수행
	Bathing	1	
	Dressing-upper	5	set-up시 독립적 수행
	Dressing-lower	1	상지로 leg control 어려움
	Toileting	1	
Sphincter Control	Bladder management	1	
	Bowel management	1	2일마다 좌약
Mobility : Transfer to	Bed, Chair, W/C	1	2명의 보조자의 도움이 필요
	Toilet	1	
	Tub, Shower	1	
Locomotion	Walk / W/C	1	
	Stairs	1	
Communication	Compression Auditory (V) Visual (V)	7	
	Expression Vocal (V) Non-Vocal (V)	7	
Social cognition	Social interaction	7	
	Problem solving	7	
	Memory	7	
Total Score		62 /126점	

☞ comment – 상지로 할 수 있는 것은 비교적 독립적이지만, transfer에 가장 점수가 낮다.

b. Functional Ability

- Side rolling :
- Come to sit :
- Sit to stand :
- Sitting balance static :

  dynamic :
- Sitting endurance :

c. ADL device

device 사용 없음 → ex) eating할 때도 젓가락 사용

d. W/C Assessment

(1) Basic W/C skill

→ brakes(V), foot rest(V), arm rest control(V), leg control(V)

☞ comment – brakes와 arm rest control은 익숙하지만, foot rest와 leg control에는 아직 힘들어 함

(2) W/C propelling

W/C tolerance

→ indoor(V), out door( ), ramp down( )

☞ comment – W/C driving은 실내와 실외 구분 없이 평지에서는 가능하지만, W/C에서 20분~30분 정도만 앉아 있을 수 있다.

(3) W/C에서 trunk balance

Static : minimal assist

Dynamic : moderate assist

☞ comment – W/C에서 가슴 안전띠 착용하심. 안전띠에 의존하여 균형잡게 됨

(4) Measure

- Seat Width : (21 inch) + 5cm
- Seat Depth : (17 inch) – 5~8cm
- Seat Height : (15 inch) + 5cm

- Back Height : (28 inch) − 10cm
- Armrest Height : (23 inch) + 2.5cm

☞ comment − 측정 결과 등받이 높이가 조금 높지만, 제작할 때 안전성을 위해 고려한 점이였다.

Ⅲ. Assessment

1. Problem list

− Sitting balance 저하

− U/E strength 약화

− Hand function의 grip strength 저하와 grasp & pinch pattern clumsy(특히, Rt. hand)

− ADL 영역 중 bathing, dressing−lower, transfer dependent

2. Short−Term Goal

− U/E strength 증진

− Rt. hand에 grip strength 증진

− dressing−lower independent, bathing score 한 단계 up

3. Long−Term Goal

− W/C를 익숙하게 조절하여 W/C에서 bed로 transfer할 수 있다.

Ⅳ. Plan

* activity 1−1 : W/C에서 안전띠 없이 balance잡는 훈련(back rest에서 등떼기)

→ purpose : static sitting balance 잡기

* activity 1−2 : 매트에 앉아서 한 손은 바닥을 지지하고, 다른 손은 고리잡기

→ purpose : dynamic sitting balance 잡기. transfer시 도움을 줄 수 있음, bathing시 30% 수행할 수 있다.

→ grade ① 앉은 자세에서 한쪽으로 체중 지지하기 연습
② 한쪽으로 지지하고 고리를 잡는 높이 조정해서 고리잡기
③ 한 손으로 외측에서 고리 잡아서 중앙으로 가져와 두 손으로 잡고 앞으로 손을 뻗어 고리 끼우기

앉은 자세에서 박수치기, 치료사와 마주보고 앉은 자세에서 몸통 앞으로 이동하게 하고 앞으로 넘어지지 않게 준다.

* activity 2 : W/C에서 arm rest 양 옆을 잡고 지지해서 push up 자세
→ purpose : 팔로 몸 전체를 들 수 있어 transfer시 도움을 줄 수 있다.
→ grade : push up하는 시간을 점점 늘려간다.

* activity 3 : putty를 오른손에 가득 쥐고 주먹쥐기
→ purpose : 오른손의 장악력을 높여준다.
→ grade : ① 손바닥의 힘을 이용해서 쥐기
② 손바닥엔 대고 있을 뿐 손가락의 힘으로 쥐기

오른손으로 주먹을 쥐기 어려운 것은 2~3째 손가락의 힘이 부족하기 때문. 따라서 putty 속에 작은 물건을 숨겨 두고 2~3째 손가락으로 찾게 한다.

* activity 4 : sending 밀기, weight pulley
→ purpose : transfer를 할 때, 상지로 하지의 무게까지 담당해야 하기 때문에 상지 근력이 충분해야 한다.

* ADL training : 바지 입기

한 쪽다리를 반대쪽다리 위에 올려놓고 양손을 이용해 바지를 한쪽씩 올리고, 옆으로 누워서 엉덩이까지 끌어올린다. → sitting balance 필요
→ grade : 여러 번 시행착오를 겪으면서 반복학습을 하면서 조금씩 수행해 나간다.

* 보호자 교육 :

시간이 오래 걸려도 최대한 환자가 독립적으로 수행할 수 있게 한다.
욕창 호발부위를 항상 확인해서 관리하게 한다.

사례 연구(CASE STUDY) 2 - [뇌졸중(CVA)]

Name : 이○○

Sex/Age : M/59

Diagnosis : Lt. hemiplegia 2′ to RT MCA infaction

Case Review

Ⅰ. Subjective

1. Diagnosis : Lt. hemiplegia 2′ to RT MCA infaction
2. Date of onset : 2002년 12월 2일
3. Past History : 2003년 12월 2일 오후 7시경 저녁 식사 후 거실에 앉아 있다가 9시경 갑자기 말이 어눌하고 발음이 부정확하게 표현이 되며 앉은자리에서 일어나지 못하여 병원으로 이송되었다.
4. Present Illness : DM(−) . HTN(+)
5. Chief Complain : 화장실로 이동, Lt U/E Pain (shoulder), Lt side visual neglect
6. Background History

- Family :

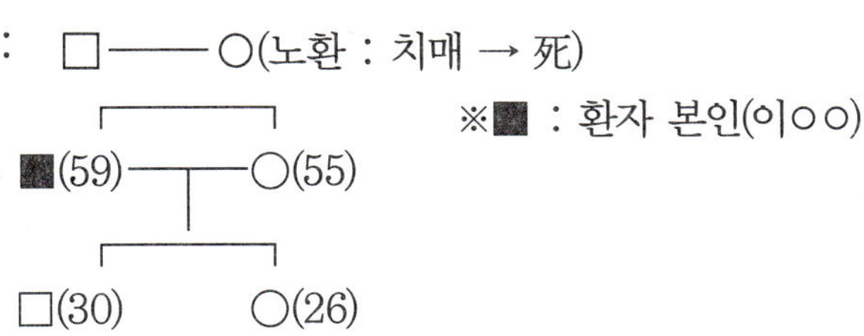

- Address : 서울 강동구 성내3동 1433번지
- Housing : 상가주택 3층 엘리베이터 사용
- Occupation : 철도공무원(명예퇴직)
- Education : 전문대졸
- Religion : 기독교
- Hobbies : 자전거로 산책하기, 등산하기

II. Objective information

1. Mental status–Alert

MMSE–K : 25 /30점

2. Physical status

a. PROM

b. MMT

Generally : good/zero

date	2004. 1. 14	PROM		MMT	
		RIGHT	LEFT	RIGHT	LEFT
Shoulder	flexion(0~180)	full range	full range	good	zero
	extension(0~60)	full range	full range	good	zero
	abduction(0~180)	full range	full range	good	zero
	internal rotation(0~70)	full range	full range	normal	zero
	external rotation(0~90)	full range	full range	normal	zero
Elbow	flexion(0~150)	full range	full range	normal	zero
	extension(0~150)	full range	full range	normal	zero
Forearm	supination(0~80)	full range	full range	normal	zero
	pronation(0~80)	full range	full range	normal	zero
Wrist	flexion(0~80)	full range	full range	good	zero
	extension(0~70)	full range	full range	good	zero
Thumb	flexion(0~50)	full range	full range	good	zero
	extension(0~80)	full range	full range	good	zero
	abduction(0~70)	full range	full range	good	zero
Finger	MP flexion(0~90)	full range	full range	good	zero
	MP extension(0~45)	full range	full range	good	zero
	PIP flexion(0~100)	full range	full range	good	zero
	PIP extension	full range	full range	good	zero
	DIPflexion(0~40)	full range	full range	good	zero
	DIPextension	full range	full range	good	zero

☞ comment – PROM에서 Lt U/E에서 full range가 가능하나 shoulder flexion 115°, abduction 105°에서 pain 호소

MMT에서 Lt U/E Flaccid 상태로 zero

c. Functional Ability

- Side rolling : 50% assist
- Come to sit : 25% assist
- sit to stand : 25% assist
- Sitting balance static : 25% assist
  dynamic : 50% assist

d. Brunnstrom recovery stage – Lt U/E

- Arm – 1단계(기능이 없다)
- Hand – 1단계(이완성 → 움직일 수 없다)

e. Hand Function

- Dominant Hand : Right hand.
- Evaluation

① Grip Power

* Dynamometer, Pinch gauge (단위 : kg)

	RIGHT				LEFT			
	1	2	3	Avr	1	2	3	Avr
Grasp Power	22.8	26.9	29.7	26.47	.	.	.	.
Lateral Pinch	8.4	8.4	7.8	8.2	.	.	.	.
Palmar Pinch	6.6	6.2	5.5	6.1	.	.	.	.
Tip Pinch	4.5	4.6	3.8	4.3	.	.	.	.

☞ comment – 50~59세 성인남자 grip – 26.7kg(±9.6) lateral pinch – 9.8kg(±1.7
Palmar pinch – 9.9kg(±1.8) tip pinch – 8.9kg(±2.7)
Lt hand에서 motion이 나오지 않아서 평가 불능

② Grip & Prehention Evaluation-Pattern

(2004. 1. 16)(normal/clumsy/impossible)

	RIGHT	LEFT
Cylinderical grasp	Normal	Impossible
Hook grasp	Normal	Impossible
Superical grsap	Normal	Impossible
Intrinsic plus grasp	Normal	Impossible
Lateral prehention	Normal	Impossible
Tip prehention	Normal	Impossible
Palmar prehention	Normal	Impossible

③ MFT

	2004년 1월 14일	
	Right	Left
Shoulder flexion	4/4	0/4
Shoulder adbuction	4/4	0/4
손을 후두부에	4/4	0/4
손을 등에	4/4	0/4
Grasp	3/3	0/4
Pinch grasp	3/3	0/4
입방체 운반	1/4	0/4
Pegboard	2/6	0/4
총점(32점)	25	0/4
100점 환산	78	0

☞ comment - Previous Stroke Rt. side 8년

3. sensory function

(intact 2점 / impaired 1점 / absent 0점)

Subtest	Date 2004년 1월 14일	
	Right	Left
Light touch	2	1
Deep pressure	2	1
Temperature	2	1
Proprioception	2	1
Sterognosis	2	1
Visual	2	2
Olfactory	2	2

☞ comment – light touch, deep pressure, temperature는 distal과 proximal로 나누어 Shoulder, elbow, hand로 평가했는데 Left side에서 감각은 느끼나 위치는 구별하지 못함

4. Perception – MVPT

Date 2004. 1. 14		
subtest		score
1	spatial relationship	3/8
2	figure–ground	1/5
3	visual memory	3/8
4	visual closure	1/11
5	visual discrimanation	2/4

Response Behavior	Lt : 0/21 Rt : 36/15	Performance	Lt : 0/21 Rt :10/15
Processing time	10.7 sec/item	Raw score	10
Neglect	no Suggest Indicate		

☞ comment – neglect가 뚜렷이 나타나 star cancellation과 line bisection을 평가한 결과 왼쪽의 심각한 neglect가 있음을 확인하였음.

star cancellation 15/53 Rt side로 편중됨. line bisection은 5/20로 15개의 line 무시하시고 Rt side로 편중됨

5. Cognitive-(MMSE-K)

DATE 2004. 1. 14 문항내용		점수
지남력		
1	오늘은 년 월 일 요일 계절	4/5
2	당신의 주소는 도(특별시 혹은 직할시) 군(구) 면(동)	4/4
3	여기는 무엇을 하는 곳입니까?(ex 마당, 안방, 병원)	1/1
기억 등록		
4	물건 이름 세 가지(ex 나무, 자동차, 모자)	3/3
기억 회상		
5	3분내지 5분 뒤에 위의 물건의 이름들을 회상	3/3
6	(주의집중 및 계산) 100−7= −7= −7= −7= −7=	2/5
언어의 기능		
7	물건의 이름 맞히기(연필, 시계)	2/2
8	오른손으로 종이를 집어서 반으로 접어서 무릎 위에 놓기	3/3
9	5각형 2개를 겹쳐서 그리기	0/1
10	"간장 공장 공장장"을 따라하기	1/1
이해 및 판단		
11	"옷은 왜 빨아서 입습니까?"라고 질문	1/1
12	"길에서 남의 주민등록증을 주웠을 때 어떻게 하면 주인에게 되돌려 줄 수 있겠습니까?"라고 질문	1/1
총 점		25 /30

☞ comment − 지남력 → 계절을 가을이라고 하여 −1, 기억회상 → 계산 능력 저하 언어의 기능 → 오각형 2개 겹쳐 그리기에서 오른쪽 부분만 그리고 왼쪽 부분은 그리지 못하였다. 혹시 neglect가 있는 것은 아닌지 의심스러워 star cancellation과 line bisection을 평가한 결과 왼쪽의 심각한 neglect가 있음을 확인하였다.

② LOTCA – 2004. 1. 12

subtest	score	comments
ORIENTATION		
1. orientation for place	7/8	
2. rientation for time	4/8	일, 계절, 입원기간
VISUAL PERCETION		
3. object identification	4/4	
4. shape identification	3/4	
5. overlapping figure	2/4	
6. object constancy	3/4	
SPATIAL PERCEPTION		
7. direction'son cs' body	3/4	
8. spatial relations	4/4	
9. spatial relations on picture	3/4	neglect 관찰됨
MOTOR PRAXSIS		
10. motor imitation	3/4	
11. utilization of objects	4/4	
12. symbolic actions	4/4	
VISUOMOTOR ORGANIZATION		TIME
13. copying geometric forms	2/4	2. 26. 07(3개의 그림을 그림)
14. two-dimentional model	1/4	
15. pegboard construction	1/4	neglect 관찰됨
16. colored block-design	1/4	neglect 관찰됨
17. plain block design	1/4	
18. reproduction of a puzzle	1/4	
19. drawing a clock	2/4	
THINKING OPERATIONS		
20. categorization	1/5	
21. ROC unstructered	1/5	
22. ROC structured	1/5	
23. pictorial sequence A	1/4	
24. pictoral sequence B	1/4	
25. geometric sequence	1/4	
26. logic questions	4/4	
ATTENTION CONCENTRATION	1/4	

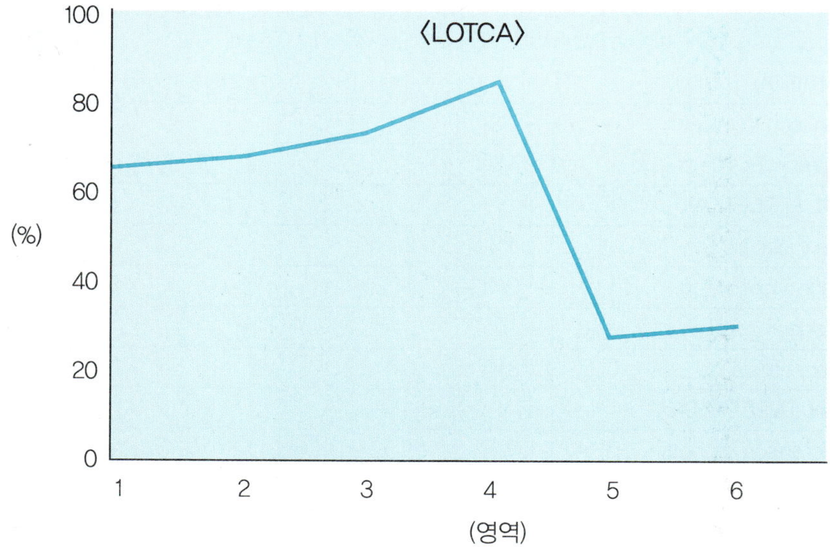

☞ comment – 물체에 대한 인식력은 있으나 모양에 대해서는 혼란스러움. 또한 figure ground나 form constancy 등의 시 · 지각 혼란이 있음. 실행력에서는 mild한 상태임. Thinking operation 항목에서 분류력, 순차적인 사고력, 논리적 사고력 등의 심한 손상 보이고 있음

6. ADL Performance

a. ADL Assessment

- FIM 2004. 1. 14

항 목		점수	comment
Self-Care	Eating	6	죽, 콩을 이용하여 eating시 흘리지 않고 먹기 가능
	Grooming	4	Rt hand로 얼굴 닦고 머리빗기 정도만 가능하고 면도, 로션사용 등은 assist 필요
	Bathing	2	40% 정도 씻고 헹굴 수 있다. 보호자가 거의 도와준다.
	Dressing-upper	4	입을 때 단추, 지퍼 등만 도와준다.
	Dressing-lower	3	스스로 50% 정도 수행 가능
	Tolieting	1	침상에서 용변 처리. 치료실에 올 때는 기저귀 착용
Sphincter Control	Bladder management	5	배뇨 관리 장비 설치 정도의 도움을 필요로 한다(가끔 실금).
	Bowel management	5	배뇨 관리 장비 설치 정도의 도움을 필요로 한다(가끔 실변).
Mobility Transfer to	Bed, Chair, W/C	4	허리와 액와 부위 약간의 도움 필요
	Toliet	4	안정성의 부족으로 앉고 일어설 때 허리와 액와 부위를 보조
	Tub, Shower	1	샤워를 하지 않고 보호자가 침상목욕
Locomotion	Walk / W/C	2	
	Stairs	1	계단을 오를시 2명의 보조
Communication	Compression Auditory (v) Visual (v)	5	기본적인 일상생활의 대화는 가능
	Expression Vocal (v) Non-Vocal ( )	5	자신의 기본적으로 필요로 하는 것을 표현
Social cognition	Social interaction	4	폭력적이지 않고 사람이 물어봤을 때만 간단히 대답
	Problem solving	3	문제 해결시 옆에서 cue도 주고 Moderate 도움 필요
	Memory	5	기억하지만 조금의 도움이 필요(반복)
Total Score		64 /126점	

Ⅲ. Assessment

1. Problem list

- Left visual neglect
- Visuomotor organization 저하
- Thinking operation 저하
- Lt U/E의 function 결여
- Dependent ADL
- Social interaction 저하
- Rt U/E 동작의 느림(Previous Stroke Rt. side 8년)

2. Short-Term Goal

- neglect 저하
- form constancy 향상
- 시 · 지각적 구분 향상
- 공간적 지각력 향상
- 형체와 배경 향상
- Categorization 증진
- transfer에서 W/C와 Toilet을 4 → 5로 향상
- Dressing에서 Upper 4 → 5, Lower 1 → 2
- Social interaction 향상
- Rt U/E 동작시 시간 감소

3. Long-Term Goal

- Partially Independent ADL

Ⅳ. Plan

STG	
Left visual neglect 저하	① scanning pattern → 치료실 물건과 위치 알아맞추기 ② 컴퓨터 게임 → 속도는 느리게 하고 옆에서 cue를 준다. ③ 책읽기 → 왼쪽에 글이 있고 오른쪽엔 그림이 있는 책을 선정하여 글읽기 연습을 시킨다.
Visuomotor organization 향상 시간감소 Maximal → minimal assist	① 화투 → 화투 그림 중 같은 그림 8개를 선정하여 뒤집은 다음에 같은 그림 찾기 ② 나무 블록 쌓기 → 그림을 제시하여 이와 같은 모양 만들기 ③ 퍼즐 맞추기 – 간단한 이동식 퍼즐을 이용하여 원래의 모양대로 맞추기 ④ MSRT – 크기는 달라도 같은 형태의 물체 반복하여 맞추기(Minnesota Spatial Relations Test)
Thinking operation	① 지하철 노선 외우기 → 환자의 과거 기억된 학습을 도출해낸다(지하철 노선을 외우게 하고 움직이는 지하철 모형을 이용하여 다음 정착지를 알아 맞추기). ② motivation을 이용한 화투, 맞추기 퍼즐을 이용하여 같은 그림, 모양 분류하기 – (예 : 과일가게, 옷가게, 신발가게에 맞는 그림 카드를 만들고 그곳에 맞는 카드 나열하기)
Lt hand의 Muscle tone 증진	① 수건 밀기 → 환측 손이 위로 올라가도록 깍지를 끼고 수건밀기 ② Lt. side PROM ③ Skate board – 환측부에 skate를 이용하여 Muscle tone 증진시키기
보호자 교육	① 환자 스스로 할 수 있는 부분은 자신 스스로 하게 교육을 하고 도움을 줄 때 minimal assist를 하여 Independent ADL이 되도록 한다. ② Neglect 감소를 위한 보호자 교육시킨다. • 보호자는 가능한 한 환자의 왼쪽에 앉아 이야기한다. • 식사 준비는 오른쪽 보단 왼쪽에 손이 많이 가는 음식을 배치하게 한다. • 환자 스스로 왼쪽은 인식하도록 자주 cue를 준다. • 환자가 누워 있을 때 문이 왼쪽을 향하여 보도록 한다.
Social interaction 향상	① 그룹 활동 → 상호작용 증진
Partially Independent ADL	① 치료실에서 반복적 훈련으로 독립적인 ADL수행
Rt U/E 동작시 시간 감소	① 블록 옮기기 – 시간을 재면서 시간을 점차 감소 ② Purdue Pegboard를 이용하여 시간 감소 ③ 각 Finger의 Opposition을 빠르게 하기

사례 연구(CASE STUDY) 3 -〔뇌졸중(CVA)〕

Name : 박○○

Age : 45

Sex : M

Diagnosis : Rt hemiplegia. CVA Lt. BG. ICH

Case Review

Ⅰ. Subjective

* Back ground history

1. Family : 부인, 16세 딸, 11세 아들
2. Home : 서울시 잠실동 빌라
3. Medical history : 2003. 6. 6. ○○병원에서 ICH 진단 후 OP
   7.18. cranioplasty
   9.15. ××병원 RM 입원
4. Work history : ○○ 조경회사에서 용접공
5. Leisure interest : 축구, 등산(공을 이용한 스포츠)
6. 종교 : 기독교

Ⅱ. Objective information

1. Mental state : Alert
   memory가 조금 낮다.

2. Physical state
   ① Range Of Motion(ROM)
   Right Upper Extremities full ROM

☞ comment : 환측으로 active ROM도 가능

② Modified Ashworth Scale(MAS) – muscle tone test (G0~4)

- elbow : G0
- shoulder : G0
- hand : G0

☞ comment : elbow flexor를 신장시켰을 때 근 긴장도 또는 저항의 증가가 없음

③ Manual muscle test(MMT)

Date 2004. 1. 13.			
		Left	Right
Shoulder	Flexor	Normal	Good
	Extensor	Normal	Good
	Abductor	Normal	Good
Elbow	Flexor	Normal	Good
	Extensor	Normal	Good
Wrist	Flexor	Normal	Good
	Extensor	Normal	Good
Thumb	Flexor	Normal	Good
	Extensor	Normal	Fair+
	Abductor	Normal	Fair–
Fingers	Flexor	Normal	Good
	Extensor	Normal	Fair+

☞ comment – Upper extremities strengh가 좋으며, 환측의 Thumb, Finger extentor, abductor가 관절운동시 최대범위까지 도달하지 못하거나, 도달하는데 어려움이 있다.

④ Functional Ability

- Side Rolling : Able
- Come to sit : Able
- Sit to standing : Able
- Standing alone : Able
- Ambulation : Able
- Sitting balance : Good

3. Hand function

(dominant hand : Left hand)

① Grasp & Pinch

Date 2004. 1. 14		
Motion	Left	Right
Gross Grasp	Able	Able
Hook Grasp	Able	Able
Lateral Prehention	Able	Unable
Spherical Grasp	Able	Able
Cylindrical Grasp	Able	Able
Palmar Prehension	Able	Unable
Tip pinch	Able	

☞ comment – Left hand는 정상, Right hand의 motion이 부자연스럽고, 2th finger의 distal phalangeal 부위의 절단으로 인하여 Palmar Prehention은 거의 불가능함

② Jamar(Dynamometer), Pinch gauge(단위 : kg)

Date 2004. 1. 13								
Grasp & Prehension	Left				Right			
Grasp	1	2	3	Avr	1	2	3	Avr
	46	50	49	48.3	16	20	21	19
Tip Pinch	9	11	10	10	1	3	3	2.3
Lateral Pinch	7	7	6	6.7	0	0	0	0
Palmar Pinch	17	16	16	16.3				

☞ comment – 건측인 Left hand의 Grasp strength는 우수한 상태, Pinch도 대체적으로 정상이나, 환측인 Right hand는 정상범주에서 현저하게 떨어지는 경향이 보인다. Right hand에서 Palmar pinch는 motion이 안 나오기 때문에 측정이 불가능

③ Modified Fuction Test(MFT)

검 사 일	2004년 1월 12일	
항목	Left	Right
Shoulder Flexion	4	4
Shoulder Abduction	4	4
손을 후두부에	4	4
손을 등에	4	3
Grasp	3	3
Pinch grasp	3	2
입방체 운반	4	2
Pegboard	5	1
총점	31/32	23/32

☞ comment – Left hand는 기능이 좋은데 비해 Right hand의 기능은 약간 떨어져 있고 coordination이나 특히 dextrity가 떨어지며, 2th finger 절단으로 바늘과 같은 가느다란 물체를 집어올리기 어려움

4. Sensation

[Intact(+), ilpaired(–), Absent(0)]

평가일	2004년 1월 12일	
항목	Left	Right
Light touch	Intact	Absent
Pain(sharp/dull)	Intact(+S,+D)	Absent(–S,–D)
Tempurature(hot/cold)	Intact	Absent
Properioception	Intact	Impaired
Visual	Impaired	Impaired
Auditory	Intact	Impaired
Olfactory	Intact	Impaired
Stereognosis	Intact	Absent

* 점수 : Intact – 움직임과 자세의 정확하거나 바른 모방
Impaired – 손상되거나 느린 반응, 또는 약간의 오류
Absent – 결여되어 있거나 현저한 오류, 또는 무반응

☞ comment – Right side에서 전반적으로 sensory가 떨어지고 Light touch, Pain, Tempurature sensory는 아예 결여되어 있다. Left side는 대부분 정상이나 Visual이 손상되어 1/2 정도의 시야가 잘 보이지 않는다.

5. ADL Skills(MBI)

평가일	2004. 1. 13
Item	score
Personal hygiene	5
Bathing self	5
Feeding	10
Toilet	10
Stair climbing	10
Dressing	10
Bowel control	10
Bladder control	10
Ambulation	15
(*or Wheelchair)	
Chair /Bed Transfer	15
Total score	100 /100(90)

참고 – MBI Total Score Dependency Level

0~24 Total

25~49 Severe

50~74 Moderate

75~90 Mild

91~99 Minimal

☞ comment – ADL skill 매우 우수하다. Right side는 Power가 조금 떨어지나 motion이나 ROM 모두 가능하고, sensory가 손상 또는 결손되었으나 Left side에서 그 기능을 담당하여 일상생활하는 데에는 무리가 없다.

6. Perception

- Rt/Lt Discrimination : Intact
- Body scheme : Intact
- Position in space : Intact
- Figure ground : Intact
- Calculatin : Impaired (깊게 생각하면 알맞게 대답)

7. Motor free-visual perception test(MVPT)

평가일	2004년 1월 12일		
Respons behavior	Lt; 23/21, Rt: 13/15	Perfomance behavior	Lt: 21/21, Rt: 13/15
Processing time	5.6 sec/item	Raw score	34 /36
Neglect	Intact		

☞ comment : Score는 정상성인 범주에 속하며 Processing time도 빠르므로 Neglect는 의심되지 않는다.

8. Cognition

* Mini-Mental State Examination(MMSE-K)

문 항 내 용		점 수
지 남 력		
1	오늘은 년 월 일 요일 계절입니까?	5 / 5
2	당신의 주소는 도(시) 구(구) 면(동) 번지입니까?	4 / 4
3	여기는 무엇을 하는 곳입니까?	1 / 1
기 억 등 록		
4	물건 이름 세 가지 등록(비행기, 연필, 소나무)	2 / 3
기 억 회 상		
5	3분 내지 5분 뒤에 위의 물건 이름들을 회상	1 / 3
주의 집중 및 계산		
6	100-7= -7= -7= -7= -7=	4 / 5
언 어 기 능		
7	물건이름 맞히기(연필, 시계)	2 / 2
8	오른손으로 종이를 집어 반으로 접어 무릎위에 놓기	3 / 3
9	5각형 2개를 겹쳐 그리기	1 / 1
10	"간장 공장 공장장"을 따라하기	1 / 1
이 해 및 판 단		
11	옷은 왜 빨아서(세탁해서) 입습니까?	1 / 1
12	길에서 주민등록증을 주웠을 때 어떻게 하면 쉽게 주인에게 돌려줄 수 있겠습니까?	1 / 1
총 점		25 / 30

☞ comment - 인지영역에서는 기억력이 현저히 떨어지고, 장소에 대한 지남력과 계산 기능도 낮다. 주소를 정확히 기억 못하는 것은 기억회상이 어려운 점과 관계가 깊다.

* LOTCA

- Orientation ; Orientation for Place(ORP) 3 / 4
  for Time(ORT) 3 / 4
- Perception ; Visual Identification of Object(VO) 4 / 4
  Visual Identification of Sharpes(VS) 4 / 3
  Overlapping Figures(OF) 4 / 4
  Object Constancy(OC) 4 / 4
  Spatial Perception(SP) 4 / 4
  Praxis(P) 4 / 4
- Visuomotor organization ; Copy Geometric Forms(CGF) 4 /4
  Reproduction of a Two-Dimensional Model(RM) 4 / 4
  Pegboard Constraction(PC) 4 / 4
  Colored Block Design(CB) 4 / 4
  Plain Block Design(PB) 4 / 4
  Reproduction of a Puzzle(RP) 4 / 4
  Drawing a Clock(DC) 4 / 4
- Thinking operation ; Categorization(C) 4 / 5
  Riska Object Classification(ROC) 4 / 5
  ROC, Structured(ROCST) 2 / 5
  Pictorial Sequence A(PS) 4 / 4
  Pictorial Sequence B 4 / 4
  Geometrical Sequence(GS) 3 / 4

(Observation ; Attention and Concentration 4 / 4)

☞ comment – Perception, Visuomotor organization영역에서는 거의 정상을 보이고, Orientation, Thinking operation의 항목들은 저하되어 있는 경향이 보인다. 집중은 하고자 할 때 스스로 잘 할 수 있다.

Ⅲ. Assessment

1. Problem list

- Rt. side의 sensory 결여, 둔화
- Rt. hand의 strength 저하(Grasp과 pinch Power 등)
- Rt. , Lt. hand의 coordination 저하
- Rt. hand의 dexterity 저하
- Rt. hand의 extensor muscle 약화
- Memory 현저(특히 remote), Orientation, Calculation 저하
- 상지 운동 시 Shoulder주변의 Pain

2. Short term goal

- Rt. side의 감각 강화
- Rt. hand의 strength 증진
- Rt. hand의 grip, pinch strength 증진
- Rt. hand의 hand function – Gross motor 향상(coordination)
- memory 회상 촉진, Orientation 확인, Calculation 능력 증진
- Shoulder 주변의 Pain 감소

3. Long term goal

- Rt. hand의 감각회복과 기능적 사용, 양손 협응
- 직업 재활로의 가능성 여부

Ⅳ. Plan

1. 환측 감각 강화 훈련

- 브러쉬, 빗 등을 이용하여 환측을 만지거나 쓰다듬거나 긁기를 한다. 시간이 지남에 따라 단계를 높여 끝이 뾰족한 물체나 둥근 물체, 까끌까끌한 물체, 부드럽거나 미끄러운 물체 등을 이용하여 자극한다. 환자가 이러한 행동을 보면서 움직임과 감각자극을 인식하도록 한다. 이렇게 환자가 보게 하는 것에 대하여 느끼는 것에 대한 보상작용을 해 준다.

감각이 없으면 neglect도 문제가 되지만 안전상의 문제도 생기기 때문에 감각에 대한 강화 훈련을 해야 한다.

- 콩이나 작고 둥근 알갱이들이 가득 들은 자루 속에 환측 손을 넣고 문지른다. 천천히 때로는 빨리 움직여 손에 감각, 자극을 준다. 모래나 쌀, 고무공 등을 사용해도 좋다.
- 간병인에게 sensation recovery 촉진을 위한 감각자극 교육을 한다.

2. Stacking Cones

- 환측의 손(오른손)을 위로 오게 하여 깍지를 끼고 건측 손이 환측을 지탱하게 하여 한쪽에서 다른 한쪽으로 콘을 쌓게 한다. 이것은 어깨와 쥐기 능력의 관절가동범위를 증진시키기 위한 것으로 Gross Coordination을 훈련시킬 수 있다.
  Bar 사이에 벨크로가 있는 모래주머니를 둘러서 끼우고 양손으로 잡은 다음 위, 아래, 양옆으로 움직이는 연습을 한다. 양손을 협응하여 운동할 수 있고 힘의 balance 유지에도 도움이 된다. 모래주머니가 한쪽으로 기울어지면 다시 가운데로 밀어 한쪽으로 치우치지 않도록 구두지시한다. 무거운 모래주머니로 Grade를 높여가며, 상지 근력의 강화와 grip power 증진에 시킨다.

3. Putty로 hand strength 강화

- 고무찰흙을 반죽하듯 주무르고, 잡고 당겨보고, 잘라본다. 또 밀가루 반죽처럼 길게 밀어서 끊어질 때까지 가늘게 만들어 본다. 바닥에 덩어리를 붙이고 손가락으로 밀게 하여 어느 정도 밀리는지 관찰한다. Putty는 점성이 있기 때문에 그 점성이 저항이 되어 손가락 근력을 기를 수 있게 하고 반죽을 주무르며 쥐는 힘도 기를 수 있다.

4. 양손으로 휠체어 바퀴를 굴리며 이동하는 연습

- Upper extremities strength 강화시키며, Bilateral coordination ex.으로 좋다. Rt. & Lt. hand power balance control을 하며 이동할 수 있다. 경사로를 올라가거나, 턱을 지나가는 것 등도 연습한다.

5. Peg board with velcro

- Rt. U/E strengthening ex.시키고 grip power를 증진시킨다. velcro를 손으로 만져보면서 까끌까끌한 쪽과 부드러운 쪽의 차이를 구별해 보는 것도 해 본다.

6. cognition improved training

- external aid 사용(calendars 등), verbal sign
- 기억 회상의 질문을 자주하고 틀렸을 때는 적절한 답변을 알려준 후에 그 후로도 몇 번씩 반복하여 묻는다. 중요한 사항들은 항상 기억하고 있어야 한다는 것을 명시해 준다.

7. 환자의 발병 전 직업은 용접공이었고, 현재 환측의 현저한 감각장애로 인하여 예전의 직업을 다시 가질 수는 없다. 감각 촉진, 강화 훈련을 통해 최대한의 감각반응을 이끌어 내고 다른 대체직업을 찾아보아야 할 것이다. 본인의 장래 퇴원 후 계획이나 직업에 대한 의사는 예전의 직업을 되찾는 것이었다.

부록 3

장애인복지법

[시행 2022.12.22.] [법률 제18625호, 2021.12.21., 일부개정]

제1장 총 칙

제1조(목적) 이 법은 장애인의 인간다운 삶과 권리보장을 위한 국가와 지방자치단체 등의 책임을 명백히 하고, 장애발생 예방과 장애인의 의료 · 교육 · 직업재활 · 생활환경개선 등에 관한 사업을 정하여 장애인복지대책을 종합적으로 추진하며, 장애인의 자립생활 · 보호 및 수당지급 등에 관하여 필요한 사항을 정하여 장애인의 생활안정에 기여하는 등 장애인의 복지와 사회활동 참여증진을 통하여 사회통합에 이바지함을 목적으로 한다.

제2조(장애인의 정의 등) ① "장애인"이란 신체적 · 정신적 장애로 오랫동안 일상생활이나 사회생활에서 상당한 제약을 받는 자를 말한다.

② 이 법을 적용받는 장애인은 제1항에 따른 장애인 중 다음 각 호의 어느 하나에 해당하는 장애가 있는 자로서 대통령령으로 정하는 장애의 종류 및 기준에 해당하는 자를 말한다.

1. "신체적 장애"란 주요 외부 신체 기능의 장애, 내부기관의 장애 등을 말한다.
2. "정신적 장애"란 발달장애 또는 정신 질환으로 발생하는 장애를 말한다.

③ "장애인학대"란 장애인에 대하여 신체적 · 정신적 · 정서적 · 언어적 · 성적 폭력이나 가혹행위, 경제적 착취, 유기 또는 방임을 하는 것을 말한다. 〈신설 2012. 10. 22., 2015. 6. 22.〉

④ "장애인학대관련범죄"란 장애인학대로서 다음 각 호의 어느 하나에 해당하는 죄를 말한다. 〈신설 2020. 12. 29.〉

1. 「형법」 제2편제24장 살인의 죄 중 제250조(살인, 존속살해), 제252조(촉탁, 승낙에 의한 살인 등), 제253조(위계 등에 의한 촉탁살인 등) 및 제254조(미수범)의 죄
2. 「형법」 제2편제25장 상해와 폭행의 죄 중 제257조(상해, 존속상해), 제258조(중상해, 존속중상해), 제258조의2(특수상해), 제259조(상해치사), 제260조(폭행, 존속폭행)

제1항 · 제2항, 제261조(특수폭행) 및 262조(폭행치사상)의 죄

3. 「형법」 제2편제28장 유기와 학대의 죄 중 제271조(유기, 존속유기)제1항 · 제2항, 제272조(영아유기), 제273조(학대, 존속학대), 제274조(아동혹사) 및 제275조(유기등치사상)의 죄
4. 「형법」 제2편제29장 체포와 감금의 죄 중 제276조(체포, 감금, 존속체포, 존속감금), 제277조(중체포, 중감금, 존속중체포, 존속중감금), 제278조(특수체포, 특수감금), 제280조(미수범) 및 제281조(체포 · 감금등의 치사상)의 죄
5. 「형법」 제2편제30장 협박의 죄 중 제283조(협박, 존속협박)제1항 · 제2항, 제284조(특수협박) 및 제286조(미수범)의 죄
6. 「형법」 제2편제31장 약취, 유인 및 인신매매의 죄 중 제287조(미성년자의 약취, 유인), 제288조(추행 등 목적 약취, 유인 등), 제289조(인신매매) 및 제290조(약취, 유인, 매매, 이송 등 상해 · 치상), 제291조(약취, 유인, 매매, 이송 등 살인 · 치사) 및 제292조(약취, 유인, 매매, 이송된 사람의 수수 · 은닉 등) 및 제294조(미수범)의 죄
7. 「형법」 제2편제32장 강간과 추행의 죄 중 제297조(강간), 제297조의2(유사강간), 제298조(강제추행), 제299조(준강간, 준강제추행), 제300조(미수범), 제301조(강간 등 상해 · 치상), 제301조의2(강간등 살인 · 치사), 제302조(미성년자 등에 대한 간음), 제303조(업무상위력 등에 의한 간음) 및 제305조(미성년자에 대한 간음, 추행)의 죄
8. 「형법」 제2편제33장 명예에 관한 죄 중 제307조(명예훼손), 제309조(출판물 등에 의한 명예훼손) 및 제311조(모욕)의 죄
9. 「형법」 제2편제36장 주거침입의 죄 중 제321조(주거 · 신체 수색)의 죄
10. 「형법」 제2편제37장 권리행사를 방해하는 죄 중 제324조(강요) 및 제324조의5(미수범)(제324조의 죄에만 해당한다)의 죄
11. 「형법」 제2편제39장 사기와 공갈의 죄 중 제347조(사기), 제347조의2(컴퓨터등 사용사기), 제348조(준사기), 제350조(공갈), 제350조의2(특수공갈) 및 제352조(미수범)의 죄
12. 「형법」 제2편제40장 횡령과 배임의 죄 중 제355조(횡령, 배임), 제356조(업무상의 횡령과 배임) 및 제357조(배임수증재)의 죄
13. 「형법」 제2편제42장 손괴의 죄 중 제366조(재물손괴등)의 죄
14. 제86조제1항 · 제2항, 같은 조 제3항제3호, 같은 조 제4항제2호 및 같은 조 제5항의 죄
15. 「성매매알선 등 행위의 처벌에 관한 법률」 제18조 및 제23조(제18조의 죄에만 해당

한다)의 죄

16. 「장애인차별금지 및 권리구제 등에 관한 법률」 제49조제1항의 죄

17. 「정보통신망 이용촉진 및 정보보호 등에 관한 법률」 제70조제1항 및 제2항의 죄

18. 「정신건강증진 및 정신질환자 복지서비스 지원에 관한 법률」 제84조제1호 및 제11호의 죄

19. 제1호부터 제18호까지의 죄로서 다른 법률에 따라 가중처벌되는 죄

제3조(기본이념) 장애인복지의 기본이념은 장애인의 완전한 사회 참여와 평등을 통하여 사회통합을 이루는 데에 있다.

제4조(장애인의 권리) ① 장애인은 인간으로서 존엄과 가치를 존중받으며, 그에 걸맞은 대우를 받는다.

② 장애인은 국가 · 사회의 구성원으로서 정치 · 경제 · 사회 · 문화, 그 밖의 모든 분야의 활동에 참여할 권리를 가진다.

③ 장애인은 장애인 관련 정책결정과정에 우선적으로 참여할 권리가 있다.

제5조(장애인 및 보호자 등에 대한 의견수렴과 참여) 국가 및 지방자치단체는 장애인 정책의 결정과 그 실시에 있어서 장애인 및 장애인의 부모, 배우자, 그 밖에 장애인을 보호하는 자의 의견을 수렴하여야 한다. 이 경우 당사자의 의견수렴을 위한 참여를 보장하여야 한다.

제6조(중증장애인의 보호) 국가와 지방자치단체는 장애 정도가 심하여 자립하기가 매우 곤란한 장애인(이하 "중증장애인"이라 한다)이 필요한 보호 등을 평생 받을 수 있도록 알맞은 정책을 강구하여야 한다.

제7조(여성장애인의 권익보호 등) 국가와 지방자치단체는 여성장애인의 권익을 보호하고 사회참여를 확대하기 위하여 기초학습과 직업교육 등 필요한 시책을 강구하여야 한다.

제8조(차별금지 등) ① 누구든지 장애를 이유로 정치 · 경제 · 사회 · 문화 생활의 모든 영역에서 차별을 받지 아니하고, 누구든지 장애를 이유로 정치 · 경제 · 사회 · 문화 생활의 모든 영역에서 장애인을 차별하여서는 아니 된다.

② 누구든지 장애인을 비하 · 모욕하거나 장애인을 이용하여 부당한 영리행위를 하여서는 아니 되며, 장애인의 장애를 이해하기 위하여 노력하여야 한다.

제9조(국가와 지방자치단체의 책임) ① 국가와 지방자치단체는 장애 발생을 예방하고, 장애의 조기 발견에 대한 국민의 관심을 높이며, 장애인의 자립을 지원하고, 보호가 필요한 장애인을 보호하여 장애인의 복지를 향상시킬 책임을 진다.

② 국가와 지방자치단체는 여성 장애인의 권익을 보호하기 위하여 정책을 강구하여야 한다.

③ 국가와 지방자치단체는 장애인복지정책을 장애인과 그 보호자에게 적극적으로 홍보하여야 하며, 국민이 장애인을 올바르게 이해하도록 하는 데에 필요한 정책을 강구하여야 한다.

제10조(국민의 책임) 모든 국민은 장애 발생의 예방과 장애의 조기 발견을 위하여 노력하여야 하며, 장애인의 인격을 존중하고 사회통합의 이념에 기초하여 장애인의 복지향상에 협력하여야 한다.

제10조의2(장애인정책종합계획) ① 보건복지부장관은 장애인의 권익과 복지증진을 위하여 관계 중앙행정기관의 장과 협의하여 5년마다 장애인정책종합계획(이하 "종합계획"이라 한다)을 수립·시행하여야 한다.

② 종합계획에는 다음 각 호의 사항이 포함되어야 한다. 〈개정 2021. 6. 8.〉

1. 장애인의 복지에 관한 사항
2. 장애인의 교육문화에 관한 사항
3. 장애인의 경제활동에 관한 사항
4. 장애인의 사회참여에 관한 사항
5. 장애인의 안전관리에 관한 사항
6. 그 밖에 장애인의 권익과 복지증진을 위하여 필요한 사항

③ 관계 중앙행정기관의 장은 장애인의 권익과 복지증진을 위하여 관련 업무에 대한 사업계획을 매년 수립·시행하여야 하고, 그 사업계획과 전년도의 사업계획 추진실적을 매년 보건복지부장관에게 제출하여야 한다.

④ 보건복지부장관은 제3항에 따라 제출된 사업계획과 추진실적을 종합하여 종합계획을 수립하되, 제11조에 따른 장애인정책조정위원회의 심의를 미리 거쳐야 한다. 종합계획을 변경하는 경우에도 또한 같다.

⑤ 보건복지부장관은 종합계획의 추진성과를 매년 평가하고, 그 결과를 종합계획에 반영할 필요가 있는 경우에는 제4항 후단에 따라 종합계획을 변경하거나 다음 종합계획을 수립할 때에 반영하여야 한다.

⑥ 제1항부터 제5항까지에서 규정한 사항 외에 종합계획의 수립 시기, 절차 및 방법 등에 관하여 필요한 사항은 대통령령으로 정한다.

[본조신설 2012.1.26.]

제10조의3(국회에 대한 보고) 보건복지부장관은 종합계획을 수립하거나 해당 연도의 사업계획, 전년도 사업계획의 추진실적, 추진성과의 평가를 확정한 때에는 이를 지체 없이 국회 소관 상임위원회에 보고하여야 한다. [본조신설 2015.6.22.]

제11조(장애인정책조정위원회) ① 장애인 종합정책을 수립하고 관계 부처 간의 의견을 조정하며 그 정책의 이행을 감독·평가하기 위하여 국무총리 소속하에 장애인정책조정위원회(이하 "위원회"라 한다)를 둔다.

② 위원회는 다음 각 호의 사항을 심의·조정한다.

1. 장애인복지정책의 기본방향에 관한 사항
2. 장애인복지 향상을 위한 제도개선과 예산지원에 관한 사항
3. 중요한 특수교육정책의 조정에 관한 사항
4. 장애인 고용촉진정책의 중요한 조정에 관한 사항
5. 장애인 이동보장 정책조정에 관한 사항
6. 장애인정책 추진과 관련한 재원조달에 관한 사항
7. 장애인복지에 관한 관련 부처의 협조에 관한 사항
8. 그 밖에 장애인복지와 관련하여 대통령령으로 정하는 사항

③ 위원회는 필요하다고 인정되면 관계 행정기관에 그 직원의 출석·설명과 자료 제출을 요구할 수 있다.

④ 위원회는 제2항의 사항을 미리 검토하고 관계 기관 사이의 협조 사항을 정리하기 위하여 위원회에 장애인정책조정실무위원회(이하 "실무위원회"라 한다)를 둔다.

⑤ 위원회와 실무위원회의 구성·운영에 관하여 필요한 사항은 대통령령으로 정한다.

제12조(장애인정책책임관의 지정 등) ① 중앙행정기관의 장은 해당 기관의 장애인정책을 효율적으로 수립·시행하기 위하여 소속공무원 중에서 장애인정책책임관을 지정할 수 있다.

② 제1항에 따른 장애인정책책임관의 지정 및 임무 등에 관하여 필요한 사항은 대통령령으로 정한다.

제13조(지방장애인복지위원회) ① 장애인복지 관련 사업의 기획·조사·실시 등을 하는 데에 필요한 사항을 심의하기 위하여 지방자치단체에 지방장애인복지위원회를 둔다.

② 제1항의 지방장애인복지위원회를 조직·운영하는 데에 필요한 사항은 대통령령으로 정하는 기준에 따라 지방자치단체의 조례로 정한다.

제14조(장애인의 날) ① 장애인에 대한 국민의 이해를 깊게 하고 장애인의 재활의욕을 높이기 위하여 매년 4월 20일을 장애인의 날로 하며, 장애인의 날부터 1주간을 장애인 주간

으로 한다.

② 국가와 지방자치단체는 장애인의 날의 취지에 맞는 행사 등 사업을 하도록 노력하여야 한다.

제15조(다른 법률과의 관계) 제2조에 따른 장애인 중 「국가유공자 등 예우 및 지원에 관한 법률」 등 대통령령으로 정하는 다른 법률을 적용 받는 장애인에 대하여는 대통령령으로 정하는 바에 따라 이 법의 적용을 제한할 수 있다. 〈개정 2016. 5. 29., 2021. 12. 21.〉

제16조(법제와 관련된 조치 등) 국가와 지방자치단체는 이 법의 목적을 달성하기 위하여 필요한 법제(法制) · 재정과 관련된 조치를 강구하여야 한다.

제2장 기본정책의 강구

제17조(장애발생 예방) ① 국가와 지방자치단체는 장애의 발생 원인과 예방에 관한 조사 연구를 촉진하여야 하며, 모자보건사업의 강화, 장애의 원인이 되는 질병의 조기 발견과 조기 치료, 그 밖에 필요한 정책을 강구하여야 한다.

② 국가와 지방자치단체는 교통사고 · 산업재해 · 약물중독 및 환경오염 등에 의한 장애발생을 예방하기 위하여 필요한 조치를 강구하여야 한다.

제18조(의료와 재활치료) 국가와 지방자치단체는 장애인이 생활기능을 익히거나 되찾을 수 있도록 필요한 기능치료와 심리치료 등 재활의료를 제공하고 장애인의 장애를 보완할 수 있는 장애인보조기구를 제공하는 등 필요한 정책을 강구하여야 한다.

제19조(사회적응 훈련) 국가와 지방자치단체는 장애인이 재활치료를 마치고 일상생활이나 사회생활을 원활히 할 수 있도록 사회적응 훈련을 실시하여야 한다.

제20조(교육) ① 국가와 지방자치단체는 사회통합의 이념에 따라 장애인이 연령 · 능력 · 장애의 종류 및 정도에 따라 충분히 교육받을 수 있도록 교육 내용과 방법을 개선하는 등 필요한 정책을 강구하여야 한다.

② 국가와 지방자치단체는 장애인의 교육에 관한 조사 · 연구를 촉진하여야 한다.

③ 국가와 지방자치단체는 장애인에게 전문 진로교육을 실시하는 제도를 강구하여야 한다.

④ 각급 학교의 장은 교육을 필요로 하는 장애인이 그 학교에 입학하려는 경우 장애를 이유로 입학 지원을 거부하거나 입학시험 합격자의 입학을 거부하는 등의 불리한 조치를

하여서는 아니 된다.

⑤ 모든 교육기관은 교육 대상인 장애인의 입학과 수학(修學) 등에 편리하도록 장애의 종류와 정도에 맞추어 시설을 정비하거나 그 밖에 필요한 조치를 강구하여야 한다.

제21조(직업) ① 국가와 지방자치단체는 장애인이 적성과 능력에 맞는 직업에 종사할 수 있도록 직업 지도, 직업능력 평가, 직업 적응훈련, 직업훈련, 취업 알선, 고용 및 취업 후 지도 등 필요한 정책을 강구하여야 한다.

② 국가와 지방자치단체는 장애인 직업재활훈련이 원활히 이루어질 수 있도록 장애인에게 적합한 직종과 재활사업에 관한 조사 · 연구를 촉진하여야 한다.

제22조(정보에의 접근) ① 국가와 지방자치단체는 장애인이 정보에 원활하게 접근하고 자신의 의사를 표시할 수 있도록 전기통신 · 방송시설 등을 개선하기 위하여 노력하여야 한다.

② 국가와 지방자치단체는 방송국의 장 등 민간 사업자에게 뉴스와 국가적 주요 사항의 중계 등 대통령령으로 정하는 방송 프로그램에 청각장애인을 위한 한국수어 또는 폐쇄자막과 시각장애인을 위한 화면해설 또는 자막해설 등을 방영하도록 요청하여야 한다. 〈개정 2016. 2. 3.〉

③ 국가와 지방자치단체는 국가적인 행사, 그 밖의 교육 · 집회 등 대통령령으로 정하는 행사를 개최하는 경우에는 청각장애인을 위한 한국수어 통역 및 시각장애인을 위한 점자 및 인쇄물 접근성바코드(음성변환용 코드 등 대통령령으로 정하는 전자적 표시를 말한다. 이하 이 조에서 같다)가 삽입된 자료 등을 제공하여야 하며 민간이 주최하는 행사의 경우에는 한국수어 통역과 점자 및 인쇄물 접근성바코드가 삽입된 자료 등을 제공하도록 요청할 수 있다. 〈개정 2012. 1. 26., 2016. 2. 3., 2017. 12. 19.〉

④ 제2항과 제3항의 요청을 받은 방송국의 장 등 민간 사업자와 민간 행사 주최자는 정당한 사유가 없으면 그 요청에 따라야 한다.

⑤ 국가와 지방자치단체는 시각장애인과 시청각장애인(시각 및 청각 기능이 손상된 장애인을 말한다. 이하 같다)이 정보에 쉽게 접근하고 의사소통을 원활하게 할 수 있도록 점자도서, 음성도서, 점자정보단말기 및 무지점자단말기 등 의사소통 보조기구를 개발 · 보급하고, 시청각장애인을 위한 의사소통 지원 전문인력을 양성 · 파견하기 위하여 노력하여야 한다. 〈개정 2019. 12. 3.〉

⑥ 국가와 지방자치단체는 장애인의 특성을 고려하여 정보통신망 및 정보통신기기의 접근 · 이용에 필요한 지원 및 도구의 개발 · 보급 등 필요한 시책을 강구하여야 한다.

제23조(편의시설) ① 국가와 지방자치단체는 장애인이 공공시설과 교통수단 등을 안전하고

편리하게 이용할 수 있도록 편의시설의 설치와 운영에 필요한 정책을 강구하여야 한다.

② 국가와 지방자치단체는 공공시설 등 이용편의를 위하여 한국수어 통역 · 안내보조 등 인적서비스 제공에 관하여 필요한 시책을 강구하여야 한다. 〈개정 2016. 2. 3.〉

제24조(안전대책 강구) 국가와 지방자치단체는 추락사고 등 장애로 인하여 일어날 수 있는 안전사고와 비상재해 등에 대비하여 시각 · 청각 장애인과 이동이 불편한 장애인을 위하여 피난용 통로를 확보하고, 점자 · 음성 · 문자 안내판을 설치하며, 긴급 통보체계를 마련하는 등 장애인의 특성을 배려한 안전대책 등 필요한 조치를 강구하여야 한다.

제25조(사회적 인식개선 등) ① 국가와 지방자치단체는 학생, 공무원, 근로자, 그 밖의 일반국민 등을 대상으로 장애인에 대한 인식개선을 위한 교육 및 공익광고 등 홍보사업을 실시하여야 한다.

② 국가기관 및 지방자치단체의 장, 「영유아보육법」에 따른 어린이집, 「유아교육법」 · 「초 · 중등교육법」 · 「고등교육법」에 따른 각급 학교의 장, 그 밖에 대통령령으로 정하는 교육기관 및 공공단체(이하 "국가기관등"이라 한다)의 장은 매년 소속 직원 · 학생을 대상으로 장애인에 대한 인식개선을 위한 교육(이하 "인식개선교육"이라 한다)을 실시하고, 그 결과를 보건복지부장관에게 제출하여야 한다. 〈신설 2015. 12. 29., 2019. 12. 3.〉

③ 보건복지부장관은 인식개선교육의 실시 결과에 대한 점검을 대통령령으로 정하는 바에 따라 매년 실시하여야 한다. 〈신설 2019. 12. 3.〉

④ 보건복지부장관은 제3항에 따른 점검 결과 인식개선교육 이수율 등이 보건복지부장관이 정한 기준에 미치지 못하는 국가기관등에 대하여 대통령령으로 정하는 바에 따라 관리자(인식개선교육에 관한 업무를 총괄하여 책임지는 사람을 말한다. 이하 같다) 특별교육 등 필요한 조치를 하여야 한다. 〈신설 2019. 12. 3.〉

⑤ 보건복지부장관은 제3항에 따른 점검 결과를 대통령령으로 정하는 바에 따라 언론 등에 공표하여야 한다. 다만, 다른 법률에서 공표를 제한하고 있는 경우에는 그러하지 아니하다. 〈신설 2019. 12. 3.〉

⑥ 보건복지부장관은 제3항에 따른 점검 결과를 다음 각 호의 평가에 반영하도록 해당 평가를 실시하는 기관 · 단체의 장에게 요구할 수 있다. 〈신설 2019. 12. 3.〉

1. 「정부업무평가 기본법」 제14조제1항 및 제18조제1항에 따른 중앙행정기관 및 지방자치단체의 자체평가
2. 「공공기관의 운영에 관한 법률」 제48조제1항에 따른 공기업 · 준정부기관의 경영실적 평가

3. 「지방공기업법」 제78조제1항에 따른 지방공기업의 경영평가
4. 「초 · 중등교육법」 제9조제2항에 따른 학교 평가

⑦ 보건복지부장관은 인식개선교육을 효과적으로 실시하기 위하여 전문강사를 양성하고 교육프로그램을 개발 · 보급하여야 한다. 〈신설 2019. 12. 3.〉

⑧ 보건복지부장관은 인식개선교육의 효율적 지원 및 실시 결과의 관리 등을 위하여 인식개선교육 정보시스템을 구축 · 운영할 수 있다. 〈신설 2019. 12. 3.〉

⑨ 국가는 「초 · 중등교육법」에 따른 학교에서 사용하는 교과용도서에 장애인에 대한 인식개선을 위한 내용이 포함되도록 하여야 한다. 〈개정 2015. 12. 29., 2019. 12. 3.〉

⑩ 보건복지부장관은 대통령령으로 정하는 바에 따라 다음 각 호의 업무를 「공공기관의 운영에 관한 법률」 제4조에 따른 공공기관 중 장애인 복지향상을 설립목적으로 하는 공공기관에 위탁할 수 있다. 이 경우 보건복지부장관은 예산의 범위에서 업무 수행에 필요한 비용의 전부 또는 일부를 지원할 수 있다. 〈신설 2019. 12. 3.〉

1. 제3항 및 제4항에 따른 인식개선교육 실시 결과에 대한 점검과 관리자 특별교육
2. 제7항에 따른 전문강사 양성 및 교육프로그램 개발 · 보급
3. 제8항에 따른 인식개선교육 정보시스템 구축 · 운영

⑪ 제1항 및 제9항의 사업, 인식개선교육의 내용과 방법, 결과 제출 및 제8항에 따른 인식개선교육 정보시스템의 구축 · 운영 등에 필요한 사항은 대통령령으로 정한다. 〈개정 2015. 12. 29., 2019. 12. 3.〉

[제목개정 2019. 12. 3.]

제25조의2(인식개선교육의 위탁 등) ① 국가기관등의 장은 인식개선교육을 보건복지부장관이 지정하는 기관(이하 "인식개선교육기관"이라 한다)에 위탁할 수 있다.

② 인식개선교육기관의 장은 보건복지부령으로 정하는 바에 따라 인식개선교육을 실시하여야 하며, 국가기관등의 장 및 인식개선교육기관의 장은 교육 실시 관련 자료를 3년간 보관하고 국가기관등의 장이나 피교육자가 원하는 경우 그 자료를 내주어야 한다.

③ 인식개선교육기관은 보건복지부령으로 정하는 자격을 가진 전문강사를 1명 이상 두어야 한다.

④ 보건복지부장관은 인식개선교육기관이 다음 각 호의 어느 하나에 해당하면 그 지정을 취소할 수 있다. 다만, 제1호에 해당하는 경우에는 그 지정을 취소하여야 한다.

1. 거짓이나 그 밖의 부정한 방법으로 지정을 받은 경우
2. 정당한 사유 없이 제3항에 따른 전문강사를 6개월 이상 계속하여 두지 아니한 경우

⑤ 보건복지부장관은 제4항에 따라 인식개선교육기관의 지정을 취소하려면 청문을 하여야 한다.

⑥ 인식개선교육기관의 지정 기준 및 절차는 보건복지부령으로 정한다.

[본조신설 2019. 12. 3.]

제25조의3(홍보영상의 제작 · 배포 · 송출) ① 보건복지부장관은 장애인에 대한 차별 · 편견 및 학대의 예방과 방지 등에 관한 홍보영상을 제작하여 「방송법」 제2조제23호의 방송편성책임자에게 배포하여야 한다.

② 보건복지부장관은 「방송법」 제2조제3호에 따른 방송사업자에게 같은 법 제73조제4항에 따라 대통령령으로 정하는 비상업적 공익광고 편성비율의 범위에서 제1항의 홍보영상을 채널별로 송출하도록 요청할 수 있다.

③ 보건복지부장관은 「방송법」 제2조제12호의 전광판방송사업자에게 같은 법 제73조제4항에 따라 대통령령으로 정하는 비상업적 공익광고 편성비율의 범위에서 제1항의 홍보영상을 전광판으로 송출하도록 요청할 수 있다.

④ 제2항에 따른 방송사업자와 제3항에 따른 전광판방송사업자는 제1항의 홍보영상 외에 독자적인 홍보영상을 제작하여 송출할 수 있다. 이 경우 보건복지부장관에게 필요한 협조 및 지원을 요청할 수 있다.

[본조신설 2021. 12. 21.]

제26조(선거권 행사를 위한 편의 제공) 국가와 지방자치단체는 장애인이 선거권을 행사하는 데에 불편함이 없도록 편의시설 · 설비를 설치하고, 선거권 행사에 관하여 홍보하며, 선거용 보조기구를 개발 · 보급하는 등 필요한 조치를 강구하여야 한다.

제27조(주택 보급) ① 국가와 지방자치단체는 공공주택등 주택을 건설할 경우에는 장애인에게 장애 정도를 고려하여 우선 분양 또는 임대할 수 있도록 노력하여야 한다.

② 국가와 지방자치단체는 주택의 구입자금 · 임차자금 또는 개 · 보수비용의 지원 등 장애인의 일상생활에 적합한 주택의 보급 · 개선에 필요한 시책을 강구하여야 한다.

제28조(문화환경 정비 등) 국가와 지방자치단체는 장애인의 문화생활, 체육활동 및 관광활동에 대한 장애인의 접근을 보장하기 위하여 관련 시설 및 설비, 그 밖의 환경을 정비하고 문화생활, 체육활동 및 관광활동 등을 지원하도록 노력하여야 한다. 〈개정 2017. 9. 19.〉

제29조(복지 연구 등의 진흥) ① 국가와 지방자치단체는 장애인복지의 종합적이고 체계적인 조사 · 연구 · 평가 및 장애인 체육활동 등 장애인정책개발 등을 위하여 필요한 정책을

강구하여야 한다.

② 삭제 〈2018. 6. 12.〉

③ 삭제 〈2018. 6. 12.〉

④ 삭제 〈2018. 6. 12.〉

제29조의2(한국장애인개발원의 설립 등) ① 제29조제1항에 따른 장애인 관련 조사 · 연구 및 정책개발 · 복지진흥 등을 위하여 한국장애인개발원(이하 "개발원"이라 한다)을 설립한다.

② 개발원은 법인으로 한다.

③ 개발원은 다음 각 호의 사업을 수행한다.

1. 장애인복지에 관한 정보의 수집 · 분석 · 관리, 조사 · 연구 · 정책개발 및 국제개발 등의 국제협력 사업
2. 장애인에 대한 사회적 인식개선 등 장애인복지 관련 교육, 홍보, 컨설팅
3. 중증장애인 직업재활지원 및 재정지원 장애인일자리 개발 · 지원
4. 중증장애인생산품에 대한 공공기관의 우선구매 촉진 지원
5. 편의시설 설치 기술지원, 장애물 없는 생활환경 조성 등 장애인 편의증진 사업 지원
6. 장애인 재난안전 대응 지침 개발 · 보급 등 장애인 안전대책 강화를 위한 사업
7. 그 밖에 장애인복지와 관련하여 국가 또는 지방자치단체로부터 위탁받은 사업

④ 국가와 지방자치단체는 개발원의 운영 및 사업에 필요한 비용을 보조할 수 있다.

⑤ 개발원에 대하여 이 법과 「공공기관의 운영에 관한 법률」에서 규정한 사항을 제외하고는 「민법」 중 재단법인에 관한 규정을 준용한다.

[본조신설 2018. 6. 12.]

제30조(경제적 부담의 경감) ① 국가와 지방자치단체, 「공공기관의 운영에 관한 법률」 제4조에 따른 공공기관, 「지방공기업법」에 따른 지방공사 또는 지방공단은 장애인과 장애인을 부양하는 자의 경제적 부담을 줄이고 장애인의 자립을 촉진하기 위하여 세제상의 조치, 공공시설 이용료 감면, 그 밖에 필요한 정책을 강구하여야 한다.

② 국가와 지방자치단체, 「공공기관의 운영에 관한 법률」 제4조에 따른 공공기관, 「지방공기업법」에 따른 지방공사 또는 지방공단이 운영하는 운송사업자는 장애인과 장애인을 부양하는 자의 경제적 부담을 줄이고 장애인의 자립을 돕기 위하여 장애인과 장애인을 보호하기 위하여 동행하는 자의 운임 등을 감면하는 정책을 강구하여야 한다.

제30조의2(장애인 가족 지원) ① 국가와 지방자치단체는 장애인 가족의 삶의 질 향상 및

안정적인 가정생활 영위를 위하여 다음 각 호의 필요한 시책을 수립 · 시행하여야 한다.

1. 장애인 가족에 대한 인식개선 사업
2. 장애인 가족 돌봄 지원
3. 장애인 가족 휴식 지원
4. 장애인 가족 사례관리 지원
5. 장애인 가족 역량강화 지원
6. 장애인 가족 상담 지원
7. 그 밖에 보건복지부장관이 장애인 가족을 위하여 필요하다고 인정하는 지원

② 국가와 지방자치단체는 장애인 가족 지원 사업을 효율적으로 추진하기 위하여 장애인 관련 사업을 수행하는 기관 · 단체 등을 장애인 가족 지원 사업 수행기관(이하 "수행기관"이라 한다)으로 지정할 수 있다.

③ 국가와 지방자치단체는 수행기관이 다음 각 호의 어느 하나에 해당하는 경우에는 지정을 취소할 수 있다. 다만, 제1호에 해당하는 경우에는 지정을 취소하여야 한다.

1. 거짓이나 그 밖의 부정한 방법으로 지정을 받은 경우
2. 제4항에 따른 지정 기준에 적합하지 아니하게 된 경우
3. 정당한 사유 없이 장애인 가족 지원 사업을 수행하지 아니한 경우

④ 수행기관의 지정 기준 · 절차 등에 필요한 사항은 보건복지부령으로 정한다.

[본조신설 2017. 2. 8.]

제3장 복지 조치

제31조(실태조사) ① 보건복지부장관은 장애인 복지정책의 수립에 필요한 기초 자료로 활용하기 위하여 3년마다 장애실태조사를 실시하여야 한다.

② 제1항에 따른 장애실태조사의 방법, 대상 및 내용 등에 관하여 필요한 사항은 대통령령으로 정한다.

[전문개정 2012.1.26.]

제32조(장애인 등록) ① 장애인, 그 법정대리인 또는 대통령령으로 정하는 보호자(이하 "법정대리인등"이라 한다)는 장애 상태와 그 밖에 보건복지부령이 정하는 사항을 특별자치시장 · 특별자치도지사 · 시장 · 군수 또는 구청장(자치구의 구청장을 말한다. 이하 같다)

에게 등록하여야 하며, 특별자치시장 · 특별자치도지사 · 시장 · 군수 · 구청장은 등록을 신청한 장애인이 제2조에 따른 기준에 맞으면 장애인등록증(이하 "등록증"이라 한다)을 내주어야 한다. 〈개정 2008. 2. 29., 2010. 1. 18., 2010. 5. 27., 2015. 6. 22., 2017. 2. 8.〉

② 삭제 〈2017. 2. 8.〉

③ 특별자치시장 · 특별자치도지사 · 시장 · 군수 · 구청장은 제1항에 따라 등록증을 받은 장애인의 장애 상태의 변화에 따른 장애 정도 조정을 위하여 장애 진단을 받게 하는 등 장애인이나 법정대리인등에게 필요한 조치를 할 수 있다. 〈개정 2017. 2. 8., 2017. 12. 19.〉

④ 장애인의 장애 인정과 장애 정도 사정(査定)에 관한 업무를 담당하게 하기 위하여 보건복지부에 장애판정위원회를 둘 수 있다. 〈개정 2008. 2. 29., 2010. 1. 18., 2017. 12. 19.〉

⑤ 등록증은 양도하거나 대여하지 못하며, 등록증과 비슷한 명칭이나 표시를 사용하여서는 아니 된다.

⑥ 특별자치시장 · 특별자치도지사 · 시장 · 군수 · 구청장은 제1항에 따른 장애인 등록 및 제3항에 따른 장애 상태의 변화에 따른 장애 정도를 조정함에 있어 장애인의 장애 인정과 장애 정도 사정이 적정한지를 확인하기 위하여 필요한 경우 대통령령으로 정하는 「공공기관의 운영에 관한 법률」 제4조에 따른 공공기관에 장애 정도에 관한 정밀심사를 의뢰할 수 있다. 〈신설 2010. 5. 27., 2015. 6. 22., 2015. 12. 29., 2017. 12. 19.〉

⑦ 삭제 〈2021. 7. 27.〉

⑧ 제1항 및 제3항부터 제6항까지에서 규정한 사항 외에 장애인의 등록, 등록증의 발급, 장애 진단 및 장애 정도에 관한 정밀심사, 장애판정위원회 등에 관하여 필요한 사항은 보건복지부령으로 정한다. 〈개정 2008. 2. 29., 2010. 1. 18., 2010. 5. 27., 2015. 12. 29., 2017. 2. 8., 2021. 7. 27.〉

제32조의2(재외동포 및 외국인의 장애인 등록) ① 재외동포 및 외국인 중 다음 각 호의 어느 하나에 해당하는 사람은 제32조에 따라 장애인 등록을 할 수 있다. 〈개정 2015. 12. 29., 2017. 12. 19.〉

1. 「재외동포의 출입국과 법적 지위에 관한 법률」 제6조에 따라 국내거소신고를 한 사람
2. 「주민등록법」 제6조에 따라 재외국민으로 주민등록을 한 사람
3. 「출입국관리법」 제31조에 따라 외국인등록을 한 사람으로서 같은 법 제10조제1항에 따른 체류자격 중 대한민국에 영주할 수 있는 체류자격을 가진 사람
4. 「재한외국인 처우 기본법」 제2조제3호에 따른 결혼이민자
5. 「난민법」 제2조제2호에 따른 난민인정자

② 국가와 지방자치단체는 제1항에 따라 등록한 장애인에 대하여는 예산 등을 고려하여 장애인복지사업의 지원을 제한할 수 있다.

[본조신설 2012.1.26.]

제32조의3(장애인 등록 취소 등) ① 특별자치시장 · 특별자치도지사 · 시장 · 군수 · 구청장은 제32조제1항에 따라 등록증을 받은 사람(제3호의 경우에는 법정대리인등을 포함한다)이 다음 각 호의 어느 하나에 해당하는 경우에는 장애인 등록을 취소하여야 한다.

1. 사망한 경우
2. 제2조에 따른 기준에 맞지 아니하게 된 경우
3. 정당한 사유 없이 보건복지부령으로 정하는 기간 동안 제32조제3항에 따른 장애 진단 명령 등 필요한 조치를 따르지 아니한 경우
4. 장애인 등록 취소를 신청하는 경우

② 특별자치시장 · 특별자치도지사 · 시장 · 군수 · 구청장은 다음 각 호의 어느 하나에 해당하는 경우에는 제32조제1항에 따라 등록증을 받은 사람과 법정대리인등 및 부정한 방법으로 등록증을 취득한 사람 등에게 등록증의 반환을 명하여야 한다.

1. 제1항에 따라 장애인 등록이 취소된 경우
2. 중복발급 및 양도 · 대여 등 부정한 방법으로 등록증을 취득한 경우

③ 제2항에 따라 등록증 반환 명령을 받은 사람은 정당한 사유가 없으면 이에 따라야 한다.

④ 제1항 및 제2항에서 규정한 사항 외에 장애인 등록의 취소, 등록증의 반환 등에 필요한 사항은 보건복지부령으로 정한다.

[본조신설 2017. 2. 8.]

[종전 제32조의3은 제32조의4로 이동 〈2017. 2. 8.〉]

제32조의4(서비스 지원 종합조사) ① 보건복지부장관 또는 특별자치시장 · 특별자치도지사 · 시장 · 군수 · 구청장은 다음 각 호의 서비스 신청에 대하여 서비스의 수급자격, 양 및 내용 등의 결정에 필요한 서비스 지원 종합조사를 실시할 수 있다.

1. 「장애인활동 지원에 관한 법률」 제6조에 따른 활동지원급여 신청
2. 「장애인 · 노인 등을 위한 보조기기 지원 및 활용촉진에 관한 법률」 제8조에 따른 장애인 보조기기 교부 신청
3. 제60조의2에 따른 장애인 거주시설 이용 신청
4. 그 밖에 대통령령으로 정하는 서비스의 신청

② 보건복지부장관 또는 특별자치시장 · 특별자치도지사 · 시장 · 군수 · 구청장은 제1항

에 따른 서비스 지원 종합조사를 실시하는 경우 보건복지부령으로 정하는 바에 따라 다음 각 호의 사항을 조사하고, 조사결과서를 작성하여야 한다. 다만, 제5호의 사항은 수급자격 결정 및 본인부담금 산정 등을 위하여 필요한 경우에만 조사하여야 한다.

1. 신청인의 서비스 이용현황 및 욕구
2. 신청인의 일상생활 수행능력 및 인지 · 행동 등 장애특성
3. 신청인의 가구특성, 거주환경, 사회활동 등 사회적 환경
4. 신청인에게 필요한 서비스의 종류 및 내용
5. 신청인과 그 부양의무자의 소득 및 재산 등 생활수준에 관한 사항
6. 그 밖에 신청인에게 서비스를 지원하기 위하여 필요한 사항으로서 보건복지부령으로 정하는 사항

③ 보건복지부장관 또는 특별자치시장 · 특별자치도지사 · 시장 · 군수 · 구청장은 제2항 각 호의 사항을 조사하기 위하여 필요한 자료를 확보하기 곤란한 경우에는 보건복지부령으로 정하는 바에 따라 신청인, 그 부양의무자 또는 그 밖의 관계인에게 소득 · 재산, 건강상태 및 장애 정도 등의 확인에 필요한 자료의 제출을 요구할 수 있다.

④ 보건복지부장관 또는 특별자치시장 · 특별자치도지사 · 시장 · 군수 · 구청장은 제1항 및 제2항에 따라 서비스 지원 종합조사를 실시하기 위하여 필요하다고 인정하는 경우에 국세 · 지방세, 토지 · 주택 · 건축물 · 자동차 · 선박 · 항공기, 국민건강보험 · 국민연금 · 고용보험 · 산업재해보상보험 · 보훈급여 · 군인연금 · 사립학교교직원연금 · 공무원연금 · 별정우체국연금 · 기초연금 · 장애인연금, 출국 또는 입국, 교정시설 · 치료감호시설의 입소 또는 출소, 병무, 매장 · 화장 · 장례, 주민등록 · 가족관계등록 등에 관한 자료의 제공을 관계 기관의 장에게 요청할 수 있다. 이 경우 자료 제공을 요청받은 관계 기관의 장은 정당한 사유가 없으면 요청에 따라야 한다.

⑤ 제1항 및 제2항에 따라 서비스 지원 종합조사를 하는 사람은 그 권한을 표시하는 증표 및 조사기간, 조사범위, 조사담당자, 관계 법령 등 보건복지부령으로 정하는 사항이 기재된 서류를 지니고 이를 관계인에게 보여주어야 한다.

⑥ 보건복지부장관 또는 특별자치시장 · 특별자치도지사 · 시장 · 군수 · 구청장은 제1항 각 호의 서비스 신청과 관련하여 신청인과 그 밖의 관계인이 제2항에 따른 조사에 필요한 서류 · 자료의 제출 및 조사 · 질문 또는 제3항에 따른 자료 제출 요구를 두 번 이상 거부 · 방해 또는 기피하는 경우에는 제1항 각 호의 서비스 신청을 각하할 수 있다. 이 경우 서면으로 그 이유를 분명하게 밝혀 신청인과 그 밖의 관계인에게 통지하여야 한다.

⑦ 제2항에 따른 조사의 절차 등에 관하여 필요한 사항은 대통령령으로 정한다.

[본조신설 2017. 12. 19.]

[종전 제32조의4는 제32조의6으로 이동 〈2017. 12. 19.〉]

제32조의5(업무의 위탁) ① 보건복지부장관 또는 특별자치시장 · 특별자치도지사 · 시장 · 군수 · 구청장은 제32조의4에 따른 서비스 지원 종합조사 업무 중 일부를 대통령령으로 정하는 바에 따라 「공공기관의 운영에 관한 법률」 제4조에 따른 공공기관에 위탁할 수 있다.

② 국가와 지방자치단체는 제1항에 따라 업무를 위탁받은 공공기관에 대하여 예산의 범위에서 사업 수행에 필요한 비용의 전부 또는 일부를 지원할 수 있다.

[본조신설 2017. 12. 19.]

[종전 제32조의5는 제32조의8로 이동 〈2017. 12. 19.〉]

제32조의6(복지서비스에 관한 장애인 지원 사업) ① 국가와 지방자치단체는 제32조제1항에 따라 등록한 장애인에게 필요한 복지서비스가 적시에 제공될 수 있도록 다음 각 호의 장애인 지원 사업을 실시한다. 〈개정 2017. 12. 19.〉

1. 복지서비스에 관한 상담 및 정보 제공
2. 장애인학대 등 안전문제 또는 생계곤란 등 위기상황에 놓여있을 가능성이 높은 장애인에 대한 방문 상담
3. 복지서비스 신청의 대행
4. 장애인 개인별로 필요한 욕구의 조사 및 복지서비스 제공 계획의 수립 지원
5. 장애인과 복지서비스 제공 기관 · 법인 · 단체 · 시설과의 연계
6. 복지서비스 등 복지자원의 발굴 및 데이터베이스 구축
7. 그 밖에 복지서비스의 제공에 필요한 사업

② 국가와 지방자치단체는 제1항 각 호의 장애인 지원 사업을 수행하기 위하여 제58조의 장애인복지시설, 「발달장애인 권리보장 및 지원에 관한 법률」 제33조에 따른 발달장애인 지원센터 등 관계 기관에 협력을 요청할 수 있다. 이 경우 국가와 지방자치단체는 예산의 범위에서 필요한 비용을 지원할 수 있다. 〈신설 2017. 12. 19.〉

③ 국가와 지방자치단체는 제1항에 따른 장애인 지원 사업을 대통령령으로 정하는 바에 따라 「공공기관의 운영에 관한 법률」 제4조에 따른 공공기관에 위탁할 수 있다. 이 경우 국가와 지방자치단체는 예산의 범위에서 사업 수행에 필요한 비용의 전부 또는 일부를 지원할 수 있다. 〈개정 2017. 12. 19.〉

④ 제1항부터 제3항까지에 규정된 사항 외에 장애인 지원 사업과 그 사업에 필요한 사항은 보건복지부령으로 정한다. 〈개정 2017. 12. 19.〉

[본조신설 2015. 6. 22.]

[제32조의4에서 이동 〈2017. 12. 19.〉]

제32조의7(민관협력을 통한 사례관리) ① 특별자치시장 · 특별자치도지사 · 시장 · 군수 · 구청장은 복지서비스가 필요한 장애인을 발굴하고 공공 및 민간의 복지서비스를 연계 · 제공하기 위하여 민관협력을 통한 사례관리를 실시할 수 있다.

② 제1항의 사례관리를 실시하기 위하여 민관협의체를 둘 수 있으며, 해당 지방자치단체에 「사회보장급여의 이용 · 제공 및 수급권자 발굴에 관한 법률」 제42조의2제1항의 통합사례관리를 수행하기 위한 민관협의체가 이미 설치되어 있는 경우 그 소속의 전문분과로 운영할 수 있다.

③ 민관협의체는 지역사회 내 관계 기관 · 법인 · 단체 · 시설이나 개인 등 민간부문과의 협력을 강화하기 위하여 노력하여야 하며, 특별자치시장 · 특별자치도지사 · 시장 · 군수 · 구청장은 민관협의체의 효율적 운영을 위하여 필요한 지원을 할 수 있다.

[본조신설 2017. 12. 19.]

제32조의8(장애 정도가 변동된 장애인 등에 대한 정보 제공) ① 특별자치시장 · 특별자치도지사 · 시장 · 군수 · 구청장은 제32조에 따른 장애인 등록 과정에서 장애 정도가 변동된 장애인, 제2조제2항에 따른 장애의 기준에 맞지 아니하게 된 장애인과 장애인으로 등록되지 못한 신청인에게 장애 정도의 변동, 장애인 자격의 상실 등에 따른 지원의 변화에 대한 정보와 재활 및 자립에 필요한 각종 정보를 제공하여야 한다. 〈개정 2017. 12. 19.〉

② 제1항에 따른 정보 제공의 대상 · 기준 및 내용과 방법 등에 필요한 사항은 보건복지부령으로 정한다.

[본조신설 2015. 12. 29.]

[제목개정 2017. 12. 19.]

[제32조의5에서 이동 〈2017. 12. 19.〉]

제32조의9(자료의 요청) ① 제32조제6항에 따라 장애 정도에 관한 정밀심사를 의뢰받은 공공기관(이하 이 조에서 "정밀심사기관"이라 한다)은 국가기관, 지방자치단체, 그 밖에 대통령령으로 정하는 기관 · 법인 · 단체의 장에게 장애 인정과 장애 정도에 관한 정밀심사에 필요한 자료로서 건강보험 요양급여 실시내역 등 대통령령으로 정하는 자료의 열람 또는 사본의 교부를 요청할 수 있다. 이 경우 국가기관, 지방자치단체, 기관 · 법인 · 단

체의 장은 특별한 사정이 없으면 그 요청에 따라야 하며, 정밀심사기관에 제공되는 자료에 대한 사용료, 수수료 등은 면제한다.

② 정밀심사기관은 필요한 경우 심사를 받으려는 본인이나 법정대리인등으로부터 동의를 받아 「의료법」에 따른 의료기관에 정밀심사에 필요한 자료로서 진료에 관한 사항의 열람 또는 사본 교부를 요청할 수 있다. 이 경우 요청을 받은 의료기관은 특별한 사유가 없으면 그 요청에 따라야 하며, 국가 및 지방자치단체는 예산의 범위에서 정밀심사기관에 제공되는 자료에 대한 사용료, 수수료 등을 지원할 수 있다.

③ 제1항 및 제2항에서 규정한 사항 외에 정밀심사기관의 자료 열람 또는 사본 교부 요청에 관하여 필요한 사항은 보건복지부령으로 정한다.

[본조신설 2021. 7. 27.]

제33조(장애인복지상담원) ① 장애인 복지 향상을 위한 상담 및 지원 업무를 맡기기 위하여 시 · 군 · 구(자치구를 말한다. 이하 같다)에 장애인복지상담원을 둔다.

② 장애인복지상담원은 그 업무를 할 때 개인의 인격을 존중하여야 한다. 〈개정 2017. 12. 19.〉

③ 장애인복지상담원의 임용 · 직무 · 보수와 그 밖에 필요한 사항은 대통령령으로 정한다.

제34조(재활상담 등의 조치) ① 보건복지부장관, 특별시장 · 광역시장 · 특별자치시장 · 도지사 · 특별자치도지사 또는 시장 · 군수 · 구청장(이하 "장애인복지실시기관"이라 한다)은 장애인에 대한 검진 및 재활상담을 하고, 필요하다고 인정되면 다음 각 호의 조치를 하여야 한다. 〈개정 2008. 2. 29., 2010. 1. 18., 2015. 6. 22.〉

1. 국 · 공립병원, 보건소, 보건지소, 그 밖의 의료기관(이하 "의료기관"이라 한다)에 의뢰하여 의료와 보건지도를 받게 하는 것
2. 국가 또는 지방자치단체가 설치한 장애인복지시설에서 주거편의 · 상담 · 치료 · 훈련 등의 필요한 서비스를 받도록 하는 것
3. 제59조에 따라 설치된 장애인복지시설에 위탁하여 그 시설에서 주거편의 · 상담 · 치료 · 훈련 등의 필요한 서비스를 받도록 하는 것
4. 공공직업능력개발훈련시설이나 사업장 내 직업훈련시설에서 하는 직업훈련 또는 취업알선을 필요로 하는 자를 관련 시설이나 직업안정업무기관에 소개하는 것

② 장애인복지실시기관은 제1항의 재활 상담을 하는 데에 필요하다고 인정되면 제33조에 따른 장애인복지상담원을 해당 장애인의 가정 또는 장애인이 주거편의 · 상담 · 치료 · 훈련 등의 서비스를 받는 시설이나 의료기관을 방문하여 상담하게 하거나 필요한 지

도를 하게 할 수 있다.

③ 장애인복지실시기관은 제58조제1항제1호에 따른 장애인 거주시설 이용자가 사망한 경우 그 자에 대한 장례를 행할 자가 없을 때에는 그 장례를 행하거나 해당 시설의 장으로 하여금 그 장례를 행하게 할 수 있다. 이 경우 장애인복지실시기관 또는 장애인 거주시설의 장은 사망자가 유류한 금전 또는 유가증권을 그 장례에 필요한 비용에 충당할 수 있으며, 부족이 있을 때에는 유류물품을 처분하여 그 대금을 이에 충당할 수 있다. 〈신설 2020. 12. 29.〉

④ 제3항 후단에 따른 장례비용 충당의 세부절차는 보건복지부령으로 정한다. 〈신설 2020. 12. 29.〉

[제목개정 2011. 3. 30.]

제35조(장애 유형 · 장애 정도별 재활 및 자립지원 서비스 제공 등) ① 국가와 지방자치단체는 장애인의 일상생활을 편리하게 하고 사회활동 참여를 높이기 위하여 장애 유형 · 장애 정도별로 재활 및 자립지원 서비스를 제공하는 등 필요한 정책을 강구하여야 하며, 예산의 범위 안에서 지원할 수 있다. 〈개정 2019. 12. 3.〉

② 국가와 지방자치단체는 시청각장애인을 대상으로 직업재활 · 의사소통 · 보행 · 이동훈련, 심리상담, 문화 · 여가 활동 참여 및 가족 · 자조 모임 등을 지원하기 위하여 전담기관을 설치 · 운영하는 등 필요한 시책을 강구하여야 한다. 〈신설 2019. 12. 3.〉

제36조 삭제 〈2015. 12. 29.〉

제37조(산후조리도우미 지원 등) ① 국가 및 지방자치단체는 임산부인 여성장애인과 신생아의 건강관리를 위하여 경제적 부담능력 등을 고려하여 여성장애인의 가정을 방문하여 산전 · 산후 조리를 돕는 도우미(이하 "산후조리도우미"라 한다)를 지원할 수 있다. 〈개정 2021. 12. 21.〉

② 국가 및 지방자치단체는 제1항의 규정에 따른 산후조리도우미 지원사업에 대하여 보건복지부령이 정하는 바에 따라 정기적으로 모니터링(산후조리도우미 지원사업의 실효성 등을 확보하기 위한 정기적인 점검활동을 말한다)을 실시하여야 한다. 〈개정 2008. 2. 29., 2010. 1. 18.〉

③ 산후조리도우미 지원의 기준 및 방법 등에 관하여 필요한 사항은 대통령령으로 정한다.

제38조(자녀교육비 지급) ① 장애인복지실시기관은 경제적 부담능력 등을 고려하여 장애인이 부양하는 자녀 또는 장애인인 자녀의 교육비를 지급할 수 있다.

② 제1항에 따른 교육비 지급 대상 · 기준 및 방법 등에 관하여 필요한 사항은 보건복지

부령으로 정한다. 〈개정 2008. 2. 29., 2010. 1. 18.〉〉

제39조(장애인이 사용하는 자동차 등에 대한 지원 등) ① 국가와 지방자치단체, 그 밖의 공공단체는 장애인이 이동수단인 자동차 등을 편리하게 사용할 수 있도록 하고 경제적 부담을 줄여 주기 위하여 조세감면 등 필요한 지원정책을 강구하여야 한다.

② 시장 · 군수 · 구청장은 장애인이 이용하는 자동차 등을 지원하는 데에 편리하도록 장애인이 사용하는 자동차 등임을 알아 볼 수 있는 표지(이하 "장애인사용자동차등표지"라 한다)를 발급하여야 한다.

③ 장애인사용자동차등표지를 대여하거나 보건복지부령이 정하는 자 외의 자에게 양도하는 등 부당한 방법으로 사용하여서는 아니 되며, 이와 비슷한 표지 · 명칭 등을 사용하여서는 아니 된다. 〈개정 2008. 2. 29., 2010. 1. 18.〉

④ 장애인사용자동차등표지의 발급 대상과 발급 절차 등에 관하여 필요한 사항은 보건복지부령으로 정한다. 〈개정 2008. 2. 29., 2010. 1. 18.〉

제40조(장애인 보조견의 훈련 · 보급 지원 등) ① 국가와 지방자치단체는 장애인의 복지 향상을 위하여 장애인을 보조할 장애인 보조견(補助犬)의 훈련 · 보급을 지원하는 방안을 강구하여야 한다.

② 보건복지부장관은 장애인 보조견에 대하여 장애인 보조견표지(이하 "보조견표지"라 한다)를 발급할 수 있다. 〈개정 2008. 2. 29., 2010. 1. 18.〉

③ 누구든지 보조견표지를 붙인 장애인 보조견을 동반한 장애인이 대중교통수단을 이용하거나 공공장소, 숙박시설 및 식품접객업소 등 여러 사람이 다니거나 모이는 곳에 출입하려는 때에는 정당한 사유 없이 거부하여서는 아니 된다. 제4항에 따라 지정된 전문훈련기관에 종사하는 장애인 보조견 훈련자 또는 장애인 보조견 훈련 관련 자원봉사자가 보조견표지를 붙인 장애인 보조견을 동반한 경우에도 또한 같다. 〈개정 2012. 1. 26.〉

④ 보건복지부장관은 장애인보조견의 훈련 · 보급을 위하여 전문훈련기관을 지정할 수 있다. 〈개정 2008. 2. 29., 2010. 1. 18.〉

⑤ 보조견표지의 발급대상, 발급절차 및 전문훈련기관의 지정에 관하여 필요한 사항은 보건복지부령으로 정한다. 〈개정 2008. 2. 29., 2010. 1. 18.〉

제41조(자금 대여 등) 국가와 지방자치단체는 장애인이 사업을 시작하거나 필요한 지식과 기능을 익히는 것 등을 지원하기 위하여 대통령령으로 정하는 바에 따라 자금을 대여할 수 있다.

제42조(생업 지원) ① 국가와 지방자치단체, 그 밖의 공공단체는 소관 공공시설 안에 식료

품 · 사무용품 · 신문 등 일상생활용품을 판매하는 매점이나 자동판매기의 설치를 허가하거나 위탁할 때에는 장애인이 신청하면 우선적으로 반영하도록 노력하여야 한다.

② 시장 · 군수 또는 구청장은 장애인이 「담배사업법」에 따라 담배소매인으로 지정받기 위하여 신청하면 그 장애인을 우선적으로 지정하도록 노력하여야 한다.

③ 장애인이 우편법령에 따라 국내 우표류 판매업 계약 신청을 하면 우편관서는 그 장애인이 우선적으로 계약할 수 있도록 노력하여야 한다.

④ 제1항부터 제3항까지의 규정에 따른 허가 · 위탁 또는 지정 등을 받은 자는 특별한 사유가 없으면 직접 그 사업을 하여야 한다.

⑤ 제1항에 따른 설치 허가권자는 매점 · 자동판매기 설치를 허가하기 위하여 설치 장소와 판매할 물건의 종류 등을 조사하고 그 결과를 장애인에게 알리는 조치를 강구하여야 한다.

제43조(자립훈련비 지급) ① 장애인복지실시기관은 제34조제1항제2호 또는 제3호에 따라 장애인복지시설에서 주거편의 · 상담 · 치료 · 훈련 등을 받도록 하거나 위탁한 장애인에 대하여 그 시설에서 훈련을 효과적으로 받는 데 필요하다고 인정되면 자립훈련비를 지급할 수 있으며, 특별한 사정이 있으면 훈련비 지급을 대신하여 물건을 지급할 수 있다.

② 제1항에 따른 자립훈련비의 지급과 물건의 지급 등에 관하여 필요한 사항은 보건복지부령으로 정한다. 〈개정 2008. 2. 29., 2010. 1. 18.〉

제44조(생산품 구매) 국가, 지방자치단체 및 그 밖의 공공단체는 장애인복지시설과 장애인복지단체에서 생산한 물품의 우선 구매에 필요한 조치를 마련하여야 한다. [전문개정 2012. 1.26.]

제45조 삭제 〈2017. 12. 19.〉

제45조의2 삭제 〈2017. 12. 19.〉

제46조(고용 촉진) 국가와 지방자치단체는 직접 경영하는 사업에 능력과 적성이 맞는 장애인을 고용하도록 노력하여야 하며, 장애인에게 적합한 사업을 경영하는 자에게 장애인의 능력과 적성에 따라 장애인을 고용하도록 권유할 수 있다.

제46조의2(장애인 응시자에 대한 편의제공) ① 국가, 지방자치단체 및 대통령령으로 정하는 기관 · 단체의 장은 해당 기관 · 단체가 실시하는 자격시험 및 채용시험 등에 있어서 장애인 응시자가 비장애인 응시자와 동등한 조건에서 시험을 치를 수 있도록 편의를 제공하여야 한다.

② 제1항에 따른 편의제공 대상 시험의 범위는 대통령령으로 정하고, 편의제공의 내용 ·

기준 · 방법 등에 필요한 사항은 보건복지부령으로 정한다.

[본조신설 2015. 12. 29.]

제47조(공공시설의 우선 이용) 국가와 지방자치단체, 그 밖의 공공단체는 장애인의 자립을 지원하는 데에 필요하다고 인정되면 그 공공시설의 일부를 장애인이 우선 이용하게 할 수 있다.

제48조(국유 · 공유 재산의 우선매각이나 유상 · 무상 대여) ① 국가와 지방자치단체는 이 법에 따른 장애인복지시설을 설치하거나 장애인복지단체가 장애인복지사업과 관련한 시설을 설치하는 데에 필요할 경우 「국유재산법」 또는 「공유재산 및 물품 관리법」에도 불구하고 국유재산 또는 공유재산을 우선 매각할 수 있고 유상 또는 무상으로 대부하거나 사용 · 수익하게 할 수 있다. 〈개정 2013. 7. 30.〉

② 국가와 지방자치단체는 제1항에 따라 국가나 지방자치단체로부터 토지와 시설을 매수 · 임차하거나 대부받은 자가 그 매수 · 임차 또는 대부한 날부터 2년 이내에 장애인복지시설을 설치하지 아니하거나 장애인복지단체의 장애인복지사업 관련 시설을 설치하지 아니할 때에는 토지와 시설을 환수하거나 임차계약을 취소할 수 있다.

제49조(장애수당) ① 국가와 지방자치단체는 장애인의 장애 정도와 경제적 수준을 고려하여 장애로 인한 추가적 비용을 보전(補塡)하게 하기 위하여 장애수당을 지급할 수 있다. 다만, 「국민기초생활 보장법」 제7조제1항제1호에 따른 생계급여 또는 같은 항 제3호에 따른 의료급여를 받는 장애인에게는 장애수당을 반드시 지급하여야 한다. 〈개정 2012. 1. 26., 2015. 12. 29.〉

② 제1항에도 불구하고 「장애인연금법」 제2조제1호에 따른 중증장애인에게는 제1항에 따른 장애수당을 지급하지 아니한다. 〈신설 2010. 4. 12.〉

③ 국가와 지방자치단체는 제1항에 따라 장애수당을 지급하려는 경우에는 장애수당을 받으려는 사람의 장애 정도에 대하여 심사할 수 있다. 〈신설 2017. 2. 8.〉

④ 국가와 지방자치단체는 장애수당을 지급받으려는 사람이 제3항에 따른 장애 정도의 심사를 거부 · 방해 또는 기피하는 경우에는 제1항에도 불구하고 장애수당을 지급하지 아니할 수 있다. 〈신설 2017. 2. 8.〉

⑤ 제1항에 따른 장애수당의 지급 대상 · 기준 · 방법 및 제3항에 따른 심사 대상 · 절차 · 방법 등에 관하여 필요한 사항은 대통령령으로 정한다. 〈개정 2010. 4. 12., 2017. 2. 8.〉

제50조(장애아동수당과 보호수당) ① 국가와 지방자치단체는 장애아동에게 보호자의 경제적 생활수준 및 장애아동의 장애 정도를 고려하여 장애로 인한 추가적 비용을 보전(補

塡)하게 하기 위하여 장애아동수당을 지급할 수 있다.

② 국가와 지방자치단체는 장애인을 보호하는 보호자에게 그의 경제적 수준과 장애인의 장애 정도를 고려하여 장애로 인한 추가적 비용을 보전하게 하기 위하여 보호수당을 지급할 수 있다.

③ 제1항과 제2항에 따른 장애아동수당과 보호수당의 지급 대상 · 기준 및 방법 등에 관하여 필요한 사항은 대통령령으로 정한다.

제50조의2(자녀교육비 및 장애수당 등의 지급 신청) ① 제38조에 따른 자녀교육비(이하 "자녀교육비"라 한다), 제49조 및 제50조에 따른 장애수당, 장애아동수당 및 보호수당(이하 "장애수당등"이라 한다)을 지급받으려는 사람은 보건복지부령으로 정하는 바에 따라 특별자치시장 · 특별자치도지사 · 시장 · 군수 · 구청장에게 자녀교육비 및 장애수당등의 지급을 신청할 수 있다. 〈개정 2015. 6. 22.〉

② 제1항에 따라 신청을 할 때에 신청인과 그 가구원(「국민기초생활 보장법」 제2조제8호에 따른 개별가구의 가구원을 말한다. 이하 같다)은 대통령령으로 정하는 바에 따라 다음 각 호의 자료 또는 정보의 제공에 동의한다는 서면을 제출하여야 한다. 〈개정 2017. 2. 8.〉

1. 「금융실명거래 및 비밀보장에 관한 법률」 제2조제2호 및 제3호에 따른 금융자산 및 금융거래의 내용에 대한 자료 또는 정보 중 예금의 평균잔액과 그 밖에 대통령령으로 정하는 자료 또는 정보(이하 "금융정보"라 한다)
2. 「신용정보의 이용 및 보호에 관한 법률」 제2조제1호에 따른 신용정보 중 채무액과 그 밖에 대통령령으로 정하는 자료 또는 정보(이하 "신용정보"라 한다)
3. 「보험업법」 제4조제1항 각 호에 따른 보험에 가입하여 납부한 보험료와 그 밖에 대통령령으로 정하는 자료 또는 정보(이하 "보험정보"라 한다)

[본조신설 2012.1.26.]

제50조의3(금융정보등의 제공) ① 보건복지부장관은 「금융실명거래 및 비밀보장에 관한 법률」 제4조와 「신용정보의 이용 및 보호에 관한 법률」 제32조에도 불구하고 제50조의2제2항에 따라 신청인과 그 가구원이 제출한 동의 서면을 전자적 형태로 바꾼 문서로 「금융실명거래 및 비밀보장에 관한 법률」 제2조제1호에 따른 금융회사등이나 「신용정보의 이용 및 보호에 관한 법률」 제2조제6호에 따른 신용정보집중기관(이하 "금융기관등"이라 한다)의 장에게 금융정보 · 신용정보 또는 보험정보(이하 "금융정보등"이라 한다)의 제공을 요청할 수 있다.

② 보건복지부장관은 자녀교육비 및 장애수당등을 받고 있는 사람(이하 "수급자"라 한다)

에 대한 그 지급의 적정성을 확인하기 위하여 필요하다고 인정하는 경우 「금융실명거래 및 비밀보장에 관한 법률」 제4조와 「신용정보의 이용 및 보호에 관한 법률」 제32조에도 불구하고 대통령령으로 정하는 기준에 따라 인적 사항을 기재한 문서(전자문서를 포함한다)로 금융기관등의 장에게 수급자와 그 가구원의 금융정보등의 제공을 요청할 수 있다.

③ 제1항 및 제2항에 따라 금융정보등의 제공을 요청받은 금융기관등의 장은 「금융실명거래 및 비밀보장에 관한 법률」 제4조와 「신용정보의 이용 및 보호에 관한 법률」 제32조에도 불구하고 명의인의 금융정보등을 제공하여야 한다.

④ 제3항에 따라 금융정보등을 제공한 금융기관등의 장은 금융정보등의 제공 사실을 명의인에게 통보하여야 한다. 다만, 명의인이 동의하는 경우에는 「금융실명거래 및 비밀보장에 관한 법률」 제4조의2제1항과 「신용정보의 이용 및 보호에 관한 법률」 제32조제7항에도 불구하고 통보하지 아니할 수 있다. 〈개정 2015. 3. 11.〉

⑤ 제1항부터 제3항까지의 규정에 따른 금융정보등의 제공 요청 및 제공은 「정보통신망 이용촉진 및 정보보호 등에 관한 법률」 제2조제1항제1호에 따른 정보통신망을 이용하여야 한다. 다만, 정보통신망이 손상되는 등 불가피한 경우에는 그러하지 아니하다.

⑥ 제1항부터 제3항까지의 규정에 따른 업무에 종사하거나 종사하였던 사람은 업무를 수행하면서 취득한 금융정보등을 이 법에서 정한 목적 외의 다른 용도로 사용하거나 다른 사람 또는 기관에 제공하거나 누설하여서는 아니 된다.

⑦ 제1항부터 제3항까지 및 제5항에 따른 금융정보등의 제공 요청 및 제공 등에 필요한 사항은 대통령령으로 정한다.

[본조신설 2012.1.26.]

제50조의4(장애인복지급여수급계좌) ① 특별자치시장 · 특별자치도지사 · 시장 · 군수 · 구청장은 수급자의 신청이 있는 경우에는 자녀교육비 및 장애수당등을 수급자 명의의 지정된 계좌(이하 "장애인복지급여수급계좌"라 한다)로 입금하여야 한다. 다만, 정보통신장애나 그 밖에 대통령령으로 정하는 불가피한 사유로 장애인복지급여수급계좌로 이체할 수 없을 때에는 현금 지급 등 대통령령으로 정하는 바에 따라 자녀교육비 및 장애수당등을 지급할 수 있다.

② 장애인복지급여수급계좌가 개설된 금융기관은 이 법에 따른 자녀교육비 및 장애수당등만이 장애인복지급여수급계좌에 입금되도록 관리하여야 한다.

③ 제1항에 따른 신청 방법 · 절차와 제2항에 따른 장애인복지급여수급계좌의 관리에 필요한 사항은 대통령령으로 정한다.

[본조신설 2016. 5. 29.]

제51조(자녀교육비 및 장애수당등의 환수) ① 특별자치시장 · 특별자치도지사 · 시장 · 군수 · 구청장은 자녀교육비 및 장애수당등을 받은 사람이 다음 각 호의 어느 하나에 해당하면 그가 받은 자녀교육비 및 장애수당등의 전부 또는 일부를 환수하여야 한다. 〈개정 2015. 6. 22.〉

1. 거짓이나 그 밖의 부정한 방법으로 자녀교육비 및 장애수당등을 받은 경우
2. 자녀교육비 및 장애수당등을 받은 후 그 자녀교육비 및 장애수당등을 받게 된 사유가 소급하여 소멸된 경우
3. 잘못 지급된 경우

② 특별자치시장 · 특별자치도지사 · 시장 · 군수 · 구청장은 자녀교육비 및 장애수당등을 받은 사람이 제1항 각 호의 사유에 해당하여 일정한 기간을 정하여 반환요청을 하였으나 그 기간 내에 반환하지 아니하면 국세 또는 지방세 체납처분의 예에 따라 징수할 수 있다. 〈개정 2015. 6. 22.〉

③ 특별자치시장 · 특별자치도지사 · 시장 · 군수 · 구청장은 제2항에 따라 자녀교육비 및 장애수당등을 징수할 때 반환하여야 할 사람이 행방불명되거나 재산이 없거나 그 밖에 대통령령으로 정하는 사유가 있어 환수가 불가능하다고 인정할 때에는 결손처분할 수 있다. 〈개정 2015. 6. 22.〉

④ 제3항에 따른 결손처분의 대상, 방법, 그 밖의 필요한 사항은 대통령령으로 정한다.

[전문개정 2012.1.26.]

제52조(장애인의 재활 및 자립생활의 연구) ① 국가와 지방자치단체는 장애인 재활 및 자립생활에 대하여 종합적이고 체계적으로 조사 · 연구 · 평가하기 위하여 전문 연구기관에 장애예방 · 의료 · 교육 · 직업재활 및 자립생활 등에 관한 연구 과제를 선정하여 의뢰할 수 있다.

② 국가와 지방자치단체는 제1항에 따른 연구과제를 수행하는 데에 들어가는 비용을 예산의 범위 안에서 보조할 수 있다.

제4장 자립생활의 지원

제53조(자립생활지원) 국가와 지방자치단체는 장애인의 자기결정에 의한 자립생활을 위하

여 활동지원사의 파견 등 활동보조서비스 또는 장애인보조기구의 제공, 그 밖의 각종 편의 및 정보제공 등 필요한 시책을 강구하여야 한다. 〈개정 2017. 12. 19., 2018. 12. 11.〉

제54조(중증장애인자립생활지원센터) ① 국가와 지방자치단체는 장애인의 자립생활을 실현하기 위하여 장애인자립생활지원센터를 통하여 필요한 각종 지원서비스를 제공한다. 〈개정 2017. 12. 19.〉

② 제1항의 규정에 따른 장애인자립생활지원센터에 관하여 필요한 사항은 보건복지부령으로 정한다. 〈개정 2008. 2. 29., 2010. 1. 18., 2017. 12. 19.〉

③ 국가와 지방자치단체는 장애인자립생활지원센터에 예산의 범위에서 운영비 또는 사업비의 일부를 지원할 수 있다. 〈신설 2015. 12. 29., 2017. 12. 19.〉

[제목개정 2017. 12. 19.]

제55조(활동지원급여의 지원) ① 국가와 지방자치단체는 장애인이 일상생활 또는 사회생활을 원활히 할 수 있도록 활동지원급여를 지원할 수 있다. 〈개정 2011. 1. 4., 2017. 12. 19.〉

② 국가 및 지방자치단체는 임신 등으로 인하여 이동이 불편한 여성장애인에게 임신 및 출산과 관련한 진료 등을 위하여 경제적 부담능력 등을 고려하여 활동지원사의 파견 등 활동보조서비스를 지원할 수 있다. 〈개정 2018. 12. 11., 2021. 12. 21.〉

③ 삭제 〈2011.1.4.〉 [제목개정 2011.1.4.]

제56조(장애동료간 상담) ① 국가와 지방자치단체는 장애인이 장애를 극복하는 데 도움이 되도록 장애동료 간 상호대화나 상담의 기회를 제공하도록 노력하여야 한다.

② 제1항에 따른 장애동료 간의 대화나 상담의 기회를 제공하기 위한 구체적인 사업 등에 관하여 필요한 사항은 보건복지부령으로 정한다. 〈개정 2008. 2. 29., 2010. 1. 18.〉

제5장 복지시설과 단체

제57조(장애인복지시설의 이용 등) ① 국가와 지방자치단체는 장애인이 제58조에 따른 장애인복지시설의 이용을 통하여 기능회복과 사회적 향상을 도모할 수 있도록 필요한 정책을 강구하여야 한다.

② 국가와 지방자치단체는 제58조에 따른 장애인복지시설을 이용하는 장애인의 인권을 보호하기 위하여 필요한 정책을 마련하고 관련 프로그램을 실시할 수 있는 기반을 조성하여야 한다.

③ 장애인복지실시기관은 제58조에 따른 장애인복지시설에 대한 장애인의 선택권을 최대한 보장하여야 한다.

④ 장애인복지실시기관은 장애인의 선택권을 보장하기 위하여 제58조에 따른 장애인복지시설을 이용하려는 장애인에게 시설의 선택에 필요한 정보를 충분히 제공하여야 한다.

⑤ 제58조에 따른 장애인복지시설의 선택에 필요한 정보 제공과 서비스 제공 시에는 장애인의 성별 · 연령 및 장애의 유형과 정도를 고려하여야 한다.

[전문개정 2011.3.30.]

제58조(장애인복지시설) ① 장애인복지시설의 종류는 다음 각 호와 같다. 〈개정 2011. 3. 30., 2020. 12. 29.〉

1. 장애인 거주시설: 거주공간을 활용하여 일반가정에서 생활하기 어려운 장애인에게 일정 기간 동안 거주 · 요양 · 지원 등의 서비스를 제공하는 동시에 지역사회생활을 지원하는 시설
2. 장애인 지역사회재활시설 : 장애인을 전문적으로 상담 · 치료 · 훈련하거나 장애인의 일상생활, 여가활동 및 사회참여활동 등을 지원하는 시설
3. 장애인 직업재활시설 : 일반 작업환경에서는 일하기 어려운 장애인이 특별히 준비된 작업환경에서 직업훈련을 받거나 직업 생활을 할 수 있도록 하는 시설(직업훈련 및 직업 생활을 위하여 필요한 제조 · 가공 시설, 공장 및 영업장 등 부속용도의 시설로서 보건복지부령으로 정하는 시설을 포함한다)
4. 장애인 의료재활시설: 장애인을 입원 또는 통원하게 하여 상담, 진단 · 판정, 치료 등 의료재활서비스를 제공하는 시설
5. 그 밖에 대통령령으로 정하는 시설

② 제1항 각 호에 따른 장애인복지시설의 구체적인 종류와 사업 등에 관한 사항은 보건복지부령으로 정한다. 〈개정 2008. 2. 29., 2010. 1. 18.〉

제59조(장애인복지시설 설치) ① 국가와 지방자치단체는 장애인복지시설을 설치할 수 있다.

② 제1항에 규정된 자 외의 자가 장애인복지시설을 설치 · 운영하려면 해당 시설 소재지 관할 시장 · 군수 · 구청장에게 신고하여야 하며, 신고한 사항 중 보건복지부령으로 정하는 중요한 사항을 변경할 때에도 신고하여야 한다. 다만, 제62조에 따른 폐쇄 명령을 받고 1년이 지나지 아니한 자는 시설의 설치 · 운영 신고를 할 수 없다. 〈개정 2008. 2. 29., 2010. 1. 18.〉

③ 시장 · 군수 · 구청장은 제2항에 따른 신고 또는 변경신고를 받은 경우 그 내용을 검토

하여 이 법에 적합하면 신고 또는 변경신고를 수리하여야 한다. 〈신설 2019. 1. 15.〉

④ 제58조제1항제1호에 따른 장애인 거주시설의 정원은 30명을 초과할 수 없다. 다만, 특수한 서비스를 위하여 일정 규모 이상이 필요한 시설 등 대통령령으로 정하는 경우에는 그러하지 아니하다. 〈신설 2011. 3. 30., 2019. 1. 15.〉

⑤ 제58조제1항제4호에 따른 의료재활시설의 설치는 「의료법」에 따른다. 〈개정 2011. 3. 30., 2019. 1. 15.〉

⑥ 제2항에 따른 장애인복지시설의 시설기준 · 신고 · 변경신고 및 이용 등에 관하여 필요한 사항은 보건복지부령으로 정한다. 〈개정 2008. 2. 29., 2010. 1. 18., 2011. 3. 30., 2019. 1. 15.〉

제59조의2 삭제 〈2015. 12. 29.〉

제59조의3(장애인관련기관에의 취업제한 등) ① 법원은 장애인학대관련범죄나 성범죄(「성폭력범죄의 처벌 등에 관한 특례법」 제2조에 따른 성폭력범죄 또는 「아동 · 청소년의 성보호에 관한 법률」 제2조제2호에 따른 아동 · 청소년대상 성범죄를 말한다. 이하 같다)로 형 또는 치료감호를 선고하는 경우에는 판결(약식명령을 포함한다. 이하 같다)로 그 형 또는 치료감호의 전부 또는 일부의 집행을 종료하거나 집행이 유예 · 면제된 날(벌금형을 선고받은 경우에는 그 형이 확정된 날을 말한다)부터 일정기간(이하 "취업제한기간"이라 한다) 동안 다음 각 호에 따른 시설 또는 기관(이하 "장애인관련기관"이라 한다)을 운영하거나 장애인관련기관에 취업 또는 사실상 노무를 제공할 수 없도록 하는 명령(이하 "취업제한명령"이라 한다)을 장애인학대관련범죄나 성범죄(이하 "장애인학대관련범죄등"이라 한다) 사건의 판결과 동시에 선고(약식명령의 경우에는 고지를 말한다)하여야 한다. 다만, 재범의 위험성이 현저히 낮은 경우, 그 밖에 취업을 제한하여서는 아니 되는 특별한 사정이 있다고 판단하는 경우에는 그러하지 아니한다. 〈개정 2018. 12. 11., 2020. 12. 29., 2021. 7. 27.〉

1. 제54조의 장애인자립생활지원센터, 제58조의 장애인복지시설 및 제59조의11의 장애인권익옹호기관
2. 「노인복지법」 제31조의 노인복지시설
3. 「노인장기요양보험법」 제31조에 따른 장기요양기관
4. 「발달장애인 권리보장 및 지원에 관한 법률」 제33조의 발달장애인지원센터
5. 「아동복지법」 제37조에 따른 취약계층 아동 통합서비스 수행기관 및 같은 법 제52조의 아동복지시설

6. 「의료법」 제3조의 의료기관(같은 법 제2조의 의료인, 같은 법 제80조의 간호조무사 및 「의료기사 등에 관한 법률」 제2조의 의료기사로 한정한다)
7. 「장애아동 복지지원법」 제21조제3항의 발달재활서비스 제공기관 및 같은 법 제32조의 장애영유아를 위한 어린이집
8. 「장애인활동 지원에 관한 법률」 제2조제6호의 활동지원기관
9. 「정신건강증진 및 정신질환자 복지서비스 지원에 관한 법률」 제3조제3호의 정신건강복지센터 및 같은 조 제4호의 정신건강증진시설
10. 「장애인 등에 대한 특수교육법」 제2조제10호의 특수교육기관 및 같은 법 제11조의 특수교육지원센터

② 취업제한기간은 10년을 초과하지 못한다. 〈신설 2018. 12. 11.〉

③ 법원은 제1항에 따라 취업제한명령을 선고하려는 경우에는 정신건강의학과 의사, 심리학자, 사회복지학자, 장애인학대 관련 전문가, 성범죄 관련 전문가, 장애인단체가 추천하는 장애인 전문가, 그 밖의 관련 전문가로부터 취업제한명령 대상자의 재범 위험성 등에 관한 의견을 들을 수 있다. 〈신설 2018. 12. 11., 2020. 12. 29.〉

④ 장애인관련기관의 설치 신고 · 허가 등을 관할하는 행정기관의 장(이하 "관할행정기관장"이라 한다)은 장애인관련기관을 운영하려는 자에 대하여 본인의 동의를 받아 관계기관의 장에게 장애인학대관련범죄등의 경력 조회를 요청하여야 한다. 다만, 장애인관련기관을 운영하려는 자가 장애인학대관련범죄등 경력 조회 회신서를 관할행정기관장에게 직접 제출한 경우에는 장애인학대관련범죄등의 경력 조회를 한 것으로 본다. 〈개정 2018. 12. 11., 2020. 12. 29.〉

⑤ 장애인관련기관 운영자는 그 시설에 취업 중이거나 사실상 노무를 제공 중인 사람 또는 취업하려 하거나 사실상 노무를 제공하려는 사람(이하 "취업자등"이라 한다)에 대하여 장애인학대관련범죄등의 경력을 확인하여야 하며, 이 경우 본인의 동의를 받아 관계기관의 장에게 장애인학대관련범죄등의 경력 조회를 요청하여야 한다. 다만, 취업자등이 장애인학대관련범죄등 경력 조회 회신서를 장애인관련기관 운영자에게 직접 제출한 경우에는 장애인학대관련범죄등의 경력 조회를 한 것으로 본다. 〈개정 2018. 12. 11., 2020. 12. 29.〉

⑥ 관할행정기관장은 장애인학대관련범죄등으로 취업제한명령을 선고받은 사람이 장애인관련기관을 운영하거나 장애인관련기관에 취업 또는 사실상 노무를 제공하고 있는지를 직접 또는 관계 기관 조회 등의 방법으로 연 1회 이상 확인 · 점검하여야 한다. 〈개정

2018. 12. 11., 2020. 12. 29.〉

⑦ 관할행정기관장은 제6항에 따른 확인 · 점검을 위하여 필요한 경우에는 장애인관련기관 운영자에게 관련 자료의 제출을 요구할 수 있다. 〈신설 2018. 12. 11., 2020. 12. 29.〉

⑧ 보건복지부장관은 관할행정기관장에게 제6항에 따른 확인 · 점검 결과를 제출하도록 요구할 수 있다. 〈신설 2018. 12. 11., 2020. 12. 29.〉

⑨ 관할행정기관장은 취업제한명령을 위반하여 장애인관련기관을 운영 중인 장애인관련기관 운영자에게 운영 중인 장애인관련기관의 폐쇄를 요구하여야 한다. 〈신설 2018. 12. 11., 2020. 12. 29.〉

⑩ 관할행정기관장은 취업제한명령을 위반하여 취업하거나 사실상 노무를 제공하는 사람이 있으면 해당 장애인관련기관 운영자에게 그의 해임을 요구하여야 한다. 〈신설 2018. 12. 11., 2020. 12. 29.〉

⑪ 관할행정기관장은 장애인관련기관 운영자가 정당한 사유 없이 제9항에 따른 폐쇄요구를 거부하거나 3개월 이내에 요구사항을 이행하지 아니하는 경우에는 대통령령으로 정하는 바에 따라 해당 장애인관련기관을 폐쇄하거나 관계 행정기관의 장에게 이를 요구할 수 있다. 〈신설 2018. 12. 11., 2020. 12. 29.〉

⑫ 제4항부터 제6항까지의 규정에 따라 장애인학대관련범죄등의 경력 조회를 요청받은 관계 기관의 장은 장애인학대관련범죄등 경력 조회 회신서를 발급하여야 한다. 〈개정 2018. 12. 11., 2020. 12. 29.〉

⑬ 제4항부터 제6항까지에 따른 장애인학대관련범죄등 경력 조회의 요청 절차 · 범위 등에 관하여 필요한 사항은 대통령령으로 정한다. 〈개정 2018. 12. 11., 2020. 12. 29.〉

[본조신설 2012. 1. 26.]

[제목개정 2020. 12. 29.]

[2018. 12. 11. 법률 제15904호에 의하여 2016. 7. 28. 헌법재판소에서 위헌 결정된 이 조제1항을 개정함.]

제59조의4(장애인학대 및 장애인 대상 성범죄 신고의무와 절차) ① 누구든지 장애인학대 및 장애인 대상 성범죄를 알게 된 때에는 제59조의11에 따른 중앙장애인권익옹호기관 또는 지역장애인권익옹호기관(이하 "장애인권익옹호기관"이라 한다)이나 수사기관에 신고할 수 있다. 〈개정 2015. 6. 22., 2015. 12. 29., 2017. 12. 19.〉

② 다음 각 호의 어느 하나에 해당하는 사람은 그 직무상 장애인학대 및 장애인 대상 성범죄를 알게 된 경우에는 지체 없이 장애인권익옹호기관 또는 수사기관에 신고하여야 한

다. 〈개정 2015. 6. 22., 2015. 12. 29., 2016. 5. 29., 2019. 1. 15., 2021. 7. 27.〉

1. 「사회보장급여의 이용 · 제공 및 수급권자 발굴에 관한 법률」 제43조에 따른 사회복지 전담공무원 및 「사회복지사업법」 제34조에 따른 사회복지시설의 장과 그 종사자(사회복지시설에서 복무하는 「병역법」 제2조제1항제10호에 따른 사회복무요원을 포함한다)
2. 제32조의4에 따라 서비스 지원 종합조사를 하는 자와 「장애인활동 지원에 관한 법률」 제16조에 따른 활동지원인력 및 같은 법 제20조에 따른 활동지원기관의 장과 그 종사자
3. 「의료법」 제2조제1항의 의료인 및 같은 법 제3조제1항의 의료기관의 장
4. 「의료기사 등에 관한 법률」 제1조의2의 의료기사
5. 「응급의료에 관한 법률」 제36조의 응급구조사
6. 「119구조 · 구급에 관한 법률」 제2조제4호에 따른 119구급대의 대원
7. 「정신건강증진 및 정신질환자 복지서비스 지원에 관한 법률」 제3조제3호에 따른 정신건강복지센터, 같은 조 제5호에 따른 정신의료기관, 같은 조 제6호에 따른 정신요양시설 및 같은 조 제7호에 따른 정신재활시설의 장과 그 종사자
8. 「영유아보육법」 제10조에 따른 어린이집의 원장 등 보육교직원
9. 「유아교육법」 제20조에 따른 교직원 및 같은 법 제23조에 따른 강사 등
10. 「초 · 중등교육법」 제2조에 따른 학교의 장과 그 종사자
11. 「학원의 설립 · 운영 및 과외교습에 관한 법률」 제6조에 따른 학원의 운영자 · 강사 · 직원 및 같은 법 제14조에 따른 교습소의 교습자 · 직원
12. 「성폭력방지 및 피해자보호 등에 관한 법률」 제10조에 따른 성폭력피해상담소, 같은 법 제12조에 따른 성폭력피해자보호시설 및 같은 법 제18조에 따른 성폭력피해자통합지원센터의 장과 그 종사자
13. 「성매매방지 및 피해자보호 등에 관한 법률」 제9조에 따른 지원시설의 장과 그 종사자 및 같은 법 제17조에 따른 성매매피해상담소의 장과 그 종사자
14. 「가정폭력방지 및 피해자보호 등에 관한 법률」 제5조에 따른 가정폭력 관련 상담소의 장과 그 종사자 및 같은 법 제7조의2에 따른 가정폭력피해자 보호시설의 장과 그 종사자
15. 「건강가정기본법」 제35조에 따른 건강가정지원센터의 장과 그 종사자
16. 「다문화가족지원법」 제12조에 따른 다문화가족지원센터의 장과 그 종사자
17. 「아동복지법」 제10조의2에 따른 아동권리보장원 및 「아동복지법」 제48조에 따른 가정위탁지원센터의 장과 그 종사자

18. 「한부모가족지원법」 제19조의 한부모가족복지시설의 장과 그 종사자
19. 「청소년 기본법」 제3조제6호의 청소년시설의 장과 그 종사자 및 같은 조 제8호의 청소년단체의 장과 그 종사자
20. 「청소년 보호법」 제35조에 따른 청소년 보호 · 재활센터의 장과 그 종사자
21. 「노인장기요양보험법」 제2조제5호의 장기요양요원 및 같은 법 제14조에 따라 장기요양인정 신청의 조사를 하는 자
22. 「평생교육법」 제20조의2에 따른 장애인평생교육시설의 장과 그 종사자

③ 삭제 〈2017. 12. 19.〉

④ 보건복지부장관은 제2항에 따른 신고의무자에게 장애인학대 및 장애인 대상 성범죄의 신고 절차와 방법 등을 안내하여야 한다. 〈신설 2015. 6. 22., 2015. 12. 29.〉

⑤ 국가와 지방자치단체는 장애인학대 및 장애인 대상 성범죄를 예방하고 수시로 신고를 받을 수 있도록 필요한 조치를 하여야 한다. 〈신설 2015. 6. 22., 2015. 12. 29.〉

⑥ 제2항 각 호에 따른 소관 중앙행정기관의 장은 제2항 각 호의 어느 하나에 해당하는 사람의 자격 취득 과정이나 보수교육 과정에 장애인학대 및 장애인 대상 성범죄 예방 및 신고의무에 관한 교육 내용을 포함하도록 하여야 하며, 그 결과를 보건복지부장관에게 제출하여야 한다. 〈신설 2015. 6. 22., 2015. 12. 29., 2020. 12. 29.〉

⑦ 제2항에 따른 신고의무자가 소속된 기관 · 시설 등의 장은 소속 장애인학대 신고의무자에게 신고의무에 관한 교육을 실시하고, 그 결과를 관계 중앙행정기관의 장에게 제출하여야 한다. 〈신설 2020. 12. 29.〉

⑧ 제4항에 따른 신고 절차 · 방법 등의 안내, 제5항에 따른 조치, 제6항 및 제7항에 따른 교육 내용 · 시간 · 방법 등은 대통령령으로 정한다. 〈신설 2015. 6. 22., 2020. 12. 29.〉

[본조신설 2012. 10. 22.]

[제목개정 2015. 12. 29.]

제59조의5(불이익조치의 금지) 누구든지 장애인학대 및 장애인 대상 성범죄 신고인에게 장애인학대범죄 신고 등을 이유로 다음 각 호의 불이익조치를 하여서는 아니 된다.

1. 파면, 해임, 해고, 그 밖에 이에 준하는 신분상실의 조치
2. 징계, 정직, 감봉, 강등, 승진 제한, 그 밖에 이에 준하는 부당한 인사조치
3. 전보, 전근, 직무 미부여, 직무 재배치, 그 밖에 이에 준하는 인사조치
4. 성과평가 또는 동료평가 등을 통한 임금, 상여금 등의 차별적 지급
5. 교육 · 훈련 등 자기계발 기회의 박탈 및 예산 · 인력 등에 대한 업무상 제한, 그 밖에

이에 준하는 근무 조건의 차별적 조치

6. 요주의 대상자 명단의 작성 · 공개, 집단 따돌림 및 폭행 · 폭언, 그 밖에 이에 준하는 정신적 · 신체적 위해 행위

7. 직무에 대한 부당한 감사, 조사 및 그 결과의 공표

[본조신설 2017. 12. 19.]

[종전 제59조의5는 제59조의7로 이동 〈2017. 12. 19.〉]

제59조의6(장애인학대범죄신고인에 대한 보호조치) 장애인학대 및 장애인 대상 성범죄 신고인에 대하여는 「특정범죄신고자 등 보호법」 제7조부터 제13조까지의 규정을 준용한다.

[본조신설 2017. 12. 19.]

[종전 제59조의6은 제59조의8로 이동 〈2017. 12. 19.〉]

제59조의7(응급조치의무 등) ① 제59조의4에 따라 장애인학대 신고를 접수한 장애인권익옹호기관의 직원이나 사법경찰관리는 지체 없이 장애인학대현장에 출동하여야 한다. 이 경우 장애인권익옹호기관의 장이나 수사기관의 장은 서로 동행하여 줄 것을 요청할 수 있으며, 그 요청을 받은 장애인권익옹호기관의 장이나 수사기관의 장은 정당한 사유가 없으면 소속 직원이나 사법경찰관리가 현장에 동행하도록 하여야 한다. 〈개정 2015. 6. 22., 2017. 12. 19.〉

② 제1항에 따라 장애인학대현장에 출동한 자는 학대받은 장애인을 학대행위자로부터 분리하거나 치료가 필요하다고 인정할 때에는 즉시 피해장애인을 다음 각 호의 어느 하나에 해당하는 기관 또는 시설에 인도하여야 한다. 이 경우 해당 기관 또는 시설의 장은 정당한 사유 없이 이를 거부하여서는 아니 된다. 〈개정 2015. 6. 22., 2020. 12. 29., 2021. 7. 27.〉

1. 장애인권익옹호기관
2. 제59조의13에 따른 피해장애인 쉼터 및 피해장애아동 쉼터
3. 의료기관
4. 「발달장애인 권리보장 및 지원에 관한 법률」 제17조에 따른 위기발달장애인쉼터
5. 그 밖에 학대받은 장애인을 보호할 수 있는 시설로서 대통령령으로 정하는 시설

③ 제1항에 따라 장애인 학대 현장에 출동한 자는 학대받은 장애인을 보호하기 위하여 신고된 현장에 출입하여 관계인에 대하여 조사를 하거나 질문을 할 수 있다. 이 경우 장애인권익옹호기관의 직원은 학대받은 장애인의 보호를 위한 범위에서만 조사 또는 질문을 할 수 있다. 〈신설 2017. 12. 19.〉

④ 제3항에 따라 출입, 조사 또는 질문을 하는 자는 그 권한을 표시하는 증표를 지니고 이를 관계인에게 보여주어야 한다. 〈신설 2017. 12. 19.〉

⑤ 제3항에 따라 조사 또는 질문을 하는 자는 학대받은 장애인 · 신고자 · 목격자 등이 자유롭게 진술할 수 있도록 장애인학대행위자로부터 분리된 곳에서 조사하는 등 필요한 조치를 하여야 한다. 〈신설 2017. 12. 19.〉

⑥ 누구든지 장애인학대현장에 출동한 자에 대하여 현장조사를 거부하거나 업무를 방해하여서는 아니 된다. 〈개정 2017. 12. 19.〉

[본조신설 2012. 10. 22.]

[제59조의5에서 이동, 종전 제59조의7은 제59조의9로 이동 〈2017. 12. 19.〉]

제59조의8(보조인의 선임 등) ① 학대받은 장애인의 법정대리인, 직계친족, 형제자매, 장애인권익옹호기관의 상담원 또는 변호사는 장애인학대사건의 심리에 있어서 보조인이 될 수 있다. 다만, 변호사가 아닌 경우에는 법원의 허가를 받아야 한다. 〈개정 2017. 12. 19.〉

② 법원은 학대받은 장애인을 증인으로 신문하는 경우 본인 또는 검사의 신청이 있는 때에는 본인과 신뢰관계에 있는 사람의 동석을 허가할 수 있다.

③ 수사기관이 학대받은 장애인을 조사하는 경우에도 제1항 및 제2항의 절차를 준용한다.

[본조신설 2012. 10. 22.]

[제59조의6에서 이동, 종전 제59조의8은 제59조의10으로 이동 〈2017. 12. 19.〉]

제59조의9(금지행위) 누구든지 다음 각 호의 어느 하나에 해당하는 행위를 하여서는 아니 된다. 〈개정 2017. 2. 8.〉

1. 장애인에게 성적 수치심을 주는 성희롱 · 성폭력 등의 행위
2. 장애인의 신체에 폭행을 가하거나 상해를 입히는 행위

2의2. 장애인을 폭행, 협박, 감금, 그 밖에 정신상 또는 신체상의 자유를 부당하게 구속하는 수단으로써 장애인의 자유의사에 어긋나는 노동을 강요하는 행위

3. 자신의 보호 · 감독을 받는 장애인을 유기하거나 의식주를 포함한 기본적 보호 및 치료를 소홀히 하는 방임행위
4. 장애인에게 구걸을 하게 하거나 장애인을 이용하여 구걸하는 행위
5. 장애인을 체포 또는 감금하는 행위
6. 장애인의 정신건강 및 발달에 해를 끼치는 정서적 학대행위
7. 장애인을 위하여 증여 또는 급여된 금품을 그 목적 외의 용도에 사용하는 행위
8. 공중의 오락 또는 흥행을 목적으로 장애인의 건강 또는 안전에 유해한 곡예를 시키는

행위

[전문개정 2015. 6. 22.]

[제59조의7에서 이동, 종전 제59조의9는 제59조의11로 이동 〈2017. 12. 19.〉]

제59조의10(장애인학대의 예방과 방지 의무) 국가와 지방자치단체는 장애인학대의 예방과 방지를 위하여 다음 각 호의 조치를 취하여야 한다.

1. 장애인학대의 예방과 방지를 위한 각종 정책의 수립 및 시행
2. 장애인학대의 예방과 방지를 위한 연구 · 교육 · 홍보와 장애인학대 현황 조사
3. 장애인학대에 관한 신고체계의 구축 · 운영
4. 장애인학대로 인하여 피해를 입은 장애인(이하 "피해장애인"이라 한다)의 보호 및 치료와 피해장애인의 가정에 대한 지원
5. 장애인학대 예방 관계 기관 · 법인 · 단체 · 시설 등에 대한 지원
6. 그 밖에 대통령령으로 정하는 장애인학대의 예방과 방지를 위한 사항

[본조신설 2015. 6. 22.]

[제59조의8에서 이동, 종전 제59조의10은 제59조의12로 이동 〈2017. 12. 19.〉]

제59조의11(장애인권익옹호기관의 설치 등) ① 국가는 지역 간의 연계체계를 구축하고 장애인학대를 예방하기 위하여 다음 각 호의 업무를 담당하는 중앙장애인권익옹호기관을 설치 · 운영하여야 한다.

1. 제2항에 따른 지역장애인권익옹호기관에 대한 지원
2. 장애인학대 예방 관련 연구 및 실태조사
3. 장애인학대 예방 관련 프로그램의 개발 · 보급
4. 장애인학대 예방 관련 교육 및 홍보
5. 장애인학대 예방 관련 전문인력의 양성 및 능력개발
6. 관계 기관 · 법인 · 단체 · 시설 간 협력체계의 구축 및 교류
7. 장애인학대 신고접수와 그 밖에 보건복지부령으로 정하는 장애인학대 예방과 관련된 업무

② 학대받은 장애인을 신속히 발견 · 보호 · 치료하고 장애인학대를 예방하기 위하여 다음 각 호의 업무를 담당하는 지역장애인권익옹호기관을 특별시 · 광역시 · 특별자치시 · 도 · 특별자치도에 둔다. 〈개정 2021. 7. 27.〉

1. 장애인학대의 신고접수, 현장조사 및 응급보호
2. 피해장애인과 그 가족, 장애인학대행위자에 대한 상담 및 사후관리

3. 장애인학대 예방 관련 교육 및 홍보
4. 장애인학대사례판정위원회 설치 · 운영
5. 관계 기관 · 법인 · 단체 · 시설 간 협력체계의 구축 및 교류
6. 그 밖에 보건복지부령으로 정하는 장애인학대 예방과 관련된 업무

③ 장애인권익옹호기관의 장은 제1항 및 제2항에 따른 업무를 수행하기 위하여 필요한 경우 관계 기관의 장에게 사실 확인이나 관련 자료의 제공을 요청할 수 있다. 이 경우 자료 제공을 요청받은 관계 기관의 장은 정당한 사유가 없으면 요청에 따라야 한다. 〈신설 2017. 12. 19.〉

④ 보건복지부장관, 특별시장 · 광역시장 · 특별자치시장 · 도지사 · 특별자치도지사는 「공공기관의 운영에 관한 법률」 제4조에 따른 공공기관 또는 장애인 학대의 예방 및 방지를 목적으로 하는 비영리법인을 지정하여 장애인권익옹호기관의 운영을 위탁할 수 있다. 이 경우 보건복지부장관, 특별시장 · 광역시장 · 특별자치시장 · 특별자치도지사는 그 운영에 드는 비용을 지원할 수 있다. 〈개정 2017. 12. 19.〉

⑤ 장애인권익옹호기관의 설치기준 · 운영, 상담원의 자격 · 배치기준, 운영 수탁기관 등의 지정, 위탁 및 비용지원 등에 필요한 사항은 대통령령으로 정한다. 〈개정 2017. 12. 19.〉

[본조신설 2015. 6. 22.]

[제59조의9에서 이동, 종전 제59조의11은 제59조의13으로 이동 〈2017. 12. 19.〉]

제59조의12(사후관리 등) ① 장애인권익옹호기관의 장은 장애인학대가 종료된 후에도 가정방문, 시설방문, 전화상담 등을 통하여 장애인학대의 재발 여부를 확인하여야 한다.

② 장애인권익옹호기관의 장은 장애인학대가 종료된 후에도 피해장애인의 안전 확보, 장애인학대의 재발 방지, 건전한 가정기능의 유지 등을 위하여 피해장애인, 피해장애인의 보호자(친권자, 「민법」에 따른 후견인, 장애인을 보호 · 양육 · 교육하거나 그러한 의무가 있는 사람 또는 업무 · 고용 등의 관계로 사실상 장애인을 보호 · 감독하는 사람을 말한다. 이하 이 조에서 같다) · 가족 및 장애인학대행위자에게 상담, 교육 및 의료적 · 심리적 치료 등의 지원을 하여야 한다. 〈개정 2021. 8. 17.〉

③ 장애인권익옹호기관의 장은 제2항에 따른 지원을 하기 위하여 관계 기관 · 법인 · 단체 · 시설에 협조를 요청할 수 있다.

④ 장애인권익옹호기관의 장은 제2항에 따른 지원을 할 때에는 피해장애인의 이익을 최우선으로 고려하여야 한다.

⑤ 피해장애인의 보호자 · 가족 및 장애인학대행위자는 제2항에 따른 장애인권익옹호기

관의 지원에 참여하여야 하고, 제1항 및 제2항에 따른 장애인권익옹호기관의 업무 수행을 정당한 사유 없이 거부하거나 방해하여서는 아니 된다. 〈개정 2017. 12. 19., 2021. 8. 17.〉

[본조신설 2015. 6. 22.]

[제59조의10에서 이동 〈2017. 12. 19.〉]

제59조의13(피해장애인 쉼터 등) ① 특별시장 · 광역시장 · 특별자치시장 · 도지사 · 특별자치도지사는 피해장애인의 임시 보호 및 사회복귀 지원을 위하여 장애인 쉼터를 설치 · 운영할 수 있다.

② 특별시장 · 광역시장 · 특별자치시장 · 도지사 · 특별자치도지사는 장애인학대로 인하여 피해를 입은 장애아동(이하 "피해장애아동"이라 한다)의 임시 보호를 위하여 피해장애아동 쉼터를 설치 · 운영할 수 있다. 〈신설 2021. 7. 27.〉

③ 제1항에 따른 장애인 쉼터 및 제2항에 따른 피해장애아동 쉼터의 설치 · 운영 등에 필요한 사항은 보건복지부령으로 정한다. 〈개정 2021. 7. 27.〉

[본조신설 2017. 2. 8.]

[제목개정 2021. 7. 27.]

[제59조의11에서 이동 〈2017. 12. 19.〉]

제59조의14(장애인학대 등의 통보) ① 사법경찰관리는 장애인 사망 및 상해 사건, 가정폭력 사건 등에 관한 직무를 수행하는 경우 장애인학대가 있었다고 의심할 만한 사유가 있는 때에는 장애인권익옹호기관에 그 사실을 통보하여야 한다.

② 제1항의 통보를 받은 장애인권익옹호기관은 피해장애인 보호조치 등 필요한 조치를 하여야 한다.

[본조신설 2019. 12. 3.]

제59조의15(피해장애인에 대한 변호사 선임의 특례) ① 장애인학대사건의 피해장애인 및 그 법정대리인은 형사 절차상 입을 수 있는 피해를 방어하고 법률적 조력을 보장하기 위하여 변호사를 선임할 수 있다.

② 제1항에 따른 변호사에 관하여는 「성폭력범죄의 처벌 등에 관한 특례법」 제27조제2항부터 제6항까지를 준용한다.

[본조신설 2020. 12. 29.]

제59조의16(진술조력인의 참여 등) ① 검사, 사법경찰관 또는 법원은 범죄사건의 피해자인 장애인(이하 이 조에서 "피해자"라 한다)이 의사소통이나 의사표현에 어려움이 있는 경우 피해자에 대한 형사사법절차에서의 조력과 원활한 조사 · 검증 또는 증인 신문을 위하

여 직권이나 피해자 또는 제59조의8제1항에 따른 보조인(이하 이 조에서 "보조인"이라 한다)의 신청에 따라 「성폭력범죄의 처벌 등에 관한 특례법」 제35조제1항에 따른 진술조력인으로 하여금 조사과정, 검증 또는 증인 신문에 참여하여 의사소통을 중개하거나 보조하게 할 수 있다.

② 검사, 사법경찰관 또는 법원은 피해자에 대한 조사 · 검증 또는 증인 신문 전에 피해자 및 보조인에게 진술조력인에 의한 의사소통 중개나 보조를 신청할 수 있음을 고지하여야 한다.

③ 그 밖에 진술조력인의 수사 · 재판과정의 참여와 의무 등에 관하여는 「성폭력범죄의 처벌 등에 관한 특례법」 제36조부터 제39조까지의 규정을 준용한다.

[본조신설 2021. 7. 27.]

제59조의17(장애인권익옹호기관의 성과평가 등) ① 보건복지부장관은 장애인권익옹호기관의 업무 실적에 대하여 3년마다 성과평가를 실시하여야 한다.

② 성과평가 및 평가결과의 활용 등에 필요한 사항은 대통령령으로 정한다.

[본조신설 2021. 8. 17.]

제60조(장애인복지시설 운영의 개시 등) ① 제59조제2항에 따라 신고한 자는 지체 없이 시설 운영을 시작하여야 한다.

② 시설 운영자가 시설 운영을 중단 또는 재개하거나 시설을 폐지하려는 때에는 보건복지부령이 정하는 바에 따라 미리 시장 · 군수 · 구청장에게 신고하여야 한다. 〈개정 2008.2.29., 2010.1.18., 2011.3.30.〉

③ 시설 운영자가 제2항에 따라 시설 운영을 중단하거나 시설을 폐지할 때에는 보건복지부령이 정하는 바에 따라 시설 이용자의 권익을 보호하기 위하여 다음 각 호의 조치를 하여야 한다. 이 경우 시장 · 군수 · 구청장은 그 조치 내용을 확인하고 제2항에 따른 신고를 수리하여야 한다. 〈개정 2008. 2. 29., 2010. 1. 18., 2011. 3. 30., 2019. 1. 15.〉

1. 시장 · 군수 · 구청장의 협조를 받아 시설 이용자가 다른 시설을 선택할 수 있도록 하고 그 이행을 확인하는 조치
2. 시설 이용자가 이용료 · 사용료 등의 비용을 부담하는 경우 납부한 비용 중 사용하지 아니한 금액을 반환하게 하고 그 이행을 확인하는 조치
3. 보조금 · 후원금 등의 사용 실태 확인과 이를 재원으로 조성한 재산 중 남은 재산의 회수조치
4. 그 밖에 시설 이용자의 권익 보호를 위하여 필요하다고 인정되는 조치

④ 시설 운영자가 제2항에 따라 시설운영을 재개하려고 할 때에는 보건복지부령으로 정하는 바에 따라 시설 이용자의 권익을 보호하기 위하여 다음 각 호의 조치를 하여야 한다. 이 경우 시장 · 군수 · 구청장은 그 조치 내용을 확인하고 제2항에 따른 신고를 수리하여야 한다. 〈신설 2011. 3. 30., 2019. 1. 15.〉

1. 운영 중단 사유의 해소
2. 향후 안정적 운영계획의 수립
3. 그 밖에 시설 이용자의 권익 보호를 위하여 보건복지부장관이 필요하다고 인정하는 조치

⑤ 제1항과 제2항에 따른 시설 운영의 개시 · 중단 · 재개 및 시설 폐지의 신고 등에 관하여 필요한 사항은 보건복지부령으로 정한다. 〈개정 2008. 2. 29., 2010. 1. 18., 2011. 3. 30.〉

[제목개정 2011. 3. 30.]

제60조의2(장애인 거주시설 이용절차) ① 장애인 거주시설을 이용하려는 자와 그 친족, 그 밖의 관계인은 보건복지부령으로 정하는 서류를 갖추어 시장 · 군수 · 구청장에게 장애인의 시설 이용을 신청하여야 한다.

② 제1항에 따라 시설 이용을 신청받은 시장 · 군수 · 구청장은 제32조의4에 따른 서비스 지원 종합조사 결과 등을 활용하여 이용 신청자의 시설 이용 적격성 여부를 심사하고 그 결과에 따라 시설 이용 여부를 결정하여야 한다. 〈개정 2017. 12. 19.〉

③ 시장 · 군수 · 구청장은 제2항에 따른 이용 신청자의 시설 이용 적격성 및 제79조제2항에 따른 본인부담금을 결정하여 이용 신청자와 시설 운영자에게 통보한다.

④ 시설 이용자가 제1항부터 제3항까지의 절차를 거치지 아니하고 시설을 이용하는 경우, 시설 운영자는 보건복지부령으로 정하는 바에 따라 해당 사례를 시장 · 군수 · 구청장에게 보고하여야 하며, 시장 · 군수 · 구청장은 이용 적격성 여부의 확인 등 필요한 조치를 취하여야 한다.

⑤ 시설 운영자는 이용 신청자와 서비스 이용조건, 본인부담금 등의 사항을 포함하여 계약을 체결하고, 그 결과를 시장 · 군수 · 구청장에게 보고하여야 한다. 〈개정 2017. 12. 19.〉

⑥ 제5항에 따른 계약은 시설을 이용할 장애인 본인이 체결하는 것을 원칙으로 하되, 지적 능력 등의 이유로 장애인 본인이 계약을 체결하기 어려운 경우에 한하여, 대통령령으로 정하는 자가 계약절차의 전부 또는 일부를 대행할 수 있다.

⑦ 시설 이용자가 시설 이용을 중단하려는 경우에는 보건복지부령으로 정하는 기간 전에 시설 이용을 중단할 의사를 시설 운영자에게 밝혀야 한다. 이 경우 시설 운영자는 이용

중단과 관련하여 필요한 조치를 하여야 하고, 이용 중단 희망자에 대하여 이용 중단에 따른 어떠한 불이익한 처분이나 차별도 하여서는 아니 된다.

⑧ 제2항에 따른 서비스 지원 종합조사 결과의 활용방법 등에 필요한 구체적인 사항과 제5항에 따른 계약에 관한 세부적인 사항은 보건복지부령으로 정한다. 〈신설 2017. 12. 19.〉

[본조신설 2011.3.30.]

제60조의3(장애인 거주시설의 서비스 최저기준) ① 보건복지부장관은 장애인 거주시설에서 제공하여야 하는 서비스의 최저기준을 마련하여야 하며, 장애인복지실시기관은 그 기준이 충족될 수 있도록 필요한 조치를 취하여야 한다.

② 시설 운영자는 제1항에 따른 서비스의 최저기준 이상으로 서비스의 수준을 유지하여야 한다.

③ 제1항에 따른 서비스 최저기준의 구체적인 내용과 시행에 관하여 필요한 사항은 보건복지부령으로 정한다. [본조신설 2011.3.30.]

제60조의4(장애인 거주시설 운영자의 의무) ① 시설 운영자는 시설 이용자의 인권을 보호하고, 인권이 침해된 경우에는 즉각적인 회복조치를 취하여야 한다.

② 시설 운영자는 시설 이용자의 거주, 요양, 생활지원, 지역사회생활 지원 등을 위하여 필요한 서비스를 제공하여야 한다.

③ 시설 운영자는 시설 이용자의 사생활 및 자기결정권의 보장을 위하여 노력하여야 한다. 〈개정 2017. 2. 8.〉

④ 시설 운영자는 시설 이용자의 인권을 보호하기 위하여 장애인 거주시설에 시설 이용장애인 인권지킴이단을 두어야 한다. 〈신설 2017. 2. 8.〉

⑤ 제4항에 따른 시설 이용 장애인 인권지킴이단의 구성 · 운영에 관한 구체적인 사항은 보건복지부령으로 정한다. 〈신설 2017. 2. 8.〉

[본조신설 2011. 3. 30.]

제60조의5(상속인 없는 재산의 처리) ① 장애인 거주시설 운영자는 그 시설에 입소 중인 사람이 사망하고 그 상속인의 존부가 분명하지 아니한 때에는 「민법」 제1053조부터 제1059조까지의 규정에 따라 사망한 사람의 재산을 처리한다. 다만, 사망한 사람의 잔여재산이 「사회복지사업법」 제45조의2제1항 단서에 따른 금액 이하인 경우에는 관할 시장 · 군수 · 구청장에게 잔여재산 목록을 작성하여 보고하는 것으로 그 재산의 처리를 갈음할 수 있다.

② 제1항 단서에 따른 보고를 받은 시장 · 군수 · 구청장은 상속인, 일반상속채권자, 유증

받은 자, 기타 상속재산에 대하여 권리를 주장하려는 자가 있으면 6개월 내에 그 권리를 주장할 것을 3개월 이상 공고하여야 한다.

③ 제2항에 따른 기간 내에 상속재산에 대하여 권리를 주장하는 자가 있는 때에는 시장·군수·구청장이 「민법」 제1034조에 따라 그 기간 내에 신고한 채권자들 간에 배당하여 변제하여야 한다.

④ 제2항에 따른 기간이 경과하여도 상속재산에 대하여 권리를 주장하는 자가 없는 때에는 상속재산은 지방자치단체에 귀속된다.

⑤ 제1항부터 제4항까지에서 규정한 사항 외에 상속인 없는 재산의 처리에 관한 세부절차는 보건복지부령으로 정한다.

[본조신설 2020. 12. 29.]

제61조(감독) ① 장애인복지실시기관은 장애인복지시설을 설치·운영하는 자의 소관업무 및 시설이용자의 인권실태 등을 지도·감독하며, 필요한 경우 그 시설에 관한 보고 또는 관련 서류 제출을 명하거나 소속 공무원에게 그 시설의 운영상황·장부, 그 밖의 서류를 조사·검사하거나 질문하게 할 수 있다.

② 제1항에 따라 관계 공무원이 그 직무를 할 때에는 권한을 표시하는 증표 및 조사기간, 조사범위, 조사담당자, 관계 법령 등 보건복지부령으로 정하는 사항이 기재된 서류를 관계인에게 내보여야 한다. 〈개정 2015. 12. 29.〉

제62조(시설의 개선, 사업의 정지, 폐쇄 등) ① 장애인복지실시기관은 장애인복지시설이 다음 각 호의 어느 하나에 해당하는 때에는 그 시설의 개선, 사업의 정지, 시설의 장의 교체를 명하거나 해당 시설의 폐쇄를 명할 수 있다. 〈개정 2011. 3. 30., 2019. 1. 15.〉

1. 제59조제6항에 따른 시설기준에 미치지 못한 때
2. 정당한 사유 없이 제61조에 따른 보고를 하지 아니하거나 거짓으로 보고한 때 또는 조사·검사 및 질문을 거부·방해하거나 기피한 때
3. 사회복지법인이나 비영리법인이 설치·운영하는 시설인 경우 그 사회복지법인이나 비영리법인의 설립 허가가 취소된 때
4. 시설의 회계 부정이나 시설이용자에 대한 인권침해 등 불법행위, 그 밖의 부당행위 등이 발견된 때
5. 설치 목적을 이루었거나 그 밖의 사유로 계속하여 운영할 필요가 없다고 인정되는 때
6. 이 법 또는 이 법에 따른 명령이나 처분을 위반한 경우

② 장애인복지시설실시기관은 제58조제1항제1호에 따른 장애인 거주시설이 제60조의3에

따른 서비스 최저기준을 유지하지 못할 때에는 그 시설의 개선, 사업의 정지, 시설의 장의 교체를 명하거나 해당 시설의 폐쇄를 명할 수 있다. 〈신설 2011. 3. 30.〉

③ 제1항 및 제2항에 따른 처분 기준은 위반행위의 유형 및 그 사유와 위반의 정도 등을 고려하여 보건복지부령으로 정한다. 〈신설 2017. 2. 8.〉

제63조(단체의 보호 · 육성) ① 국가와 지방자치단체는 장애인의 복지를 향상하고 자립을 돕기 위하여 장애인복지단체를 보호 · 육성하도록 노력하여야 한다.

② 국가와 지방자치단체는 예산의 범위 안에서 제1항에 따른 단체의 사업 · 활동 또는 운영이나 그 시설에 필요한 경비의 전부 또는 일부를 보조할 수 있다. 〈개정 2015. 12. 29.〉

제64조(장애인복지단체협의회) ① 장애인복지단체의 활동을 지원하고 장애인의 복지를 향상하기 위하여 장애인복지단체협의회(이하 "협의회"라 한다)를 설립할 수 있다.

② 협의회는 「사회복지사업법」에 따른 사회복지법인으로 하되, 「사회복지사업법」 제23조 제1항은 적용하지 아니한다.

③ 협의회의 조직과 운영 등에 관하여 필요한 사항은 정관으로 정한다.

제6장 장애인보조기구

제65조(장애인보조기구) ① "장애인보조기구"란 장애인이 장애의 예방 · 보완과 기능 향상을 위하여 사용하는 의지(義肢) · 보조기 및 그 밖에 보건복지부장관이 정하는 보장구와 일상생활의 편의 증진을 위하여 사용하는 생활용품을 말한다. 〈개정 2008. 2. 29., 2010. 1. 18.〉

② 보건복지부장관은 장애인의 일상생활의 편의증진 등을 위하여 다른 법률이 정하는 바에 따라 제1항에 따른 장애인보조기구의 지원 및 활용촉진 등에 관한 사업을 실시할 수 있다. 〈개정 2015. 12. 29.〉

제66조 삭제 〈2015. 12. 29.〉

제67조 삭제 〈2015. 12. 29.〉

제68조 삭제 〈2015. 12. 29.〉

제69조(의지 · 보조기제조업의 개설사실의 통보 등) ① 의지 · 보조기를 제조 · 개조 · 수리하거나 신체에 장착하는 사업(이하 "의지 · 보조기제조업"이라 한다)을 하는 자는 그 제조업소를 개설한 후 7일 이내에 보건복지부령이 정하는 바에 따라 시장 · 군수 · 구청장에게 제조업소의 개설사실을 알려야 한다. 제조업소의 소재지 변경 등 보건복지부령이

정하는 중요 사항을 변경한 때에도 또한 같다. 〈개정 2008. 2. 29., 2010. 1. 18.〉

② 의지 · 보조기 제조업자는 제72조에 따른 의지 · 보조기 기사(補助器 技士)를 1명 이상 두어야 한다. 다만, 의지 · 보조기 제조업자 자신이 의지 · 보조기 기사인 경우에는 따로 기사를 두지 아니하여도 된다.

③ 의지 · 보조기 제조업자가 제70조에 따른 폐쇄 명령을 받은 후 6개월이 지나지 아니하면 같은 장소에서 같은 제조업을 하여서는 아니 된다.

④ 의지 · 보조기 제조업자는 의사의 처방에 따라 의지 · 보조기를 제조하거나 개조하여야 한다.

제70조(의지 · 보조기 제조업소의 폐쇄 등) ① 시장 · 군수 · 구청장은 의지 · 보조기 제조업자가 다음 각 호의 어느 하나에 해당하는 경우에는 그 제조업소의 폐쇄를 명할 수 있다.

1. 제69조제2항을 위반하여 의지 · 보조기 기사를 두지 아니하고 의지 · 보조기제조업을 한 경우
2. 영업정지처분 기간에 영업을 하거나 3회 이상 영업정지처분을 받은 경우

② 시장 · 군수 · 구청장은 의지 · 보조기제조업자가 의지 · 보조기 제조업을 하면서 고의나 중대한 과실로 의지 · 보조기를 착용하는 사람의 신체에 손상을 입힌 사실이 있는 때에는 6개월의 범위 안에서 보건복지부령으로 정하는 바에 따라 영업정지를 명할 수 있다. 〈개정 2008. 2. 29., 2010. 1. 18.〉

제7장 장애인복지 전문인력

제71조(장애인복지 전문인력 양성 등) ① 국가와 지방자치단체 그 밖의 공공단체는 의지 · 보조기 기사, 언어재활사, 장애인재활상담사, 한국수어 통역사, 점역(點譯) · 교정사 등 장애인복지 전문인력, 그 밖에 장애인복지에 관한 업무에 종사하는 자를 양성 · 훈련하는 데에 노력해야 한다. 〈개정 2011. 8. 4., 2015. 12. 29., 2016. 2. 3.〉

② 제1항에 따른 장애인복지전문인력의 범위 등에 관한 사항은 보건복지부령으로 정한다. 〈개정 2008. 2. 29., 2010. 1. 18.〉

③ 국가와 지방자치단체는 제1항에 따른 장애인복지전문인력의 양성업무를 관계 전문기관 등에 위탁할 수 있다.

④ 국가와 지방자치단체는 제1항에 따른 장애인복지전문인력의 양성에 소요되는 비용을

예산의 범위 안에서 보조할 수 있다.

제72조(의지 · 보조기 기사자격증 교부 등) ① 보건복지부장관은 다음 각 호의 어느 하나에 해당하는 자로서 제73조에 따른 국가시험에 합격한 자(이하 "의지 · 보조기 기사"라 한다)에게 의지 · 보조기 기사자격증을 내주어야 한다. 〈개정 2008. 2. 29., 2010. 1. 18., 2013. 3. 23., 2018. 12. 11.〉

1. 「고등교육법」에 따른 전문대학이나 교육부장관이 이와 같은 수준 이상의 학력이 있다고 인정하는 학교에서 보건복지부령으로 정하는 의지 · 보조기 관련 교과목을 이수하고 졸업한 자
2. 보건복지부장관이 인정하는 외국에서 제1호에 해당하는 학교(보건복지부장관이 정하여 고시하는 인정기준에 해당하는 학교를 말한다)와 같은 수준 이상의 교육과정을 마치고 외국의 해당 의지 · 보조기 기사자격증을 받은 자

② 의지 · 보조기 기사자격증을 분실하거나 훼손한 자에게는 신청에 따라 자격증을 재교부한다.

③ 의지 · 보조기 기사자격증은 다른 자에게 대여하지 못한다.

④ 제1항과 제2항에 따른 자격증의 교부 · 재교부 절차와 그 밖에 그 관리에 관하여 필요한 사항은 보건복지부령으로 정한다. 〈개정 2008. 2. 29., 2010. 1. 18.〉

제72조의2(언어재활사 자격증 교부 등) ① 보건복지부장관은 제2항에 따른 자격요건을 갖춘 사람으로서 제73조에 따른 국가시험에 합격한 사람(이하 "언어재활사"라 한다)에게 언어재활사 자격증을 내주어야 한다.

② 언어재활사의 종류 및 국가시험 응시자격 요건은 다음 각 호의 구분과 같다. 이 경우 외국의 대학원 · 대학 · 전문대학(보건복지부장관이 정하여 고시하는 인정기준에 해당하는 학교를 말한다)에서 언어재활 분야의 학위를 취득한 사람으로서 등급별 자격기준과 동등한 학력이 있다고 보건복지부장관이 인정하는 경우에는 해당 등급의 응시자격을 갖춘 것으로 본다. 〈개정 2018. 12. 11.〉

1. 1급 언어재활사: 2급 언어재활사 자격증을 가진 사람으로서 다음 각 목의 어느 하나에 해당하는 사람
   가. 「고등교육법」에 따른 대학원에서 언어재활 분야의 박사학위 또는 석사학위를 취득한 사람으로서 언어재활기관에 1년 이상 재직한 사람
   나. 「고등교육법」에 따른 대학에서 언어재활 관련 학과의 학사학위를 취득한 사람으로서 언어재활기관에 3년 이상 재직한 사람

2. 2급 언어재활사: 「고등교육법」에 따른 대학원 · 대학 · 전문대학의 언어재활 관련 교과목을 이수하고 관련 학과의 석사학위 · 학사학위 · 전문학사학위를 취득한 사람

③ 언어재활사 자격증을 분실하거나 훼손한 사람에게는 신청에 따라 자격증을 재교부한다.

④ 언어재활사 자격증은 다른 사람에게 대여하지 못한다.

⑤ 제1항과 제3항에 따른 자격증의 교부 · 재교부 절차와 관리 및 제2항에 따른 언어재활 기관의 범위, 대학원 · 대학 · 전문대학의 언어재활 관련 학과와 언어재활사로서 이수하여야 하는 관련 교과목의 범위 등에 필요한 사항은 보건복지부령으로 정한다.

[본조신설 2011.8.4.]

제72조의3(장애인재활상담사 자격증 교부 등) ① 보건복지부장관은 장애인의 직업재활 등을 지원하기 위하여 제2항에 따른 자격요건을 갖춘 사람으로서 제73조에 따른 국가시험에 합격한 사람(이하 "장애인재활상담사"라 한다)에게 장애인재활상담사 자격증을 내주어야 한다.

② 장애인재활상담사의 종류 및 국가시험 응시자격 요건은 다음 각 호의 구분과 같다. 이 경우 외국의 대학원 · 대학 · 전문대학(보건복지부장관이 정하여 고시하는 인정기준에 해당하는 학교를 말한다)에서 장애인재활 분야의 학위를 취득한 사람으로서 등급별 자격기준과 동등한 학력이 있다고 보건복지부장관이 인정하는 경우에는 해당 등급의 응시자격을 갖춘 것으로 본다. 〈개정 2018. 12. 11., 2019. 12. 3.〉

1. 1급 장애인재활상담사: 다음 각 목의 어느 하나에 해당하는 사람
   가. 「고등교육법」에 따른 대학원에서 장애인재활 분야의 박사학위를 취득한 사람
   나. 「고등교육법」에 따른 대학원 · 대학 · 원격대학에서 보건복지부령으로 정하는 장애인재활 관련 교과목을 이수하고 관련 학과의 석사학위 또는 학사학위를 취득한 사람
   다. 2급 장애인재활상담사 자격증을 가진 사람으로서 장애인재활 관련 기관에서 3년 이상 재직한 사람
   라. 사회복지사 자격증을 가진 사람으로서 장애인재활 관련 기관에서 5년 이상 재직한 사람
2. 2급 장애인재활상담사: 다음 각 목의 어느 하나에 해당하는 사람
   가. 「고등교육법」에 따른 전문대학 · 원격대학에서 보건복지부령으로 정하는 장애인재활 관련 교과목을 이수하고 관련 학과의 전문학사학위를 취득한 사람
   나.삭제 〈2019. 12. 3.〉
   다. 사회복지사 자격증을 가진 사람으로서 장애인재활 관련 기관에서 3년 이상 재직

한 사람

3. 삭제 〈2019. 12. 3.〉

③ 장애인재활상담사 자격증을 분실하거나 훼손한 사람에게는 신청에 따라 자격증을 재교부한다.

④ 장애인재활상담사 자격증은 다른 사람에게 대여하지 못한다.

⑤ 제1항과 제3항에 따른 자격증의 교부 · 재교부 절차와 관리, 제2항에 따른 장애인재활분야 · 관련 기관 · 관련 학과 · 관련 교과목의 범위 등에 필요한 사항은 보건복지부령으로 정한다. 〈개정 2019. 12. 3.〉

[본조신설 2015. 12. 29.]

제73조(국가시험의 실시 등) ① 의지 · 보조기 기사, 언어재활사 및 장애인재활상담사(이하 "의지 · 보조기 기사등"이라 한다)의 국가시험은 보건복지부장관이 실시하되, 실시시기 · 실시방법 · 시험과목, 그 밖에 시험 실시에 관하여 필요한 사항은 대통령령으로 정한다. 〈개정 2008. 2. 29., 2010. 1. 18., 2011. 8. 4., 2015. 12. 29.〉

② 보건복지부장관은 제1항에 따른 국가시험의 실시에 관한 업무를 대통령령으로 정하는 바에 따라 「한국보건의료인국가시험원법」에 따른 한국보건의료인국가시험원에 위탁할 수 있다. 〈개정 2008. 2. 29., 2010. 1. 18., 2015. 6. 22.〉

[제목개정 2011.8.4.]

제74조(응시자격 제한 등) ① 다음 각 호의 어느 하나에 해당하는 자는 제73조에 따른 국가시험에 응시할 수 없다. 〈개정 2007. 10. 17., 2011. 8. 4., 2017. 2. 8., 2017. 9. 19., 2017. 12. 19.〉

1. 「정신건강증진 및 정신질환자 복지서비스 지원에 관한 법률」 제3조제1호에 따른 정신질환자. 다만, 전문의가 의지 · 보조기 기사등으로서 적합하다고 인정하는 사람은 그러하지 아니하다.
2. 마약 · 대마 또는 향정신성의약품 중독자
3. 피성년후견인
4. 이 법이나 「형법」 제234조 · 제317조제1항, 「의료법」, 「국민건강보험법」, 「의료급여법」, 「보건범죄단속에 관한 특별조치법」, 「마약류 관리에 관한 법률」 또는 「후천성면역결핍증 예방법」을 위반하여 금고 이상의 형을 선고받고 그 형의 집행이 끝나지 아니하였거나 집행을 받지 아니하기로 확정되지 아니한 자

② 부정한 방법으로 제73조에 따른 국가시험에 응시한 자나 국가시험에 관하여 부정행위를 한 자는 그 수험을 정지시키거나 합격을 무효로 한다.

③ 제2항에 따라 수험이 정지되거나 합격이 무효가 된 자는 그 후 2회에 한하여 제73조에 따른 국가시험에 응시할 수 없다.

제75조(보수교육) ① 보건복지부장관은 의지 · 보조기 기사등에 대하여 자질 향상을 위하여 필요한 보수(補修) 교육을 받도록 명할 수 있다. 〈개정 2008. 2. 29., 2010. 1. 18., 2011. 8. 4.〉

② 제1항에 따른 보수교육의 실시 시기와 방법 등 필요한 사항은 보건복지부령으로 정한다. 〈개정 2008. 2. 29., 2010. 1. 18.〉

제76조(자격취소) 보건복지부장관은 의지 · 보조기 기사등이 다음 각 호의 어느 하나에 해당한 때에는 그 자격을 취소해야 한다. 〈개정 2008. 2. 29., 2010. 1. 18., 2011. 8. 4., 2015. 12. 29.〉

1. 제72조제3항을 위반해서 타인에게 의지 · 보조기 기사자격증을 대여한 때

1의2. 제72조의2제4항을 위반하여 타인에게 언어재활사 자격증을 대여하였을 때

1의3. 제72조의3제4항을 위반하여 타인에게 장애인재활상담사 자격증을 대여하였을 때

2. 제74조제1항 각 호의 어느 하나에 해당하게 된 때

3. 제77조에 따른 자격정지처분 기간에 그 업무를 하거나 자격정지 처분을 3회 받은 때

제77조(자격정지) 보건복지부장관은 의지 · 보조기 기사등이 다음 각 호의 어느 하나에 해당하면 6개월 이내의 범위 안에서 보건복지부령으로 정하는 바에 따라 자격을 정지시킬 수 있다. 〈개정 2008. 2. 29., 2010. 1. 18., 2011. 8. 4., 2015. 12. 29.〉

1. 의지 · 보조기 기사의 업무를 하면서 고의 또는 중대한 과실로 의지 · 보조기 착용자의 신체에 손상을 입힌 사실이 있는 때

1의2. 언어재활사의 업무를 하면서 고의 또는 중대한 과실로 언어재활 대상자의 기능에 손상을 입힌 사실이 있을 때

1의3. 장애인재활상담사의 업무를 하면서 고의 또는 중대한 과실로 재활 대상자에게 손해를 입힌 사실이 있을 때

2. 제75조에 따른 보수교육을 연속하여 2회 이상 받지 아니한 때

제78조(수수료) 의지 · 보조기 기사등의 국가시험에 응시하려고 하거나 의지 · 보조기 기사등의 자격증을 교부 또는 재교부받으려 하는 자는 보건복지부령으로 정하는 바에 따라 수수료를 내야 한다. 〈개정 2008. 2. 29., 2010. 1. 18., 2011. 8. 4.〉

제8장 보 칙

제79조(비용 부담) ① 제38조제1항, 제43조제1항, 제49조제1항, 제50조제1항 · 제2항 및 제55조제1항에 따른 조치와 제59조제1항에 따른 장애인복지시설의 설치 · 운영에 드는 비용은 예산의 범위 안에서 대통령령으로 정하는 바에 따라 장애인복지실시기관이 부담하게 할 수 있다. 〈개정 2011. 3. 30., 2015. 12. 29.〉

② 국가와 지방자치단체는 장애인이 제58조의 장애인복지시설을 이용하는 데 드는 비용의 전부 또는 일부를 부담할 수 있으며, 시설 이용자의 자산과 소득을 고려하여 본인부담금을 부과할 수 있다. 이 경우 본인부담금에 관한 사항은 대통령령으로 정한다. 〈신설 2011. 3. 30.〉

제80조(비용 수납) ① 제34조제1항제1호에 따른 조치에 필요한 비용을 부담한 장애인복지실시기관은 해당 장애인 또는 그 부양의무자로부터 대통령령으로 정하는 바에 따라 장애인복지실시기관이 부담한 비용의 전부 또는 일부를 받을 수 있다.

② 삭제〈2011.3.30.〉

제80조의2(한국언어재활사협회) ① 언어재활사는 언어재활에 관한 전문지식과 기술을 개발 · 보급하고 언어재활사의 자질향상을 위한 교육훈련 및 언어재활사의 복지증진을 도모하기 위하여 한국언어재활사협회를 설립할 수 있다. 〈개정 2019. 12. 3.〉

② 제1항에 따른 한국언어재활사협회는 법인으로 한다. 〈개정 2019. 12. 3.〉

③ 제1항에 따른 한국언어재활사협회에 관하여 이 법에서 규정한 것을 제외하고는 「민법」 중 사단법인에 관한 규정을 준용한다. 〈개정 2019. 12. 3.〉

[본조신설 2011.8.4.]

제80조의3(한국장애인재활상담사협회) ① 장애인재활상담사는 장애인재활에 관한 전문지식과 기술을 개발 · 보급하고 장애인재활상담사의 자질향상을 위한 교육훈련 및 장애인재활상담사의 복지증진을 도모하기 위하여 한국장애인재활상담사협회를 설립할 수 있다.

② 제1항에 따른 한국장애인재활상담사협회는 법인으로 한다.

③ 제1항에 따른 한국장애인재활상담사협회에 관하여 이 법에서 규정한 것을 제외하고는 「민법」 중 사단법인에 관한 규정을 준용한다.

[본조신설 2019. 12. 3.]

제81조(비용 보조) 국가와 지방자치단체는 대통령령으로 정하는 바에 따라 장애인복지시설의 설치 · 운영에 필요한 비용의 전부 또는 일부를 보조할 수 있다.

第82조(압류 금지) ① 이 법에 따라 장애인에게 지급되는 금품은 압류하지 못한다. 〈개정 2016. 5. 29.〉

② 제50조의4제1항에 따른 장애인복지급여수급계좌의 예금에 관한 채권은 압류할 수 없다. 〈신설 2016. 5. 29.〉

第83조(조세감면) ① 이 법에 따라 지급되는 금품, 제58조에 따른 장애인복지시설 및 제63조에 따른 장애인복지단체에서 장애인이 제작한 물품에는 「조세특례제한법」과 「지방세특례제한법」, 그 밖의 조세 관계법령이 정하는 바에 따라 조세를 감면한다. 〈개정 2010. 3. 31.〉

② 삭제〈2012.1.26.〉

第83조의2(청문) 장애인복지실시기관은 다음 각 호의 어느 하나에 해당하는 조치를 하려면 청문을 하여야 한다. 〈개정 2015. 12. 29., 2017. 2. 8.〉

1. 제30조의2제3항에 따른 수행기관의 지정 취소
2. 제32조의3제1항제2호 및 제3호에 따른 장애인 등록의 취소
3. 제62조에 따른 장애인복지시설의 폐쇄 명령
4. 제70조제1항에 따른 의지 · 보조기 제조업소의 폐쇄 명령
5. 제76조에 따른 의지 · 보조기 기사등의 자격취소

[본조신설 2012.1.26.]

第84조(이의신청) ① 장애인이나 법정대리인등은 이 법에 따른 복지조치에 이의가 있으면 해당 장애인복지실시기관에 이의신청을 할 수 있다. 〈개정 2017. 2. 8., 2017. 12. 19.〉

② 제1항에 따른 이의신청은 복지조치가 있음을 안 날부터 90일 이내에 문서로 하여야 한다. 다만, 정당한 사유로 인하여 그 기간 이내에 이의신청을 할 수 없었음을 증명한 때에는 그 사유가 소멸한 날부터 60일 이내에 이의신청을 할 수 있다. 〈신설 2017. 12. 19.〉

③ 장애인복지실시기관은 제1항에 따른 이의신청을 받은 때에는 30일 이내에 심사 · 결정하여 신청인에게 통보하여야 한다. 〈개정 2017. 12. 19.〉

④ 제3항에 따른 심사 · 결정에 이의가 있는 자는 「행정심판법」에 따라 행정심판을 제기할 수 있다. 〈개정 2017. 12. 19.〉

[제목개정 2017. 12. 19.]

第85조(권한위임 등) ① 이 법에 따른 보건복지부장관 및 특별시장 · 광역시장 · 특별자치시장 · 도지사 · 특별자치도지사(이하 이 조에서 "시 · 도지사"라 한다)의 권한은 대통령령으로 정하는 바에 따라 국립재활원장, 시 · 도지사 또는 시장 · 군수 · 구청장에게 그 일부를 위임할 수 있다. 〈개정 2015. 6. 22.〉

② 이 법에 따른 보건복지부장관 및 시 · 도지사의 업무는 대통령령으로 정하는 바에 따라 장애인 관련 단체 또는 법인에 그 일부를 위탁할 수 있다.
[전문개정 2012.1.26.]

제85조의2(비밀 누설 등의 금지) 보건복지부 및 특별자치시 · 특별자치도 · 시 · 군 · 구 소속 공무원과 소속 공무원이었던 사람, 제32조제6항에 따른 정밀심사 의뢰기관의 종사자와 종사자였던 사람, 제32조의5제1항 · 제32조의6제3항 · 제59조의11제4항에 따른 수탁기관의 종사자와 종사자였던 사람은 업무 수행 중 알게 된 정보 또는 비밀 등을 이 법에서 정한 목적 외에 다른 용도로 사용하거나 다른 사람 또는 기관에 제공 · 누설하여서는 아니 된다.
[본조신설 2017. 12. 19.]

제9장 벌 칙

제86조(벌칙) ① 제59조의9제1호의 행위를 한 사람은 10년 이하의 징역 또는 1억원 이하의 벌금에 처한다. 〈개정 2017. 2. 8., 2017. 12. 19.〉
② 다음 각 호의 어느 하나에 해당하는 사람은 7년 이하의 징역 또는 7천만원 이하의 벌금에 처한다. 〈개정 2017. 2. 8., 2017. 12. 19.〉
1. 제59조의9제2호(상해에 한정한다)의 행위를 한 사람
2. 제59조의9제2호의2의 행위를 한 사람

③ 다음 각 호의 어느 하나에 해당하는 사람은 5년 이하의 징역 또는 5천만원 이하의 벌금에 처한다. 〈개정 2017. 2. 8., 2017. 12. 19., 2018. 12. 11., 2021. 7. 27.〉
1. 제50조의3제6항을 위반하여 금융정보등을 이 법에서 정한 목적 외의 용도로 사용하거나 다른 사람 또는 기관에 제공 또는 누설한 사람
2. 제59조의7제2항 각 호 외의 부분 전단, 같은 조 제3항 또는 제5항에 따른 업무를 수행 중인 장애인권익옹호기관의 직원에 대하여 폭행 또는 협박하거나 위계 또는 위력으로써 그 업무를 방해한 사람
3. 제59조의9제2호(폭행에 한정한다)부터 제6호까지에 해당하는 행위를 한 사람

④ 다음 각 호의 어느 하나에 해당하는 사람은 3년 이하의 징역 또는 3천만원 이하의 벌금에 처한다. 〈개정 2017. 2. 8., 2017. 12. 19.〉

1. 제59조의6에 따라 준용되는 「특정범죄신고자 등 보호법」 제8조를 위반하여 신고자의 인적사항 또는 신고자임을 미루어 알 수 있는 사실을 다른 사람에게 알려주거나 공개 또는 보도한 사람
2. 제59조의9제7호에 해당하는 행위를 한 사람
3. 제85조의2를 위반하여 업무 수행 중 알게 된 정보 또는 비밀 등을 이 법에서 정한 목적 외에 다른 용도로 사용하거나 다른 사람 또는 기관에 제공 또는 누설한 사람

⑤ 제59조의9제8호의 행위를 한 사람은 1년 이하의 징역 또는 1천만원 이하의 벌금에 처한다. 〈개정 2017. 2. 8., 2017. 12. 19.〉

[전문개정 2015.6.22.]

제86조의2(벌칙) ① 제59조의5제1호에 해당하는 불이익조치를 한 자는 2년 이하의 징역 또는 2천만원 이하의 벌금에 처한다.

② 제59조의5제2호부터 제7호까지의 어느 하나에 해당하는 불이익조치를 한 자는 1년 이하의 징역 또는 1천만원 이하의 벌금에 처한다.

[본조신설 2017. 12. 19.]

제87조(벌칙) 다음 각 호의 어느 하나에 해당하는 자는 1년 이하의 징역 또는 1천만원 이하의 벌금에 처한다. 〈개정 2011. 3. 30., 2013. 7. 30., 2017. 2. 8.〉

1. 제8조제2항을 위반하여 장애인을 이용하여 부당한 영리행위를 한 자
2. 제32조제5항을 위반하여 등록증을 양도 또는 대여하거나 양도 또는 대여를 받은 자 및 유사한 명칭 또는 표시를 사용한 자
3. 삭제 〈2017. 12. 19.〉
4. 삭제 〈2017. 12. 19.〉
5. 삭제 〈2017. 12. 19.〉
6. 제59조제2항에 따른 신고 또는 변경신고를 하지 아니하고 장애인복지시설을 설치 · 운영한 자
7. 제60조제3항에 따른 시설 이용자의 권익 보호조치를 위반한 시설 운영자
8. 정당한 사유 없이 제61조제1항에 따른 보고를 하지 아니하거나 거짓의 보고를 한 자, 자료를 제출하지 아니하거나 거짓 자료를 제출한 자, 조사 · 검사 · 질문을 거부 · 방해 또는 기피한 자
9. 제62조에 따른 명령 등을 받고 이행하지 아니한 자
10. 제69조제2항을 위반하여 의지 · 보조기 기사를 두지 아니하고 의지 · 보조기제조업

을 한 자

11. 제69조제3항을 위반하여 폐쇄 명령을 받은 후 6개월이 지나지 아니하였음에도 불구하고 같은 장소에서 같은 제조업을 한 자
12. 제70조제1항에 따른 제조업소 폐쇄 명령을 받고도 영업을 한 자

[제86조에서 이동, 종전 제87조는 제88조로 이동 〈2012.1.26.〉]

제88조(벌칙) 다음 각 호의 어느 하나에 해당하는 자는 500만원 이하의 벌금에 처한다. 〈개정 2017. 2. 8.〉

1. 제20조제4항을 위반하여 장애인의 입학 지원을 거부하거나 입학시험 합격자의 입학을 거부하는 등 불리한 조치를 한 자
2. 제72조제3항을 위반하여 타인에게 의지ㆍ보조기 기사자격증을 대여한 자
3. 삭제 〈2012.1.26.〉

[제87조에서 이동, 종전 제88조는 제89조로 이동 〈2012.1.26.〉]

제88조의2(가중처벌) ① 상습적으로 장애인학대관련범죄를 범한 자는 그 죄에서 정한 형의 2분의 1까지 가중한다.

② 제59조의4제2항에 따른 신고의무자가 자기의 보호ㆍ감독 또는 진료를 받는 장애인을 대상으로 장애인학대관련범죄를 범한 때에는 그 죄에서 정한 형의 2분의 1까지 가중한다.

[본조신설 2020. 12. 29.]

제88조의3(「형법」 적용의 일부 배제) 제2조제4항제11호 및 제12호에 따른 장애인학대관련범죄에 대해서는 「형법」 제354조 및 제361조에 따라 준용되는 같은 법 제328조를 적용하지 아니한다.

[본조신설 2021. 7. 27.]

제89조(양벌규정) 법인의 대표자나 법인 또는 개인의 대리인, 사용인, 그 밖의 종업원이 그 법인 또는 개인의 업무에 관하여 제86조부터 제88조까지의 어느 하나에 해당하는 위반행위를 하면 그 행위자를 벌하는 외에 그 법인 또는 개인에게도 해당 조문의 벌금형을 과(科)한다. 다만, 법인 또는 개인이 그 위반행위를 방지하기 위하여 해당 업무에 관하여 상당한 주의와 감독을 게을리하지 아니한 경우에는 그러하지 아니하다. 〈개정 2012. 1. 26.〉

[전문개정 2011.8.4.] [제88조에서 이동, 종전 제89조는 제90조로 이동 〈2012.1.26.〉]

제90조(과태료) ① 다음 각 호의 어느 하나에 해당하는 자에게는 1천만원 이하의 과태료를 부과한다. 〈신설 2012. 1. 26., 2018. 12. 11., 2020. 12. 29.〉

1. 제59조의3제10항에 따른 해임요구를 정당한 사유 없이 거부하거나 1개월 이내에 이

행하지 아니한 자

2. 제59조의7제2항 후단을 위반하여 정당한 사유 없이 학대받은 장애인의 인수를 거부한 자

② 장애인관련기관의 운영자가 제59조의3제5항을 위반하여 취업자등에 대하여 장애인학대관련범죄등 경력을 확인하지 아니한 경우에는 500만원 이하의 과태료를 부과한다. 〈신설 2012. 1. 26., 2018. 12. 11., 2020. 12. 29.〉

③ 다음 각 호의 어느 하나에 해당하는 자에게는 300만원 이하의 과태료를 부과한다. 〈개정 2008. 2. 29., 2010. 1. 18., 2012. 1. 26., 2012. 10. 22., 2015. 6. 22., 2015. 12. 29., 2017. 2. 8., 2017. 12. 19., 2020. 12. 29., 2021. 7. 27.〉

1. 제32조의3제3항을 위반하여 정당한 사유 없이 등록증 반환 명령을 따르지 아니한 사람
2. 제39조제3항을 위반하여 장애인사용자동차등표지를 대여하거나 보건복지부령으로 정하는 자 외의 자에게 양도한 자 또는 부당하게 사용하거나 이와 비슷한 표지 · 명칭 등을 사용한 자
3. 제40조제3항을 위반하여 보조견표지를 붙인 장애인 보조견을 동반한 장애인, 장애인 보조견 훈련자 또는 장애인 보조견 훈련 관련 자원봉사자의 출입을 정당한 사유 없이 거부한 자

3의2. 삭제 〈2015. 12. 29.〉

3의3. 삭제 〈2015. 12. 29.〉

3의4. 제59조의4제2항을 위반하여 직무상 장애인학대 및 장애인 대상 성범죄의 발생사실을 알고도 장애인권익옹호기관 또는 수사기관에 신고하지 아니한 사람. 다만, 제59조의4제2항제1호 중 「병역법」 제2조제1항제10호에 따른 사회복무요원은 제외한다.

3의5. 제59조의7제6항을 위반하여 현장조사를 거부 · 기피하거나 업무를 방해한 자

3의6. 제59조의12제5항을 위반하여 장애인권익옹호기관의 업무 수행을 정당한 사유 없이 거부하거나 방해한 자

4. 제60조제1항에 따른 시설 운영 개시 의무를 위반한 자
5. 제60조제2항에 따른 시설의 운영 중단 · 재운영 · 시설폐지 등의 신고의무를 위반한 자
6. 제69조제1항을 위반하여 의지 · 보조기 제조업소의 개설 또는 변경 사실을 통보하지 아니한 자
7. 제69조제4항을 위반하여 의사의 처방에 의하지 아니하고 의지 · 보조기를 제조하거나 개조한 의지 · 보조기 제조업자

④ 제1항부터 제3항까지의 과태료는 대통령령으로 정하는 바에 따라 특별자치시장 · 특별자치도지사 또는 시장 · 군수 · 구청장이 부과 · 징수한다. 〈개정 2012.1.26., 2015.6.22.〉

⑤ 삭제〈2012.1.26.〉

[제89조에서 이동 〈2012.1.26.〉]

부 칙 〈법률 제18220호, 2021. 6. 8.〉

제1조(시행일) 이 법은 공포한 날부터 시행한다.

제2조(장애인정책종합계획에 관한 적용례) 제10조의2제2항제5호의 개정규정은 이 법 시행 이후 장애인정책종합계획을 수립하는 경우부터 적용한다.

부 칙 〈법률 제18333호, 2021.7.27.〉

제1조(시행일) 이 법은 공포 후 6개월이 경과한 날부터 시행한다. 다만, 제59조의4제2항제1호의 개정규정 중 사회복무요원에 관한 부분 및 제90조제3항제3호의4의 개정규정은 공포 후 3개월이 경과한 날부터 시행한다.

제2조(성범죄자의 취업제한 등에 관한 적용례) 제59조의3의 개정규정은 이 법 시행 전에 「성폭력범죄의 처벌 등에 관한 특례법」 제2조제2항에 따른 성폭력범죄를 범하고 확정판결을 받지 아니한 사람에 대하여도 적용한다.

부 칙 〈법률 제18417호, 2021. 8. 17.〉

이 법은 공포 후 6개월이 경과한 날부터 시행한다.

부 칙 〈법률 제18625호, 2021. 12. 21.〉

이 법은 공포한 날부터 시행한다. 다만, 제25조의3의 개정규정은 공포 후 6개월이 경과한 날부터 시행하고, 제15조의 개정규정은 공포 후 1년이 경과한 날부터 시행한다.

부록 4

장애아동 복지지원법

[시행 2022.1.1.] [법률 제18218호, 2021.6.8., 일부개정]

제1장 총 칙

제1조(목적) 이 법은 국가와 지방자치단체가 장애아동의 특별한 복지적 욕구에 적합한 지원을 통합적으로 제공함으로써 장애아동이 안정된 가정생활 속에서 건강하게 성장하고 사회에 활발하게 참여할 수 있도록 하며, 장애아동 가족의 부담을 줄이는데 이바지함을 목적으로 한다.

제2조(정의) 이 법에서 사용하는 용어의 뜻은 다음과 같다.

1. "장애아동"이란 18세 미만의 사람 중 「장애인복지법」 제32조에 따라 등록한 장애인을 말한다. 다만, 6세 미만의 아동으로서 장애가 있다고 보건복지부장관이 별도로 인정하는 사람을 포함한다.
2. "장애아동 보호자"(이하 "보호자"라 한다)란 친권자, 후견인, 장애아동을 보호 · 양육 · 교육하거나 그 의무가 있는 자 또는 업무 · 고용 등의 관계로 사실상 장애아동을 보호 · 감독하는 자를 말한다.
3. "장애아동 복지지원"(이하 "복지지원"이라 한다)이란 국가와 지방자치단체가 장애아동의 특별한 복지적 욕구에 따라 의료비지원, 보육지원, 가족지원 및 장애아동의 발달에 필요한 지원 등 다양한 인적 · 물적 자원을 제공하는 것을 말한다.
4. "복지지원 대상자"란 이 법에 따라 복지지원을 받는 사람을 말한다.
5. "장애아동 복지지원 이용권"(이하 "복지지원 이용권"이라 한다)이란 그 명칭 또는 형태와 상관없이 이용자가 제공자에게 제시하여 일정한 복지지원을 받을 수 있도록 복지지원의 수량 또는 그에 상응하는 금액이 기재(전자적 또는 자기적 방법에 따른 기록을 포함한다)된 증표를 말한다. 다만, 제22조제1항에 따른 보육료 지원의 경우에는 「영유아보육법」 제34조의3에 따른 보육서비스 이용권으로 대체한다.

제3조(기본이념) ① 장애아동을 위한 모든 활동에 있어서 장애아동의 이익이 최우선적으로 고려되어야 한다.

② 장애아동은 자신에게 영향을 미치는 모든 활동에 대하여 자신의 견해를 자유로이 표현할 권리를 최대한 보장받아야 한다.

제4조(장애아동의 권리) ① 장애아동은 모든 형태의 학대 및 유기 · 착취 · 감금 · 폭력 등으로부터 보호받아야 한다.

② 장애아동은 부모에 의하여 양육되고, 안정된 가정환경에서 자라나야 한다.

③ 장애아동은 인성 및 정신적 · 신체적 능력을 최대한 계발하기 위하여 적절한 교육을 제공받아야 한다.

④ 장애아동은 가능한 최상의 건강상태를 유지하고 행복한 일상생활을 영위하기 위한 의료적 · 복지적 지원을 받아야 한다.

⑤ 장애아동은 휴식과 여가를 즐기고, 놀이와 문화예술활동에 참여할 수 있는 기회를 제공받아야 한다.

⑥ 장애아동은 의사소통 능력, 자기결정 능력 및 자기권리 옹호 능력을 향상시키기 위한 교육 및 훈련 기회를 제공받아야 한다.

제5조(다른 법률과의 관계) 장애아동의 복지지원에 관하여는 다른 법률에 우선하여 이 법을 적용한다.

제2장 국가와 지방자치단체의 임무

제6조(국가와 지방자치단체의 임무) 가와 지방자치단체는 장애아동에게 적절한 복지지원을 제공하기 위하여 다음 각 호의 업무를 수행하여야 한다.

1. 장애아동과 그 가족을 위한 복지지원대책의 강구
2. 장애아동을 위한 복지지원 사업의 연구 · 개발
3. 장애의 조기발견을 위한 홍보
4. 복지지원 전달체계의 구축
5. 복지지원 이용권의 수급 및 이용에 대한 관리 · 감독
6. 그 밖에 장애아동과 그 가족의 복지지원을 위하여 필요하다고 인정하는 사항

제7조(장애아동 복지지원의 심의) ① 제6조에 따른 중요한 정책조정에 관한 사항은 「장애인

복지법」 제11조의 장애인정책조정위원회의 심의를 거쳐야 한다.

② 제6조에 따른 지방자치단체의 업무의 주요 사항은 「장애인복지법」 제13조에 따른 지방장애인복지위원회의 심의를 거쳐야 한다.

제8조(중앙장애아동지원센터) ① 보건복지부장관은 다음 각 호의 업무를 수행하기 위하여 중앙장애아동지원센터를 설치 · 운영할 수 있다.

1. 장애아동의 복지지원에 관한 조사 · 연구
2. 제9조에 따른 지역장애아동지원센터에 대한 평가 및 운영지원
3. 장애아동의 복지지원 정책에 관한 정보 및 자료 제공
4. 장애아동의 장애유형별 지원 프로그램의 개발
5. 제23조제2항에 따른 가족지원업무 수행기관에 대한 운영지원 및 평가
6. 지역장애아동지원센터, 복지지원을 제공하는 기관(이하 "복지지원 제공기관"이라 한다) 등 복지지원 관련 기관에 대한 정보의 수집 및 제공
7. 그 밖에 보건복지부장관이 필요하다고 인정하는 업무

② 보건복지부장관은 제1항에 따른 중앙장애아동지원센터의 운영을 「공공기관의 운영에 관한 법률」 제4조에 따른 공공기관 중 대통령령으로 정하는 기관에 위탁할 수 있다. 〈개정 2020. 12. 29.〉

③ 그 밖에 중앙장애아동지원센터의 설치 · 운영 등에 필요한 사항은 보건복지부령으로 정한다.

제9조(지역장애아동지원센터) ① 특별시장 · 광역시장 · 특별자치시장 · 도지사 · 특별자치도지사(이하 "시 · 도지사"라 한다) 및 시장 · 군수 · 구청장(자치구의 구청장을 말한다. 이하 같다)은 다음 각 호의 업무를 수행하기 위하여 특별시 · 광역시 · 특별자치시 · 도 · 특별자치도 및 시 · 군 · 구(자치구를 말한다. 이하 같다)에 지역장애아동지원센터(이하 "지역센터"라 한다)를 설치 · 운영할 수 있다. 〈개정 2020. 12. 29.〉

1. 장애의 조기발견을 위한 홍보
2. 장애아동의 복지지원 사업에 관한 정보 및 자료 제공
3. 장애아동과 그 가족에 대한 복지지원 제공기관의 연계
4. 장애아동의 사례관리
5. 장애아동 및 그 가족을 지원하기 위한 가족상담 및 교육의 실시
6. 그 밖에 시 · 도지사 및 시장 · 군수 · 구청장이 위탁하거나 필요하다고 인정하는 업무

② 시 · 도지사 및 시장 · 군수 · 구청장은 지역의 규모 및 장애아동의 수를 고려하여 인근

지역과 통합하여 지역센터를 설치 · 운영할 수 있다. 〈개정 2020. 12. 29.〉

③ 시 · 도지사 및 시장 · 군수 · 구청장은 지역센터의 원활한 업무 수행을 위하여 필요한 경우 지역센터의 운영비용을 지원할 수 있다. 〈개정 2020. 12. 29.〉

④ 시 · 도지사는 「공공기관의 운영에 관한 법률」 제4조에 따른 공공기관 중 대통령령으로 정하는 기관에, 시장 · 군수 · 구청장은 「공공기관의 운영에 관한 법률」 제4조에 따른 공공기관에 지역센터의 운영을 각각 위탁할 수 있다. 〈개정 2020. 12. 29.〉

⑤ 그 밖에 지역센터의 설치 · 운영 등에 필요한 사항은 보건복지부령으로 정한다.

제10조(관계 기관 또는 단체와의 연계 · 협력) ① 지역센터는 복지지원의 효과적인 시행을 위하여 다음 각 호의 기관 또는 단체와의 연계 및 협력 체계를 구축하여야 한다. 〈개정 2013. 6. 4., 2015. 5. 18.〉

1. 제32조에 따른 어린이집
2. 「장애인복지법」 제58조에 따른 장애인복지시설
3. 「아동복지법」 제50조에 따른 아동복지시설
4. 「유아교육법」 제2조제2호의 유치원
5. 「초 · 중등교육법」 제2조의 학교
6. 「장애인 등에 대한 특수교육법」 제24조에 따른 전공과
7. 「의료법」 제3조의 의료기관
8. 「공공보건의료에 관한 법률」 제2조제2호의 공공보건의료기관
9. 「지역보건법」 제10조에 따른 보건소
10. 「장애인 등에 대한 특수교육법」 제11조에 따른 특수교육지원센터
11. 「영유아보육법」 제7조에 따른 육아종합지원센터
12. 그 밖에 복지지원과 관계된 기관 또는 단체

② 시 · 도지사 및 시장 · 군수 · 구청장은 복지지원의 효과적인 시행을 위하여 지역센터와 제1항 각 호의 기관 또는 단체 사이의 원활한 연계 · 협력을 위하여 노력하여야 한다. 〈개정 2020. 12. 29.〉

제11조(장애아동 복지지원 실태조사) ① 보건복지부장관은 장애아동 및 그 가족의 복지지원과 관련한 실태조사를 3년마다 실시하여야 한다.

② 제1항에 따른 실태조사는 「장애인복지법」 제31조에 따른 장애인의 실태조사에 포함하여 실시할 수 있다.

제3장 복지지원 대상자 선정 및 복지지원 제공의 절차

제12조(장애의 조기발견) ① 특별자치시장·특별자치도지사·시장·군수·구청장은 「국민건강보험법」 제52조, 「의료급여법」 제14조 및 「모자보건법」 제10조제1항에 따라 영유아에 대하여 정기적인 건강검진·예방접종을 실시하는 경우 장애의 유무를 조기에 발견하기 위하여 선별검사를 실시할 수 있다. 〈개정 2011. 12. 31., 2020. 12. 29.〉

② 국가와 지방자치단체는 장애의 조기발견을 위하여 방송·신문 및 인터넷 등 다양한 매체를 이용하여 홍보하여야 한다.

제13조(복지지원의 신청) ① 장애아동 및 그 보호자는 특별자치시장·특별자치도지사·시장·군수·구청장에게 이 법에서 정하는 복지지원을 신청할 수 있다. 다만, 제22조에 따른 보육지원은 「영유아보육법」 제34조의4를 따른다. 〈개정 2020. 12. 29.〉

② 제1항에 따라 복지지원을 신청할 때에 장애아동과 그 가구원(「국민기초생활 보장법」 제2조제7호에 따른 개별가구의 가구원을 말한다. 이하 같다)은 대통령령으로 정하는 바에 따라 다음 각 호의 자료 또는 정보의 제공에 동의한다는 서면을 제출하여야 한다.

1. 「금융실명거래 및 비밀보장에 관한 법률」 제2조제2호 및 제3호에 따른 금융자산 및 금융거래의 내용에 대한 자료 또는 정보 중 예금의 평균잔액과 그 밖에 대통령령으로 정하는 자료 또는 정보(이하 "금융정보"라 한다)
2. 「신용정보의 이용 및 보호에 관한 법률」 제2조제1호에 따른 신용정보 중 채무액과 그 밖에 대통령령으로 정하는 자료 또는 정보(이하 "신용정보"라 한다)
3. 「보험업법」 제4조제1항 각 호에 따른 보험에 가입하여 납부한 보험료와 그 밖에 대통령령으로 정하는 자료 또는 정보(이하 "보험정보"라 한다)

③ 제1항에 따른 복지지원의 신청 방법 및 절차 등에 필요한 사항은 보건복지부령으로 정한다.

④ 제2항에 따른 동의의 방법·절차 등에 필요한 사항은 대통령령으로 정한다.

제14조(복지지원 대상자 선정) ① 특별자치시장·특별자치도지사·시장·군수·구청장은 제13조제1항에 따른 복지지원의 신청을 받은 경우 관련 법령에서 정하는 바에 따라 소득·재산, 장애정도, 가구특성 등을 고려하여 복지지원 대상자 여부를 심사하여야 한다. 〈개정 2020. 12. 29.〉

② 특별자치시장·특별자치도지사·시장·군수·구청장이 제1항에 따라 복지지원 대상자 여부를 결정할 때 제13조 및 제15조에 따라 제공받은 자료·정보의 전부 또는 일부를

통해 평가한 장애아동과 그 가구원의 소득 · 재산 수준이 보건복지부장관이 정하는 기준 이하인 경우에는 관련 조사의 일부를 생략하고 복지지원 대상자로 결정할 수 있다. 〈신설 2021. 6. 8.〉

③ 특별자치시장 · 특별자치도지사 · 시장 · 군수 · 구청장은 30일 이내에 복지지원 대상자로의 선정 여부, 복지지원의 내용 및 복지지원 이용권의 금액 등을 결정하여 복지지원 신청자에게 즉시 알려주어야 한다. 〈개정 2020. 12. 29., 2021. 6. 8.〉

제15조(금융정보 등의 제공) ① 보건복지부장관은 제14조의 신청에 따라 신청자를 복지지원 대상자로 선정하고자 하는 경우 「금융실명거래 및 비밀보장에 관한 법률」 제4조와 「신용정보의 이용 및 보호에 관한 법률」 제32조에도 불구하고 제13조제2항에 따라 장애아동과 그 가구원이 제출한 동의 서면을 전자적 형태로 바꾼 문서로 「금융실명거래 및 비밀보장에 관한 법률」 제2조제1호에 따른 금융회사등이나 「신용정보의 이용 및 보호에 관한 법률」 제2조제6호에 따른 신용정보집중기관(이하 "금융기관등"이라 한다)의 장에게 장애아동과 그 가구원의 금융정보 · 신용정보 또는 보험정보(이하 "금융정보등"이라 한다)의 제공을 요청할 수 있다.

② 보건복지부장관은 제13조제2항에 따라 복지지원 대상자의 자격을 확인하기 위하여 필요하다고 인정하는 경우 「금융실명거래 및 비밀보장에 관한 법률」 제4조와 「신용정보의 이용 및 보호에 관한 법률」 제32조에도 불구하고 대통령령으로 정하는 기준에 따라 인적 사항을 기재한 문서(전자문서를 포함한다)로 금융기관등의 장에게 장애아동과 그 가구원의 금융정보등의 제공을 요청할 수 있다.

③ 제1항 및 제2항에 따라 금융정보등의 제공을 요청받은 금융기관등의 장은 「금융실명거래 및 비밀보장에 관한 법률」 제4조와 「신용정보의 이용 및 보호에 관한 법률」 제32조에도 불구하고 명의인의 금융정보등을 제공하여야 한다.

④ 제3항에 따라 금융정보등을 제공한 금융기관등의 장은 금융정보등의 제공 사실을 명의인에게 통보하여야 한다. 다만, 명의인이 동의하는 경우에는 「금융실명거래 및 비밀보장에 관한 법률」 제4조의2제1항과 「신용정보의 이용 및 보호에 관한 법률」 제35조에도 불구하고 통보하지 아니할 수 있다.

⑤ 제1항부터 제3항까지의 규정에 따른 금융정보등의 제공 요청 및 제공은 「정보통신망 이용촉진 및 정보보호 등에 관한 법률」 제2조제1항제1호에 따른 정보통신망을 이용하여야 한다. 다만, 정보통신망이 손상되는 등 불가피한 경우에는 그러하지 아니하다.

⑥ 제1항부터 제3항까지의 규정에 따른 업무에 종사하거나 종사하였던 자는 업무를 수

행하면서 취득한 금융정보등을 이 법에서 정한 목적 외의 다른 용도로 사용하거나 다른 사람 또는 기관에 제공하거나 누설하여서는 아니 된다.

⑦ 제1항부터 제3항까지 및 제5항에 따른 금융정보등의 제공 요청 및 제공 등에 필요한 사항은 대통령령으로 정한다.

제16조(복지지원 제공기관의 연계) ① 특별자치시장 · 특별자치도지사 · 시장 · 군수 · 구청장은 복지지원 대상자로 선정한 장애아동과 그 가족에게 복지지원 제공기관을 연계하여야 한다. 이 경우 복지지원 제공기관과의 연계는 제9조에 따른 지역센터에 위탁할 수 있다. 〈개정 2020. 12. 29.〉

② 특별자치시장 · 특별자치도지사 · 시장 · 군수 · 구청장은 복지지원 대상자와 복지지원 제공기관을 연계할 때에는 복지지원 대상자에게 복지지원 제공시간 및 방법 · 비용부담 등 관련 정보를 제공하여야 한다. 〈개정 2020. 12. 29.〉

③ 복지지원 대상자와 복지지원 제공기관을 연계하는 데 필요한 사항은 보건복지부령으로 정한다.

제17조(개인별지원계획의 수립) ① 특별자치시장 · 특별자치도지사 · 시장 · 군수 · 구청장은 장애아동에게 적합한 복지지원을 제공하기 위하여 개인별지원계획을 수립할 수 있다. 이 경우 그 업무를 제9조에 따른 지역센터에 위탁할 수 있다. 〈개정 2020. 12. 29.〉

② 특별자치시장 · 특별자치도지사 · 시장 · 군수 · 구청장은 개인별지원계획을 수립하는 경우 보호자, 복지지원을 제공하는 인력, 복지 관계 전문가 등에게 자문할 수 있다. 〈개정 2020. 12. 29.〉

③ 제1항 및 제2항에 따른 개인별지원계획의 수립 · 실시 및 자문 등에 필요한 사항은 보건복지부령으로 정한다.

제18조(장애아동과 그 가족의 개인정보보호) ① 특별자치시장 · 특별자치도지사 · 시장 · 군수 · 구청장과 제16조제1항 및 제17조제1항에 따라 업무를 위탁받은 기관의 장은 장애아동과 그 가족에 대한 정보의 수집과 관리에 있어 개인정보가 분실 · 도난 · 유출 · 변조 또는 훼손되지 아니하도록 필요한 조치를 하여야 한다. 〈개정 2020. 12. 29.〉

② 복지지원에 종사하거나 종사하였던 자는 직무상 알게 된 장애아동과 그 가족의 개인정보를 보호자의 동의 없이 누설하거나 권한 없이 처리하거나 다른 사람이 이용하도록 제공하는 등 부당한 목적으로 사용하여서는 아니 된다.

제4장 복지지원의 내용

제19조(의료비지원) ① 국가와 지방자치단체는 장애아동의 의료적 욕구에 따라 적절한 의료비지원을 할 수 있다.

② 제1항의 의료비지원은 「국민건강보험법」과 「의료급여법」에 따라 제공되는 의료에 드는 비용 중 장애아동의 부담을 지원하는 것으로 한다.

③ 제1항의 의료비지원의 지원 대상 · 기준 · 범위 및 방법 등에 관한 사항은 「장애인복지법」 제36조에 따른다.

제20조(보조기구지원) ① 국가와 지방자치단체는 장애아동의 학습과 일상생활 활동에 필요한 보조기구를 교부 · 대여 또는 수리하거나 구입 또는 수리에 필요한 비용을 지급할 수 있다.

② 제1항에 따른 보조기구지원의 품목, 대상, 기준 및 방법 등에 관한 구체적인 사항은 「장애인복지법」 제66조에 따른다.

제21조(발달재활서비스지원) ① 국가와 지방자치단체는 장애아동의 인지, 의사소통, 적응행동, 감각 · 운동 등의 기능향상과 행동발달을 위하여 적절한 발달재활서비스(이하 "발달재활서비스"라 한다)를 지원할 수 있다.

② 제1항에 따른 발달재활서비스를 지원할 때에는 장애아동의 장애유형 · 장애정도와 그 가족의 경제적 능력 등을 고려하여 지원할 대상 및 내용을 결정할 수 있다.

③ 제1항에 따른 발달재활서비스 지원기간은 장애아동이 발달재활서비스 지원 대상자로 선정된 달의 다음 달부터 장애아동이 만 18세가 되는 달까지로 한다. 다만, 해당 장애아동이 「초 · 중등교육법」 제2조에 따른 학교에 재학 중인 경우에는 만 20세가 되는 달까지로 한다. 〈신설 2021. 6. 8.〉

④ 지방자치단체는 발달재활서비스의 제공경험 및 전문성, 서비스 내용의 적정성 등을 고려하여 발달재활서비스를 제공하는 기관(이하 "발달재활서비스 제공기관"이라 한다)을 지정하여 운영할 수 있다. 〈개정 2021. 6. 8.〉

⑤ 발달재활서비스 제공기관은 장애아동에게 적합한 발달재활서비스를 제공하기 위하여 발달재활서비스 제공계획을 수립하고 실시하여야 한다. 〈개정 2021. 6. 8.〉

⑥ 지방자치단체의 장은 발달재활서비스 제공기관이 다음 각 호의 어느 하나에 해당하는 때에는 그 지정을 취소할 수 있다. 〈개정 2021. 6. 8.〉

1. 거짓이나 그 밖의 부정한 방법으로 지정을 받은 경우

2. 당초의 지정조건을 충족하지 못하게 된 경우
3. 제33조의 정보제공의무를 위반한 경우

⑦ 제1항부터 제3항까지의 규정에 따른 발달재활서비스의 지원 기준 · 방법 등에 필요한 사항은 보건복지부령으로 정한다. 〈개정 2021. 6. 8.〉

⑧ 제4항부터 제6항까지의 규정에 따른 발달재활서비스 제공기관의 지정 및 지정취소의 기준 · 절차, 지정기간 및 운영 등에 필요한 사항은 보건복지부령으로 정한다. 〈개정 2021. 6. 8.〉

제22조(보육지원) ① 국가와 지방자치단체는 「영유아보육법」 제27조에 따른 어린이집 이용대상이 되는 장애아동(이하 "장애영유아"라 한다)에 대하여 같은 법 제34조에 따라 보육료 등을 지원하여야 한다. 〈개정 2013. 1. 23.〉

② 국가 및 지방자치단체는 「영유아보육법」 제10조에 따른 어린이집 또는 「유아교육법」 제2조제2호에 따른 유치원을 이용하지 아니하는 장애영유아에게 「영유아보육법」 제34조의2에 따라 양육수당을 지급할 수 있다.

③ 제32조에 따른 장애영유아를 위한 어린이집은 장애영유아에 대한 체계적인 보육지원과 원활한 취학을 위한 보육계획을 수립 · 실시하여야 하며 대통령령으로 정하는 자격을 가진 특수교사와 장애영유아를 위한 보육교사 등을 배치하여야 한다.

④ 제3항에 따른 특수교사와 장애영유아를 위한 보육교사의 자격 및 배치는 국가와 지방자치단체의 재정 및 교원수급여건을 고려하여 대통령령으로 정하는 바에 따라 순차적으로 실시한다.

제23조(가족지원) ① 국가와 지방자치단체는 장애아동의 가족이 장애아동에게 적합한 양육방법을 습득하고 가족의 역량을 키울 수 있도록 가족상담 · 교육 등의 가족지원을 제공할 수 있다.

② 지방자치단체는 제1항에 따른 가족지원 업무를 비영리법인에 위탁할 수 있으며 필요한 경우 예산의 범위에서 그 비용을 지원할 수 있다.

제24조(돌봄 및 일시적 휴식지원 서비스지원) ① 국가와 지방자치단체는 장애아동 가족의 일상적인 양육부담을 경감하고 보호자의 정상적인 사회활동을 돕기 위하여 돌봄 및 일시적 휴식지원 서비스를 제공할 수 있다.

② 제1항에 따른 복지지원을 제공할 때에는 장애아동의 장애유형 · 장애정도와 그 가족의 경제적 능력 등을 고려하여 지원할 대상 및 내용을 결정할 수 있다.

③ 제1항 및 제2항에 따른 복지지원의 대상 · 지원기준 및 방법 등에 필요한 사항은 보건

복지부령으로 정한다.

제25조(지역사회 전환 서비스지원) 국가와 지방자치단체는 장애아동이 18세가 되거나 「초 · 중등교육법」 제2조의 고등학교와 이에 준하는 각종 학교 또는 「장애인 등에 대한 특수교육법」 제24조의 전공과를 졸업한 후 주거 · 직업체험 등의 지역사회 전환 서비스를 제공하도록 노력하여야 한다.

제26조(문화 · 예술 등 복지지원) 국가와 지방자치단체는 이 법에서 정한 복지지원 외에 문화 · 예술 · 스포츠 · 교육 · 주거 등의 영역에서 장애아동에게 필요한 서비스가 지원되도록 최대한 노력하여야 한다.

제26조의2(가정위탁지원) 국가와 지방자치단체는 보호대상장애아동(「아동복지법」 제3조제4호에 따른 보호대상아동에 해당하는 장애아동을 말한다. 이하 이 조에서 같다)에 대한 가정위탁(「아동복지법」 제3조제6호에 따른 가정위탁을 말한다. 이하 이 조에서 같다)이 활성화될 수 있도록 보호대상장애아동을 가정위탁 하고자 하는 가정의 발굴, 가정위탁 보호대상장애아동 및 위탁가정 부모에 대한 지원 등 필요한 정책을 강구하여야 한다.
[본조신설 2021. 8. 17.]

제27조(취약가정 복지지원 우선제공) 국가와 지방자치단체는 다음 각 호의 어느 하나에 해당하는 장애아동과 그 가족(이하 "취약가정"이라 한다)에 대하여는 이 법에서 정하는 복지지원을 우선적으로 제공할 수 있다. 다만, 제22조에 따른 보육지원은 「영유아보육법」 제28조에 따른다.

1. 장애아동의 부 또는 모가 「장애인복지법」 제2조의 장애인인 경우
2. 한 가정에 장애아동이 2명 이상인 경우
3. 장애아동이 「한부모가족지원법」 제4조제2호의 한부모가족의 자녀인 경우
4. 장애아동이 부모와 떨어져 조부 또는 조모가 세대주이거나 세대원을 사실상 부양하는 경우
5. 장애아동이 「다문화가족지원법」 제2조제1호의 다문화가족의 자녀인 경우
6. 장애아동이 「도서 · 벽지 교육진흥법」 제2조의 도서 · 벽지에 거주하는 경우
7. 그 밖에 보건복지부장관이 우선하여 지원할 필요가 있다고 인정하는 경우

제28조(복지지원의 제공) ① 이 법에 따른 복지지원은 개별 복지지원의 목적에 따라 장애아동과 그 가족에게 현금 또는 현물로 제공한다. 이 경우 현물은 복지지원 이용권으로 제공할 수 있다.
② 복지지원의 제공방법 및 관리 등에 필요한 사항은 보건복지부령으로 정한다.

제29조(복지지원 비용의 환수) ① 국가나 지방자치단체는 이 법에 따른 복지지원을 제공받은 사람이 다음 각 호의 어느 하나에 해당하는 경우에는 그 비용의 전부 또는 일부를 환수할 수 있다.

1. 거짓이나 그 밖의 부정한 방법으로 제공받은 경우
2. 잘못 제공된 경우
3. 이 법에 따른 복지지원을 제공받은 후 복지지원을 받게 된 사유가 소급하여 소멸한 경우

② 제1항에 따라 비용을 반환하여야 할 사람이 반환하지 아니할 때에는 국세 또는 지방세 체납처분의 예에 따라 징수한다.

제5장 복지지원 제공기관 등

제30조(복지지원 제공기관) 다음 각 호의 어느 하나의 기관 또는 단체는 장애아동에게 필요한 복지지원을 할 수 있다. 〈개정 2021. 6. 8.〉

1. 「장애인복지법」 제58조에 따른 장애인복지시설
2. 「아동복지법」 제52조의 아동복지시설
3. 「건강가정기본법」 제35조에 따른 건강가정지원센터
4. 제21조제4항에 따른 발달재활서비스 제공기관
5. 제23조에 따른 가족지원업무 수행기관
6. 제32조에 따른 장애영유아를 위한 어린이집
7. 그 밖에 보건복지부장관 또는 지방자치단체의 장이 필요하다고 인정하는 기관 또는 단체

제31조(복지지원 제공기관의 직무) ① 복지지원 제공기관은 장애아동의 연령 및 장애 유형에 적합한 프로그램을 계획하고 실시하여야 한다.

② 복지지원 제공기관의 장이 특별자치시장 · 특별자치도지사 · 시장 · 군수 · 구청장 또는 지역센터로부터 복지지원 제공의뢰를 받은 때에는 정당한 사유가 없는 한 지체 없이 복지지원을 제공하여야 한다. 〈개정 2020. 12. 29.〉

③ 복지지원 제공기관은 시설, 인력 등 이 법에 따른 복지지원의 내용과 관련한 정보를 제9조의 지역센터에 제공하여야 한다.

④ 제3항에 따라 제공할 정보의 내용, 정보제공의 방법 등 에 필요한 사항은 보건복지부령으로 정한다.

⑤ 특별자치시장 · 특별자치도지사 · 시장 · 군수 · 구청장은 복지지원 제공기관의 설치 및 운영에 필요한 비용을 지원할 수 있다. 〈개정 2020. 12. 29.〉

제32조(장애영유아 어린이집) ① 국가와 지방자치단체는 지역별로 적절한 균형을 이루도록 장애영유아를 위한 어린이집을 확보하기 위하여 노력하여야 한다.

② 특별자치시장 · 특별자치도지사 · 시장 · 군수 · 구청장은 「영유아보육법」 제10조에 따른 어린이집이 다음 각 호의 요건을 갖추어 신청하는 경우 장애영유아를 위한 어린이집으로 지정할 수 있다. 〈개정 2020. 12. 29.〉

1. 「영유아보육법」 제30조의 어린이집 평가인증을 받을 것
2. 「장애인 · 노인 · 임산부 등의 편의증진보장에 관한 법률」에 따른 편의시설을 설치할 것
3. 보건복지부령으로 정하는 설치기준을 갖출 것

③ 제2항에 따라 지정받은 어린이집의 원장은 매년 어린이집 운영에 관한 사업계획서를 특별자치시장 · 특별자치도지사 · 시장 · 군수 · 구청장에게 제출하여야 한다. 〈개정 2020. 12. 29.〉

④ 특별자치시장 · 특별자치도지사 · 시장 · 군수 · 구청장은 제2항에 따라 지정받은 어린이집이 다음 각 호의 어느 하나에 해당하는 경우에 지정을 취소할 수 있다. 다만, 제1호에 해당하는 경우에는 지정을 취소하여야 한다. 〈개정 2020. 12. 29.〉

1. 거짓이나 그 밖의 부정한 방법으로 제2항에 따른 지정을 받은 경우
2. 제2항에 따른 지정을 받은 사유가 소급하여 소멸한 경우
3. 착오 등으로 잘못 지정받은 경우
4. 제2항 각 호의 어느 하나에 해당하는 요건을 갖추지 못하게 된 경우
5. 제22조에 따른 보육지원을 거짓이나 그 밖의 부정한 방법으로 받은 경우
6. 제22조제3항에 따른 특수교사와 장애영유아를 위한 보육교사 배치기준을 충족하지 못하게 된 경우
7. 제31조제5항에 따른 설치 및 운영에 필요한 비용을 거짓이나 부정한 방법으로 지원받은 경우
8. 어린이집의 원장, 보육교사, 특수교사, 그 밖에 원장의 지도 · 감독을 받는 자가 「아동복지법」 제17조의 금지행위를 하여 같은 법 제71조에 따른 처벌을 받은 경우
9. 어린이집의 원장이 제39조제1항 각 호의 어느 하나에 해당하여 금고 이상의 형을 선

고받은 경우

⑤ 제2항에 따라 지정받은 어린이집의 폐업, 휴업, 재개 등에 관하여는 「영유아보육법」 제43조를 준용한다.

⑥ 제2항에 따라 지정받은 어린이집에 관하여 이 법에서 정하지 아니한 사항은 「영유아보육법」을 따른다.

⑦ 제2항에 따라 지정받은 어린이집의 주된 이용 대상, 기능 및 소재 지역 등의 특성에 따른 세부 유형은 보건복지부령으로 정한다.

⑧ 제2항 및 제4항에 따른 지정 · 지정취소의 방법 · 절차 및 그 밖에 장애영유아를 위한 어린이집의 운영 등에 필요한 사항은 보건복지부령으로 정한다.

제33조(발달재활서비스 제공기관의 정보제공) ① 발달재활서비스 제공기관의 장은 서비스를 제공하는 인력이 보유하고 있는 자격의 명칭, 발급기관, 취득요건과 경력 등 서비스의 질에 영향을 미치는 정보를 다음 각 호의 대상에게 제공하여야 한다. 〈개정 2020. 12. 29.〉

1. 관할 특별자치시장 · 특별자치도지사 · 시장 · 군수 · 구청장
2. 제9조의 지역센터의 장
3. 발달재활서비스를 제공받고자 하는 장애아동 및 그 보호자

② 발달재활서비스 제공기관의 장은 제1항의 정보를 제공하기에 앞서 상당한 주의를 기울여 그 정보의 사실여부를 확인하여야 한다.

③ 제1항에 따라 제공한 정보가 사실과 다름이 알려진 경우 발달재활서비스 제공기관의 장은 그러한 상황을 알지 못하였음을 입증하여야 한다.

④ 제8조의 중앙장애아동지원센터의 장은 장애아동의 복지지원을 효율적으로 시행하기 위한 연구 · 분석을 목적으로 지역센터를 통하여 제1항의 정보를 제공받아 활용할 수 있다.

⑤ 제1항부터 제3항까지의 규정에 따른 정보제공에 필요한 사항은 보건복지부령으로 정한다.

제6장 보 칙

제34조(지도와 감독) 보건복지부장관, 시 · 도지사 또는 시장 · 군수 · 구청장은 복지지원의 원활한 수행을 위하여 복지지원 제공기관 및 지역센터에 대하여 필요한 지도와 감독을 할 수 있다. 〈개정 2020. 12. 29.〉

제35조(보고와 검사) ① 보건복지부장관, 시 · 도지사 또는 시장 · 군수 · 구청장은 복지지원 제공기관 및 지역센터를 운영하는 자로 하여금 그 시설에 관하여 필요한 자료제출과 보고를 하게 할 수 있으며, 관계 공무원으로 하여금 그 시설의 운영상황을 조사하게 하거나 장부와 그 밖의 서류를 검사하게 할 수 있다.

② 제1항에 따라 관계 공무원이 그 직무를 수행할 때에는 그 권한을 표시하는 증표 및 조사기간, 조사범위, 조사담당자, 관계 법령 등 보건복지부령으로 정하는 사항이 기재된 서류를 지니고 이를 관계인에게 내보여야 한다. 〈개정 2016. 2. 3.〉

제36조(청문) 지방자치단체의 장은 제21조제6항, 제32조제4항의 행정처분을 하려면 청문을 하여야 한다. 〈개정 2021. 6. 8.〉

제37조(위임 및 위탁) ① 보건복지부장관 또는 시 · 도지사는 이 법에 따른 권한의 일부를 대통령령으로 정하는 바에 따라 시 · 도지사 또는 시장 · 군수 · 구청장에게 위임할 수 있다.

② 보건복지부장관은 이 법에 따른 업무의 일부를 대통령령으로 정하는 바에 따라 법인이나 단체에 위탁할 수 있다.

제38조(이의신청) ① 제14조에 따른 복지지원 대상자 선정 및 복지지원 내용 결정이나 그 밖에 이 법에 따른 처분에 이의가 있는 사람은 특별자치시장 · 특별자치도지사 · 시장 · 군수 · 구청장에게 이의신청을 할 수 있다. 〈개정 2020. 12. 29.〉

② 제1항에 따른 이의신청은 그 처분이 있음을 안 날부터 90일 이내에 서면으로 할 수 있다. 다만, 정당한 사유로 그 기간 내에 이의신청을 할 수 없음을 증명한 경우에는 그 사유가 소멸한 날부터 60일 이내에 이의신청을 할 수 있다.

③ 제1항에 따른 이의신청이 있는 경우에는 청구인이나 그 대리인에게 의견진술의 기회를 주어야 한다. 다만, 그 청구인이나 대리인이 정당한 사유 없이 이에 응하지 아니하거나 주소불명 등으로 의견진술의 기회를 줄 수 없는 경우에는 그러하지 아니하다.

④ 제1항부터 제3항까지의 규정에 따른 이의신청의 방법 및 절차 등에 관하여 필요한 사항은 보건복지부령으로 정한다.

제7장 벌 칙

제39조(벌칙) ① 다음 각 호의 어느 하나에 해당하는 자는 3년 이하의 징역 또는 3천만원 이하의 벌금에 처한다. 〈개정 2016. 12. 2.〉

1. 거짓이나 그 밖의 부정한 방법으로 복지지원 제공기관의 설치 · 운영에 대한 보조금을 교부받거나 보조금을 유용한 자
2. 제18조제2항을 위반하여 장애아동과 그 가족의 개인정보를 누설하거나 권한 없이 처리하거나 다른 사람이 이용하도록 제공하는 등 부당한 목적으로 사용한 자

② 다음 각 호의 어느 하나에 해당하는 자는 1년 이하의 징역 또는 1천만원 이하의 벌금에 처한다. 〈개정 2016. 12. 2.〉

1. 거짓이나 그 밖의 부정한 방법으로 복지지원을 받거나 다른 사람으로 하여금 받게 한 자
2. 복지지원 이용권을 부정사용한 자
3. 거짓이나 그 밖의 부정한 방법으로 제32조제2항에 따른 어린이집의 지정을 받은 자
4. 제33조의 정보를 제공함에 있어 고의로 사실과 다른 정보를 제공한 발달재활서비스 제공기관의 장

제40조(양벌규정) 법인의 대표자나 법인 또는 개인의 대리인, 사용인, 그 밖의 종업원이 그 법인 또는 개인의 업무에 관하여 제39조의 위반행위를 하면 그 행위자를 벌하는 외에 그 법인 또는 개인에게도 해당 조문의 벌금형을 과(科)한다. 다만, 법인 또는 개인이 그 위반행위를 방지하기 위하여 해당 업무에 관하여 상당한 주의와 감독을 게을리하지 아니한 경우에는 그러하지 아니하다.

제41조(과태료) ① 정당한 사유 없이 제35조제1항에 따른 자료제출 · 보고를 거부하거나 거짓으로 한 자 또는 조사 · 검사를 거부 · 방해하거나 기피한 자에게는 300만원 이하의 과태료를 부과한다.

② 제1항에 따른 과태료는 대통령령으로 정하는 바에 따라 보건복지부장관, 시 · 도지사 또는 시장 · 군수 · 구청장이 부과 · 징수한다.

부 칙 〈법률 제18218호, 2021. 6. 8.〉

이 법은 공포 후 6개월이 경과한 날부터 시행한다. 다만, 법률 제17789호 장애아동 복지지원법 일부개정법률 제14조의 개정규정은 2022년 1월 1일부터 시행한다.

부 칙 〈법률 제18416호, 2021. 8. 17.〉

이 법은 공포 후 3개월이 경과한 날부터 시행한다.

부록 5

노인복지법

[시행 2022.3.22.] [법률 제18609호, 2021.12.21., 일부개정]

제1장 총 칙

제1조(목적) 이 법은 노인의 질환을 사전예방 또는 조기발견하고 질환상태에 따른 적절한 치료·요양으로 심신의 건강을 유지하고, 노후의 생활안정을 위하여 필요한 조치를 강구함으로써 노인의 보건복지증진에 기여함을 목적으로 한다.

제1조의2(정의) 이 법에서 사용하는 용어의 정의는 다음과 같다. 〈개정 2007. 1. 3., 2011. 8. 4., 2015. 12. 29., 2016. 12. 2.〉

1. "부양의무자"라 함은 배우자(사실상의 혼인관계에 있는 자를 포함한다)와 직계비속 및 그 배우자(사실상의 혼인관계에 있는 자를 포함한다)를 말한다.
2. "보호자"라 함은 부양의무자 또는 업무·고용 등의 관계로 사실상 노인을 보호하는 자를 말한다.
3. "치매"란 「치매관리법」 제2조제1호에 따른 치매를 말한다.
4. "노인학대"라 함은 노인에 대하여 신체적·정신적·정서적·성적 폭력 및 경제적 착취 또는 가혹행위를 하거나 유기 또는 방임을 하는 것을 말한다.
5. "노인학대관련범죄"란 보호자에 의한 65세 이상 노인에 대한 노인학대로서 다음 각 목의 어느 하나에 해당되는 죄를 말한다.
   가. 「형법」 제2편제25장 상해와 폭행의 죄 중 제257조(상해, 존속상해), 제258조(중상해, 존속중상해), 제260조(폭행, 존속폭행)제1항·제2항, 제261조(특수폭행) 및 제264조(상습범)의 죄
   나. 「형법」 제2편제28장 유기와 학대의 죄 중 제271조(유기, 존속유기)제1항·제2항, 제273조(학대, 존속학대)의 죄
   다. 「형법」 제2편제29장 체포와 감금의 죄 중 제276조(체포, 감금, 존속체포, 존속감

금), 제277조(중체포, 중감금, 존속중체포, 존속중감금), 제278조(특수체포, 특수감금), 제279조(상습범), 제280조(미수범) 및 제281조(체포 · 감금등의 치사상)(상해에 이르게 한 때에만 해당한다)의 죄

라. 「형법」 제2편제30장 협박의 죄 중 제283조(협박, 존속협박)제1항 · 제2항, 제284조(특수협박), 제285조(상습범)(제283조의 죄에만 해당한다) 및 제286조(미수범)의 죄

마. 「형법」 제2편제32장 강간과 추행의 죄 중 제297조(강간), 제297조의2(유사강간), 제298조(강제추행), 제299조(준강간, 준강제추행), 제300조(미수범), 제301조(강간등 상해 · 치상), 제301조의2(강간등 살인 · 치사), 제305조의2(상습범)(제297조, 제297조의2, 제298조부터 제300조까지의 죄에 한정한다)의 죄

바. 「형법」 제2편제33장 명예에 관한 죄 중 제307조(명예훼손), 제309조(출판물등에 의한 명예훼손) 및 제311조(모욕)의 죄

사. 「형법」 제2편제36장 주거침입의 죄 중 제321조(주거 · 신체 수색)의 죄

아. 「형법」 제2편제37장 권리행사를 방해하는 죄 중 제324조(강요) 및 제324조의5(미수범)(제324조의 죄에만 해당한다)의 죄

자. 「형법」 제2편제39장 사기와 공갈의 죄 중 제350조(공갈) 및 제352조(미수범)(제350조의 죄에만 해당한다)의 죄

차. 「형법」 제2편제42장 손괴의 죄 중 제366조(재물손괴등)의 죄

카. 제55조의2, 제55조의3제1항제2호, 제55조의4제1호, 제59조의2의 죄

타. 가목부터 차목까지의 죄로서 다른 법률에 따라 가중처벌되는 죄

[본조신설 2004.1.29.]

제2조(기본이념) ① 노인은 후손의 양육과 국가 및 사회의 발전에 기여하여 온 자로서 존경받으며 건전하고 안정된 생활을 보장받는다.

② 노인은 그 능력에 따라 적당한 일에 종사하고 사회적 활동에 참여할 기회를 보장 받는다.

③ 노인은 노령에 따르는 심신의 변화를 자각하여 항상 심신의 건강을 유지하고 그 지식과 경험을 활용하여 사회의 발전에 기여하도록 노력하여야 한다.

제3조(가족제도의 유지 · 발전) 국가와 국민은 경로효친의 미풍양속에 따른 건전한 가족제도가 유지 · 발전되도록 노력하여야 한다.

제4조(보건복지증진의 책임) ① 국가와 지방자치단체는 노인의 보건 및 복지증진의 책임이

있으며, 이를 위한 시책을 강구하여 추진하여야 한다.

② 국가와 지방자치단체는 제1항의 규정에 의한 시책을 강구함에 있어 제2조에 규정된 기본이념이 구현되도록 노력하여야 한다.

③ 노인의 일상생활에 관련되는 사업을 경영하는 자는 그 사업을 경영함에 있어 노인의 보건복지가 증진되도록 노력하여야 한다.

제4조의2(안전사고 예방) ① 국가와 지방자치단체는 노인의 안전을 보장하고 낙상사고 등 노인에게 치명적인 사고를 예방하기 위하여 필요한 시책을 수립 · 시행하여야 한다. 이 경우 안전사고 예방 시책은 「재난 및 안전관리 기본법」에 따른 국가안전관리기본계획, 시 · 도안전관리계획 및 시 · 군 · 구안전관리계획과 연계되어야 한다.

② 제1항에 따른 안전사고 예방 시책의 수립 · 시행에 필요한 사항은 대통령령으로 정한다.

[본조신설 2018. 12. 11.]

제5조(노인실태조사) ① 보건복지부장관은 노인의 보건 및 복지에 관한 실태조사를 3년마다 실시하고 그 결과를 공표하여야 한다. 〈개정 2008.2.29., 2010.1.18.〉

② 보건복지부장관은 제1항에 따른 실태조사를 위하여 관계 기관 · 법인 · 단체 · 시설의 장에게 필요한 자료의 제출 또는 의견의 진술을 요청할 수 있다. 이 경우 관계 기관 · 법인 · 단체 · 시설의 장은 정당한 사유가 없으면 그 요청에 따라야 한다. 〈신설 2015. 1. 28.〉

③ 제1항의 규정에 따른 조사의 방법과 내용 등에 관하여 필요한 사항은 보건복지부령으로 정한다. 〈개정 2008. 2. 29., 2010. 1. 18., 2015. 1. 28.〉

[본조신설 2007.1.3.]

제6조(노인의 날 등) ① 노인에 대한 사회적 관심과 공경의식을 높이기 위하여 매년 10월 2일을 노인의 날로, 매년 10월을 경로의 달로 한다.

② 부모에 대한 효사상을 앙양하기 위하여 매년 5월 8일을 어버이날로 한다.

③ 삭제 〈2011.8.4.〉

④ 범국민적으로 노인학대에 대한 인식을 높이고 관심을 유도하기 위하여 매년 6월 15일을 노인학대예방의 날로 지정하고, 국가와 지방자치단체는 노인학대예방의 날의 취지에 맞는 행사와 홍보를 실시하도록 노력하여야 한다. 〈신설 2015. 12. 29.〉

제6조의2(홍보영상의 제작 · 배포 · 송출) ① 보건복지부장관은 노인학대의 예방과 방지, 노인학대의 위해성, 신고방법 등에 관한 홍보영상을 제작하여 「방송법」 제2조제23호의 방송편성책임자에게 배포하여야 한다.

② 보건복지부장관은 「방송법」 제2조제3호에 따른 방송사업자에게 같은 법 제73조제4항

에 따라 대통령령으로 정하는 비상업적 공익광고 편성비율의 범위에서 제1항의 홍보영상을 채널별로 송출하도록 요청할 수 있다. 〈개정 2020. 4. 7.〉

③ 보건복지부장관은 「방송법」 제2조제12호의 전광판방송사업자에게 같은 법 제73조제4항에 따라 대통령령으로 정하는 비상업적 공익광고 편성비율의 범위에서 제1항의 홍보영상을 전광판으로 송출하도록 요청할 수 있다.

④ 제2항에 따른 방송사업자와 제3항에 따른 전광판방송사업자는 제1항의 홍보영상 외에 독자적인 홍보영상을 제작하여 송출할 수 있다. 이 경우 보건복지부장관에게 필요한 협조 및 지원을 요청할 수 있다. 〈개정 2020. 4. 7.〉

[본조신설 2015. 12. 29.]

제6조의3(인권교육) ① 제31조의 노인복지시설 중 대통령령으로 정하는 시설을 설치 · 운영하는 자와 그 종사자는 인권에 관한 교육(이하 이 조에서 "인권교육"이라 한다)을 받아야 한다.

② 제31조의 노인복지시설 중 대통령령으로 정하는 시설을 설치 · 운영하는 자는 해당 시설을 이용하고 있는 노인들에게 인권교육을 실시할 수 있다.

③ 보건복지부장관은 제1항 및 제2항에 따른 인권교육을 효율적으로 실시하기 위하여 인권교육기관을 지정할 수 있다. 이 경우 예산의 범위에서 인권교육에 소요되는 비용을 지원할 수 있으며, 지정을 받은 인권교육기관은 보건복지부장관의 승인을 받아 인권교육에 필요한 비용을 교육대상자로부터 징수할 수 있다.

④ 보건복지부장관은 제3항에 따라 지정을 받은 인권교육기관이 다음 각 호의 어느 하나에 해당하면 그 지정을 취소하거나 6개월 이내의 기간을 정하여 업무를 정지할 수 있다. 다만, 제1호에 해당하면 그 지정을 취소하여야 한다.

1. 거짓이나 그 밖의 부정한 방법으로 지정을 받은 경우
2. 제5항에 따라 보건복지부령으로 정하는 지정요건을 갖추지 못하게 된 경우
3. 인권교육의 수행능력이 현저히 부족하다고 인정되는 경우

⑤ 제1항 및 제2항에 따른 인권교육의 대상 · 내용 · 방법, 제3항에 따른 인권교육기관의 지정 및 제4항에 따른 인권교육기관의 지정취소 · 업무정지 처분의 기준 등에 필요한 사항은 보건복지부령으로 정한다.

[본조신설 2017. 10. 24.]

제7조(노인복지상담원) ① 노인의 복지를 담당하게 하기 위하여 특별자치도와 시 · 군 · 구(자치구를 말한다. 이하 같다)에 노인복지상담원을 둔다. 〈개정 2007.8.3.〉

② 노인복지상담원의 임용 또는 위촉, 직무 및 보수 등에 관하여 필요한 사항은 대통령령으로 정한다.〈개정 1999.2.8.〉

제8조(노인전용주거시설) 국가 또는 지방자치단체는 노인의 주거에 적합한 기능 및 설비를 갖춘 주거용시설의 공급을 조장하여야 하며, 그 주거용시설의 공급자에 대하여 적절한 지원을 할 수 있다.

제2장 삭 제〈2007.4.25.〉

제9조 삭제〈2007.4.25.〉

제10조 삭제〈2007.4.25.〉

제11조 삭제〈2007.4.25.〉

제12조 삭제〈2007.4.25.〉

제13조 삭제〈2007.4.25.〉

제14조 삭제〈2007.4.25.〉

제15조 삭제〈2007.4.25.〉

제16조 삭제〈2007.4.25.〉

제17조 삭제〈2007.4.25.〉

제18조 삭제〈2007.4.25.〉

제19조 삭제〈2007.4.25.〉

제20조 삭제〈2007.4.25.〉

제21조 삭제〈2007.4.25.〉

제22조 삭제〈2007.4.25.〉

제3장 보건 · 복지조치

제23조(노인사회참여 지원) ① 국가 또는 지방자치단체는 노인의 사회참여 확대를 위하여 노인의 지역봉사 활동기회를 넓히고 노인에게 적합한 직종의 개발과 그 보급을 위한 시책을 강구하며 근로능력있는 노인에게 일할 기회를 우선적으로 제공하도록 노력하여야 한다.

② 국가 또는 지방자치단체는 노인의 지역봉사 활동 및 취업의 활성화를 기하기 위하여 노인지역봉사기관, 노인취업알선기관 등 노인복지관계기관에 대하여 필요한 지원을 할 수 있다.

제23조의2(노인일자리전담기관의 설치 · 운영 등) ① 노인의 능력과 적성에 맞는 일자리지원사업을 전문적 · 체계적으로 수행하기 위한 전담기관(이하 "노인일자리전담기관"이라 한다)은 다음 각 호의 기관으로 한다. 〈개정 2011. 4. 7.〉

1. 노인인력개발기관: 노인일자리개발 · 보급사업, 조사사업, 교육 · 홍보 및 협력사업, 프로그램인증 · 평가사업 등을 지원하는 기관
2. 노인일자리지원기관: 지역사회 등에서 노인일자리의 개발 · 지원, 창업 · 육성 및 노인에 의한 재화의 생산 · 판매 등을 직접 담당하는 기관
3. 노인취업알선기관: 노인에게 취업 상담 및 정보를 제공하거나 노인일자리를 알선하는 기관

② 국가 또는 지방자치단체는 노인일자리전담기관을 설치 · 운영하거나 그 운영의 전부 또는 일부를 법인 · 단체 등에 위탁할 수 있다. 〈신설 2011. 4. 7.〉

③ 노인일자리전담기관의 설치 · 운영 또는 위탁에 관하여 필요한 사항은 대통령령으로 정한다. 〈개정 2011. 4. 7.〉

④ 제1항제2호의 노인일자리지원기관의 시설 및 인력에 관한 기준 등은 보건복지부령으로 정한다. 〈신설 2013. 6. 4.〉

[본조신설 2005.7.13.]

제23조의3(생산품 우선구매) 국가, 지방자치단체 및 그 밖의 공공단체는 제23조의2제1항제2호의 노인일자리지원기관에서 생산한 물품의 우선구매에 필요한 조치를 마련하여야 한다.

[본조신설 2019. 1. 15.]

제24조(지역봉사지도원 위촉 및 업무) ① 국가 또는 지방자치단체는 사회적 신망과 경험이 있는 노인으로서 지역봉사를 희망하는 경우에는 이를 지역봉사지도원으로 위촉할 수 있다.

② 제1항의 규정에 의한 지역봉사지도원의 업무는 다음 각호와 같다. 〈개정 2015. 1. 28.〉

1. 국가 또는 지방자치단체가 행하는 업무중 민원인에 대한 상담 및 조언
2. 도로의 교통정리, 주 · 정차단속의 보조, 자연보호 및 환경침해 행위단속의 보조와 청소년 선도
3. 충효사상, 전통의례 등 전통문화의 전수교육

4. 문화재의 보호 및 안내
4의2. 노인에 대한 교통안전 및 교통사고예방 교육
5. 기타 대통령령이 정하는 업무

제25조(생업지원) ① 국가, 지방자치단체, 그 밖의 공공단체 중 대통령령으로 정하는 기관은 소관 공공시설에 식료품 · 사무용품 · 신문 등 일상생활용품의 판매를 위한 매점이나 자동판매기의 설치를 허가 또는 위탁할 때에는 65세 이상 노인의 신청이 있는 경우 이를 우선적으로 반영하여야 한다. 〈개정 2018. 3. 13.〉

② 국가, 지방자치단체, 그 밖의 공공단체 중 대통령령으로 정하는 기관은 소관 공공시설에 청소, 주차관리, 매표 등의 사업을 위탁하는 경우에는 65세 이상 노인을 100분의 20 이상 채용한 사업체를 우선적으로 고려할 수 있다. 〈신설 2018. 3. 13.〉

③ 제2항에 따른 위탁사업의 종류 및 절차 등에 필요한 사항은 대통령령으로 정한다. 〈신설 2018. 3. 13.〉

[제목개정 2018. 3. 13.]

제26조(경로우대) ① 국가 또는 지방자치단체는 65세 이상의 자에 대하여 대통령령이 정하는 바에 의하여 국가 또는 지방자치단체의 수송시설 및 고궁 · 능원 · 박물관 · 공원 등의 공공시설을 무료로 또는 그 이용요금을 할인하여 이용하게 할 수 있다.

② 국가 또는 지방자치단체는 노인의 일상생활에 관련된 사업을 경영하는 자에게 65세 이상의 자에 대하여 그 이용요금을 할인하여 주도록 권유할 수 있다.

③ 국가 또는 지방자치단체는 제2항의 규정에 의하여 노인에게 이용요금을 할인하여 주는 자에 대하여 적절한 지원을 할 수 있다.

제27조(건강진단 등) ① 국가 또는 지방자치단체는 대통령령이 정하는 바에 의하여 65세 이상의 자에 대하여 건강진단과 보건교육을 실시할 수 있다. 이 경우 보건복지부령으로 정하는 바에 따라 성별 다빈도질환 등을 반영하여야 한다. 〈개정 2015. 1. 28.〉

② 국가 또는 지방자치단체는 제1항의 규정에 의한 건강진단 결과 필요하다고 인정한 때에는 그 건강진단을 받은 자에 대하여 필요한 지도를 하여야 한다.

제27조의2(홀로 사는 노인에 대한 지원) ① 국가 또는 지방자치단체는 홀로 사는 노인에 대하여 방문요양과 돌봄 등의 서비스와 안전확인 등의 보호조치를 취하여야 한다. 〈개정 2017. 10. 24.〉

② 국가 또는 지방자치단체는 제1항에 따른 사업을 노인 관련 기관 · 단체에 위탁할 수 있으며, 예산의 범위에서 그 사업 및 운영에 필요한 비용을 지원할 수 있다. 〈신설 2017.

10. 24.〉

③ 제1항의 서비스 및 보호조치의 구체적인 내용 등에 관하여는 보건복지부장관이 정한다. 〈개정 2017. 10. 24.〉

[본조신설 2007.8.3.]

제27조의3(독거노인종합지원센터) ① 보건복지부장관은 홀로 사는 노인에 대한 돌봄과 관련된 다음 각 호의 사업을 수행하기 위하여 독거노인종합지원센터를 설치 · 운영할 수 있다.

1. 홀로 사는 노인에 대한 정책 연구 및 프로그램의 개발
2. 홀로 사는 노인에 대한 현황조사 및 관리
3. 홀로 사는 노인 돌봄사업 종사자에 대한 교육
4. 홀로 사는 노인에 대한 돌봄사업의 홍보, 교육교재 개발 및 보급
5. 홀로 사는 노인에 대한 돌봄사업의 수행기관 지원 및 평가
6. 관련 기관 협력체계의 구축 및 교류
7. 홀로 사는 노인에 대한 기부문화 조성을 위한 기부금품의 모집, 접수 및 배부
8. 그 밖에 홀로 사는 노인의 돌봄을 위하여 보건복지부장관이 위탁하는 업무

② 보건복지부장관은 제1항에 따른 독거노인종합지원센터의 운영을 전문 인력과 시설을 갖춘 법인 또는 단체에 위탁할 수 있다.

③ 그 밖에 독거노인종합지원센터의 설치 · 운영 등에 필요한 사항은 보건복지부령으로 정한다.

[본조신설 2017. 10. 24.]

제27조의4(노인성 질환에 대한 의료지원) ① 국가 또는 지방자치단체는 노인성 질환자의 경제적 부담능력 등을 고려하여 노인성 질환의 예방교육, 조기발견 및 치료 등에 필요한 비용의 전부 또는 일부를 지원할 수 있다.

② 제1항에 따른 노인성 질환의 범위, 지원의 대상 · 기준 및 방법 등에 필요한 사항은 대통령령으로 정한다.

[본조신설 2017. 10. 24.]

제28조(상담 · 입소 등의 조치) ① 보건복지부장관, 특별시장 · 광역시장 · 특별자치시장 · 도지사 · 특별자치도지사(이하 "시 · 도지사"라 한다), 시장 · 군수 · 구청장(자치구의 구청장을 말한다. 이하 같다)은 노인에 대한 복지를 도모하기 위하여 필요하다고 인정한 때에는 다음 각 호의 조치를 하여야 한다. 〈개정 1999. 2. 8., 2007. 8. 3., 2008. 2. 29., 2010. 1. 18., 2018. 3. 13.〉

1. 65세 이상의 자 또는 그를 보호하고 있는 자를 관계공무원 또는 노인복지상담원으로 하여금 상담 · 지도하게 하는 것
2. 65세 이상의 자로서 신체적 · 정신적 · 경제적 이유 또는 환경상의 이유로 거택에서 보호받기가 곤란한 자를 노인주거복지시설 또는 재가노인복지시설에 입소시키거나 입소를 위탁하는 것
3. 65세 이상의 자로서 신체 또는 정신상의 현저한 결함으로 인하여 항상 보호를 필요로 하고 경제적 이유로 거택에서 보호받기가 곤란한 자를 노인의료복지시설에 입소시키거나 입소를 위탁하는 것

② 보건복지부장관, 시 · 도지사 또는 시장 · 군수 · 구청장(이하 "福祉實施機關"이라 한다)은 65세 미만의 자에 대하여도 그 노쇠현상이 현저하여 특별히 보호할 필요가 있다고 인정할 때에는 제1항 각호의 조치를 할 수 있다. 〈개정 2008. 2. 29., 2010. 1. 18.〉

③ 복지실시기관은 제1항 또는 제2항에 따라 입소조치된 자가 사망한 경우에 그 자에 대한 장례를 행할 자가 없을 때에는 그 장례를 행하거나 해당 시설의 장으로 하여금 그 장례를 행하게 할 수 있다. 이 경우 복지실시기관 또는 노인복지시설의 장은 사망자가 유류한 금전 또는 유가증권을 그 장례에 필요한 비용에 충당할 수 있으며, 부족이 있을 때에는 유류물품을 처분하여 그 대금을 이에 충당할 수 있다. 〈개정 2019. 1. 15., 2020. 12. 29.〉

④ 제3항 후단에 따른 장례비용 충당의 세부절차는 보건복지부령으로 정한다. 〈신설 2020. 12. 29.〉

[제목개정 2019. 1. 15.]

제29조 삭제 〈2011.8.4.〉

제29조의2 삭제 〈2011.8.4.〉

제30조(노인재활요양사업) ① 국가 또는 지방자치단체는 신체적 · 정신적으로 재활요양을 필요로 하는 노인을 위한 재활요양사업을 실시할 수 있다.

② 제1항의 노인재활요양사업의 내용 및 기타 필요한 사항은 보건복지부령으로 정한다. 〈개정 2008.2.29., 2010.1.18.〉

제4장 노인복지시설의 설치 · 운영

제31조(노인복지시설의 종류) 노인복지시설의 종류는 다음 각호와 같다. 〈개정 2004. 1.

29., 2013. 6. 4., 2017. 3. 14.〉

1. 노인주거복지시설
2. 노인의료복지시설
3. 노인여가복지시설
4. 재가노인복지시설
5. 노인보호전문기관
6. 제23조의2제1항제2호의 노인일자리지원기관
7. 제39조의19에 따른 학대피해노인 전용쉼터

제31조의2(「사회복지사업법」에 따른 신고와의 관계) 제33조제2항, 제35조제2항, 제37조제2항 및 제39조제2항에 따라 노인복지시설의 설치신고를 한 경우 「사회복지사업법」 제34조제2항에 따른 사회복지시설 설치신고를 한 것으로 본다. 〈개정 2011.6.7.〉

[본조신설 2007.8.3.]

제32조(노인주거복지시설) ① 노인주거복지시설은 다음 각 호의 시설로 한다. 〈개정 2007.8.3., 2015.1.28.〉

1. 양로시설 : 노인을 입소시켜 급식과 그 밖에 일상생활에 필요한 편의를 제공함을 목적으로 하는 시설
2. 노인공동생활가정 : 노인들에게 가정과 같은 주거여건과 급식, 그 밖에 일상생활에 필요한 편의를 제공함을 목적으로 하는 시설
3. 노인복지주택 : 노인에게 주거시설을 임대하여 주거의 편의 · 생활지도 · 상담 및 안전관리 등 일상생활에 필요한 편의를 제공함을 목적으로 하는 시설

② 노인주거복지시설의 입소대상 · 입소절차 · 입소비용 및 임대 등에 관하여 필요한 사항은 보건복지부령으로 정한다. 〈개정 2007. 8. 3., 2008. 2. 29., 2010. 1. 18., 2015. 1. 28.〉

③ 노인복지주택의 설치 · 관리 및 공급 등에 관하여 이 법에서 규정된 사항을 제외하고는 「주택법」 및 「공동주택관리법」의 관련규정을 준용한다. 〈신설 1999. 2. 8., 2003. 5. 29., 2007. 8. 3., 2015. 8. 11.〉

제33조(노인주거복지시설의 설치) ① 국가 또는 지방자치단체는 노인주거복지시설을 설치할 수 있다.

② 국가 또는 지방자치단체외의 자가 노인주거복지시설을 설치하고자 하는 경우에는 특별자치시장 · 특별자치도지사 · 시장 · 군수 · 구청장(이하 "시장 · 군수 · 구청장"이라 한다)에게 신고하여야 한다. 〈개정 2005. 3. 31., 2007. 8. 3., 2018. 3. 13.〉

③ 시장 · 군수 · 구청장은 제2항에 따른 신고를 받은 경우 그 내용을 검토하여 이 법에 적합하면 신고를 수리하여야 한다. 〈신설 2018. 3. 13.〉

④ 노인주거복지시설의 시설, 인력 및 운영에 관한 기준과 설치신고, 설치 · 운영자가 준수하여야 할 사항, 그 밖에 필요한 사항은 보건복지부령으로 정한다. 〈개정 1999. 2. 8., 2007. 8. 3., 2008. 2. 29., 2010. 1. 18., 2018. 3. 13.〉

제33조의2(노인복지주택의 입소자격 등) ① 노인복지주택에 입소할 수 있는 자는 60세 이상의 노인(이하 "입소자격자"라 한다)으로 한다. 다만, 다음 각 호의 어느 하나에 해당하는 경우에는 입소자격자와 함께 입소할 수 있다. 〈개정 2015.1.28.〉

1. 입소자격자의 배우자
2. 입소자격자가 부양을 책임지고 있는 19세 미만의 자녀 · 손자녀

② 노인복지주택을 설치하거나 설치하려는 자는 노인복지주택을 입소자격자에게 임대하여야 한다. 〈개정 2015. 1. 28.〉

③ 제2항에 따라 노인복지주택을 임차한 자는 해당 노인주거시설을 입소자격자가 아닌 자에게 다시 임대할 수 없다. 〈개정 2015. 1. 28.〉

④ 삭제 〈2015. 1. 28.〉

⑤ 시장 · 군수 · 구청장은 지역 내 노인 인구, 노인주거복지시설의 수요와 공급실태 및 노인복지주택의 효율적인 이용 등을 고려하여 노인복지주택의 공급가구수와 가구별 건축면적(주거의 용도로만 쓰이는 면적에 한한다)을 일정규모 이하로 제한할 수 있다.

⑥ 제33조제2항에 따라 노인복지주택을 설치한 자는 해당 노인복지주택의 전부 또는 일부 시설을 시장 · 군수 · 구청장의 확인을 받아 대통령령으로 정하는 자에게 위탁하여 운영할 수 있다. 〈개정 2019. 1. 15.〉

⑦ 입소자격자가 사망하거나 노인복지주택에 거주하지 아니하는 경우 제1항에 따라 노인복지주택에 입소한 입소자격자의 배우자 및 자녀 · 손자녀는 보건복지부령으로 정하는 기간 내에 퇴소하여야 한다. 다만, 입소자격자의 해외 체류 등 보건복지부령으로 정하는 부득이한 사유가 있는 경우에는 그러하지 아니하다. 〈신설 2017. 10. 24.〉

⑧ 시장 · 군수 · 구청장은 필요한 경우 제1항에 따른 입소자격 여부 및 제7항에 따른 입소자격자의 사망 또는 실제 거주 여부를 조사할 수 있다. 〈신설 2017. 10. 24.〉

⑨ 시장 · 군수 · 구청장은 제8항에 따른 조사 결과 입소부자격자가 발견되면 퇴소하도록 하는 등 적절한 조치를 취하여야 한다. 〈신설 2017. 10. 24.〉

[본조신설 2007.8.3.]

제33조의3 삭제 〈2015.1.28.〉

제34조(노인의료복지시설) ① 노인의료복지시설은 다음 각 호의 시설로 한다. 〈개정 2007. 8.3.〉

1. 노인요양시설 : 치매 · 중풍 등 노인성질환 등으로 심신에 상당한 장애가 발생하여 도움을 필요로 하는 노인을 입소시켜 급식 · 요양과 그 밖에 일상생활에 필요한 편의를 제공함을 목적으로 하는 시설
2. 노인요양공동생활가정 : 치매 · 중풍 등 노인성질환 등으로 심신에 상당한 장애가 발생하여 도움을 필요로 하는 노인에게 가정과 같은 주거여건과 급식 · 요양, 그 밖에 일상생활에 필요한 편의를 제공함을 목적으로 하는 시설
3. 삭제〈2011.6.7.〉

② 노인의료복지시설의 입소대상 · 입소비용 및 입소절차와 설치 · 운영자의 준수사항 등에 관하여 필요한 사항은 보건복지부령으로 정한다. 〈개정 2007.8.3., 2008.2.29., 2010.1.18.〉

제35조(노인의료복지시설의 설치) ① 국가 또는 지방자치단체는 노인의료복지시설을 설치할 수 있다.

② 국가 또는 지방자치단체외의 자가 노인의료복지시설을 설치하고자 하는 경우에는 시장 · 군수 · 구청장에게 신고하여야 한다. 〈개정 2005. 3. 31., 2011. 6. 7.〉

③ 시장 · 군수 · 구청장은 제2항에 따른 신고를 받은 경우 그 내용을 검토하여 이 법에 적합하면 신고를 수리하여야 한다. 〈신설 2018. 3. 13.〉

④ 노인의료복지시설의 시설, 인력 및 운영에 관한 기준과 설치신고 및 설치허가 등에 관하여 필요한 사항은 보건복지부령으로 정한다. 〈개정 1999. 2. 8., 2007. 4. 11., 2008. 2. 29., 2010. 1. 18., 2011. 6. 7., 2018. 3. 13.〉

제36조(노인여가복지시설) ① 노인여가복지시설은 다음 각 호의 시설로 한다. 〈개정 2007. 8. 3.〉

1. 노인복지관 : 노인의 교양 · 취미생활 및 사회참여활동 등에 대한 각종 정보와 서비스를 제공하고, 건강증진 및 질병예방과 소득보장 · 재가복지, 그 밖에 노인의 복지증진에 필요한 서비스를 제공함을 목적으로 하는 시설
2. 경로당 : 지역노인들이 자율적으로 친목도모 · 취미활동 · 공동작업장 운영 및 각종 정보교환과 기타 여가활동을 할 수 있도록 하는 장소를 제공함을 목적으로 하는 시설
3. 노인교실 : 노인들에 대하여 사회활동 참여욕구를 충족시키기 위하여 건전한 취미생

활 · 노인건강유지 · 소득보장 기타 일상생활과 관련한 학습프로그램을 제공함을 목적으로 하는 시설

4. 삭제 〈2011. 6. 7.〉

② 노인여가복지시설의 이용대상 및 이용절차 등에 관하여 필요한 사항은 보건복지부령으로 정한다. 〈개정 2008. 2. 29., 2010. 1. 18.〉

第37조(노인여가복지시설의 설치) ① 국가 또는 지방자치단체는 노인여가복지시설을 설치할 수 있다.

② 국가 또는 지방자치단체외의 자가 노인여가복지시설을 설치하고자 하는 경우에는 시장 · 군수 · 구청장에게 신고하여야 한다.

③ 시장 · 군수 · 구청장은 제2항에 따른 신고를 받은 경우 그 내용을 검토하여 이 법에 적합하면 신고를 수리하여야 한다. 〈신설 2018. 3. 13.〉

④ 국가 또는 지방자치단체는 경로당의 활성화를 위하여 지역별 · 기능별 특성을 갖춘 표준 모델 및 프로그램을 개발 · 보급하여야 한다. 〈신설 2011. 6. 7., 2018. 3. 13.〉

⑤ 노인여가복지시설의 시설, 인력 및 운영에 관한 기준과 설치신고 등에 관하여 필요한 사항은 보건복지부령으로 정한다. 〈개정 1999. 2. 8., 2008. 2. 29., 2010. 1. 18., 2011. 6. 7., 2018. 3. 13.〉

第37조의2(경로당에 대한 양곡구입비 등의 보조) ① 국가 또는 지방자치단체는 경로당에 대하여 예산의 범위에서 양곡(「양곡관리법」에 따른 정부관리양곡을 포함한다)구입비의 전부 또는 일부를 보조할 수 있다. 〈개정 2018. 12. 11.〉

② 국가 또는 지방자치단체는 예산의 범위에서 경로당의 냉난방 비용의 전부 또는 일부를 보조할 수 있다.

[본조신설 2012.2.1.]

第37조의3(경로당에 대한 공과금 감면) ① 「전기사업법」에 따른 전기판매사업자, 「전기통신사업법」에 따른 전기통신사업자 및 「도시가스사업법」에 따른 도시가스사업자는 경로당에 대하여 각각 전기요금 · 전기통신요금 및 도시가스요금을 감면할 수 있다.

② 「수도법」에 따른 수도사업자(수도사업자가 지방자치단체인 경우에는 해당 지방자치단체의 장을 말한다)는 경로당에 대하여 수도요금을 감면할 수 있다.

[본조신설 2012.2.1.]

第38조(재가노인복지시설) ① 재가노인복지시설은 다음 각 호의 어느 하나 이상의 서비스를 제공함을 목적으로 하는 시설을 말한다.

1. 방문요양서비스 : 가정에서 일상생활을 영위하고 있는 노인(이하 "재가노인"이라 한다)으로서 신체적 · 정신적 장애로 어려움을 겪고 있는 노인에게 필요한 각종 편의를 제공하여 지역사회안에서 건전하고 안정된 노후를 영위하도록 하는 서비스
2. 주 · 야간보호서비스 : 부득이한 사유로 가족의 보호를 받을 수 없는 심신이 허약한 노인과 장애노인을 주간 또는 야간 동안 보호시설에 입소시켜 필요한 각종 편의를 제공하여 이들의 생활안정과 심신기능의 유지 · 향상을 도모하고, 그 가족의 신체적 · 정신적 부담을 덜어주기 위한 서비스
3. 단기보호서비스 : 부득이한 사유로 가족의 보호를 받을 수 없어 일시적으로 보호가 필요한 심신이 허약한 노인과 장애노인을 보호시설에 단기간 입소시켜 보호함으로써 노인 및 노인가정의 복지증진을 도모하기 위한 서비스
4. 방문 목욕서비스 : 목욕장비를 갖추고 재가노인을 방문하여 목욕을 제공하는 서비스
5. 그 밖의 서비스 : 그 밖에 재가노인에게 제공하는 서비스로서 보건복지부령이 정하는 서비스

② 제1항에 따른 재가노인복지시설의 이용대상 · 비용부담 및 이용절차 등에 관하여 필요한 사항은 보건복지부령으로 정한다. 〈개정 2010. 1. 18.〉

[전문개정 2007.8.3.]

제39조(재가노인복지시설의 설치) ① 국가 또는 지방자치단체는 재가노인복지시설을 설치할 수 있다.

② 국가 또는 지방자치단체외의 자가 재가노인복지시설을 설치하고자 하는 경우에는 시장 · 군수 · 구청장에게 신고하여야 한다.

③ 시장 · 군수 · 구청장은 제2항에 따른 신고를 받은 경우 그 내용을 검토하여 이 법에 적합하면 신고를 수리하여야 한다. 〈신설 2018. 3. 13.〉

④ 재가노인복지시설의 시설, 인력 및 운영에 관한 기준과 설치신고 등에 관하여 필요한 사항은 보건복지부령으로 정한다. 〈개정 1999. 2. 8., 2008. 2. 29., 2010. 1. 18., 2018. 3. 13.〉

제39조의2(요양보호사의 직무 · 자격증의 교부 등) ① 노인복지시설의 설치 · 운영자는 보건복지부령으로 정하는 바에 따라 노인 등의 신체활동 또는 가사활동 지원 등의 업무를 전문적으로 수행하는 요양보호사를 두어야 한다. 〈개정 2008. 2. 29., 2010. 1. 18.〉

② 요양보호사가 되려는 사람은 제39조의3에 따라 요양보호사를 교육하는 기관(이하 "요양보호사교육기관"이라 한다)에서 교육과정을 마치고 시 · 도지사가 실시하는 요양보호사 자격시험에 합격하여야 한다. 〈개정 2010. 1. 25.〉

③ 시 · 도지사는제2항에 따라 요양보호사 자격시험에 합격한 사람에게 요양보호사 자격증을 교부하여야 한다. 다만, 요양보호사 자격증 교부 신청일을 기준으로 제39조의13에 따른 결격사유에 해당하는 사람에게는 자격증을 교부해서는 아니 된다. 〈개정 2010. 1. 25., 2019. 12. 3.〉

④ 시 · 도지사는 제2항에 따라 요양보호사 자격시험에 응시하고자 하는 사람과 제3항에 따라 자격증을 교부 또는 재교부 받고자 하는 사람에게 보건복지부령으로 정하는 바에 따라 수수료를 납부하게 할 수 있다. 〈신설 2010. 1. 25.〉

⑤ 요양보호사의 교육과정, 요양보호사 자격시험 실시 및 자격증 교부 등에 관하여 필요한 사항은 보건복지부령으로 정한다. 〈개정 2010. 1. 25.〉

⑥ 제3항에 따라 자격증을 교부받은 사람은 다른 사람에게 그 자격증을 빌려주어서는 아니 되고, 누구든지 그 자격증을 빌려서는 아니 된다. 〈신설 2020. 4. 7.〉

⑦ 누구든지 제6항에 따라 금지된 행위를 알선하여서는 아니 된다. 〈신설 2020. 4. 7.〉

[전문개정 2007.8.3.]

제39조의3(요양보호사교육기관의 지정 등) ① 시 · 도지사는 요양보호사의 양성을 위하여 보건복지부령으로 정하는 지정기준에 적합한 시설을 요양보호사교육기관으로 지정 · 운영하여야 한다. 〈개정 2010. 1. 25.〉

② 시 · 도지사는 요양보호사교육기관이 다음 각 호의 어느 하나에 해당하는 경우 사업의 정지를 명하거나 그 지정을 취소할 수 있다. 다만, 제1호에 해당하는 경우 지정을 취소하여야 한다. 〈신설 2010. 1. 25., 2019. 4. 30.〉

1. 거짓이나 그 밖의 부정한 방법으로 요양보호사교육기관으로 지정을 받은 경우
2. 제1항에 따른 지정기준에 적합하지 아니하게 된 경우
3. 교육과정을 1년 이상 운영하지 아니하는 경우
4. 정당한 사유 없이 제42조에 따른 보고 또는 자료제출을 하지 아니하거나 거짓으로 한 경우 또는 조사 · 검사를 거부 · 방해하거나 기피한 경우
5. 요양보호사교육기관을 설치 · 운영하는 자가 교육 이수 관련 서류를 거짓으로 작성한 경우

③ 시 · 도지사는 제2항에 따라 지정취소를 하는 경우 청문을 실시하여야 한다. 〈신설 2010. 1. 25.〉

④ 제1항에 따른 요양보호사교육기관의 지정절차, 제2항에 따른 행정처분의 세부적인 기준 및 절차 등에 관하여 필요한 사항은 보건복지부령으로 정한다. 〈개정 2010. 1. 25.〉

[전문개정 2007.8.3.] [제목개정 2010.1.25.]

제39조의4(긴급전화의 설치 등) ① 국가및 지방자치단체는 노인학대를 예방하고 수시로 신고를 받을 수 있도록 긴급전화를 설치하여야 한다.

② 제1항의 규정에 의한 긴급전화의 설치 · 운영에 관하여 필요한 사항은 대통령령으로 정한다.

[본조신설 2004.1.29.]

제39조의5(노인보호전문기관의 설치 등) ① 국가는 지역 간의 연계체계를 구축하고 노인학대를 예방하기 위하여 다음 각 호의 업무를 담당하는 중앙노인보호전문기관을 설치 · 운영하여야 한다. 〈개정 2015. 12. 29.〉

1. 노인인권보호 관련 정책제안
2. 노인인권보호를 위한 연구 및 프로그램의 개발
3. 노인학대 예방의 홍보, 교육자료의 제작 및 보급
4. 노인보호전문사업 관련 실적 취합, 관리 및 대외자료 제공
5. 지역노인보호전문기관의 관리 및 업무지원
6. 지역노인보호전문기관 상담원의 심화교육
7. 관련 기관 협력체계의 구축 및 교류
8. 노인학대 분쟁사례 조정을 위한 중앙노인학대사례판정위원회 운영
9. 그 밖에 노인의 보호를 위하여 대통령령으로 정하는 사항

② 학대받는 노인의 발견 · 보호 · 치료 등을 신속히 처리하고 노인학대를 예방하기 위하여 다음 각 호의 업무를 담당하는 지역노인보호전문기관을 특별시 · 광역시 · 도 · 특별자치도(이하 "시 · 도"라 한다)에 둔다. 〈개정 2015. 12. 29., 2020. 12. 29.〉

1. 노인학대 신고전화의 운영 및 사례접수
2. 노인학대 의심사례에 대한 현장조사
3. 피해노인 및 노인학대자에 대한 상담

3의2. 피해노인에 대한 법률 지원의 요청

4. 피해노인가족 관련자와 관련 기관에 대한 상담
5. 상담 및 서비스제공에 따른 기록과 보관
6. 일반인을 대상으로 한 노인학대 예방교육
7. 노인학대행위자를 대상으로 한 재발방지 교육
8. 노인학대사례 판정을 위한 지역노인학대사례판정위원회 운영 및 자체사례회의 운영

9. 그 밖에 노인의 보호를 위하여 보건복지부령으로 정하는 사항

③ 보건복지부장관 및 시 · 도지사는 노인학대예방사업을 목적으로 하는 비영리법인을 지정하여 제1항에 따른 중앙노인보호전문기관과 제2항에 따른 지역노인보호전문기관의 운영을 위탁할 수 있다.

④ 제1항에 따른 중앙노인보호전문기관과 제2항에 따른 지역노인보호전문기관의 설치기준과 운영, 상담원의 자격과 배치기준 및 제3항에 따른 위탁기관의 지정 등에 필요한 사항은 대통령령으로 정한다.

[전문개정 2011.6.7.]

제39조의6(노인학대 신고의무와 절차 등) ① 누구든지 노인학대를 알게 된 때에는 노인보호전문기관 또는 수사기관에 신고할 수 있다. 〈개정 2007.4.11.〉

② 다음 각 호의 어느 하나에 해당하는 자는 그 직무상 65세 이상의 사람에 대한 노인학대를 알게 된 때에는 즉시 노인보호전문기관 또는 수사기관에 신고하여야 한다. 〈개정 2011. 6. 7., 2015. 12. 29., 2016. 12. 2., 2017. 10. 24., 2018. 3. 13., 2018. 12. 11., 2021. 12. 21.〉

1. 의료법 제3조제1항의 의료기관에서 의료업을 행하는 의료인 및 의료기관의 장
2. 제27조의2에 따른 방문요양과 돌봄이나 안전확인 등의 서비스 종사자, 제31조에 따른 노인복지시설의 장과 그 종사자 및 제7조에 따른 노인복지상담원
3. 「장애인복지법」 제58조의 규정에 의한 장애인복지시설에서 장애노인에 대한 상담 · 치료 · 훈련 또는 요양업무를 수행하는 사람
4. 「가정폭력방지 및 피해자보호 등에 관한 법률」 제5조 및 제7조에 따른 가정폭력 관련 상담소 및 가정폭력피해자 보호시설의 장과 그 종사자
5. 「사회보장급여의 이용 · 제공 및 수급권자 발굴에 관한 법률」 제43조에 따른 사회복지 전담공무원 및 「사회복지사업법」 제34조에 따른 사회복지시설의 장과 그 종사자
6. 「노인장기요양보험법」 제31조에 따른 장기요양기관의 장과 그 종사자
7. 「119구조 · 구급에 관한 법률」 제10조에 따른 119구급대의 구급대원
8. 「건강가정기본법」 제35조에 따른 건강가정지원센터의 장과 그 종사자
9. 「다문화가족지원법」 제12조에 따른 다문화가족지원센터의 장과 그 종사자
10. 「성폭력방지 및 피해자보호 등에 관한 법률」 제10조에 따른 성폭력피해상담소 및 같은 법 제12조에 따른 성폭력피해자보호시설의 장과 그 종사자
11. 「응급의료에 관한 법률」 제36조에 따른 응급구조사
12. 「의료기사 등에 관한 법률」 제1조의2제1호에 따른 의료기사

13. 「국민건강보험법」에 따른 국민건강보험공단 소속 요양직 직원
14. 「지역보건법」 제2조에 따른 지역보건의료기관의 장과 종사자
15. 제31조에 따른 노인복지시설 설치 및 관리 업무 담당 공무원
16. 「병역법」 제2조제1항제10호라목에 따른 사회복지시설에서 복무하는 사회복무요원(노인을 직접 대면하는 업무에 복무하는 사람으로 한정한다)

③ 신고인의 신분은 보장되어야 하며 그 의사에 반하여 신분이 노출되어서는 아니된다.

④ 관계 중앙행정기관의 장은 제2항 각 호의 어느 하나에 해당하는 사람의 자격취득 교육과정이나 보수교육 과정에 노인학대 예방 및 신고의무와 관련된 교육 내용을 포함하도록 하여야 하며, 그 결과를 보건복지부장관에게 제출하여야 한다. 〈신설 2012. 10. 22., 2018. 3. 13.〉

⑤ 제2항에 따른 노인학대 신고의무자가 소속된 다음 각 호의 기관의 장은 소속 노인학대 신고의무자에게 노인학대예방 및 신고의무에 관한 교육을 실시하고 그 결과를 보건복지부장관에게 제출하여야 한다. 〈신설 2018. 3. 13.〉

1. 제31조에 따른 노인복지시설
2. 「의료법」 제3조제2항제3호라목 및 마목에 따른 요양병원 및 종합병원
3. 「노인장기요양보험법」 제2조제4호에 따른 장기요양기관

⑥ 제4항 및 제5항에 따른 교육 내용 · 시간 및 방법 등에 관하여 필요한 사항은 보건복지부령으로 정한다. 〈신설 2012. 10. 22., 2018. 3. 13.〉

[본조신설 2004.1.29.] [제목개정 2012.10.22.]

제39조의7(응급조치의무 등) ① 제39조의6의 규정에 의하여 노인학대신고를 접수한 노인보호전문기관의 직원이나 사법경찰관리는 지체없이 노인학대의 현장에 출동하여야 한다. 이 경우 노인보호전문기관의 장이나 수사기관의 장은 서로 동행하여 줄 것을 요청할 수 있고, 그 요청을 받은 때에는 정당한 사유가 없으면 소속 직원이나 사법경찰관리를 현장에 동행하도록 하여야 한다. 〈개정 2015. 1. 28.〉

② 제1항에 따라 출동한 노인보호전문기관의 직원이나 사법경찰관리는 피해자를 보호하기 위하여 신고된 현장에 출입하여 관계인에 대하여 조사를 하거나 질문을 할 수 있다. 이 경우 노인보호전문기관의 직원은 피해노인의 보호를 위한 범위에서만 조사 또는 질문을 할 수 있다. 〈신설 2015. 1. 28.〉

③ 제2항에 따라 출입, 조사 또는 질문을 하는 노인보호전문기관의 직원이나 사법경찰관리는 그 권한을 표시하는 증표를 지니고 이를 관계인에게 보여주어야 한다. 〈신설 2015.

1. 28.〉

④ 제2항에 따라 조사 또는 질문을 하는 노인보호전문기관의 직원이나 사법경찰관리는 피해자 · 신고자 · 목격자 등이 자유롭게 진술할 수 있도록 노인학대행위자로부터 분리된 곳에서 조사하는 등 필요한 조치를 하여야 한다. 〈신설 2015. 1. 28.〉

⑤ 제1항의 규정에 의하여 현장에 출동한 자는 학대받은 노인을 노인학대행위자로부터 분리하거나 치료가 필요하다고 인정할 때에는 노인보호전문기관 또는 의료기관에 인도하여야 한다. 〈개정 2015. 1. 28.〉

⑥ 누구든지 정당한 사유 없이 노인학대 현장에 출동한 자에 대하여 현장조사를 거부하거나 업무를 방해하여서는 아니 된다. 〈신설 2011. 6. 7., 2015. 1. 28.〉

⑦ 국가 및 지방자치단체는 제39조의5에 따른 노인보호전문기관의 장이 학대받은 노인의 보호, 치료 등의 업무를 수행함에 있어서 피해노인, 그 보호자 또는 노인학대행위자에 대한 신분조회 등 필요한 조치의 협조를 요청할 경우 정당한 사유가 없으면 이에 적극 협조하여야 한다. 〈신설 2015. 12. 29.〉

⑧ 제7항의 신분조회 요청 절차 · 범위 등에 관한 사항은 대통령령으로 정한다. 〈신설 2015. 12. 29.〉

[본조신설 2004.1.29.]

제39조의8(보조인의 선임 등) ① 학대받은 노인의 법정대리인, 직계친족, 형제자매, 노인보호전문기관의 상담원 또는 변호사는 노인학대사건의 심리에 있어서 보조인이 될 수 있다. 다만, 변호사가 아닌 경우에는 법원의 허가를 받아야 한다.

② 법원은 학대받은 노인을 증인으로 신문하는 경우 본인 · 검사 또는 노인보호전문기관의 신청이 있는 때에는 본인과 신뢰관계에 있는 자의 동석을 허가할 수 있다.

③ 수사기관이 학대받은 노인을 조사하는 경우에도 제1항 및 제2항의 절차를 준용한다.

[본조신설 2004.1.29.]

제39조의9(금지행위) 누구든지 65세 이상의 사람(이하 이 조에서 "노인"이라 한다)에 대하여 다음 각 호의 어느 하나에 해당하는 행위를 하여서는 아니된다. 〈개정 2016. 12. 2.〉

1. 노인의 신체에 폭행을 가하거나 상해를 입히는 행위
2. 노인에게 성적 수치심을 주는 성폭행 · 성희롱 등의 행위
3. 자신의 보호 · 감독을 받는 노인을 유기하거나 의식주를 포함한 기본적 보호 및 치료를 소홀히 하는 방임행위
4. 노인에게 구걸을 하게 하거나 노인을 이용하여 구걸하는 행위

5. 노인을 위하여 증여 또는 급여된 금품을 그 목적외의 용도에 사용하는 행위
6. 폭언, 협박, 위협 등으로 노인의 정신건강에 해를 끼치는 정서적 학대행위

[본조신설 2004.1.29.]

제39조의10(실종노인에 관한 신고의무 등) ① 누구든지 정당한 사유 없이 사고 등의 사유로 인하여 보호자로부터 이탈된 노인(이하 "실종노인"이라 한다)을 경찰관서 또는 지방자치단체의 장에게 신고하지 아니하고 보호하여서는 아니 된다. 〈개정 2013. 6. 4.〉

② 제31조에 따른 노인복지시설(「사회복지사업법」 제2조제4호에 따른 사회복지시설 및 사회복지시설에 준하는 시설로서 인가 · 신고 등을 하지 아니하고 노인을 보호하는 시설을 포함한다. 이하 "보호시설"이라 한다)의 장 또는 그 종사자는 그 직무를 수행하면서 실종노인임을 알게 된 때에는 지체 없이 보건복지부령으로 정하는 신상카드를 작성하여 지방자치단체의 장과 제3항제2호의 업무를 수행하는 기관의 장에게 제출하여야 한다. 〈개정 2011. 8. 4.〉

③ 보건복지부장관은 실종노인의 발생예방, 조속한 발견과 복귀를 위하여 다음 각 호의 업무를 수행하여야 한다. 이 경우 보건복지부장관은 노인복지 관련 법인이나 단체에 그 업무의 전부 또는 일부를 위탁할 수 있다.

1. 실종노인과 관련된 조사 및 연구
2. 실종노인의 데이터베이스 구축 · 운영
3. 그 밖에 실종노인의 보호 및 지원에 필요한 사항

④ 경찰청장은 실종노인의 조속한 발견과 복귀를 위하여 다음 각 호의 사항을 시행하여야 한다. 〈신설 2011. 6. 7., 2013. 6. 4.〉

1. 실종노인에 대한 신고체계의 구축 및 운영
2. 그 밖에 실종노인의 발견과 복귀를 위하여 필요한 사항
3. 삭제 〈2013.6.4.〉

⑤ 삭제 〈2013.6.4.〉

[본조신설 2007.8.3.] [종전 제39조의10은 제39조의11로 이동〈2007.8.3.〉]

제39조의11(조사 등) ① 보건복지부장관, 시 · 도지사 또는 시장 · 군수 · 구청장은 필요하다고 인정하는 때에는 관계공무원 또는 노인복지상담원으로 하여금 노인복지시설과 노인의 주소 · 거소, 노인의 고용장소 또는 제39조의9의 금지행위를 위반할 우려가 있는 장소에 출입하여 노인 또는 관계인에 대하여 필요한 조사를 하거나 질문을 하게 할 수 있다.

② 경찰청장, 시 · 도지사 또는 시장 · 군수 · 구청장은 실종노인의 발견을 위하여 필요한

때에는 보호시설의 장 또는 그 종사자에게 필요한 보고 또는 자료제출을 명하거나 소속 공무원으로 하여금 보호시설에 출입하여 관계인 또는 노인에 대하여 필요한 조사 또는 질문을 하게 할 수 있다. 〈신설 2007. 8. 3.〉

③ 제1항 및 제2항의 경우 관계공무원, 노인복지상담원은 그 권한을 표시하는 증표 및 조사기간, 조사범위, 조사담당자, 관계 법령 등 보건복지부령으로 정하는 사항이 기재된 서류를 지니고 이를 노인 또는 관계인에게 내보여야 한다. 〈개정 2007. 8. 3., 2015. 12. 29.〉

④ 제1항 및 제2항에 따른 조사 또는 질문의 절차·방법 등에 관하여는 이 법에서 정하는 사항을 제외하고는 「행정조사기본법」에서 정하는 바에 따른다. 〈개정 2015. 12. 29.〉

[본조신설 2004.1.29.] [제39조의10에서 이동, 종전의 제39조의11은 제39조의12로 이동 〈2007.8.3.〉]

제39조의12(비밀누설의 금지) 이 법에 의한 학대노인의 보호와 관련된 업무에 종사하였거나 종사하는 자는 그 직무상 알게 된 비밀을 누설하지 못한다.

[본조신설 2004.1.29.] [제39조의11에서 이동〈2007.8.3.〉]

제39조의13(요양보호사의 결격사유) 다음 각 호의 어느 하나에 해당하는 사람은 요양보호사가 될 수 없다. 〈개정 2015. 1. 28., 2018. 3. 13., 2018. 12. 11.〉

1. 「정신건강증진 및 정신질환자 복지서비스 지원에 관한 법률」 제3조제1호에 따른 정신질환자. 다만, 전문의가 요양보호사로서 적합하다고 인정하는 사람은 그러하지 아니하다.
2. 마약·대마 또는 향정신성의약품 중독자
3. 피성년후견인
4. 금고 이상의 형을 선고받고 그 형의 집행이 종료되지 아니하였거나 그 집행을 받지 아니하기로 확정되지 아니한 사람
5. 법원의 판결에 따라 자격이 정지 또는 상실된 사람
6. 제39조의14에 따라 요양보호사의 자격이 취소(이 조 제3호에 해당하여 자격이 취소된 경우는 제외한다)된 날부터 1년이 경과되지 아니한 사람

[본조신설 2010.1.25.]

제39조의14(요양보호사 자격의 취소) ① 시·도지사는 요양보호사가 다음 각 호의 어느 하나에 해당하는 경우 그 자격을 취소할 수 있다. 다만, 제1호부터 제3호까지의 경우 자격을 취소하여야 한다.

1. 제39조의13 각 호의 어느 하나에 해당하게 된 경우

2. 제39조의9를 위반하여 제55조의2부터 제55조의4까지의 규정에 따른 처벌을 받은 경우
3. 거짓이나 그 밖의 부정한 방법으로 자격증을 취득한 경우
4. 영리를 목적으로 노인 등에게 불필요한 요양서비스를 알선 · 유인하거나 이를 조장한 경우
5. 자격증을 대여 · 양도 또는 위조 · 변조한 경우

② 시 · 도지사는 제1항에 따라 요양보호사의 자격을 취소하는 경우 청문을 실시하여야 한다.

③ 제1항의 자격취소의 절차 등에 관하여 필요한 사항은 보건복지부령으로 정한다.

[본조신설 2010.1.25.]

제39조의15(노인학대 등의 통보) ① 사법경찰관리는 노인 사망 및 상해사건, 가정폭력 사건 등에 관한 직무를 행하는 경우 노인학대가 있었다고 의심할만한 사유가 있는 때에는 노인보호전문기관에 그 사실을 통보하여야 한다.

② 제1항의 통보를 받은 노인보호전문기관은 피해노인 보호조치 등 필요한 조치를 하여야 한다.

[본조신설 2015. 12. 29.]

제39조의16(노인학대행위자에 대한 상담 · 교육 등의 제공) ① 노인보호전문기관의 장은 노인학대행위자에 대하여 상담 · 교육 및 심리적 치료 등 필요한 지원을 제공하여야 한다. 〈개정 2017. 3. 14., 2020. 12. 29.〉

② 노인학대행위자는 노인보호전문기관의 장이 제1항에 따른 상담 · 교육 및 심리적 치료 등을 제공하는 경우에는 정당한 사유가 없으면 상담 · 교육 및 심리적 치료 등을 받아야 한다. 〈신설 2017. 3. 14., 2020. 12. 29.〉

[본조신설 2015. 12. 29.] [제목개정 2020. 12. 29.]

제39조의17(노인관련기관의 취업제한 등) ① 법원은 노인학대관련범죄로 형 또는 치료감호를 선고하는 경우에는 판결(약식명령을 포함한다. 이하 같다)로 그 형 또는 치료감호의 전부 또는 일부의 집행을 종료하거나 집행이 유예 · 면제된 날(벌금형을 선고받은 경우에는 그 형이 확정된 날을 말한다)부터 일정기간(이하 "취업제한기간"이라 한다) 동안 다음 각 호에 따른 시설 또는 기관(이하 "노인관련기관"이라 한다)을 운영하거나 노인관련기관에 취업 또는 사실상 노무를 제공할 수 없도록 하는 명령(이하 "취업제한명령"이라 한다)을 판결과 동시에 선고(약식명령의 경우에는 고지를 말한다)하여야 한다. 다만, 재범의 위험성이 현저히 낮은 경우, 그 밖에 취업을 제한하여서는 아니 되는 특별한 사정이

있다고 판단하는 경우에는 그러하지 아니하다. 〈개정 2016. 5. 29., 2018. 12. 11.〉

1. 제31조의 노인복지시설
2. 「노인장기요양보험법」 제31조에 따른 장기요양기관
3. 「가정폭력방지 및 피해자보호 등에 관한 법률」 제4조의6의 긴급전화센터, 같은 법 제5조의 가정폭력 관련 상담소 및 같은 법 제7조의2의 가정폭력피해자 보호시설
4. 「건강가정기본법」 제35조의 건강가정지원센터
5. 「다문화가족지원법」 제12조의 다문화가족지원센터
6. 「성폭력방지 및 피해자보호 등에 관한 법률」 제10조의 성폭력피해상담소 및 같은 법 제12조의 성폭력피해자보호시설 및 같은 법 제18조의 성폭력피해자통합지원센터
7. 「의료법」 제3조의 의료기관
8. 「장애인복지법」 제58조의 장애인복지시설
9. 「정신건강증진 및 정신질환자 복지서비스 지원에 관한 법률」 제3조에 따른 정신건강복지센터 및 정신건강증진시설

② 제1항에 따른 취업제한기간은 10년을 초과하지 못한다. 〈신설 2018. 12. 11.〉

③ 법원은 제1항에 따라 취업제한명령을 선고하려는 경우에는 정신건강의학과 의사, 심리학자, 사회복지학자, 노인학대 관련 전문가, 그 밖의 관련 전문가로부터 취업제한명령 대상자의 재범 위험성 등에 관한 의견을 들을 수 있다. 〈신설 2018. 12. 11.〉

④ 제1항 각 호의 노인관련기관의 설치 신고 · 인가 · 허가 등을 관할하는 행정기관의 장(이하 이 조에서 "관할행정기관의 장"이라 한다)은 노인관련기관을 운영하려는 자에 대하여 본인의 동의를 받아 관계 기관의 장에게 노인학대관련범죄 경력 조회를 요청하여야 한다. 다만, 노인관련기관을 운영하려는 자가 노인학대관련범죄 경력 조회 회신서를 관할행정기관의 장에게 직접 제출한 경우에는 노인학대관련범죄 경력 조회를 한 것으로 본다. 〈개정 2018. 12. 11.〉

⑤ 노인관련기관의 장은 그 기관에 취업 중이거나 사실상 노무를 제공 중인 사람 또는 취업하려 하거나 사실상 노무를 제공하려는 사람(이하 "취업자등"이라 한다)에 대하여 노인학대관련범죄 경력을 확인하여야 하며, 이 경우 본인의 동의를 받아 관계 기관의 장에게 노인학대관련범죄 경력 조회를 요청하여야 한다. 다만, 취업자등이 노인학대관련범죄 경력 조회 회신서를 노인관련기관의 장에게 직접 제출한 경우에는 노인학대관련범죄 경력 조회를 한 것으로 본다. 〈개정 2018. 12. 11.〉

⑥ 관할행정기관의 장은 취업제한명령을 선고받은 사람이 노인관련기관을 운영하거나

노인관련기관에 취업 또는 사실상 노무를 제공하고 있는지를 직접 또는 관계 기관 조회 등의 방법으로 연 1회 이상 점검 · 확인하고 그 결과를 관계 중앙행정기관의 장에게 제출하여야 한다. 〈개정 2018. 12. 11.〉

⑦ 관할행정기관의 장은 제6항에 따른 점검 · 확인을 위하여 필요한 경우에는 노인관련기관의 장에게 관련 자료의 제출을 요구할 수 있다. 〈신설 2018. 12. 11.〉

⑧ 노인관련기관의 장은 취업제한명령을 선고받은 사람이 노인관련기관에 취업 또는 사실상 노무를 제공하고 있는 것을 알게 된 때에는 즉시 해임하여야 한다. 〈신설 2018. 12. 11.〉

⑨ 관할행정기관의 장은 취업제한명령을 위반하여 노인관련기관을 운영 중인 노인관련기관의 장에게 운영 중인 노인관련기관의 폐쇄를 요구하여야 하며, 취업제한명령을 위반하여 노인관련기관에 취업하거나 사실상 노무를 제공하고 있는 사람이 있으면 해당 노인관련기관의 장에게 그의 해임을 요구하여야 한다. 〈개정 2018. 12. 11.〉

⑩ 관할행정기관의 장은 노인관련기관의 장이 정당한 사유 없이 제9항에 따른 폐쇄요구를 거부하거나 3개월 이내에 요구사항을 이행하지 아니하는 경우에는 대통령령으로 정하는 바에 따라 해당 노인관련기관을 폐쇄하거나 그 허가 · 인가 등을 취소하거나 관계 행정기관의 장에게 이를 요구할 수 있다. 〈개정 2018. 12. 11.〉

⑪ 제4항부터 제6항까지에 따라 노인학대관련범죄 경력 조회 요청을 받은 관계 기관의 장은 노인학대관련범죄 경력 조회 회신서를 발급하여야 한다. 〈개정 2018. 12. 11.〉

⑫ 제4항부터 제6항까지에 따른 노인학대관련범죄 경력 조회의 요청 절차 · 범위 및 확인 · 점검 결과의 제출방법 등에 필요한 사항은 대통령령으로 정한다. 〈개정 2018. 12. 11.〉

[본조신설 2015. 12. 29.]

제39조의18(위반사실의 공표) ① 보건복지부장관, 시 · 도지사 또는 시장 · 군수 · 구청장은 제39조의9의 금지행위로 제60조에 따른 처벌을 받은 법인 등이 운영하는 시설에 대하여 그 위반행위, 처벌내용, 해당 법인 또는 시설의 명칭, 대표자 성명, 시설장 성명(대표자와 동일인이 아닌 경우만 해당한다) 및 그 밖에 다른 시설과의 구별에 필요한 사항으로서 대통령령으로 정하는 사항을 공표할 수 있다. 이 경우 공표 여부를 결정할 때에는 그 위반행위의 동기, 정도, 횟수 및 결과 등을 고려하여야 한다.

② 보건복지부장관, 시 · 도지사 또는 시장 · 군수 · 구청장은 제39조의14에 따른 처분을 받거나 제55조의2 · 제55조의3제1항제2호 또는 제55조의4제1호에 따른 처벌을 받은 자로서 제39조의9에 따른 금지행위로 노인의 생명을 해치거나 신체 또는 정신에 중대한 피해를 입힌 노인복지시설의 장과 종사자에 대하여 법 위반 이력과 명단, 그 밖에 대통

령령으로 정하는 사항을 공표할 수 있다. 이 경우 공표여부를 결정할 때에는 그 위반행위의 동기, 정도, 횟수 및 결과 등을 고려하여야 한다. 〈개정 2016. 12. 2.〉

③ 보건복지부장관, 시ㆍ도지사 또는 시장ㆍ군수ㆍ구청장은 제1항 및 제2항에 따른 공표를 실시하기 전에 공표대상자에게 그 사실을 통지하여 소명자료를 제출하거나 출석하여 의견진술을 할 수 있는 기회를 부여하여야 한다.

④ 제1항 및 제2항에 따른 공표의 절차ㆍ방법, 그 밖에 필요한 사항은 대통령령으로 정한다.

[본조신설 2015. 12. 29.]

제39조의19(학대피해노인 전용쉼터의 설치) ① 국가와 지방자치단체는 노인학대로 인하여 피해를 입은 노인(이하 이 조에서 "학대피해노인"이라 한다)을 일정기간 보호하고 심신 치유 프로그램을 제공하기 위하여 학대피해노인 전용쉼터(이하 "쉼터"라 한다)를 설치ㆍ운영할 수 있다.

② 쉼터의 업무는 다음 각 호와 같다. 〈개정 2020. 12. 29.〉

1. 학대피해노인의 보호와 숙식제공 등의 쉼터생활 지원
2. 학대피해노인의 심리적 안정을 위한 전문심리상담 등 치유프로그램 제공

2의2. 노인학대행위자에 대한 고소ㆍ고발 등 법률적 사항의 자문을 위한 대한변호사협회, 지방변호사회 또는 「법률구조법」에 따른 법률구조법인 등에 대한 협조 및 지원 요청

3. 학대피해노인에게 학대로 인한 신체적, 정신적 치료를 위한 기본적인 의료비 지원
4. 학대 재발 방지와 원가정 회복을 위하여 노인학대행위자 등에게 전문상담서비스 제공
5. 그 밖에 쉼터에 입소하거나 쉼터를 이용하는 학대피해노인을 위하여 보건복지부령으로 정하는 사항

③ 국가와 지방자치단체는 쉼터의 운영업무를 제39조의5제1항 및 제2항에 따른 노인보호전문기관에 위탁할 수 있다. 이 경우 국가와 지방자치단체는 위탁에 소요되는 비용을 지원할 수 있다.

④ 제3항에 따른 쉼터 운영의 위탁과 위탁비용 지원에 관한 사항은 대통령령으로 정한다.

⑤ 쉼터의 설치기준ㆍ운영 및 인력에 관한 사항과 쉼터의 입소ㆍ이용 대상, 기간 및 절차 등에 관한 사항은 보건복지부령으로 정한다.

[본조신설 2017. 3. 14.]

제39조의20(노인학대의 사후관리 등) ① 노인보호전문기관의 장은 노인학대가 종료된 후에도 가정방문, 시설방문, 전화상담 등을 통하여 노인학대의 재발 여부를 확인하여야 한다.

② 노인보호전문기관의 장은 노인학대가 종료된 후에도 노인학대의 재발 방지를 위하여 필요하다고 인정하는 경우 피해노인 및 보호자를 포함한 피해노인의 가족에게 상담, 교육 및 의료적 · 심리적 치료 등의 지원을 하여야 한다.

③ 노인보호전문기관의 장은 제2항에 따른 지원을 하기 위하여 관계 기관 · 법인 · 단체 · 시설에 협조를 요청할 수 있다.

④ 피해노인의 보호자 · 가족은 제2항에 따른 노인보호전문기관의 지원에 성실히 참여하여야 한다.

⑤ 피해노인의 보호자 · 가족은 정당한 사유 없이 제1항 및 제2항에 따른 노인보호전문기관의 업무 수행을 거부하거나 방해하여서는 아니 된다. 〈신설 2020. 12. 29.〉

[본조신설 2018. 3. 13.]

제40조(변경 · 폐지 등) ① 제33조제2항의 규정에 의하여 노인주거복지시설을 설치한 자 또는 제35조제2항의 규정에 의하여 노인의료복지시설을 설치한 자가 그 설치신고사항중 보건복지부령이 정하는 사항을 변경하거나 그 시설을 폐지 또는 휴지하고자 할 때에는 대통령령이 정하는 바에 의하여 시장 · 군수 · 구청장에게 미리 신고하여야 한다. 〈개정 1999.2.8., 2005. 3.31., 2008.2.29., 2010.1.18., 2011.6.7.〉

② 삭제〈2011.6.7.〉

③ 제37조제2항에 의하여 노인여가복지시설을 설치한 자 또는 제39조제2항의 규정에 의하여 재가노인복지시설을 설치한 자가 그 설치신고사항중 보건복지부령이 정하는 사항을 변경하거나 그 시설을 폐지 또는 휴지하고자 할 때에는 대통령령이 정하는 바에 의하여 시장 · 군수 · 구청장에게 미리 신고하여야 한다. 〈개정 1999.2.8., 2008.2.29., 2010. 1.18.〉

④ 시장 · 군수 · 구청장은 제1항 또는 제3항에 따른 변경신고를 받은 경우 그 내용을 검토하여 이 법에 적합하면 신고를 수리하여야 한다. 〈신설 2018. 3. 13.〉

⑤ 노인주거복지시설의 장, 노인의료복지시설의 장, 노인여가복지시설의 장 또는 재가노인복지시설의 장은 해당 시설을 폐지 또는 휴지하는 경우에는 보건복지부령으로 정하는 바에 따라 해당 시설을 이용하는 사람이 다른 시설을 이용할 수 있도록 조치계획을 수립하고 이행하는 등 시설 이용자의 권익을 보호하기 위한 조치를 취하여야 한다. 〈신설 2015. 12. 29.〉

⑥ 시장 · 군수 · 구청장은 제1항 또는 제3항에 따라 노인복지시설의 폐지 또는 휴지의 신고를 받은 경우 해당 시설의 장이 제5항에 따른 시설 이용자의 권익을 보호하기 위한 조치를 취하였는지 여부를 확인하는 등 보건복지부령으로 정하는 조치를 하고, 신고 내

용이 이 법에 적합하면 신고를 수리하여야 한다. 〈신설 2015. 12. 29., 2018. 3. 13.〉

[제목개정 1999.2.8.]

제41조(수탁의무) 제32조제1항의 규정에 의한 양로시설, 노인공동생활가정 및 노인복지주택, 제34조제1항의 규정에 의한 노인요양시설 및 노인요양공동생활가정 또는 제38조제1항의 규정에 의한 재가노인복지시설을 설치·운영하는 자가 복지실시기관으로부터 제28조제1항제2호 및 제3호, 동조제2항 또는 제3항의 규정에 의하여 노인의 입소·장례를 위탁받은 때에는 정당한 이유없이 이를 거부하여서는 아니된다. 〈개정 2007.8.3.〉

제42조(감독) ① 복지실시기관은 제31조에 따른 노인복지시설 또는 제39조의3제1항에 따른 요양보호사교육기관을 설치·운영하는 자로 하여금 해당 시설 또는 사업에 관하여 필요한 보고를 하게 하거나 관계공무원으로 하여금 해당 시설 또는 사업의 운영상황을 조사하게 하거나 장부, 그 밖의 관계서류를 검사하게 할 수 있다. 〈개정 2019. 1. 15.〉

② 제31조의 규정에 의한 노인복지시설을 설치·운영하는 자는 보건복지부령이 정하는 바에 따라 매년도 입소자 또는 이용자 현황 등에 관한 자료를 복지실시기관에 제출하여야 한다. 〈신설 1999. 2. 8., 2008. 2. 29., 2010. 1. 18.〉

③ 제1항의 규정에 의하여 조사·검사를 행하는 자는 그 권한을 표시하는 증표를 지니고 이를 관계인에게 내보여야 한다.

[제목개정 2019. 1. 15.]

제43조(사업의 정지 등) ① 시·도지사 또는 시장·군수·구청장은 노인주거복지시설, 노인의료복지시설 또는 제23조의2제1항제2호의 노인일자리지원기관이 다음 각 호의 어느 하나에 해당하는 때에는 1개월의 범위에서 사업의 정지 또는 폐지를 명할 수 있다. 〈개정 1999. 2. 8., 2005. 3. 31., 2007. 8. 3., 2010. 1. 25., 2013. 6. 4., 2013. 8. 13., 2018. 3. 13., 2019. 4. 30.〉

1. 제23조의2제4항, 제33조제4항 또는 제35조제4항에 따른 시설 등에 관한 기준에 미달하게 된 때
2. 제41조의 규정에 위반하여 수탁을 거부한 때
3. 정당한 이유없이 제42조의 규정에 의한 보고 또는 자료제출을 하지 아니하거나 허위로 한 때 또는 조사·검사를 거부·방해하거나 기피한 때
4. 제46조제5항의 규정에 위반한 때
5. 해당 시설이나 기관을 설치·운영하는 자 또는 그 종사자가 입소자나 이용자를 학대한 때

② 시장 · 군수 · 구청장은 노인여가복지시설 또는 재가노인복지시설이 다음 각 호의 어느 하나에 해당하는 때에는 1개월의 범위에서 사업의 정지 또는 폐지를 명할 수 있다. 〈개정 1999. 2. 8., 2007. 8. 3., 2013. 8. 13., 2018. 3. 13., 2019. 4. 30.〉

1. 제37조제4항 또는 제39조제4항의 시설 등에 관한 기준에 미달하게 된 때
2. 제41조의 규정에 위반하여 수탁을 거부한 때(재가노인복지시설의 경우로 한정한다)
3. 정당한 이유없이 제42조의 규정에 의한 보고 또는 자료제출을 하지 아니하거나 허위로 한 때 또는 조사 · 검사를 거부 · 방해하거나 기피한 때
4. 제46조제7항의 규정에 위반한 때
5. 해당 시설을 설치 · 운영하는 자 또는 그 종사자가 입소자나 이용자를 학대한 때

③ 시 · 도지사 또는 시장 · 군수 · 구청장은 노인주거복지시설 또는 노인의료복지시설이 제1항에 따라 사업이 정지 또는 폐지되거나 노인여가복지시설 또는 재가노인복지시설이 제2항에 따라 사업이 정지 또는 폐지되는 경우에는 해당 시설의 이용자를 다른 시설로 옮기도록 하는 등 시설 이용자의 권익을 보호하기 위하여 필요한 조치를 하여야 한다. 〈신설 2015. 12. 29.〉

④ 제1항 및 제2항에 따른 행정처분의 세부적인 기준은 위반의 정도 등을 참작하여 보건복지부령으로 정한다. 〈개정 2008. 2. 29., 2010. 1. 18., 2015. 12. 29., 2018. 3. 13.〉

제44조(청문) 시장 · 군수 · 구청장은 제43조의 규정에 의한 사업의 폐지를 명하고자 하는 경우에는 청문을 실시하여야 한다. 〈개정 2005.3.31.〉

제5장 비 용

제45조(비용의 부담) ① 삭제〈2007.4.25.〉

② 다음 각 호의 어느 하나에 해당하는 비용은 대통령령이 정하는 바에 따라 국가 또는 지방자치단체가 부담한다. 〈개정 2005.7.13., 2011.4.7.〉

1. 제23조의2제2항에 따른 노인일자리전담기관의 설치 · 운영 또는 위탁에 소요되는 비용
2. 제27조 및 제28조의 규정에 따른 건강진단 등과 상담 · 입소 등의 조치에 소요되는 비용
3. 제33조제1항 · 제35조제1항 · 제37조제1항 및 제39조제1항의 규정에 따른 노인복지시설의 설치 · 운영에 소요되는 비용

제46조(비용의 수납 및 청구) ① 제27조 및 제28조에 따른 복지조치에 필요한 비용을 부담

한 복지실시기관은 해당 노인 또는 그 부양의무자로부터 대통령령으로 정하는 바에 따라 그 부담한 비용의 전부 또는 일부를 수납하거나 청구할 수 있다. 〈개정 2019. 1. 15.〉

② 부양의무가 없는 자가 제28조의 규정에 의한 복지조치에 준하는 보호를 행하는 경우 즉시 그 사실을 부양의무자 및 복지실시기관에 알려야 한다.

③ 제2항의 보호를 행한 자는 부양의무자에게 보호비용의 전부 또는 일부를 청구할 수 있다.

④ 제1항 또는 제3항의 규정에 의한 부담비용의 청구 등에 관하여 필요한 사항은 보건복지부령으로 정한다. 〈개정 2008. 2. 29., 2010. 1. 18.〉

⑤ 제32조제1항에 따른 양로시설, 노인공동생활가정 및 노인복지주택, 제34조제1항에 따른 노인요양시설 및 노인요양공동생활가정을 설치한 자는 그 시설에 입소하거나 그 시설을 이용하는 「국민기초생활 보장법」 제7조제1항제1호에 따른 생계급여 수급자 또는 같은 항 제3호에 따른 의료급여 수급자외의 자로부터 그에 소요되는 비용을 수납하고자 할 때에는 시장 · 군수 · 구청장에게 신고하여야 한다. 다만, 보건복지부령이 정한 비용수납 한도액의 범위 안에서 수납할 때에는 그러하지 아니하다. 〈개정 1999. 2. 8., 2005. 3. 31., 2007. 8. 3., 2008. 2. 29., 2010. 1. 18., 2015. 12. 29.〉

⑥ 삭제〈1999.2.8.〉

⑦ 제36조제1항의 규정에 의한 노인여가복지시설 또는 제38조제1항의 규정에 의하여 재가노인복지시설을 설치한 자 또는 편의를 제공하는 자가 그 시설을 이용하는 자로부터 그에 소요되는 비용을 수납하고자 할 때에는 미리 시장 · 군수 · 구청장에게 신고하여야 한다.

⑧ 제28조제2항에 따른 복지실시기관과 제31조에 따른 노인복지시설을 설치한 자 또는 편의를 제공한 자는 제1항 또는 제3항에 따른 비용을 현금이나 「여신전문금융업법」 제2조에 따른 신용카드, 직불카드 또는 선불카드에 의한 결제로 납부받을 수 있다. 〈신설 2019. 12. 3.〉

[제목개정 2019. 1. 15.]

제47조(비용의 보조) 국가 또는 지방자치단체는 대통령령이 정하는 바에 의하여 노인복지시설의 설치 · 운영에 필요한 비용을 보조할 수 있다.

제48조(상속인 없는 재산의 처리) ① 제32조에 따른 노인주거복지시설 또는 제34조에 따른 노인의료복지시설의 설치 · 운영자는 그 시설에 입소 중인 사람이 사망하고 그 상속인의 존부가 분명하지 아니한 경우 「민법」 제1053조부터 제1059조까지의 규정에 따라 처리한

다. 다만, 사망한 사람의 잔여재산이 「사회복지사업법」 제45조의2제1항 단서에 따른 금액 이하인 경우에는 관할 시장 · 군수 · 구청장에게 잔여재산 목록을 작성하여 보고하는 것으로 그 재산의 처리를 갈음할 수 있다.

② 제1항 단서에 따른 보고를 받은 시장 · 군수 · 구청장은 상속인, 일반상속채권자, 유증받은 자, 기타 상속재산에 대하여 권리를 주장하려는 자가 있으면 6개월 내에 그 권리를 주장할 것을 3개월 이상 공고하여야 한다.

③ 제2항에 따른 기간 내에 상속재산에 대하여 권리를 주장하는 자가 있는 때에는 시장 · 군수 · 구청장이 「민법」 제1034조에 따라 그 기간 내에 신고한 채권자들 간에 배당하여 변제하여야 한다.

④ 제2항에 따른 기간이 경과하여도 상속재산에 대하여 권리를 주장하는 자가 없는 때에는 상속재산은 지방자치단체에 귀속된다.

⑤ 제1항부터 제4항까지에서 규정한 사항 외에 상속인 없는 재산의 처리에 관한 세부절차는 보건복지부령으로 정한다.

[전문개정 2020. 12. 29.]

第49조(조세감면) 제31조의 규정에 의한 노인복지시설에서 노인을 위하여 사용하는 건물 · 토지 등에 대하여는 조세감면규제법 등 관계법령이 정하는 바에 의하여 조세 기타 공과금을 감면할 수 있다. 〈개정 2007.4.25.〉

제6장 보 칙

第50조(이의신청 등) ① 노인 또는 그 부양의무자는 이 법에 따른 복지조치에 대하여 이의가 있을 때에는 해당 복지실시기관에 이의를 신청할 수 있다. 〈개정 2017. 10. 24.〉

② 제1항에 따른 이의신청은 해당 복지조치가 있음을 안 날부터 90일 이내에 문서로 하여야 한다. 다만, 정당한 사유로 인하여 그 기간 이내에 이의신청을 할 수 없었음을 증명한 때에는 그 사유가 소멸한 날부터 60일 이내에 이의신청을 할 수 있다. 〈신설 2017. 10. 24.〉

③ 제1항의 이의신청을 받은 복지실시기관은 그 신청을 받은 날부터 30일 이내에 이를 심사 · 결정하여 청구인에게 통보하여야 한다. 〈개정 2017. 10. 24.〉

④ 제3항의 심사 · 결정에 이의가 있는 자는 그 통보를 받은 날부터 90일 이내에 행정심판을 제기할 수 있다. 〈개정 1999. 2. 8., 2017. 10. 24.〉

⑤ 제46조제3항의 규정에 의하여 부양의무자가 부담하여야 할 보호비용에 대하여 보호를 행한 자와 부양의무자 사이에 합의가 이루어지지 아니하는 경우로서 시장 · 군수 · 구청장은 당사자로부터 조정요청을 받은 경우에는 이를 조정할 수 있다. 〈개정 2004. 1. 29., 2017. 10. 24.〉

⑥ 시장 · 군수 · 구청장은 제5항의 조정을 위하여 필요하다고 인정하는 경우 부양의무자에게 소득 · 재산 등에 관한 자료의 제출을 요구할 수 있다. 〈개정 2017. 10. 24.〉

[제목개정 2017. 10. 24.]

제51조(노인복지명예지도원) ① 복지실시기관은 양로시설, 노인공동생활가정, 노인복지주택, 노인요양시설 및 노인요양공동생활가정의 입소노인의 보호를 위하여 노인복지명예지도원을 둘 수 있다. 〈개정 2007. 8. 3.〉

② 노인복지명예지도원의 위촉방법 · 업무범위 등 기타 필요한 사항은 대통령령으로 정한다.

제52조 삭제 〈1999.2.8.〉

제53조(권한의 위임 · 위탁) ① 보건복지부장관 또는 시 · 도지사는 이 법에 의한 권한의 일부를 대통령령이 정하는 바에 의하여 각각 시 · 도지사 또는 시장 · 군수 · 구청장에게 위임할 수 있다. 〈개정 2008.2.29., 2010.1.18.〉

② 보건복지부장관, 시 · 도지사 또는 시장 · 군수 · 구청장은 이 법에 의한 업무의 일부를 대통령령이 정하는 바에 의하여 법인 또는 단체에 위탁할 수 있다. 〈개정 2008.2.29., 2010. 1.18.〉

제54조(국 · 공유재산의 대부 등) 국가 또는 지방자치단체는 노인보건복지관련 연구시설이나 사업의 육성을 위하여 필요하다고 인정하는 경우에는 국유재산법 또는 지방재정법의 규정에 불구하고 국 · 공유재산을 무상으로 대부하거나 사용 · 수익하게 할 수 있다.

제55조(「건축법」에 대한 특례) ① 이 법에 의한 재가노인복지시설, 노인공동생활가정, 노인요양공동생활가정 및 학대피해노인 전용쉼터는 「건축법」 제19조의 규정에 불구하고 단독주택 또는 공동주택에 설치할 수 있다. 〈개정 2007. 8. 3., 2008. 3. 21., 2018. 3. 13.〉

② 이 법에 의한 노인복지주택의 건축물의 용도는 건축관계법령에 불구하고 노유자시설로 본다. 〈신설 1999.2.8., 2007.8.3.〉

[제목개정 2007.8.3.]

제7장 벌 칙

제55조의2(벌칙) 제39조의9제1호(상해에 한한다)의 행위를 한 자는 7년 이하의 징역 또는 7천만원 이하의 벌금에 처한다. 〈개정 2016. 12. 2.〉

[본조신설 2004. 1. 29.]

제55조의3(벌칙) ① 다음 각 호의 어느 하나에 해당하는 자는 5년 이하의 징역 또는 5천만원 이하의 벌금에 처한다. 〈개정 2016. 12. 2.〉

1. 제39조의7제2항 또는 제5항에 따른 업무를 수행 중인 노인보호전문기관의 직원에 대하여 폭행 또는 협박하거나 위계 또는 위력으로써 그 업무를 방해한 자
2. 제39조의9제1호(폭행에 한정한다)부터 제4호까지 또는 같은 조 제6호에 해당하는 행위를 한 자

② 삭제 〈2016. 12. 2.〉

③ 단체 또는 다중의 위력을 보이거나 위험한 물건을 휴대하고 제1항제1호의 죄를 범하여 노인보호전문기관의 직원을 상해에 이르게 한 때에는 3년 이상의 유기징역에 처한다. 사망에 이르게 한 때에는 무기 또는 5년 이상의 징역에 처한다. 〈개정 2016. 12. 2.〉

[전문개정 2015. 12. 29.]

제55조의4(벌칙) 다음 각 호의 어느 하나에 해당하는 자는 3년 이하의 징역 또는 3천만원 이하의 벌금에 처한다. 〈개정 2016. 12. 2., 2020. 4. 7.〉

1. 제39조의9제5호에 해당하는 행위를 한 자

1의2. 제39조의10제1항을 위반하여 정당한 사유 없이 신고하지 아니하고 실종노인을 보호한 자

2. 위계 또는 위력을 행사하여 제39조의11제2항에 따른 관계 공무원의 출입 또는 조사를 거부하거나 방해한 자
3. 제39조의12를 위반하여 직무상 알게 된 비밀을 누설한 자

[전문개정 2007.8.3.]

제56조(벌칙) ① 제33조의2제2항을 위반하여 입소자격자 아닌 자에게 노인복지주택을 임대한 자는 2년 이하의 징역에 처하거나 위법하게 임대한 세대의 수에 1천만원을 곱한 금액 이하의 벌금에 처한다. 〈개정 2015. 1. 28.〉

② 삭제 〈2015.1.28.〉

[전문개정 2007.8.3.]

제56조의2 삭제 〈2016. 12. 2.〉

제57조(벌칙) 다음 각 호의 어느 하나에 해당하는 자는 1년 이하의 징역 또는 1천만원 이하의 벌금에 처한다. 〈개정 2020. 4. 7.〉

1. 제33조제2항, 제35조제2항, 제37조제2항 또는 제39조제2항에 따른 신고를 하지 아니하고 양로시설 · 노인공동생활가정 · 노인복지주택 · 노인요양시설 · 노인요양공동생활가정 · 노인여가복지시설 또는 재가노인복지시설을 설치하거나 운영한 자
2. 제33조의2제3항을 위반하여 임대한 자

2의2. 제39조의2제6항을 위반하여 다른 사람에게 자격증을 빌려주거나 빌린 자

2의3. 제39조의2제7항을 위반하여 자격증을 빌려주거나 빌리는 것을 알선한 자

3. 제39조의3제1항에 따른 지정을 받지 아니하고 요양보호사교육기관을 설치하거나 운영한 자
4. 제39조의6제3항에 따른 신고인의 신분 보호 및 신원 노출 금지 의무를 위반한 자
5. 삭제 〈2020. 4. 7.〉
6. 정당한 사유 없이 제40조제5항에 따라 권익보호조치를 하지 아니한 자

[전문개정 2016. 12. 2.]

제58조(벌칙 적용에서 공무원 의제) 제53조제2항에 따라 위탁받은 법인 또는 단체의 임직원은 「형법」 제129조부터 제132조까지의 규정에 따른 벌칙을 적용할 때에는 공무원으로 본다.

[본조신설 2018. 12. 11.]

제59조(벌칙) 제41조를 위반하여 수탁을 거부한 자는 50만원 이하의 벌금에 처한다. 〈개정 2007.8.3.〉

1. 삭제〈2007.8.3.〉
2. 삭제〈2007.8.3.〉

제59조의2(가중처벌) 상습적으로 또는 제31조에 따른 노인복지시설 종사자가 제55조의2, 제55조의3제1항제2호 또는 제55조의4제1호의 죄를 범한 경우 각 그 죄에서 정한 형의 2분의 1까지 가중한다. 〈개정 2016. 12. 2.〉

[본조신설 2015. 12. 29.]

제60조(양벌규정) 법인의 대표자나 법인 또는 개인의 대리인, 사용인, 그 밖의 종업원이 그 법인 또는 개인의 업무에 관하여 제55조의2, 제55조의3, 제55조의4제1호의2 · 제3호, 제56조, 제57조(같은 조 제2호는 제외한다) 또는 제59조의 위반행위를 하면 그 행위자를 벌

하는 외에 그 법인 또는 개인에게도 해당 조문의 벌금형을 과(科)한다. 다만, 법인 또는 개인이 그 위반행위를 방지하기 위하여 해당 업무에 관하여 상당한 주의와 감독을 게을리하지 아니한 경우에는 그러하지 아니하다. <개정 2015. 1. 28., 2016. 12. 2., 2020. 4. 7.>

[전문개정 2010.1.25.]

제61조 삭제 <2007.4.25.>

제61조의2(과태료) ① 제39조의17제9항에 따른 해임요구를 정당한 사유 없이 거부하거나 1개월 이내에 이행하지 아니하는 노인관련기관의 장에게는 1천만원 이하의 과태료를 부과한다. <신설 2018. 12. 11.>

② 다음 각 호의 어느 하나에 해당하는 자에게는 500만원 이하의 과태료를 부과한다. <개정 2015. 12. 29., 2018. 12. 11., 2021. 12. 21.>

1. 제39조의11제2항에 따른 명령을 위반하여 보고 또는 자료제출을 하지 아니하거나 거짓으로 보고하거나 거짓 자료를 제출한 자
2. 제39조의6제2항을 위반하여 노인학대를 신고하지 아니한 사람. 다만, 제39조의6제2항제16호에 따른 사회복무요원은 제외한다.
3. 제39조의17제5항을 위반하여 취업자등에 대하여 노인학대관련범죄 경력을 확인하지 아니한 노인관련기관의 장

③ 다음 각 호의 어느 하나에 해당하는 자에게는 300만원 이하의 과태료를 부과한다. <신설 2020. 12. 29.>

1. 제39조의16제2항을 위반하여 정당한 사유 없이 상담 · 교육 및 심리적 치료 등을 받지 아니한 노인학대행위자
2. 제39조의20제5항을 위반하여 정당한 사유 없이 노인보호전문기관의 업무 수행을 거부하거나 방해한 피해노인의 보호자 · 가족

④ 다음 각 호의 어느 하나에 해당하는 자는 200만원 이하의 과태료를 부과한다. <개정 2011. 6. 7., 2012. 10. 22., 2015. 1. 28., 2020. 12. 29.>

1. 삭제 <2015. 12. 29.>
2. 제39조의10제2항을 위반하여 신상카드를 제출하지 아니한 자
3. 제40조를 위반하여 신고하지 아니하고 노인복지시설을 폐지 또는 휴지한 자

⑤ 제1항부터 제4항까지의 규정에 따른 과태료는 대통령령으로 정하는 바에 따라 보건복지부장관, 시 · 도지사, 시장 · 군수 · 구청장이 부과 · 징수한다. <개정 2012. 10. 22., 2020. 12. 29.>

[본조신설 2007.8.3.]

제62조 삭제〈2015.1.28.〉

부 칙 〈법률 제18609호, 2021. 12. 21.〉

이 법은 공포 후 3개월이 경과한 날부터 시행한다.

부록 6

발달장애인 권리보장 및 지원에 관한 법률 (약칭: 발달장애인법)

[시행 2022. 6. 22.] [법률 제18613호, 2021. 12. 21., 일부개정]

제1장 총 칙

제1조(목적) 이 법은 발달장애인의 의사를 최대한 존중하여 그들의 생애주기에 따른 특성 및 복지 욕구에 적합한 지원과 권리옹호 등이 체계적이고 효과적으로 제공될 수 있도록 필요한 사항을 규정함으로써 발달장애인의 사회참여를 촉진하고, 권리를 보호하며, 인간다운 삶을 영위하는 데 이바지함을 목적으로 한다.

제2조(정의) 이 법에서 사용하는 용어의 뜻은 다음과 같다.

1. "발달장애인"이란 「장애인복지법」 제2조제1항의 장애인으로서 다음 각 목의 장애인을 말한다.
   가. 지적장애인: 정신 발육이 항구적으로 지체되어 지적 능력의 발달이 불충분하거나 불완전하여 자신의 일을 처리하는 것과 사회생활에 적응하는 것이 상당히 곤란한 사람
   나. 자폐성장애인: 소아기 자폐증, 비전형적 자폐증에 따른 언어 · 신체표현 · 자기조절 · 사회적응 기능 및 능력의 장애로 인하여 일상생활이나 사회생활에 상당한 제약을 받아 다른 사람의 도움이 필요한 사람
   다. 그 밖에 통상적인 발달이 나타나지 아니하거나 크게 지연되어 일상생활이나 사회생활에 상당한 제약을 받는 사람으로서 대통령령으로 정하는 사람
2. "보호자"란 다음 각 목의 어느 하나에 해당하는 사람을 말한다.
   가. 「아동복지법」 제3조제3호의 보호자(발달장애인이 미성년자인 경우에 한정한다)
   나. 성년인 발달장애인의 후견인
   다. 성년인 발달장애인의 후견인이 아닌 사람 중 「민법」 제779조에 따른 가족 또는 같은 법 제974조에 따른 부양의무자로서 사실상 해당 발달장애인을 보호하는 사람

라. 성년인 발달장애인 중 나목 및 다목의 보호자가 없는 경우 지방자치단체의 장이 발달장애인의 보호자로 지명하는 사람(나목에 따른 후견인을 선임하기 전까지로 한정한다)

제3조(발달장애인의 권리) ① 발달장애인은 원칙적으로 자신의 신체와 재산에 관한 사항에 대하여 스스로 판단하고 결정할 권리를 가진다.

② 발달장애인은 자신에게 법률적 · 사실적인 영향을 미치는 사안에 대하여 스스로 이해하여 자신의 자유로운 의사를 표현할 수 있도록 필요한 도움을 받을 권리가 있다.

③ 발달장애인은 자신과 관련된 정책의 결정과정에서 자기의 견해와 의사를 표현할 권리가 있다.

제4조(국가와 지방자치단체의 책무) ① 국가와 지방자치단체는 발달장애인의 적절한 발달과 원활한 사회통합을 촉진하기 위하여 장애를 최대한 조기에 발견하여 지원할 수 있도록 필요한 조치를 강구하여야 한다.

② 국가와 지방자치단체는 발달장애인의 장애를 완화하고 기능을 향상시키는 방안을 마련하기 위한 연구와 조사를 지원하여야 하며, 발달장애인의 복지수준 향상과 그 가족의 일상적인 양육부담을 경감하기 위하여 필요한 조치를 강구하여야 한다.

③ 국가와 지방자치단체는 발달장애인이 장애로 인하여 차별을 받는 등 권리가 침해받지 아니하도록 권익옹호에 필요한 지원을 실시하여야 한다.

④ 국가와 지방자치단체는 발달장애인과 그 가족이 이용할 수 있는 복지시책을 적극적으로 홍보하여야 하며, 국민이 발달장애인을 올바르게 이해하도록 하는 데에 필요한 정책을 강구하여야 한다.

⑤ 국가와 지방자치단체는 제1항부터 제4항까지의 책무를 효율적으로 수행하기 위하여 필요한 인력 및 예산을 확보할 수 있다.

제5조(국민의 책무) 모든 국민은 발달장애인의 인격을 존중하고 사회통합의 이념에 기초하여 발달장애인의 복지향상에 협력하여야 한다.

제5조의2(홍보영상의 제작 · 배포 · 송출) ① 보건복지부장관은 발달장애인에 대한 차별 · 편견 및 학대의 예방과 방지 등에 관한 홍보영상을 제작하여 「방송법」 제2조제23호에 따른 방송편성책임자에게 배포하여야 한다.

② 보건복지부장관은 「방송법」 제2조제3호에 따른 방송사업자에게 같은 법 제73조제4항에 따라 대통령령으로 정하는 비상업적 공익광고 편성비율의 범위에서 제1항에 따른 홍보영상을 채널별로 송출하도록 요청할 수 있다.

③ 보건복지부장관은 「방송법」 제2조제12호에 따른 전광판방송사업자에게 같은 법 제73조제4항에 따라 대통령령으로 정하는 비상업적 공익광고 편성비율의 범위에서 제1항에 따른 홍보영상을 전광판으로 송출하도록 요청할 수 있다.

④ 제2항에 따른 방송사업자와 제3항에 따른 전광판방송사업자는 제1항에 따른 홍보영상 외에 독자적인 홍보영상을 제작하여 송출할 수 있다. 이 경우 보건복지부장관에게 필요한 협조 및 지원을 요청할 수 있다. [본조신설 2021. 12. 21.]

제6조(실태조사) ① 보건복지부장관은 발달장애인의 실태파악과 복지정책 수립을 위한 기초자료로 활용하기 위하여 3년마다 발달장애인과 그 가족에 대한 실태조사를 실시하여야 한다.

② 제1항에 따른 실태조사는 「장애인복지법」 제31조에 따른 장애실태조사와 함께 실시할 수 있다.

③ 제1항에 따른 실태조사의 방법, 대상 및 내용 등에 필요한 사항은 대통령령으로 정한다.

제7조(다른 법률과의 관계) 발달장애인의 권리보호나 복지지원에 관하여 이 법에서 정한 사항에 대하여는 다른 법률에 우선하여 이 법을 적용한다.

제2장 권리의 보장

제8조(자기결정권의 보장) ① 발달장애인은 자신의 주거지의 결정, 의료행위에 대한 동의나 거부, 타인과의 교류, 복지서비스의 이용 여부와 서비스 종류의 선택 등을 스스로 결정한다.

② 누구든지 발달장애인에게 의사결정이 필요한 사항과 관련하여 충분한 정보와 의사결정에 필요한 도움을 제공하지 아니하고 그의 의사결정능력을 판단하여서는 아니 된다.

③ 제1항 및 제2항에도 불구하고 스스로 의사를 결정할 능력이 충분하지 아니하다고 판단할 만한 상당한 이유가 있는 경우에는 보호자가 발달장애인의 의사결정을 지원할 수 있다. 이 경우 보호자는 발달장애인 당사자에게 최선의 이익이 되도록 하여야 한다.

제9조(성년후견제 이용지원) ① 지방자치단체의 장은 성년인 발달장애인이 다음 각 호의 어느 하나에 해당하여 후견인을 선임할 필요가 있음에도 불구하고 자력으로 후견인을 선임하기 어렵다고 판단되는 경우에는 그를 위하여 「민법」에 따라 가정법원에 성년후견개시, 한정후견개시 또는 특정후견의 심판을 청구할 수 있다.

1. 일상생활에서 의사를 결정할 능력이 충분하지 아니하거나 매우 부족하여 의사결정의 대리 또는 지원이 필요하다고 볼 만한 상당한 이유가 있는 경우
2. 발달장애인의 권리를 적절하게 대변하여 줄 가족이 없는 경우
3. 별도의 조치가 없으면 권리침해의 위험이 상당한 경우

② 지방자치단체의 장이 제1항에 따라 성년후견개시, 한정후견개시 또는 특정후견의 심판을 청구할 때에는 대통령령으로 정하는 요건을 충족하는 사람 또는 법인을 후견인 후보자로 하여 그 사람 또는 법인을 후견인으로 선임하여 줄 것을 함께 청구하여야 한다.

③ 지방자치단체의 장은 제33조제1항에 따른 중앙발달장애인지원센터의 장에게 제2항에 따른 후견인 후보자를 추천하여 줄 것을 의뢰할 수 있다.

④ 국가와 지방자치단체는 제1항 및 제2항에 따라 선임된 후견인의 후견사무의 수행에 필요한 비용의 일부를 예산의 범위에서 보건복지부령으로 정하는 바에 따라 지원할 수 있다.

⑤ 제1항부터 제4항까지에 따른 성년후견제 이용지원의 요건, 후견인 후보자의 자격 및 추천 절차, 후견인 후견사무에 필요한 비용 지원 등에 필요한 사항은 보건복지부령으로 정한다.

제10조(의사소통지원) ① 국가와 지방자치단체는 발달장애인의 권리와 의무에 중대한 영향을 미치는 법령과 각종 복지지원 등 중요한 정책정보를 발달장애인이 이해하기 쉬운 형태로 작성하여 배포하여야 한다.

② 교육부장관은 발달장애인이 자신의 의사를 원활하게 표현할 수 있도록 학습에 필요한 의사소통도구를 개발하고 의사소통지원 전문인력을 양성하여 발달장애인에게 도움이 될 수 있도록 「초 · 중등교육법」 제2조 각 호의 학교와 「평생교육법」 제2조제2호의 평생교육기관 등을 통하여 필요한 교육을 실시하여야 한다.

③ 행정안전부장관은 국가와 지방자치단체의 민원담당 직원이 발달장애인과 효과적으로 의사소통할 수 있도록 의사소통 지침을 개발하고 필요한 교육을 실시하여야 한다. 〈개정 2014. 11. 19., 2017. 7. 26.〉

④ 제1항부터 제3항까지에 따른 정책정보의 작성 및 배포, 의사소통도구의 개발 · 교육 및 전문인력 양성, 민원담당 직원에 대한 의사소통 지침 개발 및 교육 등에 필요한 사항은 대통령령으로 정한다.

제11조(자조단체의 결성 등) ① 발달장애인은 자신의 권익을 보호하고 사회참여를 제고하기 위하여 자조단체(自助團體)를 구성할 수 있다.

② 국가와 지방자치단체는 예산의 범위에서 「장애인복지법」 제63조에 따라 자조단체의 활동에 필요한 경비를
지원할 수 있다.

제12조(형사 · 사법 절차상 권리보장) ① 경찰청장, 해양경찰청장 및 제주특별자치도지사는 「국가공무원법」 제2조제2항제2호에 따른 경찰공무원과 「지방공무원법」 제2조제2항제2호에 따른 자치경찰공무원에게 발달장애인에 대한 올바른 인식확산을 위한 교육을 실시하여야 한다. 〈개정 2014. 11. 19., 2017. 7. 26.〉

② 발달장애인이 재판의 당사자가 된 경우 그의 보호자, 제33조에 따른 중앙발달장애인지원센터 및 지역발달장애인지원센터(이하 "발달장애인지원센터"라 한다)의 직원이나 그 밖에 발달장애인과 신뢰관계에 있는 사람은 법원의 허가를 받아 법원의 심리과정에서 발달장애인을 위한 보조인이 될 수 있다.

③ 법원은 발달장애인을 증인으로 신문하는 경우 발달장애인 본인, 검사, 보호자, 발달장애인지원센터의 장의 신청이 있는 때에는 재판에 중대한 지장을 줄 우려가 있는 등 부득이한 경우가 아니면 발달장애인과 신뢰관계에 있는 사람을 동석하게 하여야 한다.

④ 수사기관이 발달장애인을 조사하는 경우에도 제2항 및 제3항을 따라야 한다.

제13조(발달장애인에 대한 전담조사제) ① 검찰총장은 각 지방검찰청 검사장(檢事長)으로 하여금 발달장애인 전담 검사(이하 이 조에서 "전담검사"라 한다)를 지정하도록 하여 특별한 사정이 없으면 이들로 하여금 발달장애인을 조사 또는 심문하게 하여야 한다.

② 경찰청장은 각 경찰서장으로 하여금 발달장애인 전담 사법경찰관(이하 이 조에서 "전담사법경찰관"이라 한다)을 지정하도록 하여 특별한 사정이 없으면 이들로 하여금 발달장애인을 조사 또는 심문하게 하여야 한다.

③ 검찰총장 및 경찰청장은 전담검사 및 전담사법경찰관에게 발달장애인의 특성에 대한 전문지식과 의사소통 방법 및 발달장애인 보호를 위한 수사방법 등에 관한 교육을 실시하여야 한다.

④ 검찰총장 및 경찰청장은 전담검사 및 전담사법경찰관에게 예산의 범위에서 수당을 지급할 수 있다.

⑤ 해양경찰청장 및 제주특별자치도지사도 제2항부터 제4항까지의 규정을 따라야 한다. 〈개정 2014. 11. 19., 2017. 7. 26.〉

제14조(발달장애인 대상 범죄 방지) ① 국가와 지방자치단체는 발달장애인에 대한 다음 각 호의 범죄(이하 "유기등"이라 한다)를 예방하고 근절하기 위한 대책을 마련하여 추진하

여야 한다.

1. 「형법」 제271조에 따른 유기 또는 존속유기
2. 「형법」 제273조에 따른 학대 또는 존속학대
3. 「형법」 제287조부터 제292조까지에 따른 약취, 유인, 인신매매, 상해 · 치상, 살인 · 치사, 수수 · 은닉 등
4. 「성폭력범죄의 처벌 등에 관한 특례법」 제2조에 따른 성폭력범죄
5. 「아동학대범죄의 처벌 등에 관한 특례법」 제2조제4호의 아동학대범죄
6. 그 밖에 발달장애인에게 특히 빈번하게 발생하는 범죄로서 대통령령으로 정하는 범죄

② 경찰청장, 해양경찰청장 및 제주특별자치도지사는 발달장애인에 대한 유기등의 발생 사례가 없는지 소속 경찰공무원 · 자치경찰공무원에게 관할 지역을 정기적으로 탐문하고 조사하도록 하여야 한다. 〈개정 2014. 11. 19., 2017. 7. 26.〉

제15조(신고의무) ① 누구든지 발달장애인에 대한 유기등의 발생 사실을 알게 된 경우에는 발달장애인지원센터 또는 수사기관에 신고할 수 있다.

② 다음 각 호의 어느 하나에 해당하는 사람은 그 직무상 발달장애인에 대한 유기등의 발생 사실을 알게 된 경우에는 즉시 발달장애인지원센터 또는 수사기관에 신고하여야 한다. 〈개정 2016. 5. 29.〉

1. 「사회복지사업법」 제34조에 따른 사회복지시설의 장과 그 종사자
2. 「장애인활동 지원에 관한 법률」 제16조에 따른 활동지원인력, 같은 법 제20조에 따른 활동지원기관의 장과 그 종사자
3. 「의료법」 제2조제1항의 의료인과 같은 법 제3조제1항의 의료기관의 장
4. 「의료기사 등에 관한 법률」 제1조의2제1호의 의료기사
5. 「응급의료에 관한 법률」 제36조에 따른 응급구조사
6. 「소방기본법」 제34조에 따른 구조대 및 구급대의 대원
7. 「정신건강증진 및 정신질환자 복지서비스 지원에 관한 법률」 제3조제3호에 따른 정신건강복지센터의 장과 그 종사자
8. 「영유아보육법」 제10조 각 호의 어린이집의 원장 등 보육교직원
9. 「유아교육법」 제20조에 따른 유치원의 교직원 및 같은 법 제23조에 따른 유치원의 강사, 기간제 교사 또는 명예교사 등
10. 「초 · 중등교육법」 제19조에 따른 교직원, 같은 법 제19조의2에 따른 전문상담교사 및 같은 법 제22조에 따른 산학겸임교사 · 명예교사 또는 강사 등

11. 「학원의 설립 · 운영 및 과외교습에 관한 법률」 제6조에 따른 학원의 운영자와 그 종사자 및 같은 법 제14조에 따른 교습소의 교습자 등 종사자
12. 「성폭력방지 및 피해자보호 등에 관한 법률」 제10조에 따른 성폭력피해상담소의 장과 그 종사자 및 같은 법 제12조에 따른 성폭력피해자보호시설의 장과 그 종사자
13. 「성매매방지 및 피해자보호 등에 관한 법률」 제9조에 따른 지원시설의 장과 그 종사자 및 같은 법 제17조에 따른 성매매피해상담소의 장과 그 종사자
14. 「가정폭력방지 및 피해자보호 등에 관한 법률」 제5조에 따른 가정폭력 관련 상담소의 장과 그 종사자 및 같은 법 제7조의2에 따른 가정폭력피해자 보호시설의 장과 그 종사자
15. 「건강가정기본법」 제35조에 따른 건강가정지원센터의 장과 건강가정사 등 그 종사자
16. 「노인장기요양보험법」 제2조제5호의 장기요양요원

③ 관계 중앙행정기관의 장은 보건복지부령으로 정하는 바에 따라 제2항 각 호에 해당하는 사람의 자격 취득 과정이나 보수교육 과정 등에 발달장애인에 대한 유기등에 대한 신고의무와 관련된 교육 내용을 포함하도록 하여야 한다.

④ 발달장애인지원센터 또는 수사기관의 장이나 직원은 제1항 및 제2항에 따른 신고인의 인적 사항 또는 신고인임을 미루어 알 수 있는 사실을 다른 사람에게 알려주거나 공개하여서는 아니 된다.

제16조(현장조사) ① 발달장애인에 대한 유기등의 신고를 접수한 발달장애인지원센터의 직원이나 사법경찰관리는 지체 없이 그 현장에 출동하여야 한다. 이 경우 발달장애인지원센터의 장이나 수사기관의 장은 서로 발달장애인에 대한 유기등의 현장에 동행하여 줄 것을 요청할 수 있고 요청받은 발달장애인지원센터의 장이나 수사기관의 장은 정당한 사유가 없으면 그 소속 직원이나 사법경찰관리가 동행하도록 조치하여야 한다.

② 제15조에 따른 신고를 접수한 발달장애인지원센터의 직원이나 사법경찰관리는 발달장애인에 대한 유기등의 행위가 행하여지고 있는 것으로 신고된 현장에 출입하여 발달장애인 또는 유기등 행위자 등 관계인에 대하여 조사를 하거나 질문을 할 수 있다. 이 경우 발달장애인지원센터의 직원은 그 발달장애인의 보호를 위한 범위에서만 조사 또는 질문을 할 수 있다.

③ 제2항에 따라 조사 또는 질문을 하는 발달장애인지원센터의 직원이나 사법경찰관리는 그 권한을 표시하는 증표를 지니고 이를 관계인에게 보여 주어야 한다.

④ 누구든지 발달장애인지원센터의 직원이나 사법경찰관리가 제1항 및 제2항에 따른 업

무를 수행할 때에 폭행이나 협박을 하거나 현장조사를 거부하는 등 업무수행을 방해하는 행위를 하여서는 아니 된다.

제17조(보호조치 등) ① 발달장애인지원센터의 장은 발달장애인에 대한 유기등이 발생하였다고 믿을 만한 상당한 이유가 있고, 발달장애인을 그 가해자로 추정되는 사람으로부터 격리하거나 치료할 필요가 있는 경우 발달장애인을 임시로 보호하기 위하여 제4항에 따라 지정된 쉼터(이하 "위기발달장애인쉼터"라 한다) 또는 의료기관에 인도하는 등 발달장애인이 안전한 곳에서 보호받을 수 있도록 조치하여야 한다.

② 발달장애인지원센터의 장은 제1항에 따라 발달장애인을 격리하여 보호하는 경우 그 사실을 관할 특별시장 · 광역시장 · 특별자치시장 · 도지사 · 특별자치도지사(이하 "시 · 도지사"라 한다) 또는 시장 · 군수 · 구청장(자치구의 구청장을 말한다. 이하 같다)에게 즉시 통보하여야 하고, 그 격리기간은 7일을 넘을 수 없다. 다만, 대통령령으로 정하는 사유가 있는 경우에는 시 · 도지사 또는 시장 · 군수 · 구청장의 사전 승인을 받아 7일 이내에서 이를 연장할 수 있다.

③ 발달장애인지원센터의 장은 제2항에 따른 격리기간이 끝나기 전에 대통령령으로 정하는 바에 따라 피해 발달장애인의 복리를 위하여 「장애인복지법」 제60조의2, 「성폭력방지 및 피해자보호 등에 관한 법률」 제15조 또는 「가정폭력방지 및 피해자보호 등에 관한 법률」 제7조의3에 따른 시설 입소를 통한 보호조치를 시 · 도지사 또는 시장 · 군수 · 구청장에게 의뢰할 수 있다.

④ 위기발달장애인쉼터는 보건복지부령으로 정하는 바에 따라 「장애인복지법」 제58조제1항제1호의 장애인 거주시설 중에서 지정하여 운영하여야 한다.

⑤ 국가와 지방자치단체는 예산의 범위에서 제1항부터 제4항까지의 보호조치를 수행하는 데 필요한 경비의 전부 또는 일부를 지원할 수 있다.

제3장 복지지원 및 서비스

제18조(복지서비스의 신청) ① 발달장애인은 다음 각 호의 복지지원 및 서비스(이하 "복지서비스"라 한다), 「사회보장기본법」 제3조에 따른 사회보험, 공공부조 및 사회서비스를 스스로 신청하여야 한다. 〈개정 2021. 6. 8.〉

1. 「장애인복지법」 제55조 및 「장애인활동 지원에 관한 법률」에 따른 활동지원급여

2. 「장애아동 복지지원법」 제21조에 따른 발달재활서비스지원, 같은 법 제23조에 따른 가족지원, 같은 법 제24조에 따른 돌봄 및 일시적 휴식지원 서비스지원, 같은 법 제25조에 따른 지역사회 전환 서비스지원 및 같은 법 제26조에 따른 문화 · 예술 등 복지지원

3. 제24조에 따른 재활 및 발달 지원, 제27조에 따른 문화 · 예술 · 여가 · 체육 활동 등 지원, 제29조의2에 따른 주간활동 · 방과 후 활동 지원, 제31조에 따른 보호자에 대한 상담지원 및 제32조에 따른 휴식지원 등

4. 그 밖에 보건복지부장관이 정하는 서비스

② 발달장애인이 의사를 결정할 능력이 충분하지 아니하다고 판단할 만한 상당한 이유가 있는 경우에는 보호자가 제1항에 따른 신청을 할 수 있다. 이 경우 보호자의 신청은 발달장애인의 신청으로 본다.

③ 제2항에도 불구하고 보호자가 제1항에 따른 신청을 하지 아니하는 경우 「사회보장급여의 이용 · 제공 및 수급권자 발굴에 관한 법률」 제43조에 따른 사회복지전담공무원(이하 "사회복지전담공무원"이라 한다)은 발달장애인에 대한 복지지원이 누락되지 아니하도록 하기 위하여 발달장애인의 동의를 받아 관할 지역에 거주하는 발달장애인에 대한 복지서비스를 직권으로 신청할 수 있다. 다만, 발달장애인이 심신미약 또는 심신상실인 경우 등 대통령령으로 정하는 경우에는 발달장애인의 동의를 생략할 수 있다. 〈개정 2021. 6. 8.〉

④ 사회복지전담공무원은 제3항 단서에 따라 발달장애인의 동의 없이 복지서비스를 직권으로 신청한 경우 그 사실을 특별자치시장 · 특별자치도지사 · 시장 · 군수 · 구청장에게 지체 없이 보고하여야 한다. 〈신설 2021. 6. 8.〉

⑤ 제3항에 따른 사회복지전담공무원의 신청은 발달장애인의 신청으로 본다. 〈신설 2021. 6. 8.〉

⑥ 제1항부터 제3항까지에 따른 신청을 하는 경우 신청자는 해당 발달장애인 개인의 특성을 고려한 복지서비스를 제공받을 수 있도록 개인별 복지서비스에 관한 제공계획(이하 "개인별지원계획"이라 한다)을 수립하여 줄 것을 특별자치시장 · 특별자치도지사 · 시장 · 군수 · 구청장에게 신청할 수 있다. 〈개정 2021. 6. 8.〉

⑦ 제1항부터 제6항까지에 따른 복지서비스의 대상, 복지서비스 및 개인별지원계획의 신청 방법 및 절차 등에 필요한 사항은 보건복지부령으로 정한다. 〈개정 2021. 6. 8.〉

제19조(개인별지원계획의 수립) ① 특별자치시장 · 특별자치도지사 · 시장 · 군수 · 구청장은

개인별지원계획의 수립을 신청받은 경우 대상자 선정 여부 및 복지서비스 내용을 결정하여 제33조제2항에 따른 지역발달장애인지원센터(이하 "지역발달장애인지원센터"라 한다)의 장에게 개인별지원계획의 수립을 의뢰하여야 한다.

② 지역발달장애인지원센터의 장은 개인별지원계획의 수립을 의뢰 받은 경우 제1항에 따라 결정된 복지서비스의 범위에서 발달장애인 및 그 가족의 특성을 고려하여 복지서비스의 내용, 방법 등이 포함된 개인별지원계획을 수립하여야 한다.

③ 개인별지원계획을 수립할 때에는 발달장애인에게 적합한 의사소통의 방식으로 의견진술의 기회가 충분히 제공되어야 한다.

④ 지역발달장애인지원센터의 장은 복지서비스 대상자에 대하여 수립된 개인별지원계획의 승인을 특별자치시장 · 특별자치도지사 · 시장 · 군수 · 구청장에게 요청하여야 하며, 개인별지원계획은 특별자치시장 · 특별자치도지사 · 시장 · 군수 · 구청장의 적합성 심사를 거쳐 승인을 얻은 경우 효력을 가진다.

⑤ 지역발달장애인지원센터의 장은 개인별지원계획의 적합성 심사 결과를 발달장애인 및 그 보호자에게 통보하여야 한다.

⑥ 개인별지원계획을 통보받은 발달장애인과 그 보호자는 발달장애인의 복지 욕구를 고려하여 개인별지원계획의 변경 · 수정을 지역발달장애인지원센터의 장에게 신청할 수 있다.

⑦ 개인별지원계획을 변경 · 수정하는 경우에는 제4항과 제5항의 절차를 따른다.

⑧ 제1항부터 제7항까지에 따른 개인별지원계획 수립의 의뢰 방법 및 절차, 수립 방법 및 내용, 승인통보 · 신청 · 변경 · 수정 방법 및 절차 등에 필요한 사항은 보건복지부령으로 정한다.

제20조(발달장애인과 복지서비스 제공기관 등의 연계) ① 지역발달장애인지원센터의 장은 특별자치시장 · 특별자치도지사 · 시장 · 군수 · 구청장에 의하여 복지서비스 대상자로 선정된 발달장애인과 그 가족에게 개인별지원계획에 따라 복지서비스 제공기관 등을 연계하여야 한다.

② 지역발달장애인지원센터의 장은 복지서비스 대상자와 복지서비스 제공기관 등을 연계할 때에는 복지서비스 대상자에게 복지서비스 제공시간 및 방법 · 비용부담 등 관련 정보를 제공하여야 한다.

③ 제2항에 따라 제공하여야 하는 관련 정보의 제공방법 및 범위 등에 필요한 사항은 보건복지부령으로 정한다.

제21조(계좌의 관리 등) ① 발달장애인이 지급받을 복지지원이 현금으로 지급되는 경우에

는 그의 명의로 개설된 예금계좌로 입금하여야 하며, 예금의 인출 및 다른 계좌로의 이체 등 관리도 발달장애인 스스로 하여야 한다.

② 발달장애인에게 의사를 결정할 능력이 충분하지 아니하다고 판단할 만한 상당한 이유가 있는 경우에는 보호자가 제1항에 따른 계좌 관리를 대행할 수 있으며 보호자가 없는 경우에는 지방자치단체의 장이 발달장애인을 대신하여 계좌를 관리할 사람(이하 "계좌관리인"이라 한다)을 지정할 수 있다.

③ 계좌관리인의 자격 및 지정 절차 등에 필요한 사항은 보건복지부령으로 정한다.

제22조(계좌 관리의 점검 등) ① 지방자치단체의 장은 보건복지부장관이 정하는 바에 따라 발달장애인의 보호자 및 계좌관리인이 발달장애인의 계좌를 발달장애인의 이익을 위하여 적절하게 관리하는지 점검할 수 있다. 다만, 제2조제2호나목 또는 라목에 해당하는 보호자와 계좌관리인의 경우에는 그 계좌 관리를 점검하여야 한다.

② 지방자치단체의 장이 제1항에 따른 점검을 하는 때에는 통장 등 필요한 자료의 열람 또는 제출을 요구할 수 있으며, 필요한 질문을 할 수 있다. 이 경우 발달장애인의 보호자 및 계좌관리인은 점검에 협조하여야 하며 통장 등 필요한 자료의 열람 또는 제출 요구 등에 따라야 한다.

③ 지방자치단체의 장은 현금으로 지급된 복지지원이 발달장애인의 의사에 반하거나 발달장애인의 이익을 위하여 관리되고 있지 아니하다고 판단되는 경우 사실관계를 조사하여 계좌관리인을 변경하거나 후견인을 선임하도록 하는 등 필요한 조치를 하여야 한다.

④ 제1항부터 제3항까지에 따른 계좌 관리, 점검의 절차 · 대상 · 내용, 조치방법 등에 필요한 사항은 보건복지부령으로 정한다.

제23조(조기진단 및 개입) ① 국가와 지방자치단체는 발달장애인의 장애를 조기에 발견하기 위하여 검사도구의 개발, 영유아를 둔 부모에 대한 정보제공 및 홍보 등 필요한 정책을 적극적으로 강구하여야 한다.

② 보건복지부장관은 발달장애가 의심되는 영유아에 대하여 발달장애 정밀진단 비용을 지원할 수 있다.

③ 제2항에 따른 지원 대상, 지원의 내용 등에 필요한 사항은 보건복지부령으로 정한다.

제24조(재활 및 발달 지원) ① 국가와 지방자치단체는 발달장애인이 자신의 장애에도 불구하고 잠재적인 능력을 최대한 계발할 수 있도록 발달장애인에게 적절한 재활치료와 발달재활서비스 등을 제공하도록 노력하여야 한다.

② 보건복지부장관은 발달장애의 원인규명과 치료 및 행동문제 등의 완화를 위한 연구

및 의료 지원체계를 구축하여야 한다.

③ 국가와 지방자치단체는 발달장애인의 특성과 요구에 맞는 체계적이고 효율적인 의료 지원을 위하여 발달장애인 거점병원을 지정할 수 있다.

④ 국가와 지방자치단체는 자해 · 공격 등 행동문제로 인하여 일상생활에 곤란을 겪는 발달장애인을 전문적으로 지원하기 위하여 대통령령으로 정하는 바에 따라 행동발달증진센터를 설치 · 운영할 수 있다.

⑤ 국가와 지방자치단체는 예산의 범위에서 제1항부터 제4항까지의 사업을 수행하는 데 필요한 경비의 전부 또는 일부를 지원할 수 있다.

⑥ 제3항에 따른 거점병원의 지정 및 제4항에 따른 행동발달증진센터의 설치 · 운영 등에 필요한 사항은 보건복지부령으로 정한다.

제25조(고용 및 직업훈련 지원) ① 국가와 지방자치단체는 발달장애인이 자신의 능력을 최대한 활용하여 직업생활을 영위할 수 있도록 필요한 조치를 강구하여야 한다.

② 보건복지부장관은 장애의 정도가 심한 발달장애인의 능력과 특성에 적합한 직업훈련을 지원하기 위하여 발달장애인에 특화된 직업훈련을 하는 직업재활시설을 설치 · 운영할 수 있다.

③ 제2항에 따른 직업재활시설의 설치 · 운영에 필요한 사항은 보건복지부령으로 정한다.

제26조(평생교육 지원) ① 국가와 지방자치단체는 발달장애인에게 「교육기본법」 제3조 및 제4조에 따른 평생교육의 기회가 충분히 부여될 수 있도록 특별자치시 · 특별자치도 · 시 · 군 · 구(자치구를 말한다. 이하 같다)별로 「평생교육법」 제2조제2호의 평생교육기관을 지정하여 발달장애인을 위한 교육과정을 적절하게 운영하도록 조치하여야 한다.

② 제1항에 따른 평생교육기관의 지정 기준과 절차, 발달장애인을 위한 교육과정의 기준, 교육제공인력의 요건 등은 교육부장관이 보건복지부장관과 협의하여 정한다.

③ 국가와 지방자치단체는 제1항에 따라 지정된 평생교육기관에 대하여 예산의 범위에서 발달장애인을 위한 교육과정의 운영에 필요한 경비의 전부 또는 일부를 지원할 수 있다.

제27조(문화 · 예술 · 여가 · 체육 활동 등 지원) ① 국가와 지방자치단체는 발달장애인이 영화, 전시관, 박물관 및 국가 · 지방자치단체 등이 개최하는 각종 행사 등을 관람 · 참여 · 향유할 수 있도록 발달장애인을 지원할 수 있다.

② 국가와 지방자치단체는 발달장애인의 문화 · 예술 · 여가 · 체육 활동을 장려하기 위하여 발달장애인의 특성과 흥미에 적합한 방식으로 설계된 시설, 놀이기구, 프로그램 및 그 밖의 장비 등을 지원할 수 있다.

③ 국가와 지방자치단체는 발달장애인의 생활체육을 활성화시키기 위하여 생활체육 행사 및 생활체육 관련 단체를 지원할 수 있다.

④ 제1항부터 제3항까지에서 규정한 사항 외에 문화 · 예술 · 여가 · 체육 활동 등 지원을 위하여 필요한 사항은 대통령령으로 정한다.

제28조(소득보장) 국가와 지방자치단체는 발달장애인의 특수한 어려움을 고려하여 발달장애인이 적정한 생활수준을 유지할 수 있도록 장애인 연금제도 등 관련 장애인 복지제도의 개선을 위하여 노력하여야 한다.

제29조(거주시설 · 돌봄 지원) ① 국가와 지방자치단체는 발달장애인의 특성에 맞는 거주시설 지원을 위하여 필요한 시책을 강구하여야 한다.

② 삭제 〈2021. 6. 8.〉

③ 국가와 지방자치단체는 발달장애인과 그 가족의 특성과 요구에 따른 돌봄 지원을 제공하기 위하여 노력하여야 한다.

[제목개정 2021. 6. 8.]

제29조의2(주간활동 · 방과 후 활동 지원) ① 국가와 지방자치단체는 발달장애인의 낮 시간 활동 및 지역사회 참여를 효과적으로 지원하기 위하여 주간활동서비스를 제공할 수 있다.

② 국가와 지방자치단체는 청소년 발달장애학생의 방과 후 활동을 지원하고 그 가족의 양육부담을 경감하기 위하여 청소년 발달장애학생 방과 후 활동서비스를 제공할 수 있다.

③ 제1항 및 제2항에 따른 주간활동서비스 및 청소년 발달장애학생 방과 후 활동서비스의 내용 · 방법 등 필요한 사항은 보건복지부령으로 정한다.

[본조신설 2021. 6. 8.]

제4장 발달장애인 가족 및 보호자 지원

제30조(보호자에 대한 정보제공과 교육) ① 국가와 지방자치단체는 발달장애인의 보호자가 발달장애인을 적절하게 보호 및 양육하는 데 필요한 정보를 제공하거나 관련 교육을 할 수 있다.

② 국가와 지방자치단체는 발달장애인의 건전한 성가치관 형성과 성범죄 예방을 위하여 발달장애인과 그 보호자를 대상으로 성교육을 실시할 수 있다. 〈신설 2019. 12. 3.〉

③ 제1항에 따라 제공하는 정보와 교육 및 제2항에 따라 실시하는 성교육의 내용과 방법

등에 필요한 사항은 보건복지부령으로 정한다. 〈개정 2019. 12. 3.〉

④ 국가와 지방자치단체는 예산의 범위에서 제1항에 따른 정보제공과 교육 및 제2항에 따른 성교육의 실시에 필요한 경비의 전부 또는 일부를 지원할 수 있다. 〈개정 2019. 12. 3.〉

제31조(보호자에 대한 상담지원) ① 국가와 지방자치단체는 발달장애인과 동거하는 보호자에게 전문적인 심리상담 서비스를 제공할 수 있다.

② 제1항에 따라 제공하는 심리상담 서비스의 내용과 방법 등에 필요한 사항은 보건복지부령으로 정한다.

③ 국가와 지방자치단체는 예산의 범위에서 제1항에 따른 심리상담 서비스에 필요한 경비의 전부 또는 일부를 지원할 수 있다.

제32조(휴식지원 등) ① 국가와 지방자치단체는 발달장애인 가족의 일상적인 양육부담을 경감하고 보호자의 정상적인 사회활동을 돕기 위하여 돌봄 및 일시적 휴식 지원 서비스를 제공할 수 있다.

② 국가와 지방자치단체는 발달장애인의 형제 · 자매로서 발달장애인이 아닌 아동 및 청소년이 건전하게 성장할 수 있도록 이들의 정서발달과 심리적 부담 해소 등을 위한 프로그램 운영을 지원할 수 있다.

③ 제1항 및 제2항에 따른 지원을 제공할 때에는 발달장애인 가족의 경제적 능력 등을 고려하여 지원할 대상 및 내용을 결정할 수 있다.

④ 제1항 및 제2항에 따른 지원의 대상 · 기준 및 방법 등에 필요한 사항은 보건복지부령으로 정한다.

제5장 발달장애인지원센터 등

제33조(발달장애인지원센터) ① 보건복지부장관은 제4조에 따른 책무를 효과적으로 수행하고 발달장애인에 대한 통합적 지원체계를 마련하기 위하여 중앙발달장애인지원센터를 설치하여야 한다.

② 시 · 도지사는 발달장애인의 권리보호 활동, 당사자와 그 가족에 대한 상담 등을 담당하는 지역발달장애인지원센터를 특별시 · 광역시 · 특별자치시 · 도 · 특별자치도에 설치하여야 한다. 이 경우 시 · 도지사는 필요성을 고려하여 지역발달장애인지원센터를 시 · 군 · 구에 설치할 수 있다.

③ 시 · 도지사는 지역발달장애인지원센터를 시 · 군 · 구에 설치하는 경우 둘 이상의 시 · 군 · 구를 통합하여 하나의 지역발달장애인지원센터를 설치 · 운영할 수 있다. 이 경우 시 · 도지사는 지역발달장애인지원센터의 설치 · 운영에 필요한 비용을 관할 구역의 발달장애인 수 등을 고려하여 시장 · 군수 · 구청장에게 공동으로 부담하게 할 수 있다.

④ 제1항 및 제2항에 따른 발달장애인지원센터의 설치기준과 운영, 직원의 자격과 배치기준 및 절차 등에 필요한 사항은 보건복지부령으로 정한다.

⑤ 발달장애인지원센터는 발달장애인(보호자를 포함한다)이 참여하는 운영위원회를 구성 · 운영할 수 있다.

⑥ 제5항에 따른 운영위원회 설치 · 운영에 필요한 사항은 보건복지부령으로 정한다.

⑦ 국가와 지방자치단체는 예산의 범위에서 발달장애인지원센터의 설치 및 운영에 필요한 경비의 전부 또는 일부를 지원할 수 있다.

제34조(발달장애인지원센터의 임무) ① 중앙발달장애인지원센터는 다음 각 호의 업무를 수행한다.

1. 발달장애인에 대한 연구수행 지원
2. 발달장애인이 이용 가능한 복지정보 데이터베이스 구축 및 정보 제공
3. 발달장애인 가족 및 관련 서비스 종사자에 대한 지침 · 편람 마련 및 교육지원
4. 발달장애인에 대한 인식개선 홍보
5. 발달장애인 지원 프로그램 개발
6. 지역발달장애인지원센터의 지원
7. 제9조제3항에 따른 후견인 후보자의 추천
8. 발달장애인 권리침해의 모니터링 및 권리구제의 지원
9. 그 밖에 보건복지부장관이 필요하다고 인정하는 사항

② 지역발달장애인지원센터는 다음 각 호의 업무를 수행한다. 〈개정 2020. 4. 7.〉

1. 발달장애인에 대한 개인별지원계획의 수립
2. 발달장애인을 위한 복지지원 정보의 제공 및 연계
3. 발달장애인 가족 및 관련 서비스 종사자에 대한 교육지원
4. 발달장애인에게 서비스를 제공하는 기관에 대한 정보의 축적 및 관리
5. 발달장애 조기 발견과 발달장애인에 대한 인식개선을 위한 지역사회 홍보
6. 발달장애인 및 그 가족에 대한 상담지원
7. 발달장애인 주간활동 서비스 및 청소년 발달장애학생 방과 후 활동서비스 사업 지원

8. 제2조제2호라목에 따른 보호자에 대한 감독
9. 제9조에 따라 선임된 후견인에 대한 감독지원 및 후견업무의 지원
10. 제16조 및 제17조에 따른 현장조사 및 보호조치 등 발달장애인의 권리구제 지원
11. 그 밖에 보건복지부장관이 필요하다고 인정하는 사항

③ 발달장애인지원센터에는 대통령령으로 정하는 자격을 가진 특수교사, 사회복지사, 변호사 등 필요한 인력을 적절히 배치하여 발달장애인이 복지 및 법률 서비스를 받을 수 있도록 노력하여야 한다.

④ 발달장애인지원센터는 발달장애인 동료에 대한 상담 및 교육 등의 역할을 수행할 수 있는 발달장애인을 채용할 수 있다.

⑤ 제3항 및 제4항에 따른 인력 배치 및 채용 등에 필요한 사항은 보건복지부령으로 정한다.

제35조(관계 기관의 협조) ① 지역발달장애인지원센터는 다음 각 호의 기관의 장에게 발달장애인에 대한 서비스 제공 현황 등 관련 정보의 제공을 요청할 수 있다. 이 경우 협조요청을 받은 기관의 장은 특별한 사유가 없으면 이에 따라야 한다. 〈개정 2015. 12. 29., 2021. 6. 8.〉

1. 제25조제2항에 따라 설치 · 운영되는 직업재활시설
2. 제26조제1항에 따라 지정되어 발달장애인을 위한 교육과정을 운영하는 평생교육기관
3. 제29조의2 및 제30조부터 제32조까지에 따른 서비스를 제공하는 기관
4. 「장애인복지법」 제58조에 따른 장애인복지시설
5. 「장애아동 복지지원법」 제21조제3항에 따라 지정된 발달재활서비스 제공기관
6. 「장애아동 복지지원법」 제24조에 따른 돌봄 및 일시적 휴식지원 서비스를 제공하는 기관
7. 「장애인활동 지원에 관한 법률」 제2조제6호의 활동지원기관
8. 「장애인고용촉진 및 직업재활법」 제9조에 따른 장애인 직업재활 실시 기관
9. 「영유아보육법」 제2조제3호의 어린이집
10. 「유아교육법」 제2조제2호의 유치원
11. 「초 · 중등교육법」 제2조 각 호의 학교
12. 「노숙인 등의 복지 및 자립지원에 관한 법률」 제16조제1항제1호부터 제4호까지에 따른 노숙인복지시설
13. 그 밖에 보건복지부령으로 정하는 기관

② 제1항에 따라 각 기관별로 제공을 요청할 수 있는 정보의 내용, 제공방법 등에 필요한 사항은 보건복지부령으로 정한다.

제36조(발달장애인지원정보시스템의 구축 및 운영) 보건복지부장관은 이 법의 시행에 필요한 각종 자료 및 정보의 효율적인 처리와 기록 및 관리 업무의 전산화를 위하여 대통령령으로 정하는 바에 따라 발달장애인지원정보시스템을 구축 · 운영할 수 있다.

제37조(서비스의 제공 등) ① 국가와 지방자치단체는 제29조의2 및 제30조부터 제32조까지의 규정에 따라 서비스를 제공할 경우 「사회서비스 이용 및 이용권 관리에 관한 법률」 제2조제2호의 사회서비스이용권으로 제공할 수 있다. 〈개정 2021. 6. 8.〉

② 보건복지부장관은 제1항에 따라 사회서비스이용권을 제공하는 경우 「사회서비스 이용 및 이용권 관리에 관한 법률」 제16조에도 불구하고 서비스 제공을 위한 전문 인력의 수급 상황, 제공기관 현황과 서비스 수요자의 규모 등을 고려하여 소재지를 관할하는 특별자치시장 · 특별자치도지사 · 시장 · 군수 · 구청장(이하 “지정권자”라 한다)으로 하여금 사회서비스이용권을 통하여 서비스를 제공하는 기관 등을 지정하게 할 수 있다.

③ 제1항 및 제2항에 따른 사회서비스이용권의 제공 방법 및 절차, 서비스제공기관의 지정 기준 및 절차 등에 필요한 사항은 보건복지부령으로 정한다.

제38조(서비스제공기관의 변경지정 등) ① 제37조제2항에 따라 서비스를 제공하도록 지정받은 기관 등(이하 “서비스제공기관”이라 한다)의 장은 보건복지부령으로 정하는 중요사항을 변경하려는 경우 보건복지부장관이 정하는 바에 따라 지정권자의 변경지정을 받아야 한다.

② 서비스제공기관이 폐업 또는 휴업하려는 경우에는 폐업 또는 휴업 예정일 전 30일까지 지정권자에게 신고하여야 하며 신고를 받은 지정권자는 인근 지역에 대체할 서비스제공기관이 없는 등 서비스 제공에 중대한 차질이 우려되는 경우에는 서비스제공기관의 폐업 또는 휴업 철회를 권고하거나 그 밖의 다른 조치를 마련하여야 한다.

③ 서비스제공기관의 지정권자는 서비스제공기관이 다음 각 호의 어느 하나에 해당하는 경우에는 6개월의 범위에서 업무를 정지하거나 그 지정을 취소할 수 있다. 다만, 제1호에 해당하는 경우에는 지정을 취소하여야 한다.

1. 거짓이나 그 밖의 부정한 방법으로 지정을 받은 경우
2. 제37조제2항 및 제3항에 따른 시설 및 인력 기준 등 지정기준에 맞지 아니하게 된 경우
3. 제40조에 따른 자료의 제출과 보고 요구를 거부 · 방해 · 기피하거나 거짓 자료를 제출하거나 관계 공무원의 조사에 협조하지 아니한 경우

4. 거짓이나 그 밖의 부정한 방법으로 서비스 제공 비용을 청구한 경우
5. 서비스 제공과 관련한 개인정보를 본인의 동의 없이 누설한 경우

④ 제3항에 따라 지정취소를 받은 자는 그 처분을 받은 날부터 2년 이내의 범위에서 대통령령으로 정하는 기간 동안 서비스제공기관으로 다시 지정될 수 없다.

⑤ 제3항에 따른 행정처분의 세부적인 기준 및 절차 등에 필요한 사항은 보건복지부령으로 정한다.

제38조의2(서비스의 관리 · 평가) ① 국가와 지방자치단체는 서비스제공기관이 제37조제3항에 따른 사회서비스이용권의 제공 방법 및 절차 등에 따라 적정하게 서비스를 제공하였는지를 평가한 후 그 결과를 공개하는 등 필요한 조치를 할 수 있다.

② 국가와 지방자치단체는 서비스제공기관이 제공하는 서비스의 내용을 지속적으로 관리 · 평가하여 그 수준을 향상시킬 수 있도록 노력하여야 한다.

③ 제1항에 따른 서비스 제공 평가 및 평가 결과 공개의 절차 · 방법 등에 필요한 사항은 보건복지부령으로 정한다.

[본조신설 2021. 6. 8.]

제6장 보칙

제39조(지도와 감독) 보건복지부장관, 시 · 도지사 또는 시장 · 군수 · 구청장은 발달장애인에 대한 서비스의 원활한 제공을 위하여 서비스제공기관에 대하여 필요한 지도와 감독을 할 수 있다.

제40조(보고와 검사) ① 보건복지부장관, 시 · 도지사 또는 시장 · 군수 · 구청장은 서비스제공기관의 장으로 하여금 필요한 자료제출과 보고를 하게 할 수 있으며, 관계 공무원으로 하여금 운영 상황을 조사하게 하거나 장부와 그 밖의 서류를 검사하게 할 수 있다.

② 제1항에 따라 관계 공무원이 그 직무를 수행할 때에는 그 권한을 표시하는 증표를 지니고 이를 관계인에게 보여 주어야 한다.

제41조(위임 · 위탁) ① 이 법에 따른 보건복지부장관과 시 · 도지사의 권한은 대통령령으로 정하는 바에 따라 소속 기관의 장, 시 · 도지사 또는 시장 · 군수 · 구청장에게 그 일부를 위임할 수 있다.

② 보건복지부장관과 시 · 도지사는 「공공기관의 운영에 관한 법률」 제4조에 따른 공공기

관 중 대통령령으로 정하는 기관에 발달장애인지원센터의 운영을 위탁할 수 있다. 이 경우 발달장애인지원센터는 「장애아동 복지지원법」 제8조에 따른 중앙장애아동지원센터 또는 같은 법 제9조에 따른 지역장애아동지원센터와 통합하여 운영하도록 할 수 있다. 〈개정 2020. 12. 29.〉

③ 보건복지부장관은 보건복지부령으로 정하는 바에 따라 「공공기관의 운영에 관한 법률」 제4조에 따른 공공기관을 지정하여 제25조제2항에 따른 직업재활시설의 운영을 위탁할 수 있다. 〈신설 2020. 12. 29.〉

④ 시 · 도지사, 시장 · 군수 · 구청장은 위기발달장애인쉼터의 운영 및 제22조에 따른 계좌 관리의 점검을 지역발달장애인지원센터의 장에게 위탁할 수 있다. 〈개정 2020. 12. 29.〉

⑤ 보건복지부장관은 「공공기관의 운영에 관한 법률」 제4조에 따른 공공기관 중 대통령령으로 정하는 기관에 제36조에 따른 발달장애인지원정보시스템의 구축 · 운영을 위탁할 수 있다. 〈개정 2020. 12. 29.〉

⑥ 국가와 지방자치단체는 제38조의2에 따른 서비스 관리 · 평가를 그 업무 수행에 필요한 전문인력과 시설을 갖춘 기관으로서 대통령령으로 정하는 기관에 위탁할 수 있다. 〈신설 2021. 6. 8.〉

제7장 벌칙

제42조(벌칙) 다음 각 호의 어느 하나에 해당하는 자는 1년 이하의 징역 또는 1천만원 이하의 벌금에 처한다. 〈개정 2021. 6. 8.〉

1. 거짓이나 그 밖의 부정한 방법으로 제23조부터 제27조까지, 제29조의2 및 제30조부터 제32조까지에 규정된 서비스 또는 지원을 받거나 다른 사람으로 하여금 이를 받게 한 자
2. 제15조제4항을 위반하여 신고인의 인적사항 또는 신고인임을 미루어 알 수 있는 사실을 다른 사람에게 알려주거나 공개 또는 보도한 발달장애인지원센터의 장 또는 직원

제43조(양벌규정) 법인의 대표자나 법인 또는 개인의 대리인, 사용인, 그 밖의 종업원이 그 법인 또는 개인의 업무에 관하여 제42조제1호 또는 제2호의 위반행위를 하면 그 행위자를 벌하는 외에 그 법인 또는 개인에게도 해당 조문의 벌금형을 과(科)한다. 다만, 법인

또는 개인이 그 위반행위를 방지하기 위하여 해당 업무에 관하여 상당한 주의와 감독을 게을리하지 아니한 경우에는 그러하지 아니하다.

제44조(과태료) ① 다음 각 호의 어느 하나에 해당하는 자에게는 300만원 이하의 과태료를 부과한다.

1. 제15조제2항을 위반하여 발달장애인에 대한 유기등을 신고하지 아니한 사람
2. 정당한 사유 없이 제16조제4항을 위반하여 현장조사를 거부 · 기피하는 등 업무 수행을 방해한 사람
3. 제22조제2항을 위반하여 지방자치단체의 장에 대하여 계좌 관리 상황과 관련한 자료 열람 또는 제출을 거부하거나 거짓으로 한 발달장애인의 보호자 및 계좌관리인
4. 제38조제1항을 위반하여 변경지정을 받지 아니한 자
5. 제38조제2항을 위반하여 폐업 · 휴업 시 신고하지 아니한 자 또는 거짓으로 신고한 자
6. 정당한 사유 없이 제40조제1항에 따른 자료제출 · 보고를 거부하거나 거짓으로 한 자 또는 조사 · 검사를 거부 · 방해하거나 기피한 자

② 제1항에 따른 과태료는 대통령령으로 정하는 바에 따라 보건복지부장관, 시 · 도지사 또는 시장 · 군수 · 구청장이 부과 · 징수한다.

부칙 〈제18613호, 2021. 12. 21.〉

이 법은 공포 후 6개월이 경과한 날부터 시행한다.

참고문헌

강대혁(2001). 인간의 작업성모델이 작업치료학에 미친 영향, 대한작업치료학회지;9:163-171.

박창일, 문재호(2008), 재활의학. 한미의학.

보건복지부 홈페이지(2021). 장애인 복지법, 장애아동복지지원법, 노인복지법, 발달장애인법

양영애, 조무신, 최혜숙, 홍재란, 김희정, 채경주, 박수정, 박수희 (2008). 지역사회작업치료. 계축문화사.

최혜숙(2013). 일상생활동작. 계축문화사.

American Occupational Therapy Association. (1989) Uniform terminology for occupational therapy (2nd ed.). (Available from American Occupational Therapy Association, 4720 Montgomery Lane, PO Box 31220, Bethesda, MD 20824-1220.

American Occupational Therapy Association. (2014) Occupational therapy practice framework: Domain & Process (3rd edition). March/April 2014, Volumn 68.

American Occupational Therapy Association. (2005)Standards of practice for occupational therapy. American Journal of Occupational Therapy, 59, 663-665,

American Occupational Therapy Association. (2006) Policy 1.44:Categories of occupational therapy personnel. In Policy manual(2007 ed., pp. 33-34). Bethesda, MD:Author.

American Occupational Therapy Association. (2007b) Specialized knowledge and skills in feeding, eating, and swallowing for occupational therapy practice. American Jorurnal of Occupational Therapy, 61, 686-700.

Ayers J. (1980) Sensory Interaion and the Child. Los Angeles, Western Psychological Service.

Ayres, A. J. (1972) Sensory integration and learning disorders. Los Angeles: Western Psychological Services.

Brownson, C. A., & Scaffa, M. E. (2001) Occupational therapy in the promotion of health and the prevention of disease and disability. American Journal of Occupational Therapy, 55, 656–660.

Case–Smith J.(2001) Occupational Therapy for Children. 4ed. Mashy.

Clark, F., Azen, S. P., Zemke, R., Jackson, J., Carlson, M, Mandel, D., Hay., & Lipon, L. (1997) Occupational Therapy for independent living older adults:A randomised controlled trial. Journal of the American Medical Association, 278(16), p1321~1326.

Creek J. (1990) Occupational Therapy and Mental Health, 2nd ed. Churchill Living Stone.

Dunn, W. (2000a) Best practice in occupational therapy in community service with children and families. Thorofare, NJ:Slack.

Dunn, W. Habit:What's the brain got to do with it? Occupational Therapy Journal of Research, 20(Suppl. 1), 6S–20S, 2000b, Fall

Dunn, W., McClain, L. H., Brown, C., & Youngstrom, M. J. (1998)The ecology of human performance. In M. E. Neistadt & E. B. Crepeau(Eds.), Willard and Spackman's occupational therapy(9th ed., pp. 525–535). Philadelphia: Lippincott Williams & Wilkins.

Filley, C. M. (2001) Neurobehavioral anatomy. Boulder:University Press of Colorado.

Fisher, A. (2006) Overview of performance skills and client factors. In H. Pendleton & W. Schultz–Krohn (Eds.), Pedretti's occupational therapy:Practice skills for physical dysfunction(pp.372–402). St, Louis:Mosby/Ellsevier.

Ginge Kottenbach(1995) Writing SOAP Notes. 2nd. FA Davis Co.

Gupta, J., & Walloch, C. Process of infusing social justice into the practice framework:A case study. OT Practice, 11(15), CE1–CE8, 2006

Hansen RA, Atchisen Ben. (2000) Conditions in Occupational Therapy. 2nd Lippincott Williams & Wikin.

Jonsson, H. (2007) Towards a new direction in the conceptualization and categorization of occupation [Wilma West Lecture, Occupational Science Symposium]. Los Angeles:University of Southern California, Occupational Science and Occupatinal Therapy.

Kielhofner G. (1992) Conceptual Foundations of Occupational Therapy. Philadelphia. FA Davis Co.

Kielhofner G. (1995) A Model of human occupation:Theory and application 2nd.

Baltmore. Williams & Wilkins.

Kielhofner G. (1997) Conceptual Foundations of Occupational Therapy. 2nd. Philadelphia. FA Davis Co.

Kramer P, Hinojosa j. (1993) Fraues of Reference for Pediatric Occupational Therapy. 2nd, Lippincott Williams & Wikin.

Lamport NK. Coffey MS, Hersch G. (1996) Activity Analysis & Appication. 3rd, Slack.

Law, M., Cooper, B., Strong, S., Stewart, D., Rigby, P., & Letts, L. (1996) Person-environment-occupation model:A transactive approach to occupational performance. Canadian Journal of Occupational Therapy, 63, 9-23.

Levy LL. (1993) Model of human occupation Frame of Reference. In:HL Hopkins. HD Smith. Willard and Spackman's Occupational Therapy. 8th ed. Philadelphia, JB Lippincott Co. 76-79.

Meyer, A. (1992) The philosophy of occupational therapy. Archives of Occupational Therapy, 1, 1-10

Moreira-Almeida, A., & Koenig, H. G. (2006) Retaining the meaning of the words religiousness and spirituality:A commentary on the WHOQOLSRPB group's "A cross-cultural study of spirituality, religion, and personal beliefs as components of quality of life" (62:6, 2005, pp. 1486-1497). Social Science and Medicine, 63, 843-845.

Moyers, P. A. (1999) The guide to occupational therapy practice. American Journal of Occupational Therapy, 53, 247-322.

Moyers, P. A., & Dale, L. M. (2007) The guide to occupational therapy practice (2nd ed.). Bethesda, MD:AOTA press.

Neistadt Me, Crepeau EB. (1998) Willard and Spackman's Occupational Therapy. 9th ed, Philadelphia, JB Lippincott Co.

Pedretti LW. (2003) Occupational Therapy Pratice Skills for Physical Dysfunction. 5ed, Mosby. nwar AJ, Occupational Therapy:Principle & practice. 2nd, Williams & Wilkins.

Pendleton H. (1990) Occupational therapists current use of independent living skills training for adult inpatients who are physically disabled, Occup Ther- heath care 93~108.

The American Journal of Occupational Therapy, August 2020, Vol. 74, Suppl. 2.

Trombly CA, Radomski MV. (2002) Occupational Therapy for Physical Dysfuction. 5th, Lippoincott Williams & Wilkins.

Wilcock, A. A. (2006) An occupational perspective of health (2nd ed.). Thorofare, NJ:Slack.

Zoltan B. (1996) Vision, Perception, and Cognition:A manual for evaluation and treatment of the neurologicallly impaired adult. 3rd ed. New Jersey, Slack.

WHO, UNESCO, ILO, IDDC(2010). CBR guideline. WHO.

찾아보기

ㄱ

ㄴ

ㄷ

ㄹ

ㅁ

ㅂ

ㅅ

ㅇ

ㅈ

ㅊ

ㅋ

ㅌ

ㅍ

ㅎ

A

D

E

F

G

H

I

J

K

L

M

N

O

P

Q

R

S

T

U

V

W

❖ 공저자 소개

- 최 혜 숙 동남보건대학교
- 강 보 선 포항대학교
- 박 윤 이 동남보건대학교
- 방 요 순 광주대학교
- 송 창 순 조선대학교
- 오 혜 원 우석대학교
- 이 정 숙 부산보건대학교
- 장 철 경남정보대학교
- 정 복 희 호원대학교

제6판 **작업치료학 개론** 값 32,000원

2003년 2월 20일 제1판 1쇄 발행
2023년 1월 20일 제6판 1쇄 발행
2025년 2월 15일 제6판 2쇄 발행

공저자 : 최혜숙 · 강보선 · 박윤이 · 방요순
송창순 · 오혜원 · 이정숙 · 장 철
정복희
발행인 : 주 영 일
발행처 : 계 축 문 화 사

서울특별시 종로구 통일로12길 16-17
우편번호 : 03029
TEL : 735-2257 · 738-9746
FAX : 723-9025
E-mail : gyechuk@hanmail.net
홈페이지 : http://gyechuk.co.kr
1973. 10. 31 등록번호 제300-1973-8호
ISBN 978-89-5629-706-4 93510